Sven-David Müller
Katrin Raschke

Das Kalorien-Nährwert-Lexikon

Sven-David Müller
Katrin Raschke

Das Kalorien-Nährwert-Lexikon

schlütersche

Bibliografische Information der Deutschen Bibliothek

Die Deutsche Bibliothek verzeichnet diese Publikation in der Deutschen Nationalbibliografie; detaillierte bibliografische Daten sind im Internet über http://dnb.de abrufbar

ISBN 3-87706-725-5

Anschrift der Autoren:
Sven-David Müller (Diätassistent/Diabetesberater DDG),
Mitglied im Kollegium der Medizinjournalisten
Katrin Raschke (Diplom Oecotrophologin)
Die Gesellschaft für Ernährungsmedizin und Diätetik e.V.
Kurbrunnenstraße 5
52066 Bad Aachen
www.ernaehrungsmed.de
Telefon (02 41) 60 80 830
Fax (02 41) 60 80 834

Gestaltung, Satz: Schlütersche GmbH & Co. KG, Verlag und Druckerei
Druck: Rasch, Druckerei und Verlag GmbH & Co. KG, Bramsche

Inhalt

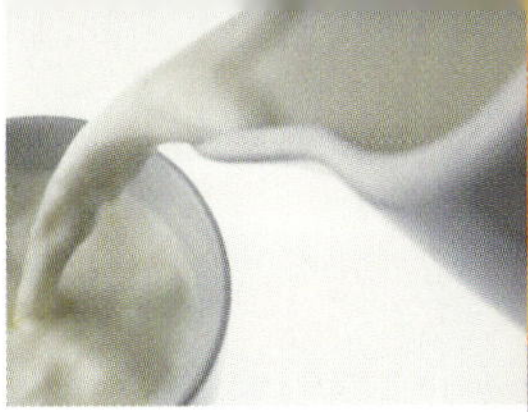

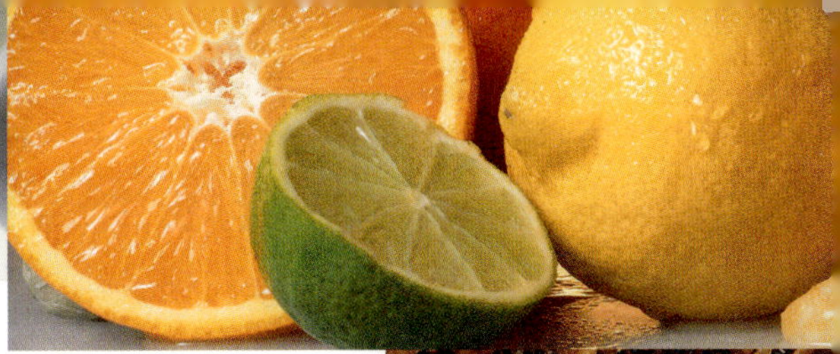

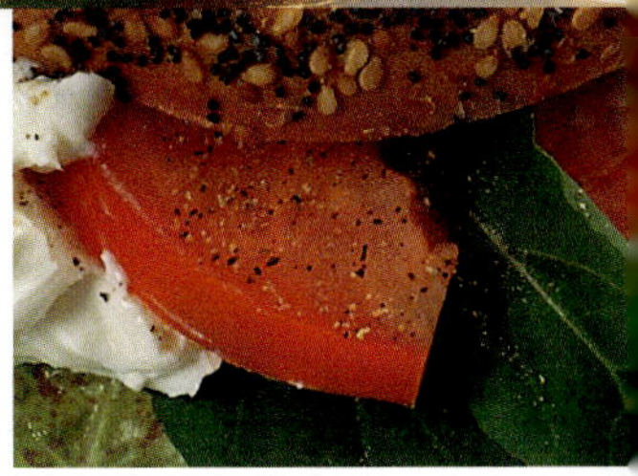

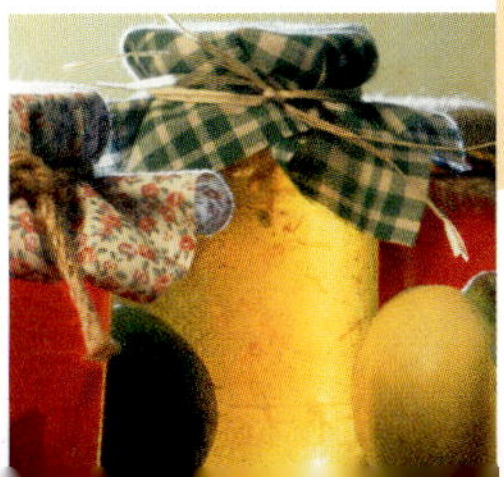

Vorwort

Lieber Leser!

Unsere Lebensmittel sind Mischungen aus unzähligen Inhaltsstoffen, die alle eine mehr oder weniger ausgeprägte Wirkung auf den Körper und unsere Gesundheit ausüben. Fehlen einzelne Stoffe, so kann das komplizierte Regelwerk des menschlichen Organismus nicht mehr einwandfrei funktionieren. Ebenso kann auch ein Zuviel zu Krankheiten führen. Häufig ist die Aufnahme von zu viel Energie, zu viel Fett, zu viel „Süßem", zu viel Alkohol, jedoch zu wenig Ballaststoffen. Die Folge sind ernährungsbedingte Krankheiten wie beispielsweise Übergewicht und Adipositas, Diabetes-mellitus-Typ-2, Gicht, Herz-Kreislauf-Erkrankungen, Verstopfung oder Fettstoffwechselstörungen, die heute sehr verbreitet sind. Bereits jeder zweite Deutsche leidet unter einem zu hohen Cholesterinspiegel, der Hauptursache für Arterienverkalkung, die in Herzinfarkt oder Schlaganfall enden kann. Das Wissen um die Inhaltsstoffe unserer Nahrung und die richtige Ernährungsweise kann diese Erkrankungen und die damit verbundenen Risiken vermindern oder sogar ganz vermeiden.

Aus dem breiten Lebensmittel- und Produktangebot in den Supermärkten die richtige Auswahl zu treffen, fällt zunehmend schwer. Um sich mit allen lebenswichtigen Stoffen bedarfsgerecht versorgen zu können ist es wichtig zu wissen, welche Lebensmittel welche Inhaltsstoffe in welchen Mengen enthalten. Unser Kalorien-Nährwert-Lexikon bietet Ihnen zu den Zahlenwerten, wie sie auch in herkömmlichen Nährwerttabellen enthalten sind, eine farbige Bewertung der einzelnen Nährwerte. So können Sie auf einen Blick günstige Kombinationen erkennen, ohne Zahlenwerte addieren zu müssen. Rot gekennzeichnete Lebensmittel sollten Sie eher meiden, grüne bevorzugen. Dann ist Ihre Ernährung und folglich auch Ihre Gesundheit im „grünen Bereich". So macht unser Lexikon gesundes Essen und Trinken ganz einfach, und ernährungsbedingte Krankheiten lassen sich wirksam behandeln.

Die Lebensmitteldatenbank hat uns *mealus* (www.mealus.de) zur Verfügung gestellt; Grundlage bildet der Bundeslebensmittelschlüssel (BLS), ergänzt wurden Fast Food und Markenprodukte. An dieser Stelle vielen Dank an Frau Heike Faust und ihr Team für die gute Zusammenarbeit.

Gesundes Essen und Trinken macht Spaß und erhält oder bringt Gesundheit, Aktivität und Attraktivität. Für Fragen und Anregungen stehen wir Ihnen gerne zur Verfügung. Wir wünschen Ihnen Muße beim Lesen und Studieren des Kalorien-Nährwert-Lexikons!

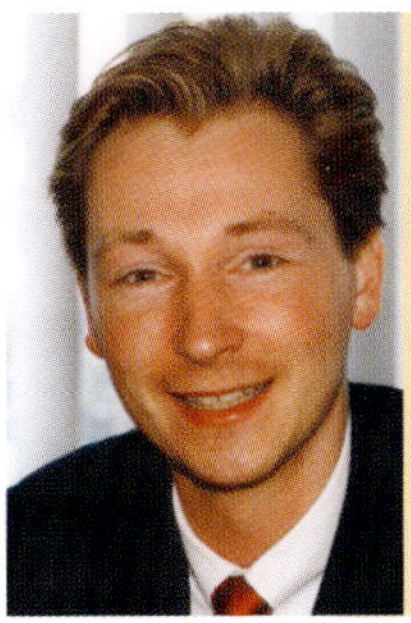

Sven-David Müller

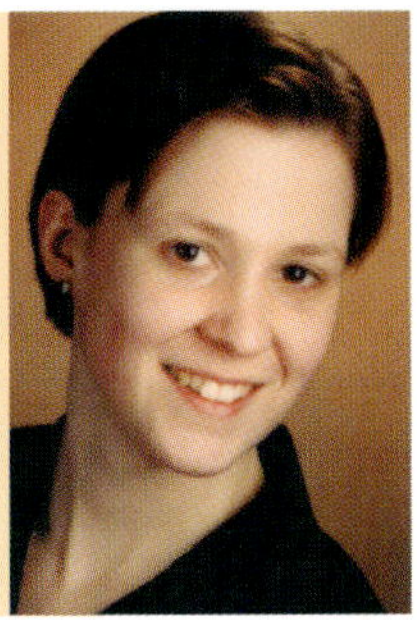

Katrin Raschke

Vorwort

Lieber Leser!

Fehlernährung stellt eines der größten Probleme dar, seitdem Menschen sich ihre Nahrung beschaffen müssen. Während in weiten Teilen der Erde Hunger und Unterernährung herrschen, besteht in den Industrieländern eher das Problem der Überernährung. Bezogen auf das gesamte Spektrum notwendiger Nahrungsbestandteile können aber selbst bei allgemeiner Überernährung dennoch einzelne Nahrungsbestandteile in zu geringer Menge angeboten werden. Andererseits können durch bestimmte Nahrungsbestandteile, die zu reichlich angeboten werden, Krankheiten ausgelöst werden. Dass es vielen Menschen nicht gelingt, eine gesunde Auswahl der Nahrungsmittel zu treffen, zeigt der Ernährungsbericht der Deutschen Gesellschaft für Ernährung (DGE) e.V., Bonn, aus dem Jahr 2000. Viele Zivilisationskrankheiten sind durch eine schlechte Auswahl der Lebensmittel – im Sinne von zuviel oder zu wenig – verursacht oder mitbedingt, und dies bringt hohe Kosten mit sich: Allein in Deutschland ließen sich im Jahr 1990 rund ein Drittel der Kosten im Gesundheitswesen auf Fehlernährung zurückführen. 64,4 Prozent der Todesfälle in Deutschland stehen in einem Zusammenhang mit ernährungsabhängigen Krankheiten, allen voran der Diabetes mellitus sowie Herz-Kreislauf-Erkrankungen, die zu Herzinfarkt und Schlaganfall führen können. Die richtige Lebensmittelauswahl kann bei diesen Erkrankungen vorbeugen oder sogar Besserung bringen. Bereits der griechische Arzt Hippokrates (460 bis 377 v. Chr.) prägte den Satz: „Lasst Eure Nahrungsmittel Eure Heilmittel sein und Eure Heilmittel Eure Nahrungsmittel." Insofern ist eine gesunde Ernährungs- und Lebensweise eine notwendige Voraussetzung für Gesundheit und Wohlbefinden.

Mit dem „Kalorien-Nährwert-Lexikon" halten Sie ein Buch in Händen, das kompakt und verständlich modernes Ernährungswissen vermittelt. Zu den häufigsten ernährungsbedingten und -mitbedingten Erkrankungen finden Sie jeweils sieben einfache Regeln, mit deren Hilfe wichtige Diätprinzipien in die tägliche Ernährung umgesetzt werden können. Der Tabellenteil zeigt durch die farbigen Bewertungen „auf einen Blick", welche Lebensmittel empfehlenswert und welche bedenklich sind. Die umfangreiche Markenprodukt-Tabelle bietet dabei eine besondere Hilfe.

Wir wünschen, dass dieses Lexikon vielen Menschen bei der Auswahl ihrer Nahrungsmittel helfen wird – zur Vorbeugung von Krankheiten und zur Verbesserung Ihrer Gesundheit.

Prof. Dr. rer. nat. Rudolf Schmitz
Präsident der Gesellschaft für Ernährungsmedizin und Diätetik e.V.

Prof. Dr. med. Helmut Mann
Wissenschaftlicher Direktor der Gesellschaft für Ernährungsmedizin und Diätetik e.V.

Vorwort von Dr. Hardy Walle

Gründer von BODYMED • Das Ernährungskonzept und ärztlicher Beirat BODYMED • Das Ernährungskonzept – gesund • vital • bewegt

61 % der deutschen Bevölkerung sind übergewichtig, 20 % haben ein behandlungsbedürftiges Übergewicht, und jedes vierte Kind leidet bereits bei der Einschulung unter krankhaftem Übergewicht.

Übergewicht wird ursächlich mit vielen schwerwiegenden Erkrankungen in Verbindung gebracht. Herz- und Kreislauferkrankungen sind hierzulande die Todesursache Nummer eins. Übergewicht und Fehlernährung können zudem die Lebensqualität einschränken: Schlafstörungen, Gelenkerkrankungen und Atemnot bei Belastung werden von Experten immer häufiger auch auf Übergewicht zurückgeführt.

BODYMED ist seit Jahren auf dem Gebiet der Gewichtsreduktion, Ernährungsberatung und Vitalstoffempfehlung erfolgreich tätig.

Fit durch Eiweiß

Ohne Eiweiß ist Leben nicht möglich! Jede Körperzelle ist auf die Zufuhr von hochwertigem Eiweiß als lebensnotwendigen Baustoff angewiesen. Um gesund, vital und leistungsfähig zu sein, benötigen wir täglich eine gute Portion Eiweiß. Essen wir zu wenig davon, kann sich dies in unterschiedlichen Körperbereichen negativ bemerkbar machen.

Auf die richtigen Fette kommt es an

Im Durchschnitt verzehren wir 120 g bis 140 g Fett / Tag, 60 g bis 70 g sollten es sein. Doch Fett ist nicht gleich Fett. Nahezu 50 % der Nahrungsfette werden in Form der ungünstigen gesättigten Fette aufgenommen (empfohlener Anteil: 30 %). Die günstigen einfach ungesättigten Fettsäuren (z. B. in Olivenöl, Rapsöl) verzehren wir dagegen eher zu selten. Mehrfach ungesättigte Fettsäuren (z. B. in Sonnenblumenöl) sind sehr oxidationsgefährdet und sollten daher nicht erhitzt und eher sparsamer verwendet werden. Omega-3-Fettsäuren (enthalten in Kaltwasserfisch, Alternative: Einnahme von Lachsölkapseln) schützen vor Herz-Kreislauf-Erkrankungen und reduzieren das Herzinfarkt- bzw. Schlaganfallrisiko.

Mit Mikronährstoffen jung, vital und kreativ

Fünf Portionen Obst und Gemüse pro Tag werden für eine gesunde Ernährung empfohlen. Die meisten schaffen im Durchschnitt nicht einmal die Hälfte davon. Zudem leidet die Qualität der Lebensmittel durch nicht ökologischen Anbau, lange Transportstrecken und lange Lagerungszeiten. Hieraus kann eine Minderversorgung an Vitaminen, Mineralien und Spurenelementen resultieren. Umweltverschmutzung, Nikotinabhängigkeit, Alkoholkonsum, Stress, Hektik und Schlafmangel können unseren Körper zusätzlich mit freien Radikalen (aggressive Teilchen, die die Gefäße bedrohen) belasten und zu Gefäßverkalkung, Herzinfarkt, Schlaganfall und Krebserkrankung führen. Eine individuelle Vitalstoffergänzung, am besten nach einer genauen Analyse Ihres Bedarfs, sollte den Speiseplan ergänzen.

Dieses „Kalorien-Nährwert-Lexikon" informiert Sie über Kaloriengehalt und Inhaltsstoffe von über 3.000 Lebensmitteln. Zusätzlich finden Sie Tipps zur gesunden Ernährung sowie spezielle Ernährungsempfehlungen.

Die Inhaltsstoffe unserer Lebensmittel

Unsere Nahrung ist aus verschiedenen Stoffen zusammengesetzt, von denen die meisten unentbehrlich für das Funktionieren des Körpers sind.

Den größten Anteil unserer Lebensmittel machen die energieliefernden, also kalorienhaltigen Substanzen aus. Sie werden daher Nährstoffe genannt. Zu dieser Gruppe gehören die Kohlenhydrate, Fette und Eiweiße, letztere bezeichnen Wissenschaftler als Proteine. Die weiteren Inhaltsstoffe versorgen den Körper zwar nicht mit Energie, sind aber dennoch lebensnotwendig. Sie werden daher als Wirkstoffe bezeichnet. Zu dieser Gruppe gehören die Vitamine, Mineralstoffe (Mengen- und Spurenelemente), aber auch Wasser.

Eine spezielle Gruppe bilden die so genannten gesundheitsfördernden Inhaltsstoffe. Sie sind nicht lebensnotwendig, helfen jedoch dem Körper, gesund zu bleiben oder zu werden. Hierzu gehören die sekundären Pflanzenstoffe und Ballaststoffe. Zusätzlich sind Farb- und Duftstoffe, Alkohol, verschiedene Säuren, Geschmacksstoffe, aber auch Fremd- und Schadstoffe und andere chemische Verbindungen enthalten.

Bestimmte Substanzen benötigt der Körper regelmäßig über die Nahrung, da er sie nicht selbst bilden kann. Diese Stoffe werden als essenziell, also lebensnotwendig, bezeichnet. Der Körper legt nur begrenzte Vorräte an und kann sie daher nur eine kurze Zeit entbehren. Je nach Größe dieser Vorräte dauert es unterschiedlich lang, bis Mangelerscheinungen sichtbar werden.

Zu diesen essenziellen Nährstoffen zählen

- Wasser,
- alle 14 Vitamine,
- 17 Mineralstoffe,
- neun Aminosäuren (Bausteine der Eiweiße), und
- die mehrfach ungesättigten Fettsäuren Linolsäure und alpha-Linolensäure.

Jedes Lebensmittel enthält eine Vielzahl von Nähr- und Wirkstoffen. Wichtig ist die richtige Kombination dieser Lebensmittel, um dem Körper mit der Nahrung alles zu geben, was er braucht. Was zählt, ist die Summe der Nähr- und Wirkstoffe, die wir über den ganzen Tag zu uns genommen haben. Die Signalfarben im Kalorien-Nährwert-Lexikon zeigen deutlich an, mit welchen Lebensmitteln Sie die richtige Kombination erreichen.

Essen nach Signalfarben – so essen Sie im „Grünen Bereich"

Um die unvermeidbare Zahlenwüste einer Nährwerttabelle überschaubarer und zugleich verständlich zu gestalten, haben wir die einzelnen Werte zusätzlich farblich gekennzeichnet. Dabei haben wir Signalfarben gewählt: Grün für positive, rot für bedenkliche Werte. Farblich nicht hervorgehobene Zahlen liegen im „Mittelfeld", sind also weder besonders gut, noch bedenklich.

Für die farbliche Bewertung ist nicht der absolute Gehalt eines Lebensmittels an einer Substanz ausschlaggebend, sondern die Menge des Inhaltsstoffs im Verhältnis zum Kaloriengehalt des Lebensmittels (= Nährstoff- oder Wirkstoffdichte).

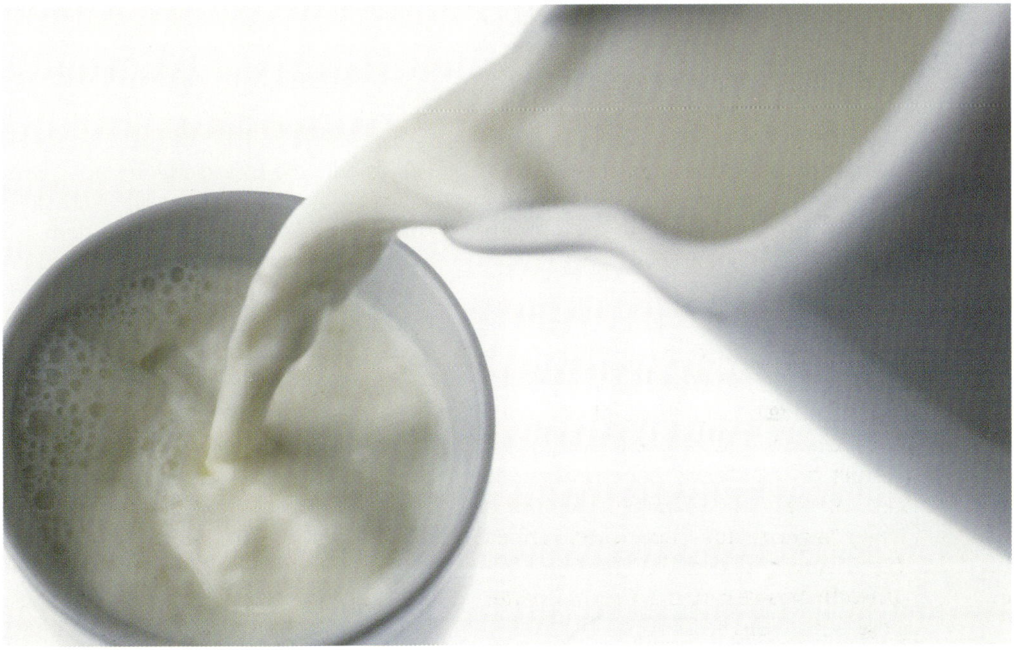

Die Nährstoff- oder Wirkstoffdichte berechnet sich nach der folgenden Formel:

$$\frac{\text{Nährstoff- oder Wirkstoffgehalt pro 100 Gramm}}{\text{Kilokaloriengehalt pro 100 Gramm}}$$

Grün bewertete Lebensmittel enthalten eine hohe Menge des jeweiligen Inhaltsstoffs, aber nur wenig Kalorien. Diese Lebensmittel leisten einen guten Beitrag zur Deckung des Bedarfs. Rot dagegen zeigt eine geringe Nährstoffdichte an. Eine Ausnahme von dieser Regel bilden die Bewertungen für Fett, gesättigte Fettsäuren und Cholesterin. Diese Substanzen sind in großen Mengen schädlich. Daher sind bei diesen drei Stoffen niedrige Gehalte grün, hohe Gehalte rot markiert. Dabei sehen Sie deutlich: Kein Lebensmittel ist insgesamt „schlecht", jedes hat rote und grüne Seiten. Die Menge und Zusammenstellung macht's!

Die Nähr- oder Wirkstoffdichte bietet eine bessere Bewertungsgrundlage als der absolute Nähr- oder Wirkstoffgehalt eines Lebensmittels. Denn ein kalorienreiches Lebensmittel mit beispielweise einem hohen Kalziumgehalt ist dennoch ungünstig, da es insgesamt zu viel Energie liefert. Ein Beispiel: 100 Gramm Grünkohl enthalten deutlich weniger Kalzium als 100 Gramm Milchschokolade; bei der Kalziumdichte zeigt sich aber ein deutlich besserer Wert für Grünkohl.

Im Einzelnen wurden die Signalfarben nach dem folgenden Schema vergeben:

- Rote Bewertung: bei einer Nähr- oder Wirkstoffdichte, die mindestens 30 % unter der Empfehlung liegt.

- **Grüne Bewertung:** bei einer Nähr- oder Wirkstoffdichte, die mindestens 50 % über der Empfehlung liegt.

Bei Fett, gesättigten Fettsäuren und Cholesterin: Grüne Bewertung bei einer Nährstoffdichte, die mindestens 30 % unter der Empfehlung liegt. Rote Bewertung bei einer Nährstoffdichte, die mindestens 50 % über der Empfehlung liegt.

Nähr- und Wirkstoffe

Im folgenden Kapitel werden die Nähr- und Wirkstoffe vorgestellt und ihre Aufgaben im Körper erläutert. Zu jedem Stoff haben wir eine Tabelle zusammengestellt, in der zehn Lebensmittel auf ihren Beitrag zur Deckung der empfohlenen Tagesmenge berechnet wurden. Diese Angaben beziehen sich auf die Empfehlungen der D.A.CH. (Deutsche Gesellschaft für Ernährung, Österreichische Gesellschaft für Ernährung, Schweizerische Gesellschaft für Ernährungsforschung, Schweizerische Vereinigung für Ernährung) für Erwachsene im Alter von 25 bis unter 51 Jahren und auf einen Tagesbedarf von 2000 Kilokalorien. Bei Jod weichen die Empfehlungen der Deutschen, Österreichischen und Schweizerischen Institutionen voneinander ab; hier haben wir die deutschen Empfehlungen zu Grunde gelegt, die zugleich die höchsten sind.

In diesen Tabellen sehen Sie deutlich, dass nicht der hohe Gehalt allein darüber entscheidet, ob ein Lebensmittel eine gute Nähr- oder Wirkstoffquelle darstellt. Wichtig ist auch die Portionsgröße, die üblicherweise verzehrt wird. Auch hierzu ein Beispiel: Petersilie liefert zwar pro 100 Gramm deutlich mehr Vitamin C als rote Paprika oder Fenchel. Mit einer Portion Fenchel (150 Gramm) deckt eine erwachsene Frau jedoch bereits 180 % ihres Tagesbedarfs an Vitamin C, mit einer Portion Petersilie (5 Gramm) jedoch nur 8 %.

Bedarf und Empfehlung

Verschiedene Expertengremien sprechen Empfehlungen für die Nährstoffzufuhr aus. Diese entsprechen dem aktuellen Stand der Wissenschaft, werden jedoch in verschiedenen Ländern auf unterschiedliche Weise berechnet. Daher unterscheiden sie sich im internationalen Vergleich. Als Bewertungsgrundlage für die Vitamine und Mineralstoffe dienen die aktuellen Empfehlungen der D.A.CH. aus dem Jahr 2000. Eine Aufstellung der gesamten Empfehlungen für alle Altersgruppen finden Sie im Anhang. Bei den Nährstoffen und Cholesterin wurden die Empfehlungen der American Heart Association (AHA) und der DASH-Studie (Dietary Approaches to Stop Hypertension) zu Grunde gelegt.

Wichtig ist die Unterscheidung zwischen Bedarf und Empfehlungen. Der Bedarf bezeichnet die Menge eines Nähr- oder Wirkstoffs, die für die Aufrechterhaltung aller Körperfunktionen und die optimale Gesundheit und Leistungsfähigkeit benötigt wird. Der Bedarf ist individuell unterschiedlich und wird durch Alter, Geschlecht, körperliche Aktivität, besondere Umstände wie beispielsweise Schwangerschaft oder Rekonvaleszenz und viele andere Faktoren beeinflusst. Daher ist er von Mensch zu Mensch und auch von Tag zu Tag verschieden. Die Empfehlungen für die Nährstoffzufuhr, auch als „Referenzwerte“ bezeichnet, liegen über dem Bedarf. Sie geben die Menge an, die den Bedarf auch von Risikogruppen deckt. In diese Referenzwerte ist ein Sicherheitszuschlag mit einbezogen, der Nähr- und Wirkstoffverluste bei der Zubereitung von Lebensmitteln und Interaktionen mit anderen Lebensmittelinhaltsstoffen berücksichtigt.

Energiehaushalt

Das Leben ist mit einem ständigen Verbrauch von Energie verbunden. Die Aufrechterhaltung aller Körperfunktionen, der Erhalt der Körperwärme, Wachstum und Muskeltätigkeit – all dies benötigt Energie. Seinen Energiebedarf deckt der menschliche Organismus durch den Abbau der Nährstoffe, vor allem von Kohlenhydraten und Fetten. Eiweiß, obwohl es zu den Nährstoffen zählt, wird dagegen nur in geringem Ausmaß zur Energiegewinnung genutzt. Es hat wichtige Aufgaben beim Aufbau von Körpersubstanz wie beispielsweise Muskelmasse. Wichtige Hormone und Enzyme sind ebenfalls Eiweiße.

Die Energie, die in einem Lebensmittel oder Nährstoff enthalten ist, wird in Kalorien gemessen. Eine andere Einheit ist das Joule, das heute die offizielle Maßeinheit für die Energie darstellt. Wir benutzen in diesem Lexikon jedoch weiterhin die Einheit Kilokalorie, da diese Einheit trotz offizieller Umstellung allgemein üblich und bekannt ist.

Wenn von einer Kalorie die Rede ist, ist meist eine Kilokalorie, also 1000 Kalorien, gemeint. Die Nährstoffe und Alkohol liefern unterschiedliche Kalorienmengen:

1 g Eiweiß:	4,1 Kilokalorien
1 g Kohlenhydrate:	4,1 Kilokalorien
1 g Fett:	9,3 Kilokalorien
1 g Alkohol:	7,0 Kilokalorien

Der Energieverbrauch und die Energiezufuhr bestimmen unser Körpergewicht. Wird mehr Energie zugeführt als verbraucht, speichert der Körper diesen „Überfluss", das Körpergewicht steigt. Liegt dagegen die Energieaufnahme unter dem Energieverbrauch, sinkt das Körpergewicht, da der Organismus die fehlenden Kalorien aus seinen Energiespeichern (z. B. Fettgewebe) deckt.

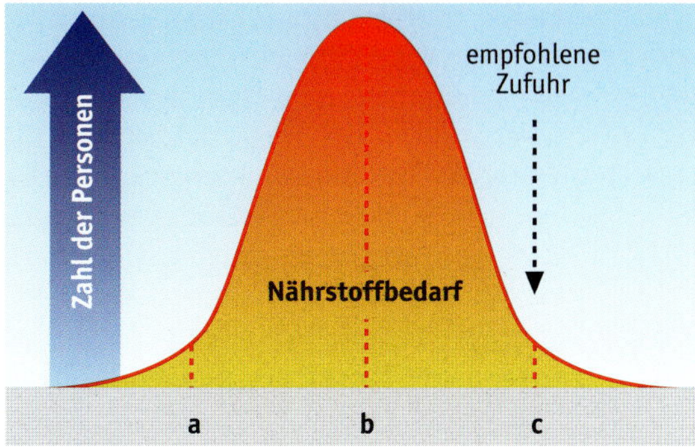

Nährstoffbedarf und Zufuhrempfehlung:
a niedrigste Zufuhrgrenze
b mittlerer Bedarf
c entspricht RDA (Recommended Diatary Allowances)

Neben der Menge der Energiezufuhr ist auch die Art wichtig, in der Sie Ihren Energiebedarf decken. Die Gesellschaft für Ernährungsmedizin und Diätetik e.V. empfiehlt, im Einklang mit der US-amerikanischen Herzgesellschaft AHA (American Heart Association), 35 % der Gesamtenergiemenge über Fett, 10 bis 15 % über Eiweiß und 50 bis 55 % über Kohlenhydrate zu decken. Eine Übersicht über die Empfehlungen finden Sie im Anhang.

Im Kalorien-Nährwert-Lexikon ist der Energiegehalt der Lebensmittel nicht mit Farben bewertet, da eine Bewertung nicht für alle Menschen einheitlich getroffen werden kann. Je nach Körpergewicht und Konstitution können energiereiche oder energiearme Lebensmittel besser für einen Menschen geeignet sein. Zur besseren Orientierung haben wir zusätzlich den Slimfaktor eingeführt. Dieser Faktor setzt sich aus der Energiedichte eines Lebensmittels und seinem Ballaststoffgehalt zusammen. Die Energiedichte bezeichnet den Energiegehalt eines Lebensmittels pro Mengeneinheit. Eine hohe Energiedichte haben kalorienreiche, ballaststoffarme Produkte. Lebensmittel mit einer hohen Energiedichte führen leicht zu einer Überernährung und folglich zu Übergewicht. Ein hoher Ballaststoffgehalt dagegen führt zwangsläufig zu einer Senkung der Energiedichte. Außerdem sättigen Ballaststoffe lang anhaltend.

Lebensmittel, die im Feld „Slimfaktor" grün markiert sind, enthalten bei viel Masse nur wenig Energie. Diese Lebensmittel sättigen also gut, ohne viele Kalorien zuzuführen. Sie sind im Rahmen einer Reduktionskost gut geeignet. Ist dieses Feld rot, enthält bereits eine geringe Menge des betreffenden Lebensmittels viele Kalorien. Diese Lebensmittel sind gut für Personen geeignet, die gern zunehmen möchten.

Nährstoffe

Eiweiß

Eiweiß, das von Wissenschaftlern als „Protein" bezeichnet wird, ist ein lebensnotwendiger Bestandteil des menschlichen Körpers und aller anderen lebenden Wesen. Die Bezeichnung Protein leitet sich von griechischen „proteios" = erstrangig ab, was deutlich die Wichtigkeit dieser Stoffe zeigt. Ein Gramm Protein liefert 4,1 kcal. Protein zählt zwar zu den energieliefernden Nährstoffen, hat aber zusätzlich viele weitere Funktionen. Ohne Protein funktioniert praktisch nichts: Bindegewebe, Muskeln und andere Gewebe, Enzyme, Hormone, Blutbestandteile, das Immunsystem, alles enthält Proteine oder deren Einzelbausteine, die Aminosäuren (siehe Liebig'sches Fass, folgende Seite).

Der Eiweißbedarf des Menschen liegt laut D.A.CH.-Empfehlungen bei 0,8 Gramm pro Kilogramm Körpergewicht. Bei einer ungenügenden Eiweißzufuhr kommt es zu Störungen des Wachstums und der körperlichen und geistigen Entwicklung. Auch das Immunsystem und die Wundheilung sind bei Eiweiß-

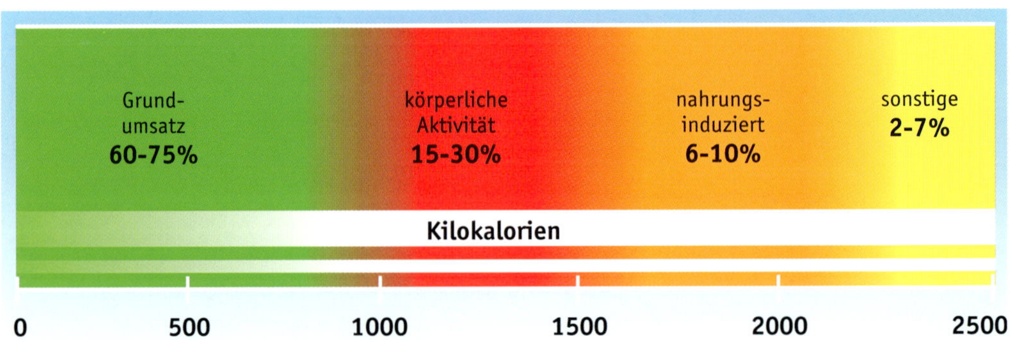

Komponenten des menschlichen Energiebedarfs

mangel geschwächt. Die normale Ernährung in den Industrieländern enthält jedoch mehr als genug hochwertiges Eiweiß. Die durchschnittliche tägliche Zufuhr in Deutschland liegt bei mehr als 80 Gramm pro Tag.

Kohlenhydrate

Kohlenhydrate sind in erster Linie Energielieferanten. Aus ihnen entsteht der Blutzucker, der die Körperzellen mit Energie versorgt. Ein Gramm Kohlenhydrate liefert 4,1 Kilokalorien. Zusätzlich dienen Kohlenhydrate als Baustoffe in Zellwänden, als Geschmacksträger und Reservestoffe. Doch im Gegensatz zum Fett, der Hauptenergiereserve des menschlichen Organismus, gibt es für Kohlenhydrate nur einen geringen Speicher in der Leber und in der Muskulatur. Dieser Speicher, das Glykogen, wird zwischen den Mahlzeiten und bei Anstrengungen schnell verbraucht. Die Glykogenspeicher der Leber sind bereits nach einem Tag ohne Nahrung entleert.

Der Begriff Kohlenhydrate umfasst eine Gruppe unterschiedlicher Substanzen. Gemeinsam ist ihnen der Aufbau aus

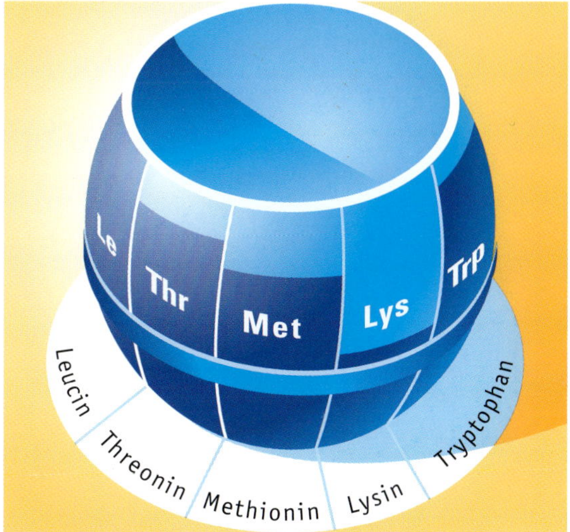

Aminosäuren, die in einem Lebensmittel nur in geringen Mengen vorhanden sind und damit die körpereigene Proteinsynthese einschränken, bezeichnet man als „limitierende Aminosäuren". Limitierende Aminosäuren kann man sich wie die Dauben eines Fasses vorstellen. Das Fass kann nur bis zur Höhe der niedrigsten Daube gefüllt werden. Das heißt, die Menge des Proteins, die der Körper herstellen kann, wird durch die Menge der limitierenden Aminosäure festgelegt.

Kohlenstoff und Wasser, das der Chemiker als Hydrat bezeichnet. Der Grundbaustein der Kohlenhydrate wird als

Beitrag einiger Lebensmittel zur Deckung des Eiweißbedarfs

Lebensmittel	Eiweißgehalt pro 100 g	Portionsgröße	% Deckung des Tagesbedarfs
Hartkäse Dreiviertelfettstufe	38,5 g	30 g	16 %
Sojabohne getrocknet	35,1 g	60 g	29 %
Schweinefleisch gegart	28,7 g	150 g	59 %
Rindfleisch	28,9 g	150 g	59 %
Schnittkäse Dreiviertelfettstufe	27,4 g	30 g	11 %
Nüsse	25,3 g	25 g	9 %
Putenbrust	24,1 g	150 g	49 %
Fische gegart	21,0 g	150 g	44 %
Hühnerei	12,4 g	60 g	10 %
Bohnen dick getrocknet	28,1 g	60 g	23 %

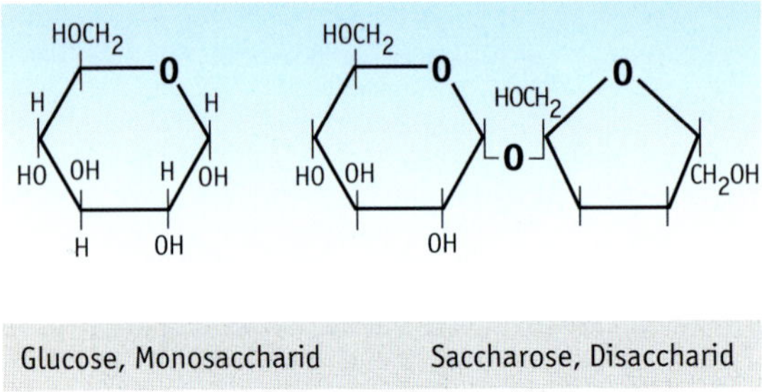

Chemischer Aufbau von Mono- und Disacchariden

Monosaccharid (Mono = eins, saccharid = Zucker) oder Einfachzucker bezeichnet. Diese einzelnen Bausteine können miteinander verknüpft werden, wobei unterschiedlich lange Ketten entstehen. Nach der Kettenlänge werden die Kohlenhydrate unserer Nahrung in drei wichtige Gruppen unterteilt: Die niedermolekularen Zucker, die Polysaccharide (= Mehrfachzucker) und die Ballaststoffe. Zusätzlich kommen in geringen Mengen weitere Kohlenhydrate vor.

Niedermolekulare Zucker

Ein- und Zweifachzucker schmecken süß. Sie kommen überwiegend in „Süßigkeiten", Kuchen, Marmeladen, Limonaden und ähnlichen Produkten vor. Der Einfachzucker Glucose ist das häufigsten vorkommende Monosaccharid. Es ist in fast allen Früchten und Honig enthalten. Unter „Zucker" versteht man im Allgemeinen Saccharose, ein aus Fructose und Glucose zusammengesetzter Zweifachzucker (= Disaccharid). Zuckerreiche Lebensmittel enthalten viele Kalorien, häufig auch Fett, aber wenig gesunde Inhaltsstoffe. Dadurch können dem Körper erhebliche Energiemengen zwischen den Hauptmahlzeiten zugeführt werden. Zuckerreiche Lebensmittel sind zum Großteil mitverantwortlich für Übergewicht, Adipositas und Diabetes mellitus-Typ-2. Auch Karies ist ein erhebliches Problem, das vor allem mit der Häufigkeit des Zuckerverzehrs zusammenhängt. Der Zuckerverzehr sollte wegen der gesundheitlichen Folgen gering gehalten werden. Zucker kann gut durch Süßstoff ersetzt werden, der keine Kalorien hat und die Zähne schont.

Komplexe Kohlenhydrate

Komplexe Kohlenhydrate entstehen bei der Speicherung der Zucker in Pflanzen und Tieren. In diesen Kohlenhydraten sind die Einzelbausteine zu langen verzweigten Ketten zusammengesetzt, wodurch sie wenig Platz benötigen. Pflanzen speichern Kohlenhydrate in Form von Stärke. Stärke ist in Getreide enthalten, daher auch in Mehl, Brot und Nudeln, sowie in Kartoffeln und Hülsenfrüchten. Stärke liefert den Hauptanteil unserer Kohlenhydrataufnahme. Wie beim Menschen ist Glykogen die entsprechende Speicherform der Kohlenhydrate in Tieren. Glykogen liegt in der Leber und Muskulatur als schneller Energiespeicher vor.

Ballaststoffe

Ballaststoffe sind diejenigen Bestandteile pflanzlicher Nahrung, die von den körpereigenen Enzymen des Menschen nicht abgebaut werden können. Mit Ausnahme des Lignins sind alle Ballaststoffe komplexe Kohlenhydrate. Sie bestehen wie die anderen Kohlenhydrate aus einzelnen Zuckereinheiten, die jedoch in einer besonderen Art miteinander verbunden sind. Diese Verbindung können die Verdauungsenzyme des Menschen nicht lösen.

Ballaststoffe sind vor allem Gerüst- und Bausubstanzen von Pflanzen. Ballaststoffe finden sich vor allem in den Randschichten von Getreide. Daher tragen besonders Vollkornprodukte, aber auch Obst, Gemüse und Saaten am stärksten zur Ballaststoffversorgung bei. Ballaststoffe sind keineswegs unnützer Ballast, sondern wahre Multitalente:

- Ballaststoffe enthalten praktisch keine Kalorien, machen aber lange satt.
- Sie binden im Darm Wasser, wodurch die Verdauung angeregt wird. So beugen sie der Verstopfung vor.
- Einige Ballaststoffe können den Cholesterinspiegel senken, indem sie cholesterinreiche Gallensäuren binden.
- Ballaststoffe führen zu einer langsamen Blutzuckersteigerung.
- Sie dienen den Darmbakterien als Nahrung. Damit sorgen sie für eine gesunde Darmflora und stärken das Immunsystem.
- Sie können im Darm krebsfördernde Stoffe binden und so der Entwicklung von Darmkrebs vorbeugen.

Bei der Verdauung werden die Kohlenhydrate in ihre Einzelbestandteile, die Monosaccharide, zerlegt. Nur in dieser Form kann der Körper sie über die Darmwand ins Blut aufnehmen. Zucker aus wenigen Bausteinen treten deshalb viel schneller ins Blut über als komplexe Kohlenhydrate. Sie werden daher auch als schnell resorbierbar bezeichnet. Schnell resorbierbare Kohlenhydrate führen zu einer raschen Blutzuckersteigerung.

Da für die Verwertung von Zucker das Hormon Insulin nötig ist, folgt einem schnellen Blutzuckeranstieg auch eine starke Insulinausschüttung. Das Insulin sorgt für den Eintritt des Blutzuckers in die Zellen. Der Blutzucker sinkt daraufhin schnell wieder ab, wodurch rasch ein erneutes Hungergefühl entsteht. Langsam resorbierbare Kohlenhydrate haben dagegen den Vorteil, dass sie den Blutzucker langsam und über einen längeren Zeitraum steigern. Auch Ballaststoffe verzögern den Blutzuckeranstieg.

Die Schnelligkeit und Dauer des Blutzuckeranstiegs wird als „glykämischer Index“ bezeichnet. Ein hoher glykämischer Index zeigt eine schnelle Blutzuckersteigerung an, ein niedriger dagegen eine langsame. Lebensmittel mit einem niedrigen glykämischen Index sollten bevorzugt werden, um die Blutzuckerschwankungen gering zu halten. Über die Bedeutung des glykämischen Index lesen Sie im Kapitel „Diabetes mellitus“.

Kohlenhydrate sollten der Hauptbestandteil einer gesunden Ernährung sein. Mehr als die Hälfte unserer täglichen Energie sollte aus – vorzugsweise komplexen – Kohlenhydraten stammen.

Die Unterschiede im Aufbau und in den Eigenschaften der einzelnen Kohlenhydrate zeigen deutlich, dass man kohlenhydrathaltige Lebensmittel nicht „über einen Kamm scheren“ kann. Aus diesem Grund haben wir in den Nährwerttabellen die Gesamtkohlenhydratmenge, den Ballaststoff- und den Saccharosegehalt der einzelnen Lebensmittel angegeben. Lebensmittel mit einem hohen Zuckergehalt enthalten meist wenig lebenswichtige Wirkstoffe, aber viele Kalorien, schädigen Stoffwechsel und Zähne. Stärke- und ballaststoffreiche Lebensmittel dagegen haben zwangsläufig eine geringe Kaloriendichte und enthalten viele Wirkstoffe. Wählen Sie ballaststoffreiche Lebensmittel mit vielen Kohlenhydraten, aber möglichst einem geringen Zuckergehalt aus. So nutzen Sie die positiven Wirkungen der Kohlenhydrate.

Fette

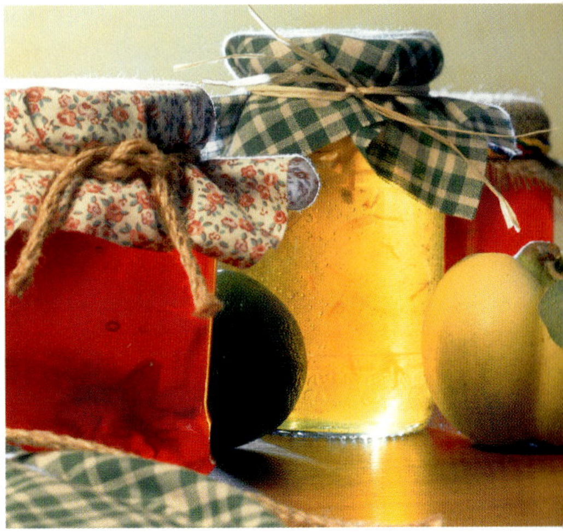

Fette (Lipide) sind in erster Linie Energielieferanten. Sie enthalten mit 9,3 Kilokalorien pro Gramm weit mehr Energie als Kohlenhydrate und Eiweiße. Im Körper bilden Fette die größte Energiereserve. Neben ihrer Funktion als Energieträger und -speicher sind Fette auch Bestandteile der Zellmembran und daher in jeder tierischen oder pflanzlichen Zelle enthalten. Fette sind Träger der fettlöslichen Vitamine und vieler Geschmacksstoffe.

Die Nahrung enthält Fett zum größten Teil in Form von Triglyzeriden, die auch als Neutralfette bezeichnet werden. Sie sind aufgebaut aus Glyzerin und drei Fettsäuren. Die Art dieser Fettsäuren entscheidet, welche Wirkungen das Fett auf die Gesundheit hat.

Die Fettsäuren werden nach ihrer Länge in kurz-, mittel- und langkettige Fettsäuren unterteilt (Abbildung „Verschiedene Fettsäuren", S. 19, unten). Zusätzlich werden sie nach Anzahl und Stellung der Doppelbindungen unterschieden. Liegt keine Doppelbindung vor, spricht man von gesättigten Fettsäuren. Einfach ungesättigte Fettsäuren weisen eine Doppelbindung auf, mehrfach ungesättigte Fettsäuren mehrere Doppelbindungen. Fettsäuren, die der Mensch unbedingt regelmäßig mit der Nahrung aufnehmen muss, werden als essenziell bezeichnet: Dies sind langkettige, mehrfach ungesättigte Fettsäuren. Alle anderen Fettsäuren kann der Körper selbst herstellen oder aus den essenziellen Fettsäuren bilden. Täglich sollten 3,5 % der gesamten Energiezufuhr aus essenzi-

Beitrag einiger Lebensmittel zur Deckung der Kohlenhydratempfehlung

Lebensmittel	Kohlenhydrat-gehalt	Portionsgröße	% Deckung der Tagesempfehlung
Zucker	99,8 g	EL, 15 g	6 %
Cornflakes	79,1 g	30 g	10 %
Reis parboiled	78,9 g	70 g	23 %
Knäckebrot	73,4 g	Scheibe, 10 g	3 %
Kartoffelkloß	70,2 g	100 g	29 %
Marmelade	68,3 g	25 g	7 %
Haferflocken	63,3 g	60 g	16 %
Vollkornbrot	37,6 g	50 g	8 %
Vollkornnudeln	26,1 g	125 g	13 %
Kartoffel	14,2 g	200 g	12 %

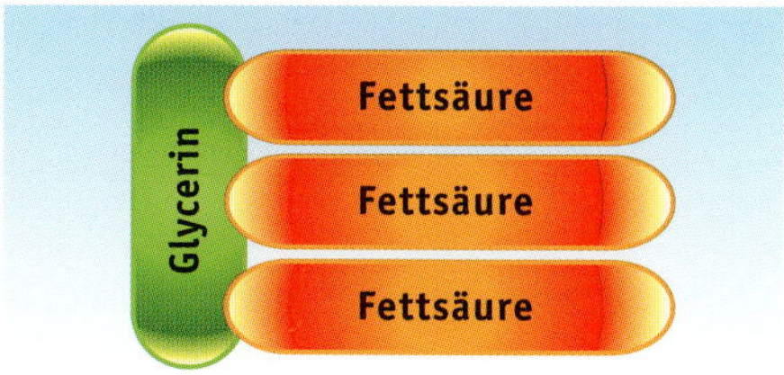

Aufbau eines Triglyzerids

ellen Fettsäuren stammen. Das entspricht etwa acht bis zehn Gramm dieser Fettsäuren. Lebensmittel mit einem hohen Gehalt an essenziellen Fettsäuren sind in der Spalte „mehrf. unges. FS" grün markiert.

Je nach Struktur unterscheiden Wissenschaftler zwei wichtige Gruppen mehrfach ungesättigter Fettsäuren, die Omega-6- und die Omega-3-Fettsäuren. Die Ziffer beschreibt die Position der Doppelbindung in der Fettsäure. Omega-3-Fettsäuren tragen die erste Doppelbindung am 3. Kohlenstoff-Atom, Omega-6-Fettsäuren am 6. (vgl. Abb.).

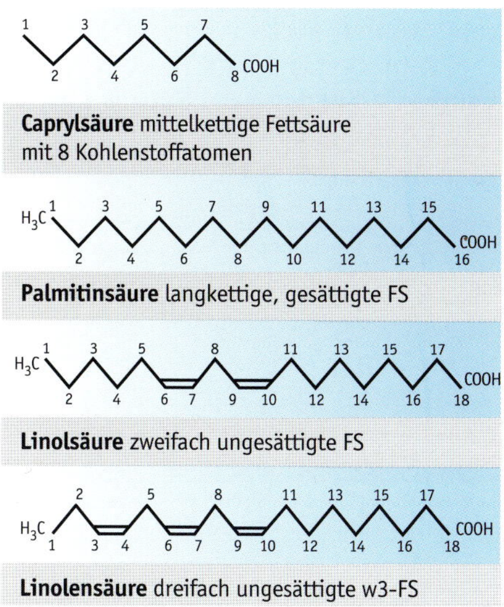

Verschiedene Fettsäuren

Der Hauptvertreter der Omega-6-Fettsäuren ist die essenzielle Linolsäure. Sie ist in fast allen Pflanzenkeimen enthalten. Reichhaltige Quellen dieser Fettsäure sind daher Sonnenblumen-, Distel- und Sojaöl. Omega-3-Fettsäuren kommen dagegen in größeren Mengen nur in fettreichen Fischen wie Lachs, Makrele oder Hering vor. Einfach ungesättigte Fettsäuren sind nicht essenziell. Sie haben aber eine positive Wirkung auf die Blutfette und schützen somit das Herz. Daher ist ein hoher Gehalt grün markiert.

Die Aufnahme von gesättigten Fettsäuren dagegen ist für den Menschen überflüssig. Zwar erfüllen diese Fettsäuren wichtige Aufgaben im Organismus, doch er ist nicht auf die Zufuhr mit der Nahrung angewiesen. Bestimmte gesättigte Fettsäuren sind die Hauptverursacher eines hohen Cholesterinspiegels. Lebensmittel mit einem hohen Gehalt an gesättigten Fettsäuren sind daher in der entsprechenden Spalte rot markiert. Das sind meist Lebensmittel oder Fette tierischer Herkunft. Diese sollten Sie meiden und dadurch Herz, Gefäße und Stoffwechsel schützen. Näheres zu den Eigenschaften der ungesättigten Fettsäuren finden Sie in den Kapiteln „Bluthochdruck" und „Erhöhte Blutfettwerte".

Cholesterin

Cholesterin ist eine besondere Fettsubstanz. Sie ist für den Körper unentbehrlich, denn aus Cholesterin werden wichtige Substanzen hergestellt, beispielsweise Vitamin D oder die Gallensäuren, ohne die eine geregelte Fettverdauung nicht möglich wäre. Dennoch ist zu viel Cholesterin für den Körper schädlich, denn er hat keine Möglichkeit, es in großer Menge auszuscheiden. Daher sollte mit der Nahrung nicht zu viel Cholesterin aufgenommen werden. Die Spalte „Cholesterin“ zeigt an, ob ein Lebensmittel viel (rot) oder wenig (grün) Cholesterin enthält. Die Gesellschaft für Ernährungsmedizin und Diätetik e.V. empfiehlt im Einklang mit der US-amerikanischen Herzgesellschaft AHA (American Heart Association), eine tägliche Aufnahme von 200 mg Cholesterin möglichst nicht zu überschreiten. Die Cholesterinaufnahme der Deutschen liegt zur Zeit viel höher. Meiden Sie cholesterinreiche Lebensmittel und schützen Sie so Ihre Blutgefäße und Ihr Herz!

Pflanzliche Lebensmittel sind cholesterinfrei.

Alkohol

Alkohol ist kein Nährstoff, kann aber beträchtliche Kalorienmengen liefern. Alkohol ist ein suchterzeugendes Rauschmittel und ein Giftstoff, den der Körper nicht benötigt. Alkohol enthält beinahe so viele Kalorien wie Fett und wird vom Organismus als Energiequelle genutzt. Ein Gramm Alkohol liefert 7 Kilokalorien! Zuckerhaltige Liköre können noch weit mehr Energie enthalten, was oft unterschätzt wird.

Vitamine

Vitamine sind lebensnotwendige Substanzen, die der Mensch nicht oder nicht in ausreichender Menge selbst herstellen kann. Er muss sie daher regelmäßig, am besten täglich, mit der Nahrung verzehren.
Aufgenommen werden entweder die Vitamine selbst oder deren Vorstufen, die im Organismus in die wirksame Form ungewandelt werden können.

Die Vitamine werden eingeteilt in wasser- und fettlösliche. Zu den fettlöslichen gehören die Vitamine A, D, E und K. Diese werden im Fettgewebe und in der Leber gespeichert und können bei einer überhöhten Zufuhr schädlich wirken. Fettlösliche Vitamine werden im Dünndarm gemeinsam mit den Nahrungsfetten aufgenommen. Daher sollten sie immer in Verbindung mit etwas Fett verzehrt werden. Dies ist meist ohnehin der Fall, da die Lebensmittel, die fettlösliche Vitamine liefern, auch Fett enthalten.

Beitrag einiger Lebensmittel zur Deckung der täglich empfohlenen Fettmenge

Lebensmittel	Fettgehalt pro 100 g	Portionsgröße	% Deckung der Tagesempfehlung
Butter	83,2 g	20 g	22 %
Mayonnaise, 80% Fett	82,5 g	25 g	27 %
Margarine	80,0 g	20 g	21 %
Kokosraspeln	63,3 g	20 g	17 %
Haselnüsse	61,6 g	60 g	49 %
Weichkäse 70% Fett i.Tr.	40,0 g	30 g	16 %
Frischkäse Doppelrahmstufe	31,5 g	30 g	13 %
Croissant	33,6 g	70 g	31 %
Teewurst	34,8 g	30 g	14 %
Kartoffelchips	39,4 g	80 g	42 %

Ein Extra-Schuss Öl ist daher meist nicht erforderlich!

Zu den wasserlöslichen Vitaminen gehören die Vitamine B_1, B_2, Biotin, B_6, B_{12}, C, Niacin, Pantothensäure und Folsäure. Sie können nur in geringem Umfang gespeichert werden. Die gespeicherten Mengen reichen je nach Vitamin für einen Zeitraum zwischen drei Tagen und sechs Wochen. Eine Ausnahme bildet Vitamin B_{12}, das – bedingt durch den geringen Bedarf – eine deutlich höhere Reservekapazität von bis zu 20 Jahren hat.

Werden von den wasserlöslichen Vitaminen höhere Mengen zugeführt als benötigt, wird der Überschuss mit dem Urin ausgeschieden. Daher kommt eine Überversorgung mit diesen Vitaminen selten vor.

Vitamine haben vielfältige Aufgaben im Körper. Die Vitamine A, C und E sind Radikalfänger, auch „Antioxidanzien" genannt. Sie schützen den Körper vor freien Radikalen, hochreaktiven Substanzen, welche die Körperzellen schädigen und sogar Krebserkrankungen auslösen können. Viele B-Vitamine sind am Um- und Abbau von Nährstoffen beteiligt, um aus diesen Energie oder Baustoffe zu gewinnen. Andere Vitamine, beispielsweise

LEBENSMITTEL-INHALTSTOFF	ENERGIEGEHALT	HAUPTAUFGABE Kcal/g
Eiweiße (Proteine)	4,1	Bildung vom Körpersubstanzen
Kohlenhydrate	4,1	Energielieferant
Fette	9,3	Energielieferant und -speicher, Lieferant fettlöslicher Vitamine und lebenswichtiger Fettsäuren
Alkohol	7,0	weder Nähr- noch Wirkstoff, im Übermaß Giftstoff

Nährstoffe sowie Alkohol liefern unterschiedlich viel Energie

Vitamin C und D, übernehmen wichtige Aufgaben im Immunsystem.

Wir haben in der Kalorien-Nährwert-Tabelle für alle Lebensmittel den Gehalt der Vitamine C, E und Folsäure angegeben.

Vitamin A: Retinol

Vitamin A ist unverzichtbar für den Sehvorgang sowie für das

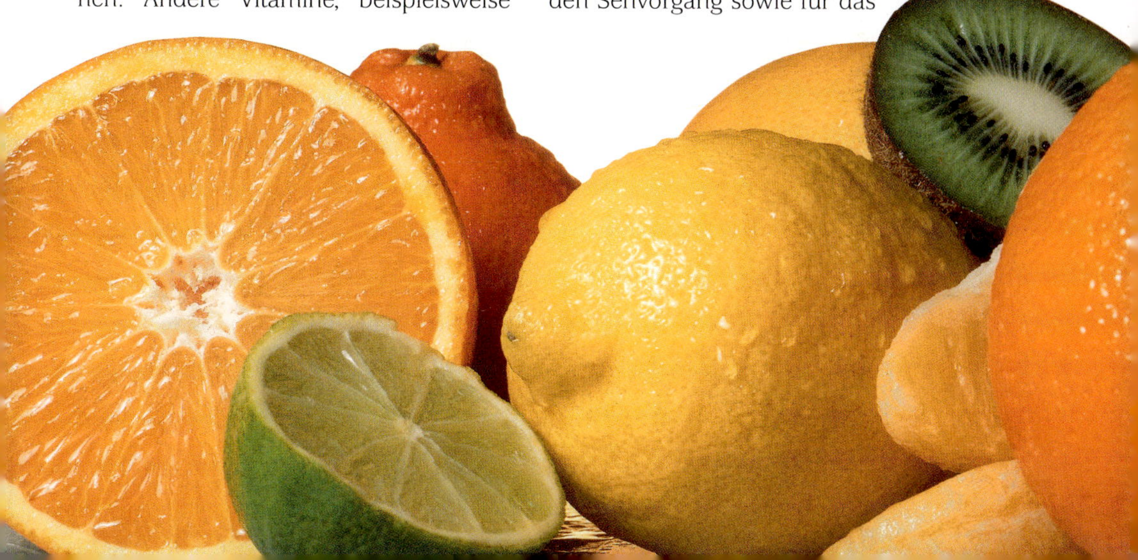

Wachstum und die Entwicklung von Zellen und Geweben. Haut, Darmschleimhaut und die Oberfläche der Atemwege stehen unter dem Einfluss von Vitamin A, das so die Abwehrbarriere des Körpers stärkt und die Widerstandskraft gegen Infektionen erhöht. Vitamin A übt großen Einfluss auf die Entwicklung von Embryonen aus. Die Ausbildung des Skelettsystems und der Organe des Ungeborenen sind von einer ausreichenden Versorgung mit Vitamin A abhängig. Ausserdem ist Vitamin A ein wirksamer Radikalfänger, der vor allem die Zellmembranen vor dem Angriff aggressiver freier Radikale schützt.

Vitamin A kommt in unterschiedlichen Formen im Körper und in den Lebensmitteln vor. Diese Formen haben unterschiedliche Wirkungen und können zum Teil ineinander umgewandelt werden. Vitamin A wird vorwiegend über tierische Produkte aufgenommen. Vor allem Leber enthält hohe Konzentrationen. In Pflanzen dagegen ist Vitamin A vor allem in Form seiner Vorstufen (Provitamine), der Carotinoide, enthalten. Eier, Milch und Milchprodukte liefern den größten Anteil der täglichen Vitamin A-Aufnahme.

Carotinoide

Carotinode sind Farbstoffe, die in Pflanzen weit verbreitet sind. Sie kommen unter anderem in Obst und Gemüse vor und bewirken deren rote und gelbe Farben.

Das bekannteste Carotinoid ist das Beta-Carotin, das im menschlichen Körper theoretisch in zwei Moleküle Vitamin A gespalten werden kann. Beta-Carotin kommt in fast allen orangefarbenen Früchten und Gemüsen sowie in Blattgemüse vor.

Neben Beta-Carotin gibt es zahlreiche andere Carotinoide, die teilweise erst wenig erforscht sind. Nur wenige dieser Carotinoide können zu Vitamin A umgewandelt werden, doch scheinen sie alle positive Wirkungen auf den Organismus zu haben. Beispielsweise sind sie Radikalfänger und schützen vor einigen Krebserkrankungen. Zusätzlich scheint jedes einzelne Carotinoid eine sehr spezifische Funktion im Körper wahrzunehmen.

Beitrag einiger Lebensmittel zur Deckung der Vitamin A-Tagesempfehlung von 1,0 mg (Männer) bzw. 0,8 mg (Frauen)

Lebensmittel	Gehalt pro 100 g	Portionsgröße	Deckung der Tagesempfehlung Männer	Frauen
Lebertran	30000,0 mg	EL, 15 g	450 %	563 %
Schweineleber gegart	20978,0 mg	125 g	2622 %	3278 %
Kalbsleberwurst	5265,0 mg	30 g	158 %	197 %
Aprikosen getrocknet	1589,0 mg	25 g	40 %	50 %
Karotten roh	1574,0 mg	150 g	236 %	295 %
Fenchel	783,0 mg	150 g	118 %	147 %
Aal geräuchert	702,0 mg	75 g	53 %	66 %
Grünkohl	683,0 mg	150 g	103 %	128 %
Feldsalat	650,0 mg	75 g	49 %	61 %
Camembert	362,0 mg	30 g	11 %	14 %

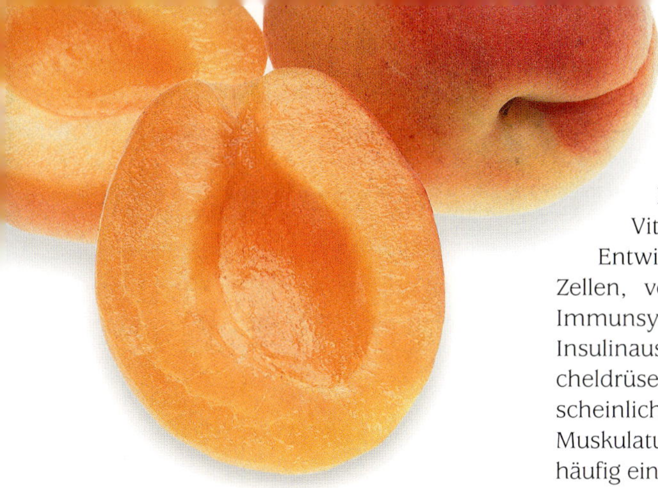

Vitamin D: Cholekalziferol

Vitamin D ist genau genommen kein Vitamin, da der Mensch es selbst im Körper herstellen kann. Die selbst hergestellte Menge reicht jedoch nicht aus, um den Bedarf zu decken.

Vitamin D dient der Aufrechterhaltung des Kalzium- und Phosphat-Gleichgewichts. Es bewirkt eine verbesserte Aufnahme von Kalzium im Dünndarm und die Rückresorption von Kalzium in der Niere aus dem Urin. Gleichzeitig fördert es den Abbau von Kalzium aus dem Knochen und führt zu einer vermehrten Ausscheidung von Phosphat. Vitamin D ist vor allem dann wichtig, wenn der Kalzium-Gehalt des Blutes abfällt. Außerdem hat Vitamin D Einfluss auf die Entwicklung und das Wachstum von Zellen, vor allem der Haut und des Immunsystems. Es beeinflusst auch die Insulinausschüttung aus der Bauchspeicheldrüse. Zudem hat Vitamin D wahrscheinlich wichtigen Einfluss auf die Muskulatur, da bei Vitamin D-Mangel häufig eine Herzmuskelschwäche auftritt.

Vitamin D kommt in vielen Lebensmitteln vor. Konzentriert ist es in Lebertran, in einigen Fischarten und in Eigelb enthalten. Auch Pilze enthalten viel Vitamin D. Der Bedarf ist davon abhängig, wie lange und wie stark die betreffende Person sich in der Sonne aufhält, denn davon wird die Eigenproduktion an Vitamin D bestimmt.

Vitamin E: Tocopherol

Vitamin E ist ein wichtiges Antioxidans, das schädigende freie Radikale abfängt. Seine wichtigste Aufgabe ist es, Fette in Zellmembranen, Lipoproteinen (Transportform der Fette im Blut) und im Ge-

Lebensmittel mit hohem Gehalt an Beta-Carotin

Lebensmittel	Gehalt pro 100 g	Portionsgröße	Gehalt pro Portion
Aprikose getrocknet	9,5 mg	25 g	2,4 mg
Mohrrübe frisch	7,8 mg	150 g	11,7 mg
Tomatenkonzentrat	5,5 mg	EL, 15 g	0,8 mg
Blattspinat gegart	5,2 mg	150 g	7,8 mg
Fenchel frisch	4,7 mg	150 g	7,0 mg
Grünkohl gegart	4,1 mg	150 g	6,1 mg
Feldsalat	3,9 mg	75 g	2,9 mg
Sellerie frisch	2,9 mg	150 g	4,4 mg
Mango	2,8 mg	125 g	3,5 mg
Rote Paprika	2,1 mg	150 g	3,2 mg

Beitrag einiger Lebensmittel zur Deckung der Vitamin D-Tagesempfehlung (5 Mikrogramm)

Lebensmittel	Gehalt pro 100 g	Portionsgröße	Deckung der Tagesempfehlung
Matjeshering	27,0 mg	150 g	810 %
Aal geräuchert	22,0 mg	75 g	330 %
Forelle geräuchert	20,0 mg	75 g	300 %
Hühnerei	3,0 mg	60 g	24 %
Steinpilz frisch	3,0 mg	200 g	120 %
Champignon gegart	2,0 mg	100 g	40 %
Schlagsahne	1,0 mg	25 g	6 %
Margarine	1,5 mg	20 g	8 %
Lachs geräuchert	18,0 mg	75 g	270 %
Thunfisch (Konserve)	4,0 mg	65 g	52 %

webe vor der Zerstörung durch Peroxidation zu schützen. Daher ist es in allen tierischen Zellmembranen enthalten. Bei diesem Prozess verliert Vitamin E seine Wirksamkeit; durch Vitamin C wird es wieder regeneriert. Um diese Regenerationsfunktion sicher zu stellen, sollten Vitamin E und Vitamin C im Mengenverhältnis von 1:2 aufgenommen werden. Vitamin E wirkt außerdem antithrombotisch, da es die Anheftung und Zusammenballung von Blutplättchen vermindert. Es hemmt auch das Wachstum glatter Muskelzellen und verschiedener Blutzellen und beugt dem Herzinfarkt vor.

Vitamin E kommt in unterschiedlichen Formen in den Lebensmitteln vor. Diese unterscheiden sich in ihrer Wirksamkeit. Am wirksamsten ist das RRR-alpha-Tocopherol. Dies ist auch die Form, die am häufigsten in Lebensmitteln enthalten ist. Zusätzlich sind beta-, gamma-

Beitrag einiger Lebensmittel zur Deckung der Vitamin E-Tagesempfehlung von 14 mg (Männer) bzw. 12 mg (Frauen)

Lebensmittel	Gehalt pro 100 g	Portionsgröße	Deckung der Tagesempfehlung Männer	Frauen
Sonnenblumenöl	61,4 mg	EL, 15 ml	61 %	77 %
Distelöl	43,7 mg	EL, 15 ml	44 %	55 %
Haselnuss	26,1 mg	60 g	104 %	131 %
Mandel	25,9 mg	60 g	104 %	130 %
Weizenkeime	21,2 mg	geh. EL, 12 g	17 %	21 %
Aal	9,2 mg	150 g	92 %	115 %
Fenchel gegart	6,7 mg	150 g	67 %	84 %
Krautsalat	6,7 mg	150 g	67 %	84 %
Schwarzwurzel	6,0 mg	150 g	60 %	75 %
Makrele	1,7 mg	150 g	17%	21 %

und delta-Tocopherole enthalten, die zwischen 3 und 50 % der Wirksamkeit von RRR-alpha-Tocopherol besitzen. Die höchsten Konzentrationen von Vitamin E befinden sich in Pflanzenkeimen und -saaten und den aus ihnen gewonnenen Ölen.

Vitamin K

Vitamin K ist für die Blutgerinnung unerlässlich. Diese Tatsache wird bei Menschen mit Thromboseneigung sowie nach Schlaganfall und Herzinfarkt therapeutisch genutzt. Hemmstoffe des Vitamin K, die Cumarine (Marcumar), heben die Wirkung von Vitamin K auf und verhindern so die Bildung von Blutgerinnseln. Außerdem ist der Knochenstoffwechsel auf Vitamin K angewiesen. Zwei Knochenproteine, das Osteokalzin und das Matrix-Gla-Protein, werden bei Mangel an Vitamin K nicht vollständig ausgebildet. Diese Knochenproteine bestimmen die Mineralisation und die Knochendichte, so dass bei Vitamin K-Mangel die Knochendichte vermindert ist. Vitamin D und Vitamin K ergänzen sich in ihrer Wirkung auf die Knochen. Vitamin K beugt Osteoporose vor.

Auch Vitamin K kommt in verschiedenen Formen vor. Pflanzen produzieren Vitamin K_1, das Phyllochinon. Es ist in grünen Gemüsen, vor allem Kohlarten und Ölen enthalten. Auch Milch und Milchprodukte, Eier und Innereien enthalten Vitamin K. Vitamin K_2, Menachinon, wird von einigen Bakterien hergestellt.

Vitamin B_1: Thiamin

Thiamin ist das am längsten bekannte Vitamin. Thiamin ist an der Energiegewinnung aus Kohlenhydraten beteiligt und somit von zentraler Bedeutung im Stoffwechsel. Es nimmt Funktionen im weiteren Kohlenhydrat- und Aminosäurestoffwechsel wahr und ist an der Reizleitung von Nervenzellen beteiligt. Auch weitere Botenstoffe, die Neurotransmitter, stehen eng mit Thiamin in Verbindung.

Wie die meisten B-Vitamine, kommt Thiamin in den Randschichten aller Getreidekörner vor. Mit zunehmendem Ausmahlungsgrad sinkt daher der Thiamin-

Beitrag einiger Lebensmittel zur Deckung der Vitamin K-Tagesempfehlung von 70 Mikrogramm (Männer) und 60 Mikrogramm (Frauen)

Lebensmittel	Gehalt pro 100 g	Portionsgröße	Deckung der Tagesempfehlung Männer	Frauen
Mangold frisch	400,0 mg	150 g	857 %	1000 %
Zwiebeln frisch	310,0 mg	30 g	133 %	155 %
Blattspinat gegart	347,0 mg	150 g	744 %	868 %
Fenchel frisch	240,0 mg	150 g	514 %	600 %
Chinakohl frisch	250,0 mg	150 g	536 %	625 %
Porree frisch gegart	224,0 mg	150 g	480 %	560 %
Linsen gegart	22,0 mg	150 g	47 %	55 %
Brokkoli gegart	129,0 mg	150 g	276 %	323 %
Kalbsleber	97,0 mg	125 g	173 %	202 %
Grünkohl gegart	220,0 mg	150 g	471 %	550 %

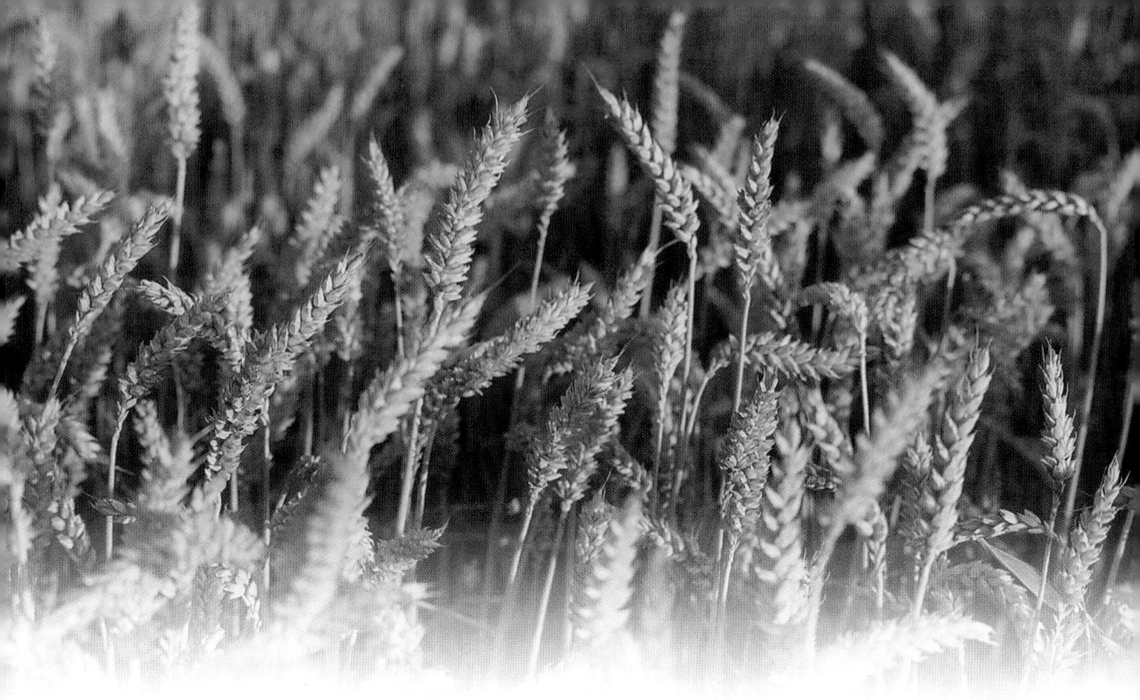

gehalt des Mehls und der daraus hergestellten Produkte. Auch Reis büßt beim Polieren einen Großteil seines Thiamingehaltes ein. Neben Vollkornprodukten sind Hülsenfrüchte und Kartoffeln gute pflanzliche Thiaminlieferanten. Wegen seiner zentralen Stoffwechselfunktion kommt Thiamin auch in allen tierischen Lebensmitteln vor. Eine besonders reichhaltige Quelle ist Schweinefleisch.

Beitrag einiger Lebensmittel zur Deckung der täglichen Aufnahmeempfehlung an Thiamin von 1,2 mg (Männer) bzw. 1,0 mg (Frauen)

Lebensmittel	Gehalt pro 100 g	Portionsgröße	Deckung der Tagesempfehlung Männer	Frauen
Sonnenblumenkerne	1,9 mg	20 g	32 %	38 %
Vegetarische Pasteten	1,9 mg	20 g	32 %	38 %
Nüsse	0,9 mg	25 g	19 %	23 %
Schweinefleisch	0,9 mg	150 g	113 %	135 %
Weizenkleie	0,6 mg	EL, 20 g	10 %	12 %
Haferflocken	0,6 mg	60 g	30 %	36 %
Salami	0,5 mg	30 g	13 %	15 %
Fleischwurst	0,4 mg	30 g	10 %	12 %
Weizenmehl Type 1050	0,4 mg	20 g	7 %	8 %
Reis ungeschält	0,4 mg	70 g	23 %	28 %

Vitamin B_2: Riboflavin

Riboflavin ist in Lebensmitteln weit verbreitet. Besonders hohe Gehalte finden sich in Hefe, die jedoch mengenmäßig in der menschlichen Ernährung keine Rolle spielt. Vor allem Milch und Milchprodukte, Fleisch und Wurst tragen in Deutschland zur Bedarfsdeckung bei. Obst und Gemüse enthalten dagegen in der Regel nur wenig Riboflavin. Gute pflanzliche Riboflavinquellen sind Hülsenfrüchte und Vollkorngetreide. Hier gilt das Gleiche wie für Thiamin: Bei Ausmahlung der Getreide zu Weißmehl sinkt der Vitamingehalt des Getreidekorns auf etwa ein Drittel ab, da die höchsten Mengen in den Randschichten enthalten sind.

Riboflavin nimmt viele Aufgaben im Organismus wahr. Es ist als Bestandteil, Regulator oder Hilfsstoff mindestens 60 verschiedener Enzyme an diversen Stoffwechselvorgängen beteiligt. Unter anderem spielt es eine große Rolle bei der Energiegewinnung aus den Nährstoffen und scheint auch am Sehprozess beteiligt zu sein.

Niacin (früher Vitamin PP = pellagra preventive)

Unter dem Begriff Niacin fassen Experten die Substanzen Nicotinsäure und Nicotinsäureamid zusammen, die im Organismus ineinander umgewandelt werden können. Niacin ist Hilfsstoff und Regulator vieler Enzyme. Es ist bedeutsam für den Auf- und Abbau der Nährstoffe und nimmt wichtige Funktionen im Energiestoffwechsel der Zellen ein.

Besonders Leber, aber auch andere tierische Produkte sind gute Niacin-Quellen. Getreidekörner sind relativ reich an Niacin, doch befindet es sich fast ausschließlich in den Randschichten, so dass Weißmehlprodukte einen Großteil des ursprünglichen Niacins nicht mehr enthalten. In Getreide liegt Niacin zum Teil gebunden an andere Substanzen vor, so dass es nur zum Teil aufgenommen werden kann.

Eine weitere Quelle für Niacin stellt Kaffee dar: Kaffeebohnen enthalten große Mengen der Substanz Trigonellin, aus der beim Rösten Nicotinsäure freigesetzt wird.

Beitrag einiger Lebensmittel zur Deckung der täglichen Aufnahmeempfehlung an Riboflavin von 1,4 mg (Männer) bzw. 1,2 mg (Frauen)

Lebensmittel	Gehalt pro 100 g	Portionsgröße	Deckung der Tagesempfehlung Männer	Frauen
Brötchen	0,1 mg	40 g	3 %	3 %
Vollkornbrötchen	0,3 mg	40 g	9 %	10 %
Weizenkleie	0,5 mg	EL, 20 g	7 %	8 %
Schweineleber gegart	3,7 mg	125 g	330 %	385 %
Kalbsniere gegart	3,0 mg	125 g	268 %	200 %
Kalbsleberwurst	1,4 mg	30 g	30 %	35 %
Weichkäse Halbfettstufe	0,6 mg	30 g	13 %	15 %
Hartkäse	0,5 mg	30 g	11 %	13 %
Champignon	0,4 mg	100 g	29 %	33 %
Schokolade	0,4 mg	20 g	6 %	7 %

Beitrag einiger Lebensmittel zur Deckung der empfohlenen täglichen Aufnahmemenge an Niacin von 16 mg (Männer) bzw. 13 mg (Frauen)

Lebensmittel	Gehalt pro 100 g	Portionsgröße	Deckung der empf. Tagesmenge Männer	Frauen
Weizenkleie	20,7 mg	20 g	26 %	32 %
Schweineleber gegart	20,5 mg	125 g	160 %	197 %
Nüsse	19,9 mg	25 g	31 %	38 %
Erdnussbutter	19,4 mg	20 g	24 %	30 %
Putenfleisch gegart	14,9 mg	150 g	140 %	172 %
Thunfisch gebraten	11,0 mg	120 g	83 %	102 %
Kalbfleisch gegart	9,7 mg	150 g	91 %	112 %
Parmesan	7,2 mg	30 g	14 %	17 %
Vollkornweizen	7,1 mg	40 g	18 %	22 %
Weißbrot	1,9 mg	30 g	4 %	4 %

Folsäure

Dieses Vitamin der B-Gruppe wurde erstmals 1941 aus vier Tonnen Spinatblättern isoliert. Deshalb erhielt die Substanz den Namen „Folsäure", abstammend von dem lateinischen Wort folium = das Blatt. Tatsächlich ist diese Bezeichnung treffend, da Folsäure vorwiegend in grünen Blattgemüsen vorkommt. Weitere gute Quellen sind Hefe und Leber. Folsäure ist an der Bildung neuer Zellen entscheidend beteiligt, da es bei der Synthese der DNS, der Erbinformation, mitwirkt. Auch die Teilung und Reifung der Blutzellen (rote und weiße Blutkörperchen) wird durch Folsäure gesteuert. Seine Funktionen übt Folsäure häufig in Verbindung mit Vitamin B_{12} aus. Zudem ist Folsäure am Abbau verschiedener Aminosäuren beteiligt. Eine weitere wichtige Funktion nimmt Folsäure bei der Vorbeugung von Herz-Kreislauf-Erkrankungen wahr.

Beitrag einiger Lebensmittel zur Deckung der Folsäure-Tagesempfehlung von 400 Mikrogramm

Lebensmittel	Gehalt pro 100 g	Portionsgröße	Deckung der Tagesempfehlung
Weizenkeime	520,0 mg	15 g	20 %
Weizenkleie	330,0 mg	15 g	12 %
Kalbsleber gegart	247,0 mg	125 g	77 %
Hülsenfrüchte reif	213,0 mg	60 g	32 %
Nüsse frisch	169,0 mg	25 g	11 %
Sojabohne geröstet	125,0 mg	60 g	19 %
Sonnenblumenkerne	100,0 mg	25 g	6 %
Fenchel	100,0 mg	150 g	38 %
Chinakohl	83,0 mg	150 g	31 %
Blattspinat	78,0 mg	150 g	29 %

Beitrag einiger Lebensmittel zur Deckung der Pantothensäure-Tagesempfehlung von 6 mg

Lebensmittel	Gehalt pro 100 g	Portionsgröße	Deckung der Tagesempfehlung
Kalbsleber gegart	8,1 mg	125 g	169 %
Heringsfische, Makrele, Thunfische gegart	7,7 mg	150 g	193 %
Sonnenblumenkerne	3,6 mg	geh. EL, 25 g	15 %
Kalbsleberwurst	2,8 mg	30 g	14 %
Steinpilz frisch	2,7 mg	150 g	68 %
Nüsse frisch	2,7 mg	25 g	11 %
Shiitake-Pilz frisch	2,5 mg	150 g	63 %
Weizenkleie	2,5 mg	15 g	6 %
Edelpilzkäse	2,3 mg	30 g	12 %
Hülsenfrüchte	2,0 mg	60 g	20 %

Pantothensäure

Pantothensäure ist in nahezu allen Lebensmitteln enthalten und hat zentrale Bedeutung im Stoffwechsel, weshalb ihr Name von dem griechischen Wort *pantothen* = überall abgeleitet wurde. Pantothensäure ist Bestandteil des Co-enzyms A, einer Substanz, die an unzähligen Umsetzungen im menschlichen Organismus beteiligt ist. Der Energiestoffwechsel, Auf- und Abbau der Nährstoffe und die Bildung verschiedener wichtiger Verbindungen wie beispielsweise der Gallensäuren oder des roten Blutfarbstoffs Hämoglobin können ohne Pantothensäure nicht stattfinden.

Reichhaltige Quellen sind Eigelb, Leber und Hefe, aber auch Hülsenfrüchte und Vollkornprodukte.

Vitamin B_6: Pyridoxin

Vitamin B_6 ist an den verschiedensten Prozessen im Stoffwechsel der Amino-

Beitrag einiger Lebensmittel zur Deckung der Pyridoxin-Tagesempfehlung von 1,5 mg (Männer) und 1,2 mg (Frauen)

Lebensmittel	Gehalt pro 100 g	Portionsgröße	Deckung der Tagesempfehlung Männer	Frauen
Flusskrebs gegart	2,5 mg	125 g	208 %	260 %
Hafer, ganzes Korn	1,0 mg	geh. EL, 20 g	13 %	17 %
Leinsamen	0,9 mg	geh. EL, 25 g	15 %	19 %
Kartoffelchips	0,9 mg	80 g	48 %	60 %
Kalbsleber gegart	0,9 mg	125 g	75 %	94 %
Walnuss	0,9 mg	25 g	15 %	19 %
Lachs frisch	0,8 mg	150 g	80 %	100 %
Hirse, ganzes Korn	0,8 mg	60 g	32 %	40 %
Gänsefleisch mit Haut gegart	0,7 mg	150 g	70 %	88 %
Reis ungeschält	0,7 mg	60 g	28 %	35 %

säuren maßgeblich beteiligt, auch an der Synthese von Proteinen und Hormonen. Für die Bildung der roten Blutkörperchen, die Sauerstoff in die Zellen des Körpers transportieren, ist Vitamin B_6 unentbehrlich. Gemeinsam mit den Vitaminen B_{12} und Folsäure ist Pyridoxin am Abbau des Arteriosklerose-Verursachers Homozystein beteiligt.

Pyridoxin ist in Lebensmitteln weit verbreitet. Gute Quellen sind Fleisch und Fisch, aber auch Gemüse, vor allem Kartoffeln und Kohlsorten, sowie Vollkornprodukte.

Vitamin B_{12}: Cobalamin

Cobalamin enthält als einziges Vitamin einen Mineralstoff, das Cobalt. Nur in seiner Funktion als Bestandteil des Vitamin B_{12} ist Cobalt für den Menschen essenziell. Eine weitere Besonderheit ist seine Aufnahme in den Körper: Als einziges Vitamin benötigt es für die Resorption einen Hilfsstoff, den intrinsic factor. Dieser ist ein Protein, das in der Magenschleimhaut gebildet wird. Nur gebunden an dieses Protein kann Vitamin B_{12} im unteren Dünndarm in das Blut aufgenommen werden.

Cobalamin ist beteiligt am Eiweiß-, Kohlenhydrat- und Fettstoffwechsel. Daneben ist es für die Bildung der roten Blutkörperchen unerlässlich, ein Mangel führt zu Anämie (Blutarmut). Es wird benötigt für die Aktivität der Nervenzellen und bei der Zellteilung.

Cobalamin wird nur in sehr geringen Mengen benötigt und ist in der normalen Ernährung ausreichend vorhanden. Es kann allerdings nur von Mikroorganismen hergestellt werden. Tierische Lebensmittel wie Fleisch, Eier, Milch und Milchprodukte liefern – entstanden durch die Bakterientätigkeit in den Mägen der Wiederkäuer und durch verzehrte Mikroorganismen – Cobalamin, Pflanzen allerdings nicht. Fermentierte Lebensmittel, wie z.B. Sauerkraut, enthalten durch die bei der Fermentierung zugesetzten Mikroorganismen ebenfalls Vitamin B_{12}.

Vitamin C: Ascorbinsäure

Vitamin C ist das wohl bekannteste Vitamin. Es kann von Pflanzen und den meis-

Beitrag einiger Lebensmittel zur Deckung der Vitamin B_{12}-Tagesempfehlung von 3 Mikrogramm

Lebensmittel	Gehalt pro 100 g	Portionsgröße	Deckung der Tagesempfehlung
Kalbsleber gegart	62,0 µg	125 g	2583 %
Kalbsniere gegart	29,0 µg	125 g	1208 %
Algen frisch	20,0 µg	Tl, 5 g	33 %
Auster frisch gegart	12,0 µg	100g	400 %
Hauskaninchen-Fleisch gegart	9,0 µg	150 g	450 %
Makrelen frisch gegart, Zuschnitt	8,0 µg	150 g	400 %
Rindfleisch gegart	4,0 µg	150 g	200 %
Hühnerei frisch gegart	2,0 µg	60 g	40 %
Mozzarella	2,0 µg	125 g	83 %
Schnittkäse halbfest	2,0 µg	30 g	20 %

Beitrag einiger Lebensmittel zur Deckung der Vitamin C-Tagesempfehlung von 100 mg

Lebensmittel	Gehalt pro 100 g	Portionsgröße	Deckung der Tagesempfehlung
Schwarze Johannisbeere	189,0 mg	125 g	236 %
Petersilie	166,0 mg	TL, 5 g	8 %
Gemüsepaprika rot	140,0 mg	150 g	210 %
Fenchel	93,0 mg	150 g	140 %
Papaya	82,0 mg	125 g	103 %
Blumenkohl	73,0 mg	150 g	110 %
Kiwi	71,0 mg	Stück, 45 g	32 %
Erdbeeren	65,0 mg	125 g	81 %
Kohlrabi	64,0 mg	150 g	96 %
Broccoli	61,0 mg	150 g	92 %

ten Tieren gebildet werden, lediglich Meerschweinchen, Menschenaffen und Menschen sind hierzu nicht in der Lage. Vitamin C ist ein wichtiges Antioxidationsmittel und spielt eine entscheidende Rolle beim Schutz der Zellen gegen freie Radikale. Es stärkt das Immunsystem, bekämpft Infektionen und ist an Entgiftungsreaktionen beteiligt. Auch für die Bildung von Bindegewebe und Knorpel ist Vitamin C unerlässlich. Besonders reich an Ascorbinsäure sind rote Paprika, Kohlgemüse und Beerenobst, auch Kartoffeln tragen stark zur Bedarfsdeckung bei. Tierische Produkte sind meist Vitamin C-arm. Zudem ist Ascorbinsäure sehr hitzeempfindlich und geht beim Kochen zum Teil verloren. Daher stellt Rohkost eine besonders gute Vitamin C-Quelle dar.

Biotin

Biotin ist Bestandteil verschiedener Enzyme des Fett-, Kohlenhydrat- und Eiweiß-

Beitrag einiger Lebensmittel zur Deckung der Biotin-Tagesempfehlung von 60 Mikrogramm

Lebensmittel	Gehalt pro 100 g	Portionsgröße	Deckung der Tagesempfehlung
Hefe	200,0 µg	5 g	17 %
Rinderleber gegart	103,0 µg	125 g	215 %
Erdnussbutter	67,0 µg	20 g	22 %
Weizenkleie	44,0 µg	15 g	11 %
Haselnuss	39,0 µg	25 g	16 %
Schweineniere gegart	33,0 µg	125 g	69 %
Hühnerei	25,0 µg	60 g	25 %
Sojamilch	20,0 µg	200 ml	67 %
Haferflocken	20,0 µg	60 g	20 %
Hülsenfrüchte reif	19,0 µg	60 g	19 %

stoffwechsels. Es wirkt mit bei der Synthese von Glukose, dem Hauptenergielieferant des Organismus, beim Abbau von Aminosäuren, verschiedenen Fettsäuren und Cholesterin. Es ist wichtig für die Gesundheit von Haaren und Fingernägeln.

Biotin kommt in den meisten Nahrungsmitteln vor, allerdings nur in geringen Konzentrationen. Die besten Quellen stellen Milch und Milchprodukte, Eier, Hülsenfrüchte und Vollkornprodukte dar. Auch Leber, Hefe, Nüsse und einige Gemüsesorten liefern relativ hohe Mengen an Biotin.

Mineralstoffe

Nicht alle Mineralstoffe, die in der Natur vorkommen, haben im Körper des Menschen eine lebenswichtige Funktion. Für den Menschen sind 17 Mineralstoffe lebensnotwendig und müssen daher regelmäßig mit der Nahrung zugeführt werden. Dies sind Natrium, Kalium, Kalzium, Magnesium, Phosphor, Schwefel, Chlor, Eisen, Zink, Kupfer, Mangan, Molybdän, Selen, Chrom, Cobalt, Jod und Fluor. Für diese Mineralstoffe gibt es Referenzwerte für die Zufuhr, die Sie im Anhang finden.

Mineralstoffe werden nach der Menge, in der sie im menschlichen Organismus vorkommen, in Mengen- und Spurenelemente unterteilt. Von den Mengenelementen liegen mehr als 50 Milligramm pro Kilogramm Körpergewicht vor. Sie werden daher auch in höheren Mengen vom Körper benötigt als die Spurenelemente. Die Mengenelemente sind alle essenziell. Zu diesen gehören Natrium, Kalium, Kalzium, Phosphor, Magnesium und Chlor. Die Spurenelemente sind im Organismus in Mengen von weniger als 50 Milligramm pro Kilogramm Körpergewicht enthalten.

Jeder dieser Mineralstoffe übt spezielle Aufgaben im Organismus aus. Dabei kann keiner durch einen anderen ersetzt werden. Die Funktionen der Mineralstoffe lassen sich folgendermaßen gliedern:

- Baustoffe: Mineralstoffe sind Bestandteile von Geweben und anderen Körperstrukturen. Dies sind vor allem die Mengenelemente wie beispielsweise Kalzium, Phosphor und Magnesium in Knochen und Zähnen oder das Eisen als Bestandteil des roten Blutfarbstoffs Hämoglobin.
- Bestandteile von Wirkstoffen: Mineralstoffe sind beteiligt am Aufbau von Hormonen, Enzymen, Vitaminen und anderen Botenstoffen. Sie können diese Substanzen in ihrer Wirkung regulieren oder sind unentbehrlich für ihre Wirksamkeit. Die Mineralstoffe regulieren alle chemischen Reaktionen im Körper.
- Bestandteil von Körperflüssigkeiten: Durch den Gehalt an Mineralstoffen in den unterschiedlichen Räumen des Körpers werden der Flüssigkeitshaushalt und die Druckverhältnisse reguliert. Nur durch den Gehalt an Mineralstoffen werden die Muskelfunktion und Nervenleitfähigkeit ermöglicht.

Wir haben in der Kalorien-Nährwert-Tabelle für alle Lebensmittel den Gehalt an den Mengenelementen Kalzium und Eisen sowie der Spurenelemente Zink und Jod angegeben.

Kalzium

Kalzium ist der mengenmäßig wichtigste Mineralstoff im Menschen. Der Körper eines Erwachsenen enthält ein bis zwei Kilogramm Kalzium, das sich zu 99,5 %

Beitrag einiger Lebensmittel zur Deckung der Kalzium-Tagesempfehlung von 1000 mg

Lebensmittel	Gehalt pro 100 g	Portionsgröße	Deckung der Tagesempfehlung
Hartkäse Dreiviertelfettstufe (z.B. Emmentaler)	1400,0 mg	30 g	42 %
Schnittkäse (z.B. Gouda)	800,0 mg	30 g	24 %
Sesam frisch	738,0 mg	25 g	18 %
Edelpilzkäse	550,0 mg	30 g	17 %
Schafskäse, Feta	450,0 mg	30 g	14 %
Feige getrocknet	244,0 mg	25 g	6 %
Haselnuss frisch	225,0 mg	25 g	6 %
Milchschokolade	214,0 mg	20 g	4 %
Grünkohl frisch gegart	177,0 mg	150 g	27 %
Blattspinat gegart	149,0 mg	150 g	22 %
Joghurt entrahmt	140,0 mg	150 g	21 %

in Knochen und Zähnen befindet. Es bietet dem Skelett und den Zähnen Stabilität. Das im Skelett gespeicherte Kalzium dient auch als Reserve und wird abgebaut, wenn mit der Nahrung zu wenig Kalzium aufgenommen wird. Daneben ermöglicht Kalzium die Reizleitung der Nerven und die Muskeltätigkeit und vermittelt als Botenstoff die Wirkung verschiedener Hormone. Als Aktivator des Blutgerinnungssystems ist Kalzium ebenfalls lebensnotwendig.

Kalzium kommt in hohen Konzentrationen in Milch und Milchprodukten, vor allem in Hartkäse, vor. Ausnahmen bilden die Milchprodukte, bei deren Herstellung das Kalzium durch Säurebehandlung aus seiner Bindung an Proteine

Beitrag einiger Lebensmittel zur Deckung der Phosphat-Tagesempfehlung von 700 mg

Lebensmittel	Gehalt pro 100 g	Portionsgröße	Deckung der Tagesempfehlung
Weizenkleie	1288,0 mg	20 g	37 %
Schmelzkäse Halbfettstufe	1200,0 mg	30 g	51 %
Hartkäse Dreiviertelfettstufe	950,0 mg	30 g	41 %
Kürbiskern frisch	830,0 mg	25 g	30 %
Scheiblette	800,0 mg	30 g	34 %
Hartkäse Magerstufe	785,0 mg	30 g	34 %
Brühwürfel	700,0 mg	Halber, 5 g	5 %
Sojabohne getrocknet	531,0 mg	60 g	46 %
Laugengebäck	427,0 mg	50 g	31 %
Cashewnuss geröstet	426,0 mg	25 g	15 %
Schnittkäse halbfest Doppelrahmstufe	400,0 mg	30 g	17 %

gelöst und mit der Molke entfernt wird. Dies ist bei Quark oder Frischkäse der Fall. Außerdem sind einige grüne Gemüsesorten, Beerenobst und Nüsse gute Kalziumquellen. Fleisch, Fisch und Getreide sind dagegen kalziumarm.

Im höheren Lebensalter entwickeln viele Menschen, insbesondere Frauen im Klimakterium, Osteoporose, eine Erkrankung, die mit einem Verlust an Knochenmasse einhergeht. Die Folge sind unter anderem Knochen- oder Wirbelkörperbrüche. Eine lebenslange ausreichende Kalzium-Zufuhr, vor allem vor dem 35. Lebensjahr, ist die wichtigste vorbeugende Maßnahme.

Phosphor

Phosphor ist, wie Kalzium, ein wichtiger Bestandteil der Knochen. Phosphor ist unerlässlich für die Muskeltätigkeit und die Aufrechterhaltung aller Körperfunktionen. Ferner werden Phosphate für die Funktion der meisten B-Vitamine benötigt, die am Energiestoffwechsel beteiligt sind.

Phosphor kommt in allen Lebensmitteln vor. Daher wird der Bedarf üblicherweise durch die Ernährung gedeckt. Oft wird allerdings zu viel Phosphat im Verhältnis zum Kalzium aufgenommen. Bei chronischer Niereninsuffizienz, wenn Phosphat nicht mehr in ausreichendem Maß über die Niere ausgeschieden werden kann, muss eine eingeschränkte Phosphatzufuhr von maximal 1000 mg täglich eingehalten werden.

Magnesium

65 % des Magnesiums befindet sich in den Knochen, aus denen es bei ungenügender Zufuhr zum Teil freigesetzt werden kann. Magnesium ist an der Funktion von etwa 300 Enzymen im Stoffwechsel beteiligt. Energiegewinnung, Aufbau von Eiweißen und Zellteilung benötigen Magnesium. Es beeinflusst die Durchlässigkeit der Zellwände und steuert dadurch die Muskel- und Nervenfunktion.

Magnesium ist nur in wenigen Lebensmitteln in hohen Konzentrationen enthalten. Vor allem Grundnahrungsmit-

Phosphatarme Lebensmittel und ihr Beitrag zur Deckung der bei chronischer Niereninsuffizienz und Dialysepflicht täglich maximal erlaubten Phosphat-Menge von 1000 mg

Lebensmittel	Gehalt pro 100 g	Portionsgröße	Deckung der Tagesempfehlung
Limonaden, Brausen	1,0 mg	200 g	0,20 %
Kaffee	2,0 mg	150 g	0,30 %
Marmelade	4,0 mg	25 g	0,10 %
Ananas frisch	9,0 mg	125 g	1,13 %
Apfel frisch	11,0 mg	125 g	1,38 %
Wassermelone frisch	11,0 mg	125 g	1,38 %
Reiscrispies	12,0 mg	50 g	0,60 %
Mango frisch	13,0 mg	125 g	1,63 %
Gartenkürbis frisch	17,0 mg	150 g	2,55 %
Eisbergsalat	20,0 mg	50 g	1,00 %
Rotkohl Konserve	23,0 mg	150 g	3,45 %

Beitrag einiger Lebensmittel zur Deckung der Magnesium-Tagesempfehlung von 350 mg (Männer) bzw. 300 mg (Frauen)

Lebensmittel	Gehalt pro 100 g	Portions-größe	Deckung der Tagesempfehlung Männer	Frauen
Sonnenblumenkerne	395,0 mg	25 g	28 %	33 %
Sesam frisch	347,0 mg	25 g	25 %	29 %
Erdnussmus	180,0 mg	30 g	15 %	18 %
Hirse, Vollkorn	170,0 mg	60 g	29 %	34 %
Nüsse, frisch	160,0 mg	25 g	11 %	13 %
Reis ungeschält	157,0 mg	60 g	27 %	31 %
Portulak frisch	151,0 mg	150 g	65 %	76 %
Zartbitterschokolade	149,0 mg	20 g	9 %	10 %
Haferflocken	139,0 mg	60 g	24 %	28 %
Bohnen dick getrocknet	135,0 mg	60 g	23 %	27 %
Vollkorneierteigwaren	127,0 mg	50 g	18 %	21 %

tel wie Fleisch und viele Getreide- und Gemüsesorten sind in der Regel magnesiumarm.

Natrium

Natrium bestimmt gemeinsam mit Chlorid den Wasserhaushalt des Organismus. Dies betrifft sowohl den gesamten Flüssigkeitsbestand des Körpers als auch die Verteilung der Flüssigkeit inner- und außerhalb der Zellen. Natrium ist daher bedeutsam für die Blutdruckregulation.

Natrium ist auch am Säure-Basen-Haushalt beteiligt. Durch eine ungleiche Verteilung von Natrium und Kalium inner- und außerhalb der Zellen entsteht ein Ungleichgewicht an der Zellwand, das für Transportprozesse durch die Zellwand genutzt werden kann. Diese Ungleichver-

Natriumarme Lebensmittel und ihr Beitrag zur Deckung der Natrium-Höchstmenge bei einer kochsalzarmen Kost (5 g Kochsalz pro Tag = 1955 mg Na)

Lebensmittel	Gehalt pro 100 g	Portionsgröße	Deckung der Tagesempfehlung
Haferflocken	7,0 mg	60 g	0,21 %
Sojamilch	1,0 mg	200 ml	0,10 %
Weiße Bohne frisch gegart	1,0 mg	150 g	0,08 %
Konfitüre, Gelee, Marmeladen	1,0 mg	25 g	0,01 %
Pfirsich, Melone, Banane, Mandarine, Orange	1,0 mg	150 g	0,08 %
Zucchini	1,0 mg	150 g	0,08 %
Zwetschge, Birne	2,0 mg	150 g	0,15 %
Weizenmehl Type 550, Stärke	3,0 mg	20 g	0,03 %
Kaffee, Tee	1,0 mg	150 ml	0,08 %
Kartoffeln gegart	2,0 mg	200 g	0,2 %

Beitrag einiger Lebensmittel zur Deckung der empfohlenen Minimalzufuhr von 550 mg Natrium

Lebensmittel	Gehalt pro 100 g	Portionsgröße	Deckung der Tagesempfehlung
Kräutersalz	35100,0 mg	TL, 5 g	319 %
Kaviarersatz	5263,0 mg	5 g	48 %
Oliven schwarz gesäuert	3288,0 mg	20 g	120 %
Matjeshering	2692,0 mg	75 g	367 %
Schweineschinken roh geräuchert	2473,0 mg	30 g	135 %
Kasseler	2470,0 mg	150 g	674 %
Salzstangen	1790,0 mg	30 g	98 %
Roquefort	1600,0 mg	30 g	87 %
Schnittkäse halbfest	1400,0 mg	30 g	76 %
Braunschweiger Mettwurst	1305,0 mg	30 g	71 %
Schafskäse, Feta	1300,0 mg	30 g	71 %

teilung ermöglicht auch die Reizleitung der Nerven. Zudem spielt Natrium eine bedeutende Rolle bei der Muskelreizbarkeit und -kontraktion.

Unverarbeitete Nahrungsmittel enthalten nur geringe Mengen an Natrium. Bei der Verarbeitung steigt die Konzentration – bedingt vor allem durch den Zusatz von Kochsalz (Natriumchlorid) – teilweise deutlich an.

Chlorid

Chlorid beeinflusst zusammen mit Natrium und anderen Mineralstoffen den Flüssigkeitshaushalt, die Verteilung von Flüssigkeiten im Körper sowie das Säure-Basen-Gleichgewicht. Zudem ist es ein wichtiger Bestandteil der Knochen und der Magensalzsäure. Als Bestandteil von Kochsalz ist es in vielen verarbeiteten Lebensmitteln in großer Menge enthalten.

Beitrag einiger Lebensmittel zur Deckung der Chlorid-Tagesempfehlung von 830 mg

Lebensmittel	Gehalt pro 100 g	Portionsgröße	Deckung der Tagesempfehlung
Kräutersalz	54000,0 mg	TL, 5 g	325 %
Brühwürfel	37000,0 mg	5 g	223 %
Sojasauce	9000,0 mg	EL, 20 g	217 %
Matjeshering gesalzen	4112,0 mg	75 g	372 %
Oliven schwarz gesäuert	3800,0 mg	20 g	92 %
Kasseler	3242,0 mg	150 g	586 %
Fischstäbchen fritiert	2896,5 mg	150 g	523 %
Salzstangen	2600,0 mg	30 g	94 %
Schinken vom Schwein, roh, geräuchert	3245,0 mg	30 g	117 %
Schinken vom Schwein, gekocht, ungeräuchert	2463,0 mg	30 g	89 %

Beitrag einiger Lebensmittel zur Deckung der Kalium-Tagesempfehlung von 2000 mg

Lebensmittel	Gehalt pro 100 g	Portionsgröße	Deckung der Tagesempfehlung
Aprikose getrocknet	1654,0 mg	25 g	21 %
Weizenkleie	1390,0 mg	20 g	14 %
Rosine	782,0 mg	25 g	10 %
Erdnuss, geröstet	777,0 mg	25 g	10 %
Blattspinat frisch	633,0 mg	150 g	47 %
Avocado	503,0 mg	100 g	25 %
Fenchel	494,0 mg	150 g	37 %
Bohnen weiß frisch gegart	473,0 mg	60 g	14 %
Hirse, Vollkorn	430,0 mg	60 g	13 %
Banane	393,0 mg	150 g	30 %
Kartoffel, frisch gegart	333,0 mg	200 g	33 %

Kalium

Kalium gehört neben Natrium und Chlorid zu den wichtigsten Elektrolyten (= elektrische Impulse leitende Mineralstoffe) der Körperflüssigkeit. Gemeinsam mit Natrium hält es ein Ungleichgewicht an den Zellwänden aufrecht, das verschiedene Transportprozesse, die Reizleitung der Nerven und Muskelaktivität ermöglicht. Kalium beeinflusst auch den Wasserhaushalt und reguliert den Blutdruck. Eine reichliche Zufuhr von Kalium wirkt blutdrucksenkend.

Kalium ist in allen Lebensmitteln vorhanden. Gute Quellen stellen vor allem Kartoffeln, Gemüse und Obst dar. Kalium geht schnell ins Wasch- und Kochwasser über, was in der Küchentech-

Kaliumarme Lebensmittel und ihr Beitrag zur Deckung der bei chronischer Niereninsuffizienz und Dialysepflicht täglich maximal erlaubten Menge von 2000 mg

Lebensmittel	Gehalt pro 100 g	Portionsgröße	Deckung der Tagesempfehlung
Götterspeise	0,6 mg	100 g	0,03 %
Reis geschält gegart	19,0 mg	180 g	1,71 %
Mayonnaise, 80 % Fett	25,0 mg	25 g	0,31 %
Konfitüre/Marmelade mit Süßstoff	29,0 mg	25 g	0,36 %
Limonaden	1,0 mg	200 g	0,10 %
Eierteigwaren gegart	40,0 mg	125 g	2,50 %
Tofu frisch	42,0 mg	100 g	2,10 %
Hirse Korn geschält	43,0 mg	60 g	1,29 %
Sauerkirsch Fruchtnektar	35,0 mg	200 g	3,50 %
Linsen, Konserve	63,0 mg	150 g	4,73 %
Bisquitrolle	65,0 mg	100 g	3,25 %

Beitrag einiger Lebensmittel zur Deckung der Eisen-Tagesempfehlung von 10 mg (Männer) und 15 mg (Frauen)

Lebensmittel	Gehalt pro 100 g	Portionsgröße	Deckung der Tagesempfehlung Männer	Frauen
Hausmacher Blutwurst	17,0 mg	30 g	51 %	34 %
Schweineleber gegart	15,4 mg	125 g	193 %	128 %
Weizenkleie	12,9 mg	20 g	26 %	17 %
Kürbiskern frisch	12,5 mg	25 g	31 %	21 %
Sojamehl entfettet	12,0 mg	EL, 15 g	18 %	12 %
Kalbsniere	11,3 mg	125 g	141 %	94 %
Hirse, ganzes Korn	9,0 mg	60 g	54 %	36 %
Sojabohnen getrocknet	7,8 mg	60 g	47 %	31 %
Leberwurst fein	7,1 mg	30 g	21 %	14 %
Auster frisch	6,7 mg	100 g	67 %	45 %
Haferflocken	4,6 mg	60 g	28 %	18 %

nik bei chronisch Niereninsuffizienten und Dialysepatienten genutzt wird. Geschädigte Nieren können nicht mehr genügend Kalium ausscheiden, was zu lebensbedrohlich hohen Kalium-Spiegeln im Blut führen kann. Daher darf die Kalium-Menge bei chronischer Niereninsuffizienz und Dialysepflicht 2000 mg täglich nicht übersteigen.

Eisen

Eisen ist das mengenmäßig bedeutendste Spurenelement im menschlichen Körper, der etwa vier Gramm Eisen enthält. Eisen ist ein wichtiger Bestandteil des roten Blutfarbstoffs Hämoglobin. 75 % des gesamten Körpereisens liegen daher in den roten Blutkörperchen vor und sind unverzichtbar für den Transport des Sauerstoffs in alle Körperzellen. Außerdem ist Eisen Bestandteil verschiedener Transportproteine im Blut, ein Baustein verschiedener Enzyme für die Herstellung von Botenstoffen sowie am Abbau von Aminosäuren und an Entgiftungsreaktionen beteiligt.

Einige Gemüsesorten und Vollkorngetreideprodukte sind gute Eisenquellen. Bei der Verarbeitung zu Weißmehl gehen mehr als zwei Drittel des Eisengehaltes verloren. Obst und Milchprodukte enthalten nur wenig Eisen. Fleischerzeugnisse stellen hervorragende Eisenquellen dar, obwohl sie nicht unbedingt viel Eisen enthalten. In Fleisch liegt das Eisen in einer Form vor, die vom menschlichen Körper besonders gut aufgenommen werden kann, während in Pflanzen eine schlecht resorbierbare Eisenform vorkommt. Zudem enthalten Pflanzen häufig Substanzen, die Eisen binden (z.B. Phytate, Oxalate), so dass es nicht aufgenommen werden kann. Daher werden aus pflanzlichen Produkten nur 3 bis 8 % des enthaltenen Eisens in den Körper aufgenommen, aus tierischen Produkten aber 10 bis 25 %. Vitamin C oder Zitronensäure verbessern dagegen die Eisen-Aufnahme. Ein Hirsebrei mit Orangen ist daher ein guter Eisenlieferant.

1 ml Blut enthält 0,5 mg Eisen, so dass durch die monatliche Regelblutung

beträchtliche Eisenmengen verloren gehen. Daher haben Frauen vor den Wechseljahren einen deutlich höheren Eisenbedarf als Männer.

Jod

Jod ist ein unverzichtbarer Bestandteil der Schilddrüsenhormone T_3 (= Trijodthyronin) und T_4 (= Tetrajodthyronin, Thyroxin) und nimmt Einfluss auf den gesamten Stoffwechsel. Schilddrüsenhormone erhöhen den Grundumsatz und steuern Reifung und Entwicklung des Nervensystems, der Knochen und anderer Gewebe.

Reichlich Jod befindet sich nur in Lebensmitteln, die aus dem Meer stammen. In Deutschland stellen Seefische wie Seelachs, Scholle und Kabeljau die wichtigsten Jodquellen dar. Süßwasserfische wie beispielsweise Forellen enthalten dagegen nur geringen Jodmengen. Andere Lebensmittel tragen nur wenig zur Jodversorgung bei.

Jodsalz ist eine einfache Maßnahme, um die Jodaufnahme zu erhöhen und vielen Schilddrüsenerkrankungen vorzubeugen.

Zink

Zink ist Bestandteil von mehr als 300 Enzymsystemen und erfüllt daher Aufgaben in zahlreichen Stoffwechselprozessen. Zink ist an der Zellteilung und -entwicklung sowie an der Proteinsynthese beteiligt und ist wichtig für alle Wachstums- und Heilungsprozesse. Die Gesundheit von Haut, Haaren und Nägeln ist eng an Zink gekoppelt. Zink wirkt bei der antioxidativen Abwehr des Organismus mit, stärkt das Immunsystem und beugt Erkältungen vor, wirkt entzündungshemmend und hat Bedeutung für den Sehvorgang. Zudem ist Zink ein wichtiger Faktor bei der Spermatogenese und für die Erhaltung der Fertilität. Für Diabetiker ist Zink von besonderer Wichtigkeit (s. S. 49).

Nur wenige Lebensmittel enthalten Zink in hohen Mengen. Fleisch ist unsere wichtigste Zink-Quelle, zumal Zink aus tierischen Lebensmitteln besser aufge-

Beitrag einiger Lebensmittel zur Deckung der Jod-Tagesempfehlung von 200 Mikrogramm

Lebensmittel	Gehalt pro 100 g	Portionsgröße	Deckung der Tagesempfehlung
Schellfisch frisch gegart, Zuschnitt	190,0 mg	150 g	143 %
Fischstäbchen gefroren	177,0 mg	150 g	133 %
Kabeljau tiefgefroren gegart	133,0 mg	150 g	100 %
Garnele	130,0 mg	100 g	65 %
Miesmuschel gegart	89,0 mg	100 g	45 %
Krustentiere gegart	89,0 mg	100 g	45 %
Rotbarsch frisch gegart, Zuschnitt	76,0 mg	150 g	57 %
Hartkäse Magerstufe	58,0 mg	30 g	9 %
Parmesan	40,0 mg	30 g	6 %
Thunfisch in Öl	40,0 mg	65 g	13 %
Edelpilzkäse	40,0 mg	30 g	6 %

nommen wird als aus pflanzlichen. Der Zink-Gehalt von Getreide sinkt mit steigendem Ausmahlungsgrad.

Fluor

Fluor ist wichtig für die Festigkeit und Widerstandsfähigkeit von Knochen und Zähnen, in denen sich fast 95 % des gesamten Körperfluorids befinden. Fluor schützt auf vielfache Weise vor Karies: Es hemmt das Wachstum von Bakterien im Mund, die Zucker aus der Nahrung in Säure umwandeln, die die Zähne schädigt. Es erhöht die Widerstandsfähigkeit der Zähne gegen Säure und fördert die Reparatur kleiner Zahnschäden. Karies wird jedoch nicht durch einen Mangel an Fluor ausgelöst, sondern durch unzureichende Pflege der Zähne und falsche Ernährung.

Vor allem Krustentiere, Fleisch und Milchprodukte tragen zur Fluorversorgung bei. Auch schwarzer Tee enthält viel Fluorid. Fluor wird aber nicht nur über Lebensmittel, sondern auch über fluoridhaltige Zahnpasten und andere Zahnpflegeprodukte zugeführt.

Weitere Quellen sind fluoridiertes Speisesalz sowie Trinkwasser, dem in einigen Ländern, aber nicht in Deutschland, Fluor zugesetzt wird.

Selen

Selen ist Bestandteil von mehr als 20 Eiweißen (u. a. Enzymen), die an verschiedenen Stellen im Stoffwechsel eingreifen. Nicht alle Funktionen des Selens sind geklärt. Selen ist Bestandteil des wichtigsten antioxidativen Enzymsystems im menschlichen Körper, der Glutathionperoxidase, die freie Radikale entgiftet. Daher ist Selen besonders wichtig für den Schutz der Zellen und der Erbsubstanz. Selen stärkt die Immunabwehr und aktiviert die Schilddrüsenhormone.

Gute Selen-Quellen sind rotes Muskelfleisch, Eier, Meerestiere und Paranüsse.

Schwefel

Die Aufnahme von Schwefel erfolgt meist in Form der schwefelhaltigen Aminosäuren, weshalb es in allen proteinhaltigen Lebensmitteln wie Fisch, Fleisch und

Beitrag einiger Lebensmittel zur Deckung der Zink-Tagesempfehlung von 10 mg (Männer) bzw. 7 mg (Frauen)

Lebensmittel	Gehalt pro 100 g	Portionsgröße	Deckung der Tagesempfehlung Männer	Frauen
Auster frisch gegart	84,6 mg	100 g	846 %	1210 %
Weizenkleie	13,3 mg	20 g	27 %	40 %
Sesam	7,8 mg	25 g	20 %	28 %
Schweineleber gegart	6,2 mg	125 g	78 %	111 %
Rindfleisch gegart	6,1 mg	150 g	92 %	131 %
Kakaopulver	5,7 mg	TL, 5 g	3 %	4 %
Blauschimmelkäse Rahmstufe	5,1 mg	30 g	15 %	22 %
Sonnenblumenkerne	5,1 mg	25 g	13 %	18 %
Hartkäse Magerstufe	5,0 mg	30 g	15 %	21 %
Kalbfleisch frisch gegart	4,9 mg	150 g	74 %	105 %
Haferflocken	4,1 mg	60 g	25 %	35 %

Milchprodukten enthalten ist. Vor allem Gemüse enthalten Schwefel auch als Bestandteil anderer Verbindungen (z.B. Glucosinolate). Zudem wird Schwefel vielen Produkten als Konservierungsmittel zugesetzt, beispielsweise bei Trockenobst oder diversen (Halb-)Fertigprodukten.

Chrom

Chrom ist Bestandteil des Glucosetoleranzfaktors, der die Insulinwirkung verbessert und eine Insulinresistenz vermindert. Bei Chrommangel kommt es daher zu erhöhten Blutglucosespiegeln, und bei Patienten mit Diabetes mellitus werden häufig niedrige Chrom-Spiegel im Blut festgestellt. Es ist sinnvoll, dass Diabetiker 200 bis 400 Mikrogramm Chrom täglich als Präparat einnehmen. Zudem wird eine positive Wirkung von Chrom auf Herz-Kreislauf-Erkrankungen und das Immunsystem diskutiert.

Reich an Chrom sind Fleisch, Vollkornprodukte und Hefe.

Kupfer

Kupfer ist ein wichtiger Bestandteil von Enzymen, die beispielsweise bei der Verwertung des Sauerstoffs, bei der Entgiftung freier Radikale, am Eisenstoffwechsel und -transport und an der Bildung des Bindegewebes beteiligt sind. Auch scheint Kupfer Einfluss auf das Immunsystem zu haben.

Kupfer ist in Lebensmitteln weit verbreitet. Die höchsten Konzentrationen finden sich in Krustentieren und Innereien. Fleisch, Obst, Gemüse und Getreide tragen am stärksten zur Bedarfsdeckung bei.

Mangan

Mangan ist Bestandteil oder Aktivator von mehr als 60 Enzymen. Es ist unter anderem an der Blutgerinnung, der Bildung von Knochensubstanz, der Entwicklung des zentralen Nervensystems, der Spermatogenese und der antioxidativen Abwehr beteiligt. Zudem scheint Mangan einen positiven Einfluss auf Herz-Kreislauf-Krankheiten zu nehmen.

Mangan kommt vor allem in Hülsenfrüchten, Vollkornprodukten und Nüssen vor, tierische Produkte sind dagegen arm an Mangan.

Molybdän

Molybdän ist in drei Enzymen des menschlichen Körpers enthalten und wirkt beim Abbau der Purine, der Catecholamine und der schwefelhaltigen Aminosäuren mit. Molybdän ist in allen Lebensmitteln reichlich vorhanden.

L-Carnitin

L-Carnitin ist ein bedingt essenzieller Nährstoff für den Menschen und wird vom menschlichen Körper auch in geringen Mengen selbst hergestellt. Es kommt in der Nahrung besonders in Fleisch (lat. carne = Fleisch), Fisch, Milch und Käse vor. Praktisch jede Zelle des menschlichen Körpers enthält Carnitin. L-Carnitin spielt eine wichtige Rolle in der Fettverbrennung. Ohne L-Carnitin kann der Mensch langkettige Fettsäuren nicht verwerten und keine Energie daraus gewinnen. Carnitin ist darüber hinaus im Organismus an vielen weiteren biochemischen Prozessen direkt oder indirekt beteiligt. In konzentrierter Form zugeführt hat Carnitin gezeigt, dass es die Energieproduktion aus Fettsäuren steigert, die Blutfettwerte verbessert, sich günstig auf das Herz bei Herzerkrankungen auswirkt, die Insulinsensitivität steigert, die Regeneration der Muskulatur

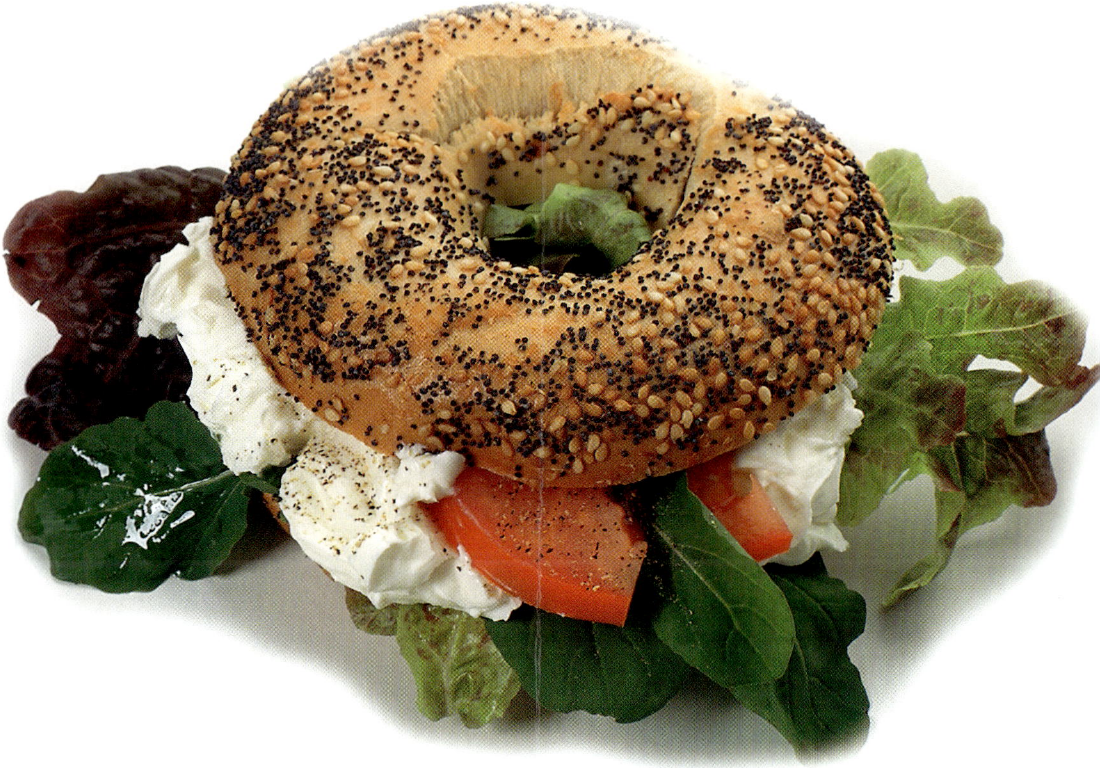

nach Belastung fördert und oxidativen Stress reduziert.

Im Zusammenhang mit einer kalorienreduzierten Diät kann die erhöhte Zufuhr von Carnitin die Reduktion des Körpergewichtes steigern. Tierstudien haben gezeigt, dass Carnitingaben auch den Umbau des Körpers unterstützen, indem der Körperfettanteil reduziert wird, während gleichzeitig die Muskelmasse erhalten bleibt und deren Neubildung angeregt wird.

Gustavsen veröffentlichte 2000 die neueste und bisher umfangreichste Tabelle über den Carnitingehalt der Nahrung. Anhand dieser Tabelle lässt sich berechnen, dass Mischköstler durchschnittlich zwischen 100 und 300 mg L-Carnitin pro Tag mit der Nahrung aufnehmen. Vegetarier dagegen nehmen viel weniger Carnitin mit der Nahrung auf und verfügen über signifikant erniedrigte Carnitin-Plasmaspiegel.

Vegetarische Kost und extremer Ausdauersport führten zu einem starken Absinken des Carnitinspiegels im Blut. In diesem Fall kann L-Carnitin als Nahrungsergänzung eingenommen werden (diese enthält kein Fleisch!). Beim Kochen wird Carnitin erst bei hohen Temperaturen über 100 °C langsam zerstört. Die nachfolgende Tabelle zeigt den L-Carnitingehalt von einer großen Zahl von Lebensmitteln.

L-Carnitin-Gehalt in Lebensmitteln in mg/kg geordnet nach Produktgruppen

(nach Gustavsen HSM, Bestimmung des L-Carnitin-Gehaltes in rohen und zubereiteten pflanzlichen und tierischen Lebensmitteln, Inaugural Dissertation zur Erlangung des Doktorgrades, Physiologisches Institut der tierärztlichen Hochschule Hannover, 2000)

Tierische Produkte	mg/kg
Fleischextrakt	36.860
Ziegenkeule	2.210
Hirschkalbssteak	1.930
Lammkeule	1.900
Känguruhsteak	1.660
Rehkeule	1.640
Lammfilet	1.610
Elchbraten	1.600
Hirsch	1.500
Rinderbraten	1.430
Rinderhüftsteak	1.350
Strauß	1.280
Rindsgulasch	1.270
Rentiersteak	1.210
Hasenkeule	1.200
Rinderbeinfleisch	1.180
Pferdefleisch	1.170
Rehrücken	1.160
Ziegenrücken	1.120
Kalbsschnitzel	1.050
Kalbsrücken	1.020
Roastbeef	1.010
Hase	860
Rinderhackfleisch	470
Wildschweinrücken	420
Bratwurst	386
Corned Beef	320
Cervelatwurst	300
Entenbrust	288
Schweineschnitzel	274
Schweinegulasch	264
Schweinefleisch	244
Kaninchenkeule	232
Mettwurst	220
Taubenbrust	211
Lachsschinken	205
Schweinefilet	190
Flugentenkeule	189
Wiener Wurst	176
Weißwurst	170
Wachtelbrust	166
Putenkeule/Filet	133
Hinterschinken	121
Bierschinken	120
Kalbsleberwurst	92
Mortadella	92
Hähnchenkeule	80
Hähnchenbrust	78
Hänchenfilet	62
Fasanenbrust	60
Entenleber	43
Schweineleber	36
Fleischwurst	30
Blutwurst	12
Hühnereier	8

Pflanzliche Produkte	mg/kg
Steinpilze getrocknet	388
Felsenaustern	243
Spitzmorcheln/getrocknet	208
Pfifferlinge getrocknet	126
Austernpilze	50
Steinpilze frisch	28
Champignons	26
Pfifferlinge	13
Nudeln	7,0
Mandeln	6,7
Erdnüsse	5,8
Fenchel	5,3
Brokkoli	4,8
Weizenbrot	4,1
Avokado	4,0
Möhren	4,0
Blumenkohl	3,6
Weizenbrötchen	3,5
Papaya	3,5
Zucchini	3,4
Auberginen	3,0
Paranüsse	3,0
Reis	3,0
Kirschen	2,6
Haselnüsse	2,5
Walnüsse	2,5
Kartoffeln	2,3
Gurken	1,9
Roggenbrot	1,8
Mais	1,6
Pflaumen	1,6
Erbsen	1,4
Paprika	1,4
Pfirsich	1,4
Bohnen	1,2
Tomaten	1,1
Bananen	1,0
Kiwi	0,8
Blattsalat	0,6
Bier	0,6
Äpfel	0,5
Margarine	0,5
Birnen	0,3
Orangen, Zitronen	0,1

Milchprodukte	mg/kg
Ziegenkäse	127
Kondensmilch	97
Schafskäse	65
Hüttenkäse	53
Joghurt	41
Milch	40
Sahne	38
Schafskäse/Rind	36
Milcheis	35
Buttermilch	34
Quark	30
Briekäse	27
Zaziki	27
Creme Fraiche	26
Molke	22
Gouda, alt	20
Camembert	18
Mozzarella	18
Harzer Käse	17
Frischkäse	16
Hefe	11
Edamer	15
Gouda, jung	14
Butter	11
Kochkäse	11
Gorgonzola	10
Butterkäse	8
Babybel	6

Meeresfrüchte	mg/kg
Hummer (Körper)	270
Langustenschwanz	154
Hummer (Schere)	142
Seelachsfilet	132
Heringe (gebraten)	124
Seelachs (Alaska)	97
Heringe (Grün)	86
Riesengarnelen	74
Aal (geräuchert)	65
Scholle	63
Schillerlocke	56
Egli Filets*	55
Meerbrasse	50
Hecht	40
Seezunge	38
Hering (Filet)	37
Kaviar	37
Wildlachs	37
Thunfisch	34
Schellfisch	33
Makrele	32
Lachs	31
Haifisch	30
Krabben (Cocktail)	30
Miesmuscheln	28
Forrelle	28
Seeteufel	24
Tintenfisch	21

Gesunde Lebens- und Ernährungsweise

In vier Stufen zu einer gesunden Ernährungsweise

Basis

Die Basis jedes gesunden Lebensstils bildet ausreichende Bewegung. Besonders empfehlenswert sind Ausdauersportarten wie Joggen, Walken, Schwimmen oder Rad fahren. Ausdauersport stärkt Herz und Kreislauf, fördert die Durchblutung, die Kraft und die Elastizität der Muskulatur, stärkt das Immunsystem, verbessert die Blutfettwerte, senkt den Blutzucker, fördert die Verdauung und hebt die Stimmung – und natürlich hilft er, Übergewicht abzubauen oder gar nicht erst entstehen zu lassen. Bewegen Sie sich so oft wie möglich! Mindestens drei mal pro Woche, am besten aber täglich sollten Sie idealerweise für etwa 30 Minuten Ihren Puls in Schwung bringen (maximale Pulsfrequenz 220 minus Lebensalter. Einsteiger sollten nur bis ca. 60 % der maximalen Pulsfrequenz gehen!).

Mit der neuen, von der Gesellschaft für Ernährungsmedizin und Diätetik e.V. konzipierten Ernährungspyramide liegt erstmalig ein Modell zur gesunden Ernährungsweise vor, das Speisen und Getränke, Bewegung sowie Vitamin- und Mineralstoffsubstitution berücksichtigt.

Die Pyramide hat vier Stufen, die auf einer Basis ruhen. Die grün umrandeten Pyramidenstufen enthalten die Lebensmittel, die Sie täglich – reichlich oder in Maßen – verzehren sollten. Die Lebensmittel in der Spitze, die rot umrandet ist, sollten Sie dagegen möglichst meiden.

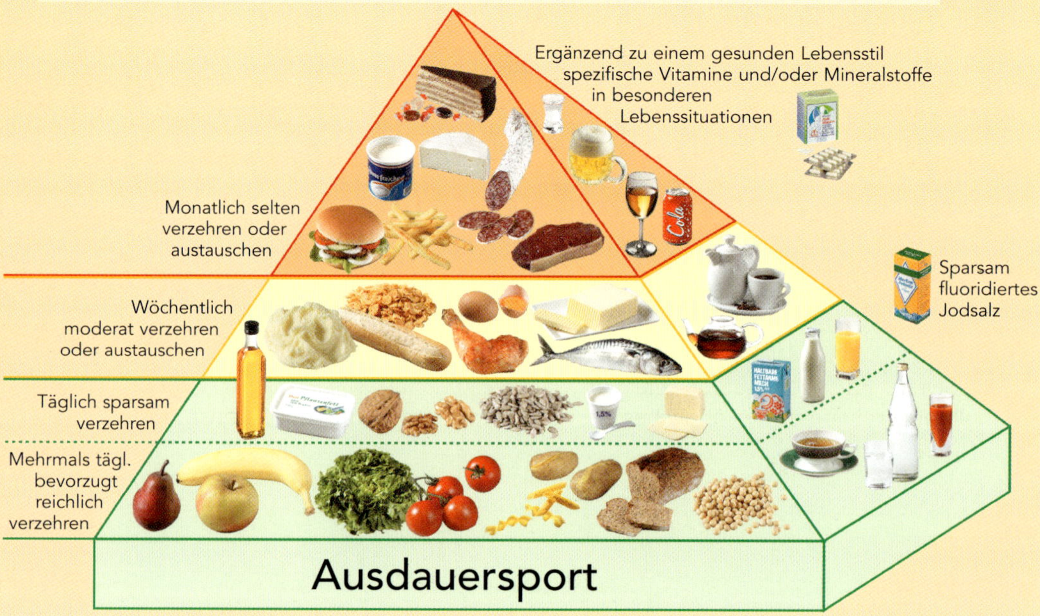

Ergänzend zu einem gesunden Lebensstil spezifische Vitamine und/oder Mineralstoffe in besonderen Lebenssituationen
Monatlich selten verzehren oder austauschen
Sparsam fluoridiertes Jodsalz
Wöchentlich moderat verzehren oder austauschen
Täglich sparsam verzehren
Mehrmals tägl. bevorzugt reichlich verzehren
Ausdauersport

Stufe 1:
Mehrmals täglich reichlich essen und trinken

- Obst und Gemüse: reich an Vitaminen und Mineralstoffen, geringe Kaloriendichte, niedriger glykämischer Index
- Vollkornprodukte, Pellkartoffeln und Hülsenfrüchte: Komplexe Kohlenhydrate, Ballaststoffe und pflanzliches Eiweiß

Die Grundlage der gesunden Ernährung ist reichlich Gemüse und Obst. Es enthält viele Vitamine und Mineralstoffe, aber auch viel Wasser und Ballaststoffe, hat daher also eine geringe Kaloriendichte. Sättigend, kalorienarm und lecker: Also greifen Sie zu, und essen Sie davon, so viel Sie möchten! Um viel der gesunden Inhaltsstoffe zu erhalten, sollten Sie möglichst frisches Gemüse und Obst kaufen und einen großen Anteil davon roh verzehren. Tiefkühlware ist zu lange gelagertem Gemüse und Dosenware vorzuziehen. Garen Sie Gemüse so kurz wie möglich und schonend in wenig Wasser, vermeiden Sie Warmhaltezeiten.

Zusätzlich sollten Sie reichlich Lebensmittel mit komplexen Kohlenhydraten essen. Diese finden Sie in Vollkornprodukten, Hülsenfrüchten und Kartoffeln, die außerdem pflanzliches Eiweiß, Wirkstoffe und Ballaststoffe liefern. Diese Lebensmittel sind die idealen Sattmacher. Pellkartoffeln sind fettarm und behalten durch das Garen in der Schale ihre wertvollen Inhaltsstoffe. Dagegen sind verarbeitete Kartoffelprodukte wie Kartoffelbrei, Kroketten oder ähnliches bereits fettreicher und haben einen höheren glykämischen Index – sie befinden sich deshalb in der Stufe 3 der Pyramide!

Hülsenfrüchte sind reich an pflanzlichem Eiweiß und Ballaststoffen. Besonders zu empfehlen ist die Sojabohne und aus ihr hergestellte Produkte, da diese viele sekundäre Pflanzenstoffe enthält, die vielfältige gesundheitsfördernde Wirkungen haben. Vor allem bei vegetarischer Ernährung sollte mindestens einmal wöchentlich ein Hülsenfruchtgericht auf dem Speiseplan stehen!

Vollkornprodukte wie Vollkornbrot, Getreideflocken, Vollkornnudeln, Naturreis etc. sind den Weißmehlprodukten prinzipiell vorzuziehen, da sie größere Mengen an Vitaminen, Mineralstoffen, sekundären Pflanzenstoffen und Ballaststoffen enthalten. Sie haben eine niedrigere Kaloriendichte und auch ihr glykämischer Index ist niedriger. Daher sind stark verarbeitete Getreideprodukte wie Cornflakes, Weißbrot oder andere Weißmehlprodukte in Stufe 3 zu finden.

Mindestens 1,5 Liter sollten Sie täglich trinken! Als Getränke sind die kalorienfreien Durstlöscher Mineralwasser, Früchte- und Kräutertees zu empfehlen sowie Gemüsesäfte. Auch süßstoffgesüßte Lightgetränke können Sie – wenn Sie auf den süßen Geschmack nicht verzichten möchten – täglich trinken.

Stufe 2:
Täglich moderat essen und trinken

- Fette, Nüsse und Samen: Lebensnotwendige und einfach ungesättigte Fettsäuren, fettlösliche Vitamine und sekundäre Pflanzenstoffe
- Fettarme Milchprodukte: Eiweiß und Kalzium

Fette versorgen uns mit lebensnotwendigen Fettsäuren und Vitaminen, sie sollten daher täglich in unserem Speiseplan enthalten sein. Außerdem verringern sie den glykämischen Index gleichzeitig aufgenommener Kohlenhydrate. Wichtig ist, die „richtigen" Fette auszuwählen und diese zwar in ausreichender Menge, nicht aber übermäßig zu essen. Studien zufolge sollten die Nahrungsfette reichlich einfach ungesättigte aber wenig gesättigte Fettsäuren enthalten. Bevorzugen Sie Diät- und Reformmargarine, die frei von Trans-Fettsäuren sind. Für die Speisenzubereitung sollten Sie auf Raps- oder Olivenöl zurückgreifen, da sie viele einfach ungesättigte Fettsäuren haben, die das Herz schützen. Wählen Sie Zubereitungsarten aus, die mit wenig oder ganz ohne Fett auskommen. Achten Sie vor allem auf die versteckten Fette in Fleisch und Wurstwaren, Süßigkeiten und fettreichen Milchprodukten!

In der Stufe 2 der Lebensmittelpyramide finden sich auch Nüsse und Samen. Sie sind fettreich, das enthaltene Fett hat aber ein gesundheitsförderliches Fettsäuremuster. Zudem enthalten sie viele sekundäre Pflanzenstoffe. Nüsse und Samen sollten in die normale Ernährung eingebunden werden (beispielsweise im Müsli oder Obstsalat); vermeiden Sie dagegen das Knabbern von mit Fett zubereiteten Nüssen „nebenbei": 100 g Macadamianüsse enthalten 73 g Fett!

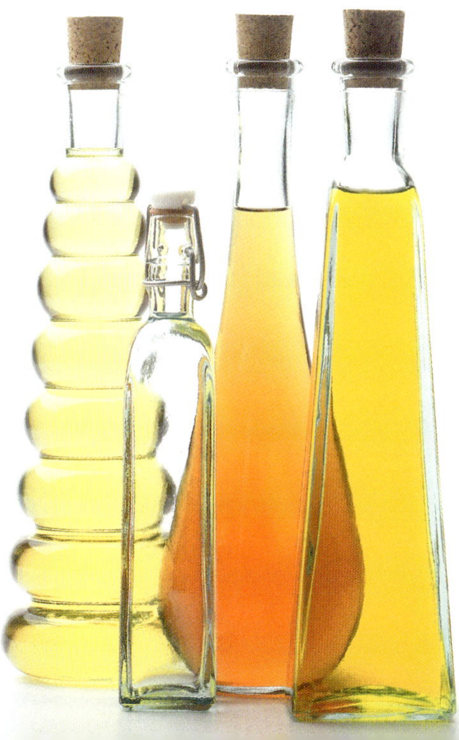

Milch und Milchprodukte liefern vor allem Eiweiß und Kalzium. Für die Festigkeit von Knochen und Zähnen ist es daher wichtig, täglich Milch oder Milchprodukte zu verzehren. Achten Sie darauf, die fettarmen Varianten auszuwählen (1,5 % Fett bei Milch und Joghurt, 30 % Fett i.Tr. bei Käse)! Milch ist als Durstlöscher ungeeignet. Obstsäfte liefern Vitamine, Mineralstoffe, sekundäre Pflanzenstoffe, sollten wegen ihres Kalorien- und Zuckergehaltes jedoch nur selten getrunken werden. Optimal ist das Mischen von 1/3 Fruchtsaft mit 2/3 Mineralwasser.

Stufe 3:
Wöchentlich moderat essen und trinken

- Geflügel und Eier: Eiweiß, Eisen und Zink
- Seefisch: Jod, Eiweiß und Eicosane

Fisch, bevorzugt Seefisch, sollte jede Woche verzehrt werden. Er enthält Jod, wertvolles Eiweiß und Omega-3-Fettsäuren (Eicosane). Eier enthalten fast alle lebensnotwendigen Nähr- und Wirkstoffe. Vor allem wegen ihres hohen Cholesteringehaltes sollten sie aber nicht täglich verzehrt werden.

Fleisch enthält hochwertiges Eiweiß, wichtige Mineralstoffe und Vitamine. Fleisch ist vor allem ein guter Eisen- und Zinklieferant. Doch sollte es Geflügelfleisch sein und nur einmal pro Woche verzehrt werden. Bevorzugen Sie magere Fleischsorten, die Sie in unserem Lexikon an der grünen oder fehlenden Markierung in der Spalte „Fett" erkennen. Helles Fleisch wie Geflügel und Fisch ist aus gesundheitlichen Gründen dunklem, rotem Fleisch, also Rindfleisch und gepökelten, geräucherten Fleisch- und Wurstwaren, vorzuziehen.

Kaffee und schwarzer Tee sollten nur in Maßen getrunken werden. Sie sind zwar nicht schädlich, aber die Getränke der Stufe 1 sind vorzuziehen.

Stufe 3 enthält außerdem verarbeitete Kartoffel- und Getreideprodukte sowie Butter, die wegen ihres ungesunden Fettsäuremusters und hohen Cholesteringehaltes nur selten verzehrt werden sollte.

Stufe 4:
Selten essen und trinken oder austauschen

In der Spitze finden Sie die Lebensmittel, die in einer gesunden Ernährungsweise möglichst fehlen sollten. Natürlich muss man nicht auf alles verzichten – doch sollten diese Lebensmittel wirklich selten verzehrt werden!

Fast Food ist fett- und kalorienreich und hat ein ungesundes Fettsäuremuster. Zudem fördert es das „Essen nebenbei" und damit die Überernährung. Süßigkeiten schaden den Zähnen und der Figur – ein Stück Schwarzwälder Kirschtorte enthält 296 Kalorien! Zudem sind die enthaltenen Fette wahre Krankmacher. Fettreiche Milchprodukte wie Sahne, Crème fraîche, Käse mit mehr als 45 % Fett i. Tr. sind ebenfalls ungesund, da sie zu viele gesättigte Fettsäuren enthalten. Fleisch enthält Cholesterin, Purin und gesättigte Fettsäuren. Vor allem Wurst enthält zudem viel versteckte Fette. Täglich zugeführt erhöhen diese Lebensmittel die Wahrscheinlichkeit ernährungsbedingter Krankheiten.

Zu vermeidende Getränke stellen Alkoholika dar. Alkohol ist ein Giftstoff, der zur Abhängigkeit führen kann. Da seine gesundheitsfördernden Wirkungen hinter seinen krankheitsauslösenden zurückstehen, ist es sinnvoll, keinen oder nur wenig Alkohol zu trinken, auf keinen Fall aber täglich in größerer Menge. Auch zuckergesüßte Getränke sollten vermieden werden.

Ergänzungen: Fluoridiertes Jodsalz, Vitamin- und Mineralstoffpräparate

Zum Schutz vor fluoridmangelbedingter Karies und jodmangelbedingten Schilddrüsenerkrankungen sollte im Haushalt ausschließlich fluoridiertes Jodsalz zum Salzen verwendet werden. Dessen Verwendung in moderaten Mengen ist prinzipiell ungefährlich und führt nicht zu Krankheiten wie Bluthochdruck, Osteoporose oder Krebs. Wer Salz einsparen möchte, sollte insbesondere auf salzige Knabberartikel, Fertigsaucen, Gemüsekonserven und andere Fertigprodukte verzichten.

Der Vitamin- und Mineralstoffbedarf ist für jeden Menschen und in jeder Lebenssituation unterschiedlich. Es sollte jedoch jeder darauf achten, überwiegend Lebensmittel zu sich zu nehmen, bei denen viele Vitamine und Mineralstoffe grün gekennzeichnet sind. Viele Medikamente, Stress, chronische Krankheiten und Rauchen erhöhen den Wirkstoffbedarf. Menschen, die reichlich Obst und Gemüse sowie Säfte daraus zu sich nehmen, nehmen ausreichend sekundäre Pflanzenstoffe auf. In manchen Lebenssituationen ist die Einnahme von bestimmten Vitaminen und Mineralstoffen sowohl vorbeugend als auch (in einigen Fällen) therapeutisch notwendig und sinnvoll.

Diätetik – Ernährung bei Krankheiten

Stoffwechsel

Unter dem Begriff Stoffwechsel werden alle Vorgänge des Auf- und Abbaus und der Umwandlung von Stoffen im Körper verstanden. Dazu gehört die Verdauung, Aufnahme und Verwertung der Nährstoffe sowie der Zerfall und Ersatz von Zellmaterial. Der Stoffwechsel findet in allen Körperzellen statt. Er ist ein kompliziertes Regelwerk, das unser Leben erst ermöglicht und durch das unser Körper gesund und leistungsfähig bleibt. Es gibt eine Vielzahl von Stoffwechselstörungen, die ernährungsabhängig oder ernährungsbedingt sind. An erster Stelle steht das metabolische Syndrom.

Das metabolische Syndrom

Das metabolische Syndrom ist eine Entgleisung des Stoffwechsels, bei dem die Betroffenen erhöhte Blutzuckerwerte, Übergewicht, Bluthochdruck und erhöhte Blutfettwerte haben. Es ist die Volkskrankheit Nummer eins in Deutschland. Das metabolische Syndrom ist durch zahlreiche Ursachen bedingt: Fehlernährung, Bewegungsmangel, Insulinresistenz der Muskelzellen, erhöhten Insulinspiegel und erbliche Faktoren. Oft ist das metabolische Syndrom die Vorstufe zum Diabetes mellitus-Typ-2 und es führt unbehandelt zu Herzinfarkt und/oder Schlaganfall.

Diabetes mellitus

In Deutschland sind wenigstens sechs Millionen Menschen an Diabetes mellitus erkrankt. Die chronische Stoffwechselstörung ist durch einen dauerhaft erhöhten Blutzuckerspiegel gekennzeichnet. Mediziner diagnostizieren einen Diabetes mellitus, wenn der Blutzucker nach Mahlzeiten den Wert von 126 mg/dl oder nüchtern 110 mg/dl übersteigt. Die erhöhten Blutzuckerwerte schädigen den Körper, vor allem die Blutgefäße und die Nerven, was zu Folgeschäden an Augen, Nieren, Füßen und dem Herzen führt. Diabetologen unterscheiden zwei Formen des Diabetes mellitus:

- Diabetes mellitus-Typ-1
- Diabetes mellitus-Typ-2

Der Diabetes mellitus-Typ-2 betrifft vorwiegend Menschen, die älter als 40 Jahre und übergewichtig sind. Sie haben häufig auch Verwandte, die bereits an Diabetes erkrankt sind. An Diabetes mellitus-Typ-1 erkranken dagegen vorrangig junge, schlanke Menschen.

Typ-1-Diabetiker: Insulin und BE's

Der Typ-1-Diabetes bricht aus, wenn der Organismus die insulinproduzierenden Zellen in der Bauchspeicheldrüse zerstört. Typ-1-Diabetiker benötigen vom ersten Tage an Insulin, das sie spritzen müssen. Dabei müssen sie ihre Kohlenhydratzufuhr auf die Insulindosis und -wirkung abstimmen. Dafür berechnen Typ-1-Diabetiker die Kohlenhydrate nach **B**rot- oder **B**erechnungs**e**inheiten (= BE). Eine BE entspricht 12 Gramm verwertbaren Kohlenhydraten. Eiweiß, Fett und Ballaststoffe werden nicht nach BE berechnet. Zucker ist für Typ-1-Diabetiker heute nicht mehr verboten, sollte aber nicht „pur" gegessen werden. Wichtig ist, die Insulinmenge genau auf die verzehrten BE's abzustimmen. Diabetiker sollten

Lebensmittel bevorzugen, die in diesem Lexikon bei Ballaststoffen, ein- und mehrfach ungesättigten Fettsäuren grün gekennzeichnet sind. Meiden Sie Lebensmittel, die bei gesättigten Fettsäuren rot sind.

Diabetes mellitus-Typ-2 kann heilbar sein!

Mindestens 90 % der Diabetiker gehören zum Typ 2. Übergewicht ist die häufigste Ursache für den Diabetes mellitus: 90 % der Typ-2-Diabetiker sind übergewichtig! Durch den Abbau von Übergewicht normalisieren sich bei Typ-2-Diabetikern die Blutzuckerwerte. Das heißt, Diabetes ist bei übergewichtigen Typ-2-Diabetikern durch eine Gewichtsreduktion sowie gesunde Ernährung und Lebensweise in der Regel heilbar! Daher ist die erste und wichtigste Therapiemaßnahme bei diesen Diabetikern eine dauerhafte Gewichtsreduktion durch viel blutzucker- und körpergewichtsenkende Bewegung sowie eine kohlenhydrat- und ballaststoffreiche aber

Sieben klare Regeln für Typ-1-Diabetiker:

1. Kohlenhydrat- und ballaststoffreich essen – nach BE's berechnet.
2. Ein- und mehrfach ungesättigte Fettsäuren bevorzugen.
3. Reichlich Bewegung und Sport.
4. Übergewicht und reichlichen Konsum gesättigter Fette oder Eiweiße vermeiden.
5. Zucker im Rahmen von ballaststoffreichen Mahlzeiten unter BE-Berechnung erlaubt.
6. Wenig Alkohol zu den Mahlzeiten oder Alkoholkarenz.
7. Ausreichend Vitamine und Mineralstoffe – täglich 100 bis 500 mg Vitamin C, 15 bis 30 mg Zink sowie 200 bis 400 Mikrogramm Chrom (z. B. Diazink oder Diazink Plus) – einnehmen.

Sieben klare Regeln für Typ-2-Diabetiker:

1. Übergewicht langsam, aber dauerhaft durch Kalorienreduktion und fettarme Ernährung abbauen (1200 bis 1800 Kilokalorien täglich), die Kost nach Kalorien und nicht nach BE berechnen.
2. Reichlich Bewegung, am besten Ausdauersport, mindestens 3x wöchentlich.
3. Kohlenhydrat- und ballaststoffreich, aber zuckerarm essen; eventuell zu den Mahlzeiten 1 bis 2 Esslöffel Zellulose (z. B. BMI 23) zur verbesserten Sättigung und wasserlösliche Ballaststoffe (z. B. Mucofalk) zur langsamen Blutzuckersteigerung nach den Mahlzeiten einnehmen.
4. Pflanzliche Fette bevorzugen, z. B. Oliven- oder Rapsöl als Brat- und Salatöl sowie Halbfettmargarine oder bei erhöhten Blutfetten eine phytosterinhaltige Diätmargarine (z. B. Becel pro aktiv) als Aufstrichfett.
5. Zucker durch Süßstoff ersetzen.
6. Wenig Alkohol zu den Mahlzeiten oder besser keinen Alkohol.
7. Ausreichend Vitamine und Mineralstoffe – täglich 100 bis 500 mg Vitamin C, 15 bis 30 mg Zink sowie 200 bis 400 Mikrogramm Chrom (z. B. Diazink oder Diazink Plus) – einnehmen.

Hoch (>65) – meiden:

Traubenzucker	100
Cola-Getränke	97
Baguette	95
Honig	87
Cornflakes	80
Kartoffelflocken (Pürreeflocken)	74
Bier	74
Weißbrot	73
Reis (geschält)	72
Butterkeks	69
Graubrot (Mischbrot, Roggenbrot)	68
Knäckebrot	66

Akzeptabel (50–65) – moderat:

Haferflocken	64
Orangensaft	64
Vollkornbrot (fein)	63
Haushaltszucker	59
Orange	53
Nudeln	50

Gut (<50) – reichlich:

Kartoffeln	49
Kiwi	44
Banane	42
Vollkornbrot (grob)	42
Weizenvollkornbrot (grob)	40
Spaghetti (Hartweizengrieß)	40
Vollkornbrot (mit ganzen Körnern)	38
Zartbitterschokolade	36
Buttermilch	35
Apfel	35
Birne	34
Karotten	32
Müsli	30
Milchzucker	30
Apfelsaft	30
Linsen	29
Milch	29
Ananas	29
Pfirsich	29
Vollmilchjoghurt	27
Vollmilch	26
Erdbeeren	26
Grapefruit	26
Pflaumen	25
Getrocknete Bohnen und Erbsen	23
Erbsen (frisch)	23
Kirschen	23
Vollmilchschokolade	22
Fruchtzucker (Fruktose)	21
Frisches Gemüse (z. B. Tomaten)	<15
Erdnüsse	12

fettarme Ernährungsweise. Typ-2-Diabetiker leiden in der Regel nicht unter einem Insulinmangel, sondern einer Insulinresistenz. Oft verbessern sich durch eine Gewichtsreduktion um 5 bis 10 Kilogramm innerhalb von 2 bis 6 Monaten die Blutzuckerwerte entscheidend. Typ-2-Diabetiker sollten daher Kalorien berechnen und keine BE's zählen. Bevorzugen Sie die Lebensmittel, die in diesem Lexikon mit einem grünen Slimfaktor bewertet sind. Essen Sie vorrangig Lebensmittel, die bei ein- und mehrfach ungesättigten Fettsäuren grün gekennzeichnet sind. Meiden Sie Lebensmittel, die bei gesättigten Fettsäuren rot sind und viel Zucker enthalten.

Alle Diabetiker brauchen mehr Vitamine und Mineralstoffe

Diabetiker scheiden wasserlösliche Stoffe verstärkt über den Urin aus und leiden daher oft unter einem Mangel an lebensnotwendigen Spurenelementen Chrom und Zink. Da beide Mineralien für eine optimale Blutzuckerregulation notwendig sind, sollten sie Diabetiker über Tabletten zuführen. Besonders gut wird die Verbindung Zink-Histidin aufgenommen. Auch profitieren Diabetiker von der Einnahme antioxidativ wirksamer Vitamine. Eine reichliche Vitamin C-Aufnahme reduziert die Schädigungen, die durch erhöhte Blutzuckerwerte hervorgerufen werden. Der glykämische Index, der die Blutzuckerwirksamkeit von Nahrungsmitteln darstellt, sollte bei Diabetes mellitus niedrig sein.

Glykämischer Index

Der glykämische Index (siehe Tabelle auf dieser Seite) ist ein Maß für die Blutzuckersteigerung. Lebensmittel mit einem hohen glykämischen Index steigern den Blutzucker rasch. Der glykämische Index wird durch eine Vielzahl von Faktoren beeinflusst. Dazu gehören insbesondere Trinkmenge, Tageszeit, Fettgehalt, Eiweißgehalt, Ballaststoffgehalt, Verarbeitungsgrad und Zubereitung. Auf eine Erhöhung des Blutzuckers folgt immer die Ausschüttung von Insulin. Lebensmittel mit einem hohen glykämischen Index führen zu einer starken Insulinausschüttung, die Hunger auslöst und daher wenig geeignet ist, Übergewicht zu reduzieren oder ihm vorzubeugen. Auch für die Blutfette ist der glykämische Index entscheidend. Bevorzugen Sie Lebensmittel mit einem niedrigen glykämischen Index. Kombinieren Sie diese mit hochwertigen Fetten und ballaststoffreichen Lebensmitteln.

Erhöhte Blutfette (Dyslipidämie)

Das Wort Blutfette ist die zusammenfassende Bezeichnung für die im Blut vorkommenden Fettstoffe wie Cholesterin, Phospholipide und Triglyzeride. Verschiedene Störungen des Fettstoffwechsels sind durch Krankheiten hervorgerufen oder erblich bedingt, viele entstehen aber auch durch falsche Ernährung. Ist der Blutfettgehalt erhöht, spricht man von Hyperlipidämie (hyper = übermäßig). Die häufigsten Fettstoffwechselstörungen und Hauptursache für Arteriosklerose sind erhöhte Cholesterin- und Triglyzeridspiegel oder die Kombination aus beidem. Mehr als die Hälfte der Bevölkerung leidet unter erhöhten Cholesterinwerten im Blut. Bevor Medikamente eingenommen werden, sollten immer Ernährungsmaßnahmen eingehalten werden, deren Erfolg in der Regel spätestens nach drei Monaten einsetzt. Aber auch unter einer medikamentösen Therapie müssen Ernährungsregeln eingehalten werden, um einen guten Therapieerfolg zu erzielen. Die Senkung des Cholesterinspiegels um ein Prozent reduziert die Gefahr an Herz-/Kreislauferkrankungen zu versterben bereits um 2 bis 3 %. Es lohnt sich also sehr, etwas für die Blutfette zu tun.

Die durchschnittliche Fettaufnahme ist mit 120 bis 130 Gramm täglich in Deutschland viel zu hoch. Auch das Fettsäuremuster ist unausgewogen: Es werden zu wenig einfach und mehrfach ungesättigte und zu viele gesättigte Fettsäuren aufgenommen. Die größte Fettaufnahme in Deutschland stammt aus Fleisch und Wurstwaren sowie Milch und Milchprodukten, die arterioskleroseför-dernde gesättigte Fettsäuren enthalten. Mit der Nahrung werden fast 250 Milligramm Cholesterin mehr aufgenommen als die von der US-amerikanischen Herzgesellschaft empfohlenen 200 Milligramm pro Tag. Die Aufnahme von Omega-3-Fettsäuren (Eicosane), die viele gesundheitsfördernde Effekte haben, ist in Deutschland deutlich geringer als die von der DGE empfohlenen 0,5 Energieprozent (= 1,1 g/d bei 2000 kcal/d). Um die Versorgung mit Eicosanen zu verbessern ist ein höherer Fettfischkonsum (100 g Hering/100 g Makrele enthalten ca. 1 g Omega-3-Fettsäuren) notwendig.

Phytosterine sind sekundäre Pflanzenstoffe, die deutlich das LDL-Cholesterin senken. Die phytosterinhaltige Diät-Halbfettmargarine Becel Pro Aktiv ist ein funktionelles Lebensmittel, das den LDL-Cholesterinspiegel um 10 bis 15 % senken kann. Dafür müssen täglich ausreichend Phytosterine zugeführt werden, also beispielsweise 25 g Becel Pro Aktiv.

Zur Senkung des Cholesterinspiegels ist auch die erhöhte Zufuhr von wasserlöslichen Ballaststoffen (z. B. Plantago ovata-Samenschalen) sinnvoll. Betroffene sollten bevorzugt Lebensmittel essen, die bei gesättigten Fettsäuren, Ballaststoffen und Cholesterin grün gekennzeichnet sind. Bei erhöhten Triglyzeriden sollten Sie Lebensmittel vorziehen, die wenig Zucker enthalten.

Erhöhter Harnsäurespiegel und Gicht

Bei der Gicht handelt es sich um eine Störung des Purinstoffwechsels. Purine sind in Zellkernen enthalten. Im Stoffwechsel entsteht daraus Harnsäure. Durch purinreiche Ernährung, verminderte Harnsäureausscheidung oder Störungen im Stoffwechsel kann ein erhöhter Harnsäurespiegel im Blut, die Hyperurikämie, entstehen. Dann kommt es zu Ablagerung von Harnsäurekristallen vor allem in den Gelenken, Weichteilen, den Nieren und den ableitenden Harnwegen und zum schmerzhaften Gichtanfall. Die Diättherapie der chronischen Gicht besteht aus der Normalisierung des Körpergewichts, Vermeidung einer Ketonkörperproduktion (kein Fasten, extremes Abnehmen oder schlecht eingestellter Diabetes mellitus), ausreichender Flüssigkeitszufuhr (mind. 2 Liter täglich), Ein-

Sieben klare Regeln gegen erhöhte Triglyzeridwerte

1. Das Gewicht normalisieren und einen eventuell vorhandenen Diabetes mellitus optimal einstellen.
2. Wenig gesättigte Fettsäuren essen.
3. Bevorzugt ein- und mehrfach ungesättigte Fettsäuren essen.
4. Omega-3-Fettsäuren, die als natürliche Eicosane im Fisch vorkommen, senken den Triglyzeridspiegel deutlich: Reichlich Seefisch verzehren und eventuell Fischölkapseln (beispielsweise Eicosan 500 oder 750) aus der Apotheke einnehmen.
5. Alkohol meiden.
6. Zuckerzufuhr reduzieren.
7. Ballaststoffreiche Kohlenhydratträger mit einem niedrigen glykämischen Index bevorzugen.

Sieben klare Regeln gegen erhöhte Cholesterinwerte

1. Das Gewicht durch eine kalorienreduzierte Kost sowie mehr Bewegung normalisieren.
2. Die Fettzufuhr auf 35 Energieprozent beschränken.
3. Gesättigte Fettsäuren meiden und Fette mit einem hohen Anteil ein- und mehrfach ungesättigter Fettsäuren bevorzugen.
4. Phytosterine zur Senkung des LDL verzehren.
5. Reichlich wasserlösliche Ballaststoffe zur Senkung des Gesamt- und LDL-Cholesterins essen.
6. Reichlich Sojaprodukte und bevorzugt ballaststoffreiche Kohlenhydratträger mit einem niedrigen glykämischen Index.
7. Weniger cholesterinhaltige Lebensmittel.

Sieben klare Regeln gegen erhöhte Harnsäurewerte im Blut

1. Das Gewicht durch eine leicht kalorienreduzierte Kost sowie mehr Bewegung normalisieren.
2. Purinreiche Lebensmittel meiden.
3. Alkohol meiden.
4. Reichlich trinken
5. Reichlich ballaststoffreiche Kohlenhydrate mit einem niedrigen glykämischen Index.
6. Fettarme Milchprodukte und wenig Eier für die Eiweißversorgung.
7. Kein Fasten oder Crashdiäten.

schränkung des Alkoholkonsums (kein Bier) und der Vermeidung von purinreichen Speisen. Als Kostform ist eine ovolactovegetabile Kost empfehlenswert. Die tägliche Purinaufnahme sollte 300 bis 500 mg nicht überschreiten. In diesem Lexikon haben wir den Harnsäurewert der Lebensmittel angegeben.

Übergewicht und Adipositas

Überernährung, Bewegungsmangel und erbliche Faktoren führen zu einer Ansammlung von Körperfettgewebe. Eine leichte Erhöhung der Fettmasse bezeichnet der Mediziner als Übergewicht, starke Fettmasse-Vermehrungen als Adipositas. Zu viel Fettgewebe im Körper bedroht die Organsysteme. Übergewicht ist ein Risikofaktor für Bluthochdruck, Diabetes mellitus-Typ-2, koronare Herzkrankheit und Fettstoffwechselstörungen, was zu Herzinfarkt und Schlaganfall führt. Auch Hyperurikämie, Arthrosen, Gallensteinerkrankungen, Depressionen und verminderte Fertilität treten bei Übergewicht häufig auf. Adipöse haben in der Regel einen geringen Anteil stoffwechselaktiver und damit energieverbrauchender Magermasse (Muskulatur). Insbesondere durch Crashdiäten und Fasten wird die Magermasse weiter reduziert, was den Jo-Jo-Effekt auslöst.

Es besteht ein eindeutiger Zusammenhang zwischen Energiezufuhr und Gewichtsentwicklung. Eine Kalorienverminderung führt zu einer Gewichts- und der erwünschten Körperfettreduktion. Wird mehr Energie aufgenommen als benötigt, so führt dies zu einer vermehrten Speicherung von Fett im Fettgewebe. Mindestens bei der Hälfte der Übergewichtigen und Adipösen führen auch erbliche Faktoren zu einer Gewichtszunahme und Übergewicht. Dennoch ist das Übergewicht damit nicht unabänderliches Schicksal! Auch diese Menschen können durch mehr Bewegung und eine Ernährungstherapie dauerhaft abnehmen.

Die Behandlung von Übergewicht muss an mehreren Punkten ansetzen und langfristig angelegt sein. Adipositas ist nach Definition der WHO eine chronische Krankheit und muss auch als solche behandelt werden. Die dauerhafte Ernährungstherapie ist ein Grundbaustein der interdisziplinär anzulegenden Therapie von Adipösen. Auch eine internistische Betreuung ist nötig. Um den Therapieerfolg zu erhöhen, ist der Einsatz der verschreibungspflichtigen Substanz Orlistat (Handelsname z. B. Xenical) sinnvoll. Es hemmt die Fettverdauung, so dass ein Drittel des Nahrungsfettes unverdaut wieder ausgeschieden

Sieben klare Regeln gegen Übergewicht

1. Bevorzugung von Lebensmitteln mit einer niedrigen Kaloriendichte (unter anderem Austausch von Zucker durch Süßstoffe).
2. Bevorzugung von ballaststoffreichen Kohlenhydratträgern mit einem niedrigen glykämischen Index.
3. Meidung von gesättigten Fettsäuren und Alkohol.
4. Reichlich Bewegung.
5. Eventuell Einsatz von Formuladiäten als Mahlzeitenersatz (z. B. SlimFast, Multan oder CM3 Vital).
6. In bestimmten Fällen Einnahme von Orlistat (verschreibungspflichtig) oder CM3 Alginat.
7. Einnahme eines Multivitaminmineralstoffpräparates.

werden. Es wirkt direkt im Darm und ist daher der Substanz Sibutramin (Reduktil) vorzuziehen, die in die Hunger-Sättigungsregulation eingreift und eine Vielzahl von Nebenwirkungen haben kann. Weitere Bestandteile der interdisziplinären Therapie der Volkskrankheit Adipositas sind sportmedizinische Betreuung, Familien- und Beschäftigungstherapie und der Eintritt in eine Selbsthilfegruppe.

Eine ideale Reduktionskost enthält zwischen 1200 und 1800 Kilokalorien täglich, die auf 3 bis 4 Mahlzeiten aufgeteilt sind. Viele kleine Mahlzeiten führen zu einer ständigen Erhöhung des Insulinspiegels und können daher Hunger auslösen. Außerdem hemmt Insulin den Fettgewebsabbau. Der Ersatz von Mahlzeiten durch diätetische Lebensmittel (beispielsweise SlimFast, Multan oder Modifast) ist nach Auswertung von Studien sinnvoll. Diese enthalten genügend Eiweiß, Vitamine und Mineralstoffe, um den Körper zu versorgen. Sie sättigen bei einer relativ geringen Kalorienzufuhr, wodurch bald Erfolge erkennbar sind. Bei starkem Übergewicht sollte eine Gruppentherapie erfolgen (beispielsweise in einem Optifast-Centrum). Der Sättigungseffekt von Nahrungsmitteln hängt vor allem von deren Volumen und ihrem Kohlenhydrat- und Proteingehalt ab. Ballaststoffreiche Nahrungsmittel sorgen für eine anhaltende Sättigung. Der Sättigungseffekt von fett- und/oder zuckerreichen Lebensmitteln ist dagegen gering. Gegen den Hunger kann die Einnahme von Sättigungsförderern auf der Basis von Zellulose (beispielsweise BMI 23) oder Alginat (beispielsweise CM3 Alginat) sinnvoll sein. Essen Sie bevorzugt Lebensmittel, die beim Slimfaktor, den Ballaststoffen und Fett grün gekennzeichnet sind.

Untergewicht

Nicht nur Übergewicht ist ein Problem in Deutschland. Nach Angaben des statistischen Bundesamts in Wiesbaden aus dem Jahr 1999 sind 2,4 % der erwachsenen Bevölkerung in Deutschland extrem untergewichtig, insgesamt 3,67 Millionen Menschen zu leicht. Besonders betroffen von Untergewicht sind Senioren ab einem Alter von 75 Jahren. Unter den untergewichtigen Menschen finden sich weiterhin Kranke wie Tumorpatienten oder Patienten nach Operationen, chronisch Kranke wie Patienten mit Kurzdarmsyndrom oder nach Magenresektion, Menschen, die unter chronischen Lungenkrankheiten leiden aber auch völlig gesunde Menschen, in deren Familie ein geringes Gewicht häufig vorkommt. Körperliche Schwäche, Infektanfälligkeit sowie Unzufriedenheit mit dem eigenen Äußeren belasten die Lebensqualität der Dünnen, und sie fühlen sich angesichts der Tatsache, dass sich die meisten Deutschen alljährlich im Frühjahr im Diätenwahn befinden, allein gelassen und unverstanden.

Ein ungewollter Gewichtsverlust sollte immer ärztlich abgeklärt werden. Besonders dramatisch ist die Akzeptanz eines Gewichtsverlusts bei Senioren, der sowohl seitens der Bevölkerung als auch seitens der betreuenden Ärzte als „altersbedingt" abgetan wird und unbehandelt bleibt. Nachlassender Appetit sowie eingeschränkte Einkaufs- und Zubereitungsmöglichkeiten können zu einem konstanten Energiedefizit führen. 30 % der zu Hause lebenden Senioren essen zu wenig. Im Alter zeigt sich vor allem ein Proteindefizit in Mangelerscheinungen. Es kommt nicht nur zum Abbau von Fett, sondern zum Muskelschwund und zur Ausbildung von Druckgeschwüren (Dekubitus).

Astronautenkost aus der Apotheke (z.B. Meritene oder Fortimel) ist die ernährungsmedizinisch hochwertigste Möglichkeit zur Bekämpfung von Untergewicht. Diese Trinknahrung liefert alle lebensnotwendigen Nähr- und Wirkstoffe in einer optimalen Zusammensetzung. Schon mit einer geringen Menge kann sie daher wegen ihres hohen Kaloriengehaltes eine gesunde Gewichtszunahme bewirken. Astronautenkost kann dauerhaft oder zeitweilig als einzige Ernährung oder ergänzend gegeben werden. Sie kann in schwerwiegenden Fällen über eine Sonde gegeben werden. Das ist bei Betreuung durch ein Home-Care-Team sogar zu Hause möglich.

Sieben klare Regeln gegen Untergewicht

1. Ärztliche Abklärung der Ursache des Untergewichts.
2. Regelmäßig Kontrolle und Dokumentation des Körpergewichts.
3. Bevorzugung von Lebensmitteln mit einer hohen Kaloriendichte.
4. Anreicherung der Speisen mit hochwertigen Fetten.
5. Regelmäßiger Konsum von Astronautenkost.
6. Ausgleich von Vitamin- und Mineralstoffmangelzuständen über die Ernährung und die Einnahme von ergänzend bilanzierten Diäten und/oder speziellen Vitamin-/Mineralstoffpräparaten.
7. Kontaktaufnahme zum ernährungsmedizinischen Beratungsdienst der Gesellschaft für Ernährungsmedizin und Diätetik (0241-96109566).

Erhöhter Blutdruck

Rund ein Fünftel bis ein Viertel der Bevölkerung leidet unter erhöhten Blutdruckwerten (mehr als 140 zu 90 mm Hg). Die Häufigkeit steigt mit zunehmendem Alter. Risikofaktoren für den Bluthochdruck sind erbliche Faktoren, Stress, Übergewicht, Fehlernährung und bestimmte Krankheiten. Bei 95 % der Patienten ist die Entstehung des Bluthochdrucks nicht auf Krankheiten zurückzuführen, sondern multifaktoriell bedingt. Die Hypertonie ist ein Risikofaktor für Schlaganfall und Herzinfarkt. Auch eine Schädigung der Nieren wird durch Hypertonie gefördert. Das trifft insbesondere bei Diabetikern zu. Daher sollten Diabetiker möglichst normale Blutdruckwerte haben. Bei Übergewicht sinkt der Blutdruck durch eine Gewichtsabnahme um 1 Kilogramm bereits um 2 mm Hg. Als erstes sollten übergewichtige Hypertoniker ihr Gewicht reduzieren und andere Maßnahmen zur Lebensstiländerung umsetzen (mehr Bewegung, mit dem Rauchen aufhören), bevor Medikamente eingenommen werden. Eine Gewichtsreduktion des Ausgangsgewichts um 10 % ist in der Regel ausreichend. Nur bei extrem hohen Blutdruckwerten muss sofort mit Medikamenten behandelt werden. Selten leiden Hypertoniker unter einer erhöhten Kochsalzempfindlichkeit. Dies sollte in einer persönlichen Diätberatung abgeklärt werden. Nur diese Menschen müssen ihre Kochsalzzufuhr auf weniger als 6 Gramm täglich einschränken. Für alle anderen Hypertoniker gilt es, den Kochsalzexzess zu vermeiden und kaliumreiche Lebensmittel zu bevorzugen. Auch bei Mineralwasser ist die Auswahl eines natriumarmen Produktes nicht notwendig.

Verstopfung

Klassischerweise versteht der Mediziner die Verstopfung als eine Funktionsstörung des Dickdarms, die durch eine Häufigkeit von weniger als 3 Stuhlentleerungen wöchentlich gekennzeichnet ist. Zusätzlich ist

Sieben klare Regeln gegen Bluthochdruck:

1. Übergewicht abbauen oder vermeiden.
2. Ein- und mehrfach ungesättigte Fettsäuren bevorzugen und gesättigte Fettsäuen meiden.
3. Reichliche Aufnahme von Kalium und Magnesium über Obst und Gemüse.
4. Reichlich Bewegung in Form von Ausdauersport.
5. Ausreichend Omega-3-Fettsäuren aufnehmen, sie senken den Blutdruck!
6. Kein Alkohol, Nikotin und Lakritz, da diese den Blutdruck erhöhen.
7. Regelmäßig Blutdruckselbstkontrolle und wenn nötig Medikamenteneinnahme.

Sieben klare Regeln gegen Verstopfung:

1. Ballaststoffreich essen; eventuell zusätzlich 1 bis 2 Esslöffel Plantago ovata-Samenschalen (z. B. Mucofalk) mit Flüssigkeit zu den Mahlzeiten einnehmen.
2. 2 bis 3 Liter trinken, zu den Mahlzeiten trinken.
3. 2 bis 3 mal täglich 1 bis 2 Esslöffel Milchzucker (z. B. Edelweiss Milchzucker) bei leichter Verstopfung.
4. Täglich gesäuerte Milchprodukte wie Joghurt, insbesondere probiotische Milchprodukte, essen.
5. Stress und stopfende Lebensmittel meiden.
6. Reichlich Bewegung.
7. Regelmäßig auf die Toilette gehen.

oft die Stuhlmenge gering, der Stuhlgang hart und teilweise nur unvollständig zu entleeren. In Deutschland klagen 40 % der Bevölkerung über Verstopfung (= Obstipation). Frauen sind häufiger betroffen als Männer und das Vorkommen nimmt mit dem Alter zu. Die Ursache der Obstipation muss ein Facharzt für Magen-Darm-Krankheiten (= Gastroenterologe) abklären. Zwischen dreimal täglich und alle drei Tage ist die Stuhlfrequenz normal. Eine Selbstvergiftung durch Darmfäulnis gibt es nicht. Abführmittel, auch pflanzliche, sollten nie ohne ärztliche Verschreibung eingenommen werden, da sie zu einer Gewöhnung führen und das Krankheitsbild langfristig sogar verschlimmern. Im Ernährungsbereich liegt einer Verstopfung oft ein Mangel an ballaststoffreichen Lebensmitteln zugrunde. Die Umstellung auf eine ballaststoffreiche Kost sollte langsam erfolgen, um Völlegefühl und Blähungen zu vermeiden. Eine natürliche Verdauungshilfe ist der aus Molke gewonnene Milchzucker, der nicht zur Gewöhnung führt und die Darmfunktion sanft reguliert. Außerdem verbessert Milchzucker die Darmflora. Er lässt sich ebenso wie Ballaststoffkonzentrate gut in Speisen und Getränke einrühren. Prinzipiell sollte zu Ballaststoffkonzentraten reichlich getrunken werden. Plantago ovata-Samenschalen regulieren die Darmfunktion und sind gut verträglich. Bevorzugen Sie Lebensmittel, die bei Ballaststoffen grün gekennzeichnet sind. Führt die Einhaltung dieser Regeln nicht zur regelmäßigen Stuhlentleerung, sollten Sie einen Gastroenterologen aufsuchen.

Ernährungsempfehlungen für die wichtigsten ernährungsbedingten Krankheiten im Überblick

	Diabetes mellitus-Typ-1	Diabetes mellitus-Typ-2	Übergewicht und Adipositas	Bluthochdruck	Hyperurikämie u. Gicht	Erhöhter Triglyzeridspiegel	Erhöhter Cholesterinspiegel
Weniger Kalorien	Nein	Ja	Ja	Ja	Meistens	–	–
Mehr Kohlenhydrate	Ja	Ja	Ja	Ja	Ja	Nein	Ja
Weniger Zucker	Nein	Ja	Ja	–	–	Ja	Nein
Ballaststoffreich	Ja	Ja	Ja	Nein	Nein	Ja	Ja
Weniger oder kein Alkohol	Ja	Ja	Ja	Ja	Ja	Ja	Nein
Weniger Fett	Nein	Ja	Ja	Ja	Nein	Ja	Ja
Weniger tierisches Fett	Ja	Ja	Ja	Ja	Ja	Ja	Ja
Mehr pflanzliches Fett	Ja	Ja	Nein	Ja	Nein	Ja	Ja
Mehr Omega-3-Fettsäuren (Eicosane)	Ja	Ja	Ja	Ja	Nein	Ja	(Ja)
Weniger Cholesterin (200 – 300 mg)	Ja	Ja	Ja	Nein	Nein	Nein	Ja
Weniger tierisches Eiweiß	Ja	Ja	Nein	Nein	Ja	Nein	Ja
Mehr Fisch, Sojaprodukte	Ja	Ja	Ja	Ja	Nein	Nein	Ja
Weniger Purine	Nein	Nein	Nein	Nein	Ja	Nein	Nein
Weniger Kochsalz	Nein	Nein	Nein	Evtl.	Nein	Nein	Nein
Wie viele Mahlzeiten	Nach Bedarf	3-4	3-4	Bedarfsdeckend	Bedarfsdeckend	Bedarfsdeckend	Bedarfsdeckend
Mehr Vitamine und Mineralstoffe	Ja, Zink, Chrom, Magnesium, Vitamin C	Ja, Zink, Chrom, Magnesium, Vitamin C	Ja, vorsichtsh. Multivitamin-Mineralstoff-Präparat	Bedarfsdeckend	Bedarfsdeckend	Bedarfsdeckend	Bedarfsdeckend
Mehr Bewegung	Ja	Ja	Ja	Ja	–	–	Ja

Kalorien-Nährwert-Tabelle

Lebensmittel	Menge	Portionsgröße in Gramm	kcal je Portion	Eiweiß g je Portion	Fett g je Portion	Kohlenhydrate g je Portion	Broteinheiten je Portion	Ballaststoffe g je Portion
Aal gegart brutto	Portion/en	180,0	385,2	20,8	34,0	0,0	0,0	0,0
Aal gekocht in Dill	Portion/en	250,0	680,0	33,0	55,4	13,6	1,1	1,2
Aal geräuchert	Portion/en	75,0	217,5	11,8	19,2	0,0	0,0	0,0
Aal grün	Portion/en	250,0	530,0	24,6	45,5	6,4	0,5	1,9
Aal in grüner Soße	Portion/en	250,0	465,0	20,0	38,9	9,9	0,8	0,6
Acerola netto	Portion/en	120,0	24,0	0,3	0,3	4,3	0,4	1,9
Acerolanektar	Glas/Gläser	200,0	92,0	0,0	0,1	22,3	1,9	0,0
Acerolasaft	Glas/Gläser	200,0	48,0	0,4	0,4	9,2	0,8	0,0
Agar Agar Trockenprodukt	TL	1,0	3,4	0,4	0,0	0,4	0,0	0,0
Algen frisch	Portion/en	5,0	1,9	0,3	0,0	0,1	0,0	0,0
Altbier	Glas/Gläser	330,0	135,3	1,7	0,0	11,6	1,0	0,0
Altbierbowle	Glas/Gläser	200,0	160,0	0,9	0,3	29,6	2,5	1,0
Ambrosiacreme	Portion/en	150,0	274,5	6,1	11,2	33,9	2,8	0,0
Amerikaner	Stück/e	100,0	315,0	5,3	8,8	52,5	4,4	1,3
Ananas gegart	Portion/en	125,0	76,3	0,6	0,2	17,1	1,4	1,9
Ananas kandiert	Portion/en	25,0	65,8	0,1	0,0	16,1	1,3	0,1
Ananas Konserve netto	Portion/en	125,0	108,8	0,5	0,2	25,4	2,1	1,6
Ananas netto	Portion/en	125,0	73,8	0,6	0,2	16,4	1,4	1,8
Ananascreme	Portion/en	150,0	240,0	5,6	8,3	29,2	2,4	0,2
Ananasgelee	Portion/en	250,0	205,0	2,1	0,2	47,0	3,9	0,5
Ananaskonfitüre	Portion/en	25,0	69,5	0,0	0,0	17,0	1,4	0,1
Ananasnektar	Glas/Gläser	200,0	140,0	0,4	0,1	33,3	2,8	0,0
Ananassaft	Glas/Gläser	200,0	118,0	0,8	0,2	26,7	2,2	0,0
Anchovis	Stück/e	5,0	16,2	0,7	1,5	0,0	0,0	0,0
Anis	TL	1,0	3,6	0,2	0,2	0,4	0,0	0,1
Anisplätzchen	Portion/en	50,0	192,5	4,3	2,1	38,5	3,2	0,9
Apfel	Stück/e	125,0	60,0	0,4	0,5	13,1	1,1	2,3
Apfel gegart	Stück/e	125,0	67,5	0,4	0,5	14,9	1,2	2,7
Apfel getrocknet	Stück/e	25,0	69,5	0,5	0,5	15,3	1,3	2,7
Apfel im Schlafrock	Portion/en	250,0	522,5	5,6	18,9	81,7	6,8	4,1
Apfelauflauf	Portion/en	250,0	402,5	8,4	4,7	80,1	6,7	4,4
Apfelessig	EL	15,0	3,0	0,1	0,0	0,1	0,0	0,0
Apfelgrütze	Portion/en	250,0	122,5	1,4	0,3	27,9	2,3	1,8
Apfelkaltschale	Teller	350,0	150,5	0,4	0,5	35,2	2,9	2,3
Apfelkompott	Portion/en	250,0	157,5	0,7	0,7	36,2	3,0	3,5
Apfelkrapfen	Stück/e	60,0	93,6	1,0	4,1	13,1	1,1	1,0
Apfelkraut gesüßt	Portion/en	25,0	60,5	0,2	0,2	14,3	1,2	1,2
Apfelkuchen gedeckt Mürbeteig	Stück/e	150,0	343,5	4,2	13,3	51,2	4,3	3,2
Apfelkuchen gedeckt Hefeteig	Stück/e	100,0	171,0	2,6	3,5	31,5	2,6	1,9
Apfelkuchen Hefeteig	Stück/e	150,0	216,0	4,2	5,1	37,5	3,1	3,2
Apfelkuchen Rührmasse	Stück/e	150,0	321,0	5,1	14,3	42,6	3,5	2,4
Apfelmeerrettich	Portion/en	60,0	79,8	0,6	5,2	7,5	0,6	1,9
Apfelmus	Portion/en	250,0	165,0	0,6	0,7	38,0	3,2	3,6
Apfelnektar	Glas/Gläser	200,0	128,0	0,3	0,3	30,6	2,6	0,0

Vitamin E mg je Portion	Folsäure gesamt µg je Port.	Vitamin C mg je Portion	Kalzium mg je Portion	Magnesium mg je Portion	Eisen mg je Portion	Jod µg je Portion	gesätt. FS g je Portion	einf. unges. FS g je Port.	mehrf. unges. FS g je Port.	Cholesterin mg je Port.	Saccharose g je Portion	Harnsäure mg je Portion	Slimfaktor
10,0	12,6	1,5	23,4	30,6	0,8	5,9	8,8	20,1	3,3	196,2	0,0	91,8	
16,6	25,0	5,3	70,0	52,5	2,0	10,3	16,1	31,2	5,1	305,0	0,2	142,5	
5,9	7,5	0,9	14,3	15,8	0,4	3,3	5,0	11,4	1,9	111,8	0,0	51,0	
12,9	30,0	21,7	92,5	52,5	2,3	14,0	14,6	24,3	4,1	272,5	2,1	112,5	
9,5	22,5	3,7	82,5	35,0	1,5	12,0	13,5	19,7	3,3	262,5	0,1	77,5	
0,4	7,2	2040,0	14,4	14,4	0,3	1,2	0,1	0,0	0,1	0,0	1,3	18,0	
0,2	2,0	462,2	12,0	8,0	0,2	4,0	0,0	0,0	0,0	0,0	21,1	8,0	
0,6	8,0	2054,2	24,0	24,0	0,5	2,0	0,1	0,1	0,1	0,0	4,7	30,0	
0,0	13,2	1,6	5,2	0,2	0,1	3,7	0,0	0,0	0,0	0,0	0,1	3,7	
0,0	9,0	0,0	3,5	5,0	0,1	2,5	0,0	0,0	0,0	0,0	0,0	2,5	
0,0	13,2	0,0	13,2	36,3	0,0	3,3	0,0	0,0	0,0	0,0	0,0	39,6	
0,2	8,0	9,9	12,0	22,0	0,4	2,2	0,1	0,0	0,1	0,0	20,5	24,0	
0,3	13,5	1,1	124,5	13,5	0,2	13,7	6,8	3,4	0,4	42,0	30,2	0,0	
1,7	6,0	0,2	43,0	11,0	0,9	3,1	2,5	3,8	1,9	50,0	28,0	13,0	
0,1	2,5	14,4	22,5	22,5	0,5	1,4	0,0	0,0	0,1	0,0	10,8	27,5	
0,0	0,3	1,7	3,3	2,0	0,2	0,1	0,0	0,0	0,0	0,0	10,7	1,8	
0,1	1,3	5,4	22,5	20,0	0,4	4,0	0,0	0,0	0,1	0,0	22,2	22,5	
0,1	5,0	23,8	20,0	21,3	0,5	1,8	0,0	0,0	0,1	0,0	10,3	25,0	
0,8	18,0	6,2	40,5	16,5	1,2	7,7	4,0	2,8	0,7	145,5	26,4	10,5	
0,1	2,5	10,1	25,0	22,5	0,6	4,8	0,0	0,0	0,1	0,0	41,6	25,0	
0,0	0,0	0,2	1,8	1,5	0,1	0,3	0,0	0,0	0,0	0,0	16,5	1,8	
0,1	2,0	10,4	20,0	18,0	0,5	4,0	0,0	0,0	0,1	0,0	28,9	22,0	
0,2	4,0	23,1	32,0	36,0	0,8	2,0	0,0	0,0	0,1	0,0	17,9	42,0	
0,6	0,3	0,0	3,5	1,9	0,1	1,3	0,2	0,5	0,6	4,1	0,0	9,5	
0,0	0,0	0,0	6,5	1,7	0,4	0,1	0,0	0,1	0,0	0,0	0,0	0,9	
0,4	6,5	0,0	15,5	7,5	0,9	1,9	0,6	0,8	0,4	64,0	22,4	10,0	
0,6	7,5	13,8	7,5	7,5	0,6	2,3	0,1	0,0	0,2	0,0	2,9	17,5	
0,7	5,0	9,1	10,0	8,8	0,6	2,8	0,1	0,0	0,3	0,0	3,3	21,3	
0,5	5,3	9,6	9,5	8,0	0,6	2,8	0,1	0,0	0,3	0,0	3,4	20,0	
1,3	20,0	17,6	25,0	17,5	1,5	5,3	10,8	5,6	1,2	82,5	45,0	35,0	
1,3	35,0	17,3	47,5	20,0	2,1	6,5	1,3	1,6	1,0	132,5	40,6	37,5	
0,0	0,0	0,0	0,9	3,0	0,1	0,2	0,0	0,0	0,0	0,0	0,0	0,0	
0,3	5,0	3,4	10,0	7,5	0,4	3,0	0,1	0,0	0,1	0,0	14,8	17,5	
0,3	3,5	3,6	28,0	10,5	1,0	9,1	0,1	0,0	0,3	0,0	21,6	17,5	
0,8	7,5	11,4	17,5	12,5	0,8	5,5	0,2	0,0	0,3	0,0	17,2	32,5	
0,4	4,8	4,2	5,4	3,6	0,3	1,2	1,6	1,4	0,9	5,4	5,3	9,0	
0,2	1,3	5,1	4,3	3,3	0,3	1,3	0,0	0,0	0,1	0,0	9,3	8,0	
3,1	7,5	2,3	21,0	18,0	1,1	3,3	3,2	6,0	3,3	25,5	21,7	28,5	
0,9	12,0	1,5	21,0	12,0	0,7	2,1	0,8	1,7	0,7	1,0	13,4	26,0	
0,6	16,5	2,7	28,5	15,0	1,0	4,8	2,7	1,4	0,6	28,5	6,9	42,0	
1,0	10,5	2,0	28,5	12,0	1,2	4,8	7,8	4,4	1,0	111,0	18,9	22,5	
3,3	6,6	23,2	21,0	8,4	0,4	0,9	0,6	1,1	3,2	0,0	3,2	10,2	
0,9	7,5	13,5	15,0	12,5	0,9	5,3	0,2	0,0	0,4	0,0	21,8	27,5	
0,5	4,0	6,7	12,0	6,0	0,5	4,0	0,1	0,0	0,2	0,0	22,3	16,0	

Lebensmittel	Menge	Portionsgröße in Gramm	kcal je Portion	Eiweiß g je Portion	Fett g je Portion	Kohlenhydrate g je Portion	Broteinheiten je Portion	Ballaststoffe g je Portion
Apfelpfannkuchen	Stück/e	250,0	360,0	11,7	19,1	35,3	2,9	3,2
Apfelreis	Portion/en	250,0	240,0	6,2	5,2	41,1	3,4	2,1
Apfelsaft	Glas/Gläser	200,0	98,0	0,6	0,7	21,2	1,8	0,0
Apfelschmarrn	Portion/en	200,0	424,0	12,2	15,8	57,8	4,8	2,9
Apfelstreuselkuchen mit Mürbeteig	Stück/e	150,0	348,0	2,9	16,5	46,8	3,9	2,6
Apfelstrudel	Stück/e	150,0	247,5	3,3	8,4	39,1	3,3	3,8
Apfeltorte mit Französ. Blätterteig	Stück/e	100,0	199,0	2,3	8,7	27,8	2,3	2,1
Apfelvollkornkeks	Portion/en	50,0	205,0	3,3	9,9	25,6	2,1	4,2
Apfelwein	Glas/Gläser	130,0	85,8	0,0	0,0	9,5	0,8	0,0
Appenzeller 50% F. i. Tr.	Portion/en	30,0	115,8	7,6	9,5	0,0	0,0	0,0
Apricot Brandy	Glas/Gläser	20,0	61,0	0,0	0,0	6,5	0,5	0,0
Aprikose gegart	Stück/e	50,0	22,0	0,5	0,1	4,5	0,4	1,0
Aprikose getrocknet	Stück/e	25,0	62,3	1,3	0,1	12,6	1,1	2,8
Aprikose Konserve netto	Portion/en	125,0	97,5	0,9	0,1	22,0	1,8	2,1
Aprikose netto	Stück/e	40,0	16,8	0,4	0,0	3,4	0,3	0,8
Aprikosencreme	Portion/en	150,0	252,0	6,4	9,9	26,9	2,2	0,3
Aprikosenkompott	Portion/en	250,0	147,5	1,6	0,2	32,8	2,7	3,4
Aprikosenkonfitüre	Portion/en	25,0	68,0	0,1	0,0	16,5	1,4	0,2
Aprikosennektar	Glas/Gläser	200,0	116,0	0,7	0,1	27,3	2,3	0,0
Aprikosenreis	Portion/en	250,0	322,5	8,0	6,1	57,6	4,8	0,9
Aprikosensaft	Glas/Gläser	200,0	88,0	1,6	0,2	18,4	1,5	0,0
Aprikosenteilchen mit Blätterteig	Stück/e	70,0	187,6	2,8	9,1	23,1	1,9	1,6
Aprikosentorte mit Nuss Rührteig	Stück/e	120,0	288,0	4,3	15,0	33,4	2,8	2,2
Arme Ritter	Portion/en	150,0	384,0	7,9	9,6	65,9	5,5	2,2
Arrak	Glas/Gläser	20,0	46,2	0,0	0,0	0,0	0,0	0,0
Artischocken brutto	Stück/e	100,0	10,0	1,1	0,1	1,2	0,1	4,9
Artischocken gegart	Stück/e	100,0	20,0	2,4	0,1	2,1	0,2	11,2
Artischocken Konserve netto	Portion/en	150,0	28,5	3,3	0,2	3,1	0,3	15,5
Artischockenboden Konserve	Portion/en	150,0	24,0	2,8	0,1	2,6	0,2	12,9
Artischockenboden frisch	Portion/en	150,0	33,0	3,6	0,2	3,9	0,3	16,2
Aspikaufguss weiß	TL	1,0	0,6	0,1	0,0	0,0	0,0	0,0
Aubergine gegart	Portion/en	150,0	25,5	1,9	0,3	3,7	0,3	4,4
Aubergine netto	Portion/en	150,0	25,5	1,9	0,3	3,7	0,3	4,2
Auberginen gefüllt überbacken	Portion/en	300,0	402,0	19,9	27,1	20,0	1,7	2,8
Auberginen und Tomaten überbacken	Portion/en	250,0	317,5	10,0	26,4	9,9	0,8	3,7
Auberginensalat mit Zitronenmarinade	Portion/en	150,0	115,5	1,9	9,8	4,9	0,4	4,1
Auberginenscheiben fritiert	Portion/en	250,0	202,5	4,5	12,0	19,1	1,6	7,2
Auster	Portion/en	100,0	63,0	9,0	1,2	3,9	0,3	0,0
Avocado	Portion/en	125,0	203,8	1,8	22,0	0,4	0,0	3,1
Avocadocremesuppe	Teller	350,0	448,0	4,1	47,7	2,0	0,2	6,4
Baby Pute	Portion/en	150,0	226,5	33,6	10,2	0,0	0,0	0,0
Bachsaibling netto	Portion/en	150,0	144,0	28,8	3,2	0,0	0,0	0,0
Backkartoffeln mit Kräuterquark	Portion/en	200,0	158,0	5,6	2,5	27,2	2,3	4,4
Backobst	Portion/en	250,0	185,0	1,3	0,5	42,4	3,5	3,7

Vitamin E mg je Portion	Folsäure gesamt µg je Port.	Vitamin C mg je Portion	Kalzium mg je Portion	Magnesium mg je Portion	Eisen mg je Portion	Jod µg je Portion	gesätt. FS g je Portion	einf. unges. FS g je Port.	mehrf. unges. FS g je Port.	Cholesterin mg je Port.	Saccharose g je Portion	Harnsäure mg je Portion	Slimfaktor
1,6	42,5	13,3	107,5	25,0	2,0	12,3	9,5	6,2	1,6	240,0	2,8	30,0	rot
0,6	15,0	7,1	167,5	35,0	0,7	11,5	2,9	1,5	0,4	17,5	9,4	32,5	rot
1,0	8,0	14,9	14,0	12,0	0,9	4,0	0,2	0,0	0,3	0,0	4,7	32,0	gelb
1,2	34,0	5,6	84,0	24,0	1,9	8,8	10,1	3,0	1,2	178,0	15,7	28,0	rot
0,8	6,0	2,5	12,0	12,0	0,9	3,3	9,7	4,9	0,9	60,0	23,1	22,5	rot
2,5	7,5	2,8	21,0	21,0	1,0	3,2	1,8	4,0	2,1	0,0	9,7	33,0	gelb
0,7	5,0	1,7	23,0	9,0	0,6	1,1	1,3	1,0	4,0	0,0	8,7	19,0	gelb
6,4	12,5	0,2	18,0	58,5	1,7	4,3	1,2	2,1	6,0	0,0	0,6	26,5	rot
0,0	1,3	0,0	6,5	5,2	0,4	13,0	0,0	0,0	0,0	0,0	0,0	0,0	gelb
0,3	4,5	0,0	240,0	10,8	0,1	10,5	5,8	2,9	0,3	22,2	0,0	3,0	rot
0,0	0,2	0,0	0,4	0,2	0,0	0,0	0,0	0,0	0,0	0,0	0,0	0,0	rot
0,3	1,0	2,7	9,5	5,5	0,3	0,6	0,0	0,0	0,0	0,0	2,7	11,0	grün
0,7	4,5	10,6	25,0	14,8	1,0	1,5	0,0	0,1	0,0	0,0	7,6	29,5	grün
0,6	1,3	2,5	22,5	12,5	0,7	2,0	0,0	0,0	0,0	0,0	19,8	22,5	gelb
0,2	1,6	3,6	6,8	4,0	0,3	0,4	0,0	0,0	0,0	0,0	2,1	8,0	dunkelgrün
1,0	21,0	2,9	45,0	13,5	1,4	8,7	4,8	3,4	0,8	174,0	25,1	7,5	rot
0,9	2,5	9,0	32,5	17,5	1,2	3,5	0,0	0,1	0,0	0,0	26,6	35,0	grün
0,0	0,0	0,1	1,8	1,0	0,1	0,0	0,0	0,0	0,0	0,0	16,2	1,8	rot
0,4	2,0	4,0	20,0	10,0	0,6	4,0	0,0	0,0	0,0	0,0	24,8	16,0	gelb
0,4	17,5	3,6	195,0	40,0	0,6	12,3	3,4	1,9	0,4	37,5	22,9	32,5	rot
1,0	4,0	11,0	36,0	20,0	1,3	2,0	0,0	0,1	0,0	0,0	12,1	42,0	gelb
0,8	4,9	0,6	35,0	9,8	0,8	0,9	1,5	1,3	3,9	30,1	9,8	17,5	rot
4,4	8,4	1,0	52,8	24,0	1,2	2,5	3,0	8,4	2,8	60,0	21,8	20,4	rot
0,8	18,0	1,5	45,0	18,0	1,4	4,8	3,6	3,3	1,8	78,0	31,5	28,5	rot
0,0	0,0	0,0	0,0	0,0	0,0	0,0	0,0	0,0	0,0	0,0	0,0	0,0	rot
0,1	31,0	3,6	24,0	12,0	0,7	1,8	0,0	0,0	0,0	0,0	0,3	23,0	grün
0,2	38,0	4,0	56,0	18,0	1,3	4,5	0,0	0,0	0,1	0,0	0,5	56,0	dunkelgrün
0,3	21,0	3,1	75,0	30,0	1,6	7,1	0,0	0,0	0,1	0,0	0,7	78,0	grün
0,2	18,0	2,6	67,5	25,5	1,3	7,1	0,0	0,0	0,1	0,0	0,6	63,0	grün
0,3	102,0	12,0	79,5	39,0	2,3	6,0	0,1	0,0	0,1	0,0	0,9	75,0	grün
0,0	0,0	0,0	0,1	0,1	0,0	0,1	0,0	0,0	0,0	0,1	0,0	0,2	gelb
0,0	25,5	4,2	19,5	16,5	0,6	1,7	0,1	0,0	0,1	0,0	0,2	33,0	grün
0,0	46,5	7,5	19,5	16,5	0,6	1,2	0,1	0,0	0,1	0,0	0,2	30,0	dunkelgrün
1,1	36,0	7,6	147,0	51,0	2,2	9,0	13,8	10,2	1,4	93,0	0,3	144,0	rot
1,4	47,5	21,6	192,5	32,5	1,4	12,8	15,8	7,9	1,2	82,5	1,4	35,0	gelb
1,2	31,5	7,3	22,5	18,0	0,6	2,1	1,5	6,8	1,0	0,0	1,1	30,0	grün
0,1	52,5	8,6	37,5	32,5	1,2	2,5	5,2	4,4	1,8	2,5	0,3	52,5	grün
0,9	7,0	0,0	45,0	30,0	6,7	58,0	0,3	0,1	0,4	123,0	0,0	90,0	gelb
1,2	28,8	12,2	10,0	27,5	0,6	1,9	3,3	15,6	2,2	0,0	0,0	28,8	gelb
2,6	59,5	28,5	45,5	63,0	1,3	9,8	8,4	32,6	4,6	7,0	0,1	59,5	gelb
0,2	18,0	0,0	16,5	42,0	2,3	0,6	3,4	2,8	3,4	121,5	0,0	225,0	rot
0,2	39,0	4,5	30,0	45,0	1,4	4,8	0,8	1,1	1,0	90,0	0,0	405,0	rot
0,6	44,0	36,0	78,0	38,0	1,4	10,0	1,4	0,7	0,2	6,0	4,3	28,0	grün
0,5	12,5	16,9	37,5	30,0	0,9	7,0	0,1	0,1	0,2	0,0	26,7	32,5	grün

Lebensmittel	Menge	Portionsgröße in Gramm	kcal je Portion	Eiweiß g je Portion	Fett g je Portion	Kohlenhydrate g je Portion	Broteinheiten je Portion	Ballaststoffe g je Portion
Backpulver	TL	1,0	1,6	0,0	0,0	0,4	0,0	0,0
Baguettebrötchen/Baguette	Stück/e	60,0	148,8	4,5	0,8	30,4	2,5	1,9
Baiser	Stück/e	25,0	91,0	1,4	0,0	21,0	1,7	0,0
Baiserplätzchen	Stück/e	5,0	19,1	0,4	0,0	4,2	0,3	0,1
Baisertorte	Stück/e	120,0	368,4	3,4	17,5	49,1	4,1	0,1
Bambussprossen frisch netto	Portion/en	50,0	9,0	1,3	0,2	0,5	0,0	1,3
Bambussprossen Konserve netto	Portion/en	50,0	7,0	1,1	0,1	0,3	0,0	1,2
Banane gebacken	Portion/en	50,0	78,5	2,2	1,8	12,6	1,1	1,1
Banane getrocknet	Portion/en	25,0	72,5	0,9	0,1	16,3	1,4	1,5
Banane netto	Stück/e	100,0	95,0	1,2	0,2	21,4	1,8	2,0
Bananennektar	Glas/Gläser	200,0	108,0	0,5	0,1	25,4	2,1	0,0
Bananenquark	Portion/en	250,0	315,0	24,3	0,5	50,9	4,2	1,4
Barbecuesoße	Portion/en	45,0	54,5	0,6	3,8	4,3	0,4	0,6
Barsch gegart brutto	Portion/en	180,0	63,0	14,2	0,6	0,0	0,0	0,0
Barschfilet	Portion/en	150,0	123,0	27,6	1,2	0,0	0,0	0,0
Barschfilet gegart	Portion/en	150,0	139,5	32,1	1,0	0,0	0,0	0,0
Basilikum frisch	Portion/en	5,0	2,1	0,2	0,0	0,3	0,0	0,2
Basilikum getrocknet	TL	1,0	2,7	0,1	0,0	0,4	0,0	0,2
Batate	Portion/en	150,0	166,5	2,4	0,9	36,1	3,0	4,7
Bauchspeck Schwein	Portion/en	30,0	238,8	0,9	26,6	0,0	0,0	0,0
Bauernbratwurst	Stück/e	150,0	459,0	30,0	38,1	0,3	0,0	0,1
Bauernfrühstück	Portion/en	350,0	343,0	18,5	13,6	35,3	2,9	5,8
Bauernleberwurst	Portion/en	30,0	106,8	5,2	9,5	0,3	0,0	0,0
Bauernsalat griechisch	Portion/en	150,0	165,0	4,8	14,5	3,4	0,3	2,0
Baumkuchen	Stück/e	50,0	213,5	2,1	11,2	25,9	2,2	0,4
Baumstamm mit Vanillecreme	Stück/e	70,0	218,4	3,5	13,7	20,3	1,7	1,0
Baumwollsaatöl	EL	12,0	105,7	0,0	12,0	0,0	0,0	0,0
Bavaria Blu 60% F. i. Tr.	Portion/en	30,0	104,7	5,3	9,4	0,0	0,0	0,0
Bayrische Creme	Portion/en	200,0	430,0	8,9	31,9	27,4	2,3	0,1
Bechamelkartoffeln	Portion/en	250,0	200,0	6,0	8,8	23,8	2,0	3,2
Bechamelsoße	Portion/en	60,0	54,6	1,7	3,7	3,7	0,3	0,2
Beefsteak deutsch	Stück/e	200,0	444,0	32,7	28,2	15,3	1,3	1,1
Beefsteak Hamburger Art	Stück/e	200,0	244,0	43,2	6,5	2,8	0,2	1,1
Beerenobst	Portion/en	125,0	88,8	0,9	0,4	19,5	1,6	1,0
Beifuß frisch	Portion/en	5,0	2,1	0,2	0,0	0,3	0,0	0,2
Bel Paese 50% F. i. Tr.	Portion/en	30,0	111,6	7,6	9,1	0,0	0,0	0,0
Bergkäse 45% F. i. Tr.	Portion/en	30,0	115,2	8,7	9,0	0,0	0,0	0,0
Bergkäse 50% F. i. Tr.	Portion/en	30,0	125,7	8,2	10,4	0,0	0,0	0,0
Berliner Knacker	Stück/e	150,0	489,0	24,6	43,9	0,4	0,0	0,0
Berliner Pfannkuchen	Stück/e	60,0	193,2	5,1	7,7	25,9	2,2	1,3
Berliner Weiße mit Schuss	Glas/Gläser	200,0	106,0	0,6	0,0	13,8	1,2	0,1
Bienenstich Hefeteig	Stück/e	100,0	300,0	5,7	16,2	33,0	2,8	2,1
Bienenstichtorte gefüllt Rührteig	Stück/e	100,0	353,0	5,3	21,4	35,2	2,9	1,9
Bier alkoholarm	Glas/Gläser	330,0	181,5	1,7	0,0	35,8	3,0	0,0

	Vitamin E mg je Portion	Folsäure gesamt µg je Port.	Vitamin C mg je Portion	Kalzium mg je Portion	Magnesium mg je Portion	Eisen mg je Portion	Jod µg je Portion	gesätt. FS g je Portion	einf. unges. FS g je Port.	mehrf. unges. FS g je Port.	Cholesterin mg je Port.	Saccharose g je Portion	Harnsäure mg je Portion	Slimfaktor
	0,0	0,0	0,0	11,3	0,1	0,0	0,0	0,0	0,0	0,0	0,0	0,0	0,0	🔴
	0,2	5,4	0,0	9,6	12,6	0,8	1,3	0,2	0,2	0,3	0,0	0,6	26,4	🟡
	0,0	1,0	0,0	1,8	1,8	0,1	1,0	0,0	0,0	0,0	0,0	20,9	0,0	🔴
	0,0	0,3	0,0	3,7	1,7	0,1	0,3	0,0	0,0	0,0	0,0	1,9	0,8	🔴
	0,5	4,8	1,0	49,2	9,6	0,3	6,2	10,6	5,3	0,7	51,6	45,0	1,2	🔴
	0,2	30,0	3,3	7,5	1,5	0,4	2,0	0,0	0,0	0,1	0,0	0,0	14,5	🟢
	0,1	12,5	0,7	8,5	1,5	0,3	2,9	0,0	0,0	0,1	0,0	0,0	12,5	🟢
	0,3	6,5	2,5	14,0	17,5	0,5	2,2	0,7	0,6	0,2	33,0	5,2	11,5	🟡
	0,2	12,3	7,3	6,8	27,5	0,4	2,3	0,1	0,0	0,0	0,0	8,4	19,0	🔴
	0,3	20,0	12,0	9,0	36,0	0,6	2,8	0,1	0,0	0,1	0,0	11,0	25,0	🟡
	0,1	6,0	3,7	12,0	20,0	0,3	6,2	0,0	0,0	0,0	0,0	21,1	12,0	🟡
	0,2	62,5	10,8	332,5	55,0	1,1	25,3	0,3	0,1	0,1	2,5	31,6	17,5	🔴
	0,3	5,9	4,2	14,0	8,1	0,4	0,9	3,2	0,3	0,1	0,0	0,6	12,6	🟡
	1,0	9,0	0,9	16,2	23,4	0,7	4,0	0,1	0,1	0,2	55,8	0,0	100,8	🟡
	2,2	21,0	3,0	30,0	45,0	1,4	6,0	0,3	0,3	0,3	108,0	0,0	195,0	🔴
	2,5	18,0	2,2	37,5	45,0	1,3	5,6	0,2	0,2	0,3	133,5	0,0	226,5	🔴
	0,1	2,5	1,3	12,5	0,6	0,3	0,0	0,0	0,0	0,0	0,0	0,0	0,8	🟢
	0,0	0,0	0,6	21,1	4,2	0,4	0,1	0,0	0,0	0,0	0,0	0,1	2,1	🟡
	6,8	18,0	45,0	52,5	37,5	1,3	3,6	0,4	0,1	0,3	0,0	5,1	21,0	🟢
	0,2	0,0	0,0	0,3	0,3	0,0	0,1	10,1	12,4	2,9	17,1	0,0	0,0	🔴
	0,5	4,5	0,0	16,5	46,5	1,8	3,6	13,5	17,6	4,1	106,5	0,0	190,5	🔴
	1,0	66,5	30,9	63,0	66,5	2,6	17,2	4,7	5,7	1,7	213,5	1,3	94,5	🟡
	0,1	12,0	0,4	3,9	6,6	1,7	0,7	3,4	4,4	1,1	46,2	0,0	44,4	🔴
	1,7	40,5	43,2	121,5	19,5	1,0	8,4	4,1	8,4	1,3	9,0	0,2	21,0	🟡
	1,0	5,5	0,2	15,0	6,5	0,5	2,0	5,8	3,9	0,7	73,0	17,1	1,5	🔴
	1,3	4,2	0,3	47,6	14,7	0,6	3,6	7,0	4,4	1,5	49,0	9,1	5,6	🔴
	4,6	0,0	0,0	0,1	0,1	0,0	0,0	3,1	2,3	6,0	0,1	0,0	0,0	🔴
	0,2	15,0	0,0	90,0	6,0	0,1	6,0	5,7	2,8	0,3	26,4	0,0	3,0	🔴
	1,5	24,0	1,5	188,0	20,0	1,3	14,8	18,0	10,0	1,6	252,0	20,6	2,0	🔴
	0,3	22,5	16,2	52,5	37,5	0,7	8,0	6,7	1,2	0,3	5,0	0,6	27,5	🟡
	0,1	1,8	0,5	30,0	5,4	0,1	2,6	2,2	1,1	0,2	12,6	0,1	6,6	🔴
	1,2	16,0	0,8	28,0	36,0	2,7	5,4	12,3	11,5	2,6	154,0	0,4	198,0	🔴
	1,3	14,0	4,9	32,0	36,0	4,6	1,6	2,3	2,8	0,9	104,0	0,5	248,0	🔴
	0,8	6,3	5,0	22,5	11,3	0,6	1,3	0,1	0,0	0,1	0,0	0,5	25,0	🟢
	0,1	1,5	2,3	7,5	1,5	0,1	0,2	0,0	0,0	0,0	0,0	0,0	0,8	🟢
	0,2	12,0	0,0	181,2	12,0	0,2	12,0	5,5	2,7	0,3	30,0	0,0	5,7	🔴
	0,3	6,0	0,0	330,0	12,9	0,1	12,0	5,5	2,7	0,3	21,0	0,0	3,0	🔴
	0,3	6,0	0,0	300,0	12,0	0,1	12,0	6,3	3,1	0,4	24,3	0,0	3,0	🔴
	0,5	3,0	0,0	16,5	36,0	1,6	1,7	15,8	20,6	4,9	87,0	0,0	154,5	🔴
	0,5	8,4	0,1	22,8	9,6	0,8	2,5	4,1	2,4	0,6	62,4	2,5	16,8	🔴
	0,0	8,0	0,5	4,0	20,0	0,0	2,0	0,0	0,0	0,0	0,0	7,7	28,0	🟡
	2,5	10,0	0,5	80,0	28,0	0,9	5,2	7,2	6,5	1,4	52,0	13,1	14,0	🔴
	4,8	9,0	0,3	76,0	29,0	0,9	4,2	6,6	9,8	3,8	55,0	18,6	9,0	🔴
	0,0	16,5	0,0	9,9	19,8	0,7	3,3	0,0	0,0	0,0	0,0	0,3	79,2	🟡

Lebensmittel	Menge	Portionsgröße in Gramm	kcal je Portion	Eiweiß g je Portion	Fett g je Portion	Kohlenhydrate g je Portion	Broteinheiten je Portion	Ballaststoffe g je Portion
Bier alkoholfrei	Glas/Gläser	330,0	85,8	1,3	0,0	17,7	1,5	0,0
Bier dunkel	Glas/Gläser	330,0	122,1	1,3	0,0	9,2	0,8	0,0
Bier Export hell	Glas/Gläser	330,0	145,2	1,7	0,0	10,6	0,9	0,0
Bier mit Limonade	Glas/Gläser	330,0	112,2	0,8	0,0	16,3	1,4	0,0
Bierhefe	TL	5,0	17,0	2,4	0,2	1,3	0,1	0,5
Bierhefe getrocknet	TL	3,0	10,2	1,4	0,1	0,8	0,1	0,3
Bierhefe Tabletten	Stück/e	5,0	17,0	2,4	0,2	1,3	0,1	0,5
Bierschinken	Portion/en	30,0	54,0	5,5	3,6	0,0	0,0	0,0
Biersuppe	Teller	300,0	207,0	3,4	2,6	41,5	3,5	3,3
Bierteig	Portion/en	100,0	226,0	7,8	6,6	31,8	2,6	1,8
Bierwurst	Portion/en	30,0	75,6	4,0	6,7	0,1	0,0	0,0
Big Mäc	Stück/e	212,0	504,6	26,1	25,9	42,2	3,5	2,8
Bigosch	Teller	450,0	288,0	12,9	13,8	27,7	2,3	8,3
Birchermüsli mit Äpfeln und Sahne	Portion/en	150,0	217,5	3,2	10,7	26,6	2,2	3,0
Birkenpilz frisch	Portion/en	100,0	19,0	3,1	0,6	0,2	0,0	7,3
Birne brutto	Stück/e	140,0	68,6	0,7	0,4	16,1	1,3	3,6
Birne gegart	Portion/en	125,0	68,8	0,7	0,4	16,2	1,4	3,7
Birne getrocknet	Stück/e	25,0	63,0	0,6	0,4	14,9	1,2	3,4
Birne Konserve netto	Portion/en	125,0	105,0	0,5	0,3	24,8	2,1	3,1
Birnenkompott	Portion/en	250,0	150,0	0,9	0,5	36,1	3,0	4,8
Birnenkonfitüre	Portion/en	25,0	68,8	0,0	0,0	16,9	1,4	0,3
Birnenkraut ungesüßt	Portion/en	25,0	52,0	0,5	0,3	12,2	1,0	2,7
Birnennektar	Glas/Gläser	200,0	136,0	0,5	0,2	32,8	2,7	0,0
Birnensaft	Glas/Gläser	200,0	108,0	0,9	0,5	25,7	2,1	0,0
Biskuitrolle	Stück/e	100,0	273,0	4,0	2,6	57,6	4,8	0,8
Biskuitrolle mit Erdbeeren und Sahne	Stück/e	100,0	216,0	3,6	11,6	24,2	2,0	0,9
Biskuitschnitte	Stück/e	100,0	391,0	6,0	19,3	48,2	4,0	0,6
Bismarckhering Konserve netto	Portion/en	65,0	117,0	10,0	7,6	2,1	0,2	0,3
Bitterlikör	Glas/Gläser	20,0	49,6	0,0	0,0	2,0	0,2	0,0
Bittermandelessenz	TL	1,0	2,8	0,0	0,0	0,0	0,0	0,0
Bitterschokolade	Portion/en	20,0	78,8	2,2	3,7	9,2	0,8	3,6
Blätterteig TK	Portion/en	100,0	375,0	5,7	23,5	35,4	3,0	2,3
Blätterteigtaschen m. Spinat u. Feta	Portion/en	250,0	420,0	11,5	32,7	20,3	1,7	5,8
Blattsalat mit Dressing	Portion/en	100,0	65,0	1,2	5,4	2,6	0,2	1,5
Blattspinat	Portion/en	150,0	25,5	3,8	0,5	0,8	0,1	3,9
Blattspinat gegart	Portion/en	150,0	28,5	4,2	0,5	0,7	0,1	4,5
Blattspinat TK	Portion/en	150,0	27,0	4,0	0,5	0,8	0,1	4,1
Blaubeerkompott	Portion/en	250,0	242,5	1,3	1,3	53,7	4,5	10,4
Blauschimmel 50% F. i. Tr.	Portion/en	30,0	107,4	6,5	8,9	0,3	0,0	0,0
Bleichsellerie gegart	Portion/en	150,0	25,5	2,0	0,3	2,8	0,2	4,4
Bleichsellerie netto	Portion/en	150,0	25,5	1,8	0,3	3,3	0,3	3,8
Bleichsellerietrunk	Glas/Gläser	200,0	10,0	0,8	0,1	1,4	0,1	0,2
Blinis	Stück/e	150,0	343,5	6,4	16,3	42,5	3,5	1,4
Blumenkohl gegart	Portion/en	150,0	27,0	3,3	0,4	2,4	0,2	4,0

Vitamin E mg je Portion	Folsäure gesamt µg je Port.	Vitamin C mg je Portion	Kalzium mg je Portion	Magnesium mg je Portion	Eisen mg je Portion	Jod µg je Portion	gesätt. FS g je Portion	einf. unges. FS g je Port.	mehrf. unges. FS g je Port.	Cholesterin mg je Port.	Saccharose g je Portion	Harnsäure mg je Portion	Slimfaktor
0,0	16,5	0,0	16,5	26,4	0,0	3,3	0,0	0,0	0,0	0,0	0,0	33,0	🟡
0,0	16,5	0,0	9,9	33,0	0,0	26,4	0,0	0,0	0,0	0,0	0,0	49,5	🟡
0,0	16,5	0,0	16,5	26,4	0,0	5,0	0,0	0,0	0,0	0,0	0,0	42,9	🟡
0,0	9,9	0,0	39,6	19,8	0,7	4,6	0,0	0,0	0,0	0,0	0,5	26,4	🟡
0,0	158,5	0,0	2,5	11,5	0,9	0,2	0,0	0,1	0,1	0,0	0,0	90,5	🟡
0,0	95,1	0,0	1,5	6,9	0,5	0,1	0,0	0,0	0,1	0,0	0,0	54,3	🟡
0,0	158,5	0,0	2,5	11,5	0,9	0,2	0,0	0,1	0,1	0,0	0,0	90,5	🟡
0,1	0,6	6,0	2,7	7,5	0,3	0,6	1,3	1,7	0,4	18,0	0,0	40,5	🔴
0,3	12,0	0,1	195,0	12,0	5,7	7,2	0,9	0,9	0,4	69,0	22,9	21,0	⚫
2,7	23,0	0,0	23,0	15,0	1,3	3,1	1,3	1,9	2,6	103,0	0,1	23,0	🔴
0,1	0,3	7,0	3,9	5,4	0,3	0,7	2,4	3,1	0,8	12,9	0,0	23,4	🔴
1,2	19,1	1,6	184,4	42,4	3,2	12,1	10,0	7,9	1,9	57,2	0,9	112,4	🔴
0,9	54,0	54,9	117,0	76,5	3,0	18,9	4,8	6,2	1,7	27,0	2,9	108,0	🟢
2,9	19,5	15,0	64,5	34,5	1,1	4,7	3,4	5,6	1,1	15,0	12,6	25,5	🟡
0,1	25,0	7,0	9,0	10,0	1,6	10,0	0,1	0,0	0,3	0,0	0,0	50,0	⚫
0,6	18,2	6,5	11,2	9,8	0,3	1,3	0,0	0,1	0,1	0,0	2,4	19,6	🟢
0,6	10,0	3,8	12,5	10,0	0,3	1,4	0,0	0,1	0,2	0,0	2,4	21,3	🟢
0,4	9,8	3,6	10,8	8,5	0,3	1,3	0,0	0,1	0,1	0,0	2,2	18,0	🟡
0,5	5,0	1,4	13,8	7,5	0,3	2,0	0,0	0,1	0,1	0,0	17,9	16,3	🟢
0,7	12,5	4,7	17,5	12,5	0,5	3,8	0,0	0,2	0,2	0,0	18,1	25,0	🟢
0,0	0,3	0,0	1,0	0,8	0,1	0,0	0,0	0,0	0,0	0,0	15,9	1,5	🔴
0,4	4,0	5,5	9,0	6,8	0,3	1,0	0,0	0,1	0,1	0,0	1,9	15,0	🟢
0,4	10,0	2,8	14,0	8,0	0,3	4,0	0,0	0,1	0,1	0,0	23,0	16,0	🟡
0,9	18,0	6,2	18,0	14,0	0,5	2,0	0,0	0,2	0,2	0,0	6,1	32,0	🟡
0,5	8,0	0,9	20,0	6,0	0,9	3,1	0,7	1,0	0,4	84,0	42,6	8,0	🔴
0,7	10,0	12,8	45,0	11,0	0,8	5,3	6,4	3,6	0,7	91,0	14,3	11,0	🔴
0,9	9,0	0,7	92,0	13,0	0,9	7,9	10,9	6,0	1,0	134,0	26,8	6,0	🔴
0,9	2,0	0,5	39,0	16,9	0,7	1,7	1,5	3,9	1,4	54,0	1,2	129,4	🔴
0,0	0,0	0,0	0,0	0,2	0,0	0,0	0,0	0,0	0,0	0,0	1,5	0,0	🔴
0,0	0,0	0,0	0,0	0,0	0,0	0,0	0,0	0,0	0,0	0,0	0,0	0,0	🔴
0,1	4,2	0,0	12,6	45,6	1,4	0,3	2,2	1,2	0,1	0,0	8,9	7,8	🟡
1,4	16,0	0,0	58,0	12,0	0,9	0,0	3,4	2,7	10,8	0,0	0,1	23,0	🔴
3,7	77,5	50,7	320,0	137,5	6,3	17,0	15,0	12,0	3,7	100,0	1,0	102,5	🟡
3,8	32,0	13,2	38,0	13,0	1,0	3,1	0,6	1,2	3,3	0,0	1,4	9,0	🟢
2,1	117,0	78,0	189,0	87,0	6,2	18,0	0,1	0,0	0,3	0,0	0,3	85,5	🟢
2,5	72,0	43,5	223,5	64,5	5,7	20,4	0,1	0,0	0,3	0,0	0,3	106,5	🟢
2,2	85,5	57,3	178,5	82,5	5,8	17,3	0,1	0,0	0,3	0,0	0,3	90,0	🟢
4,4	7,5	35,0	27,5	5,0	1,7	2,0	0,1	0,2	0,8	0,0	38,7	42,5	🟢
0,2	10,8	0,0	162,0	6,9	0,0	2,7	5,4	2,7	0,3	27,0	0,0	3,0	🔴
0,4	6,0	5,9	142,5	13,5	0,7	0,0	0,1	0,0	0,2	0,0	0,7	130,5	🟢
0,3	10,5	10,5	120,0	18,0	0,8	0,2	0,1	0,0	0,2	0,0	0,9	105,0	🟢
0,2	2,0	2,3	68,0	12,0	0,4	4,0	0,0	0,0	0,1	0,0	0,4	56,0	🟢
0,5	60,0	1,3	108,0	25,5	1,1	7,8	9,4	4,4	1,4	105,0	6,7	57,0	🔴
0,1	40,5	54,5	30,0	22,5	0,8	0,0	0,1	0,0	0,2	0,0	0,2	67,5	🟢

Lebensmittel	Menge	Portionsgröße in Gramm	kcal je Portion	Eiweiß g je Portion	Fett g je Portion	Kohlenhydrate g je Portion	Broteinheiten je Portion	Ballaststoffe g je Portion
Blumenkohl gesäuert	Portion/en	50,0	6,0	0,6	0,1	0,6	0,0	0,7
Blumenkohl mit Bechamelsoße	Portion/en	250,0	170,0	7,0	10,4	12,1	1,0	4,6
Blumenkohl netto	Portion/en	150,0	34,5	3,7	0,4	3,5	0,3	4,4
Blumenkohlauflauf	Portion/en	300,0	195,0	8,9	13,3	10,1	0,8	5,7
Blumenkohlcremesuppe	Teller	300,0	156,0	7,7	9,4	9,8	0,8	1,2
Blumenkohlgratin	Portion/en	300,0	513,0	14,2	48,7	6,1	0,5	5,6
Blumenkohlsuppe	Teller	350,0	542,5	11,8	38,5	37,5	3,1	4,9
Blutwurst frisch erhitzt	Stück/e	100,0	340,0	15,5	31,0	0,6	0,0	0,2
Bockbier hell	Glas/Gläser	330,0	198,0	2,3	0,0	15,2	1,3	0,0
Bockshornklee	TL	1,0	3,5	0,2	0,1	0,5	0,0	0,1
Bockwurst	Stück/e	115,0	340,4	17,5	30,3	0,3	0,0	0,1
Bockwurst mit Brötchen und Senf	Stück/e	180,0	554,4	25,0	35,1	35,1	2,9	2,3
Bockwurst mit Kartoffelsalat u. Senf	Portion/en	370,0	632,7	23,7	44,2	34,4	2,9	5,7
Bockwurst mit Senf	Stück/e	120,0	414,0	21,3	36,6	0,8	0,1	0,2
Bohne grün gegart	Portion/en	150,0	37,5	3,5	0,4	4,7	0,4	4,5
Bohne grün gesäuert	Portion/en	50,0	6,5	0,6	0,1	0,8	0,1	0,7
Bohne grün in Butter geschwenkt	Portion/en	250,0	182,5	5,7	14,2	8,0	0,7	7,2
Bohne grün in heller Soße	Portion/en	250,0	125,0	5,6	6,4	11,3	0,9	5,2
Bohne grün Konserve netto	Portion/en	150,0	31,5	3,3	0,3	3,7	0,3	4,3
Bohne grün netto	Portion/en	150,0	37,5	3,6	0,4	4,8	0,4	4,5
Bohne weiß	Portion/en	150,0	394,5	32,0	2,4	59,7	5,0	25,5
Bohne weiß gegart	Portion/en	150,0	168,0	13,6	1,0	25,4	2,1	11,2
Bohne weiß Konserve	Portion/en	150,0	97,5	7,9	0,6	14,9	1,2	6,3
Bohnen-Paprikasalat	Portion/en	150,0	57,0	2,7	3,2	4,1	0,3	4,4
Bohneneintopf mit Birnen und Speck	Teller	450,0	355,5	14,7	17,2	35,4	2,9	9,2
Bohneneintopf weiß mit Rind	Teller	450,0	490,5	31,8	18,8	47,1	3,9	15,3
Bohnenkraut frisch	TL	1,0	0,5	0,0	0,0	0,1	0,0	0,0
Bohnenkraut getrocknet	TL	1,0	3,0	0,1	0,1	0,5	0,0	0,2
Bohnensalat grün mit Dressing	Portion/en	150,0	102,0	3,2	8,0	4,3	0,4	4,1
Bohnensprossen	Portion/en	100,0	41,0	3,5	0,3	5,8	0,5	3,0
Bonbons	Stück/e	5,0	19,6	0,0	0,0	4,8	0,4	0,0
Borretsch frisch	Portion/en	5,0	1,2	0,1	0,0	0,1	0,0	0,3
Borretsch getrocknet	TL	1,0	1,9	0,1	0,1	0,2	0,0	0,4
Borschtsch	Teller	350,0	140,0	14,6	4,8	8,8	0,7	3,1
Bouillabaisse	Portion/en	400,0	308,0	34,0	16,7	4,7	0,4	1,7
Bouillon	Teller	300,0	147,0	16,6	7,8	2,5	0,2	1,9
Bouillonkartoffeln	Portion/en	250,0	140,0	5,0	1,5	25,5	2,1	4,0
Boysenbeere	Portion/en	125,0	42,5	0,6	0,4	7,7	0,6	7,8
Boysenbeere Konserve netto	Portion/en	125,0	92,5	0,5	0,3	20,3	1,7	6,8
Boysenbeerkonfitüre	Portion/en	25,0	67,3	0,0	0,0	16,3	1,4	0,6
Boysenbeernektar	Glas/Gläser	200,0	100,0	0,2	0,1	23,6	2,0	0,0
Boysenbeersaft	Glas/Gläser	200,0	78,0	1,0	0,5	14,6	1,2	0,0
Brandteig	Portion/en	100,0	201,0	6,4	12,6	15,7	1,3	0,8
Branntweinessig	EL	15,0	3,0	0,1	0,0	0,1	0,0	0,0

Vitamin E mg je Portion	Folsäure gesamt µg je Port.	Vitamin C mg je Portion	Kalzium mg je Portion	Magnesium mg je Portion	Eisen mg je Portion	Jod µg je Portion	gesätt. FS g je Portion	einf. unges. FS g je Port.	mehrf. unges. FS g je Port.	Cholesterin mg je Port.	Saccharose g je Portion	Harnsäure mg je Portion	Slimfaktor
0,0	8,0	12,7	6,5	5,0	0,1	0,5	0,0	0,0	0,0	0,0	0,0	11,0	🟢
0,4	60,0	82,8	132,5	37,5	1,1	6,3	6,1	3,0	0,6	30,0	0,8	70,0	🟢
0,1	82,5	109,5	30,0	25,5	0,9	0,2	0,1	0,0	0,2	0,0	0,3	67,5	🟢
0,5	57,0	71,9	123,0	45,0	1,4	3,6	7,5	4,0	0,8	45,0	0,6	93,0	🟢
0,7	18,0	22,7	126,0	36,0	0,4	6,6	4,1	3,6	1,1	12,0	0,2	21,0	🟡
2,3	99,0	104,1	303,0	48,0	2,7	14,1	27,5	15,1	2,6	351,0	0,5	87,0	🟡
3,3	52,5	64,3	220,5	49,0	1,5	11,9	14,5	17,3	4,8	31,5	0,5	66,5	🔴
0,2	3,0	0,1	18,0	14,0	16,8	2,0	11,2	14,7	3,6	33,0	0,1	14,0	🔴
0,0	16,5	0,0	13,2	39,6	0,0	5,0	0,0	0,0	0,0	0,0	0,0	42,9	🟡
0,0	0,6	0,0	1,8	1,9	0,3	0,1	0,0	0,0	0,0	0,0	0,2	1,2	🟡
0,3	1,2	26,3	13,8	23,0	0,9	2,8	11,0	14,3	3,5	61,0	0,0	107,0	🔴
0,6	7,2	27,9	28,8	36,0	2,0	4,1	12,5	16,4	4,3	70,2	0,8	154,8	🔴
1,6	40,7	56,5	48,1	66,6	2,3	13,0	16,8	19,7	5,4	77,7	1,0	155,4	🔴
0,4	1,2	29,9	19,2	22,8	1,2	3,0	13,1	17,3	4,2	75,6	0,2	134,4	🔴
0,2	36,0	17,9	93,0	37,5	1,2	5,0	0,1	0,0	0,2	0,0	0,3	69,0	⚫
0,0	6,5	3,5	15,0	7,0	0,2	1,5	0,0	0,0	0,0	0,0	0,0	10,5	🟢
0,8	57,5	32,7	162,5	62,5	2,1	9,0	8,4	4,1	0,8	40,0	0,5	105,0	🟢
1,2	52,5	25,3	140,0	47,5	1,5	9,3	2,0	2,6	1,5	5,0	0,4	70,0	🟢
0,2	13,5	7,7	82,5	28,5	0,9	7,1	0,1	0,0	0,2	0,0	0,2	66,0	🟢
0,2	66,0	30,0	85,5	37,5	1,2	4,5	0,1	0,0	0,2	0,0	0,3	63,0	🟢
0,3	367,5	3,8	169,5	210,0	9,3	0,9	0,3	0,2	1,4	0,0	1,8	270,0	🟡
0,1	87,0	0,9	72,0	84,0	3,7	0,8	0,1	0,1	0,6	0,0	0,8	115,5	🟢
0,1	78,0	0,4	49,5	54,0	2,3	3,0	0,1	0,0	0,3	0,0	0,4	67,5	🟢
3,1	18,0	70,4	60,0	24,0	1,0	5,6	0,4	0,6	1,9	0,0	0,3	45,0	🟢
0,9	72,0	38,0	94,5	76,5	2,4	11,7	6,0	7,7	2,1	36,0	3,2	139,5	🟢
0,6	202,5	25,8	121,5	148,5	6,7	11,3	7,7	8,5	1,4	45,0	1,5	211,5	🟢
0,0	0,0	0,1	3,5	0,6	0,1	0,0	0,0	0,0	0,0	0,0	0,0	0,2	⚫
0,0	0,0	0,6	21,3	3,8	0,4	0,1	0,0	0,0	0,0	0,0	0,1	1,0	🟡
5,0	33,0	16,4	87,0	36,0	1,1	4,8	1,0	1,7	4,9	0,0	0,4	61,5	🟢
0,1	100,0	20,0	30,0	50,0	1,0	1,0	0,0	0,0	0,2	0,0	0,1	12,0	🟢
0,0	0,0	0,0	0,2	0,2	0,0	0,0	0,0	0,0	0,0	0,0	4,8	0,0	🔴
0,1	2,5	1,8	4,7	2,6	0,2	0,2	0,0	0,0	0,0	0,0	0,0	0,8	🟢
0,1	4,1	1,6	6,9	3,9	0,2	0,3	0,0	0,0	0,0	0,0	0,0	1,2	⚫
1,0	63,0	19,2	66,5	45,5	2,4	10,5	2,7	1,6	0,3	45,5	5,8	98,0	🟢
1,9	32,0	14,6	148,0	64,0	2,5	200,8	8,4	5,2	1,5	124,0	0,3	264,0	🔴
0,6	12,0	8,4	57,0	30,0	2,5	9,0	3,4	3,4	0,4	51,0	0,7	111,0	🟢
0,1	40,0	25,9	17,5	42,5	0,9	7,8	0,6	0,6	0,2	0,0	0,6	27,5	🟢
0,5	15,0	16,3	31,3	22,5	2,0	0,9	0,0	0,0	0,2	0,0	0,0	18,8	🟢
0,5	3,8	3,6	30,0	20,0	1,5	2,0	0,0	0,0	0,2	0,0	16,3	16,3	⚫
0,0	0,0	0,1	2,5	1,8	0,2	0,0	0,0	0,0	0,0	0,0	15,8	1,5	🔴
0,2	4,0	3,7	20,0	10,0	0,9	4,0	0,0	0,0	0,1	0,0	20,7	8,0	🟡
0,8	16,0	16,5	54,0	38,0	3,2	2,2	0,0	0,1	0,3	0,0	2,9	32,0	🟡
0,9	22,0	0,4	46,0	10,0	0,9	5,6	6,6	4,1	0,9	140,0	0,1	10,0	🔴
0,0	0,0	0,0	2,3	3,0	0,1	0,2	0,0	0,0	0,0	0,0	0,0	0,0	🟡

Lebensmittel	Menge	Portionsgröße in Gramm	kcal je Portion	Eiweiß g je Portion	Fett g je Portion	Kohlenhydrate g je Portion	Broteinheiten je Portion	Ballaststoffe g je Portion
Brät	Portion/en	100,0	285,0	11,5	26,9	0,0	0,0	0,0
Bratapfel	Portion/en	200,0	204,0	0,7	7,0	34,2	2,8	3,7
Bratapfel mit Vanillesoße	Portion/en	250,0	190,0	4,3	4,6	32,3	2,7	2,5
Bratensoße Trockenpulver	TL	3,0	4,5	0,5	0,1	0,3	0,0	0,0
Bratensoße Konserve	Portion/en	50,0	26,0	1,8	0,9	2,6	0,2	0,3
Brathering	Stück/e	200,0	554,0	37,0	41,8	8,4	0,7	0,5
Bratkartoffeln	Portion/en	250,0	220,0	4,7	6,6	34,2	2,8	5,5
Bratkartoffeln mit Speck und Zwiebeln	Portion/en	350,0	364,0	9,8	16,5	42,6	3,5	7,0
Bratlinge vegetarisch	Stück/e	100,0	147,0	11,0	8,1	7,6	0,6	2,5
Bratwurst	Stück/e	100,0	282,0	12,6	26,0	0,3	0,0	0,1
Bratwurst geräuchert	Stück/e	150,0	430,5	31,0	34,4	0,3	0,0	0,1
Bratwurst grob	Stück/e	150,0	469,5	24,4	41,7	0,4	0,0	0,1
Bratwurst mit Brötchen und Senf	Stück/e	180,0	475,2	19,2	30,4	31,8	2,7	2,1
Brause mit Fruchtgeschmack	Glas/Gläser	200,0	84,0	0,0	0,0	20,0	1,7	0,0
Brause mit Gewürzauszügen	Glas/Gläser	200,0	72,0	0,0	0,0	17,4	1,5	0,0
Bregenwurst	Portion/en	150,0	348,0	29,6	25,5	0,6	0,0	0,0
Bremer Pinkel	Portion/en	100,0	210,0	9,9	11,0	17,9	1,5	1,2
Brennnessel	Portion/en	150,0	73,5	8,3	1,1	7,2	0,6	6,4
Brennnessel getrocknet	TL	1,0	2,7	0,3	0,0	0,3	0,0	0,2
Brennnesseltrunk	Glas/Gläser	200,0	34,0	3,8	0,5	3,1	0,3	0,3
Brick 50% F. i. Tr.	Portion/en	30,0	107,4	7,0	8,9	0,0	0,0	0,0
Brie 40% F. i. Tr.	Portion/en	30,0	77,1	7,2	5,4	0,0	0,0	0,0
Brie 45% F. i. Tr.	Portion/en	30,0	85,2	6,3	6,7	0,0	0,0	0,0
Brie 50% F. i. Tr.	Portion/en	30,0	100,5	6,3	8,4	0,0	0,0	0,0
Brie 60% F. i. Tr.	Portion/en	30,0	108,6	5,0	10,0	0,0	0,0	0,0
Broccoli gegart	Portion/en	150,0	34,5	4,7	0,3	2,8	0,2	4,5
Broccoli mit gerösteten Mandeln	Portion/en	250,0	135,0	9,8	7,4	6,7	0,6	8,4
Broccoli netto	Portion/en	150,0	39,0	5,0	0,3	3,8	0,3	4,5
Broccolicremesuppe	Teller	300,0	111,0	4,7	4,8	11,8	1,0	3,3
Broccoligratin	Portion/en	300,0	180,0	11,0	9,3	12,6	1,0	6,7
Broiches ohne Füllung	Stück/e	100,0	268,0	7,3	10,9	35,0	2,9	1,8
Brombeere Konserve netto	Portion/en	125,0	92,5	1,2	1,0	17,9	1,5	7,1
Brombeere netto	Portion/en	125,0	37,5	1,5	1,3	3,4	0,3	8,3
Brombeerkompott	Portion/en	250,0	182,5	2,1	1,8	36,5	3,0	11,6
Brombeerkonfitüre	Portion/en	25,0	66,8	0,1	0,1	16,0	1,3	0,6
Brombeersaft	Glas/Gläser	200,0	68,0	2,3	1,7	8,0	0,7	0,0
Brötchen	Stück/e	45,0	111,6	3,3	0,6	22,8	1,9	1,4
Brötchen mit Ölsamen	Stück/e	45,0	113,0	3,5	1,6	20,9	1,7	1,4
Brotfrucht	Stück/e	125,0	141,3	1,9	0,4	31,6	2,6	5,0
Brotpudding	Portion/en	250,0	435,0	13,0	22,6	44,4	3,7	1,4
Brotsuppe	Teller	400,0	368,0	10,2	24,6	26,8	2,2	2,0
Brühe gekörnt / instant	TL	3,0	4,5	0,5	0,1	0,3	0,0	0,0
Brühwurst	Stück/e	100,0	296,0	15,2	26,4	0,3	0,0	0,1
Brunnenkresse	Portion/en	25,0	4,8	0,4	0,1	0,5	0,0	0,8

	Vitamin E mg je Portion	Folsäure gesamt µg je Port.	Vitamin C mg je Portion	Kalzium mg je Portion	Magnesium mg je Portion	Eisen mg je Portion	Jod µg je Portion	gesätt. FS g je Portion	einf. unges. FS g je Port.	mehrf. unges. FS g je Port.	Cholesterin mg je Port.	Saccharose g je Portion	Harnsäure mg je Portion	Slimfaktor
	0,4	2,0	0,0	8,0	16,0	0,6	1,6	10,0	12,6	3,0	48,0	0,0	81,0	🔴
	1,0	12,0	21,5	20,0	12,0	1,1	3,8	4,0	1,9	0,6	18,0	18,0	26,0	🟡
	0,7	12,5	15,4	157,5	22,5	0,9	12,0	2,6	1,3	0,4	15,0	14,9	17,5	🟡
	0,0	0,0	0,0	6,9	1,5	0,1	0,1	0,1	0,1	0,0	0,0	0,0	4,2	🔴
	0,1	1,5	0,8	9,0	4,0	0,3	1,5	0,4	0,4	0,1	5,0	0,1	11,5	🟡
	9,8	8,0	1,5	122,0	62,0	2,1	36,8	7,6	18,0	12,7	186,0	0,1	420,0	🔴
	0,1	35,0	28,9	20,0	45,0	1,0	9,8	2,9	2,4	1,0	12,5	0,7	37,5	🟢
	2,1	45,5	36,3	31,5	63,0	1,5	13,0	4,9	7,4	3,2	14,0	1,1	70,0	🟡
	1,7	57,0	0,5	53,0	44,0	2,0	3,0	1,2	2,1	4,3	0,0	0,3	61,0	🟡
	0,3	2,0	0,1	12,0	20,0	0,8	2,2	9,3	12,2	3,0	54,0	0,0	85,0	🔴
	0,5	4,5	0,0	16,5	46,5	1,8	3,6	12,2	15,9	3,7	108,0	0,0	204,0	🔴
	0,4	4,5	0,1	12,0	39,0	1,6	1,7	14,9	19,4	4,6	93,0	0,0	148,5	🔴
	0,5	7,2	0,1	28,8	41,4	1,8	4,0	10,8	14,2	3,7	61,2	0,8	124,2	🔴
	0,0	2,0	0,0	10,0	4,0	0,8	3,6	0,0	0,0	0,0	0,0	0,8	0,0	🟡
	0,0	0,0	0,0	6,0	2,0	0,4	8,0	0,0	0,0	0,0	0,0	0,7	0,0	🟡
	0,9	12,0	2,8	19,5	43,5	12,4	3,9	9,1	10,5	3,1	1317,0	0,0	283,5	🔴
	0,3	9,0	0,2	27,0	32,0	1,4	2,4	3,9	4,9	1,6	20,0	0,3	78,0	🔴
	1,2	45,0	262,5	300,0	60,0	3,3	4,5	0,2	0,1	0,6	0,0	0,7	90,0	🟢
	0,0	0,8	3,9	10,1	2,0	0,1	0,2	0,0	0,0	0,0	0,0	0,0	3,4	🟡
	0,7	10,0	57,1	164,0	32,0	1,6	6,2	0,1	0,0	0,3	0,0	0,3	50,0	🟡
	0,2	6,0	0,0	202,2	7,2	0,1	6,0	5,4	2,7	0,3	28,2	0,0	3,0	🔴
	0,1	15,0	0,3	120,0	6,0	0,1	6,0	3,3	1,6	0,2	12,6	0,0	3,0	🔴
	0,2	19,5	0,0	105,0	6,0	0,1	6,0	4,1	2,0	0,2	15,3	0,0	3,0	🔴
	0,2	19,5	0,0	120,0	6,0	0,2	6,0	5,1	2,5	0,3	27,6	0,0	3,0	🔴
	0,3	18,0	0,0	84,0	6,0	0,1	6,0	6,0	3,0	0,4	27,9	0,0	3,0	🔴
	1,0	72,0	91,7	168,0	34,5	1,8	22,4	0,1	0,0	0,2	0,0	0,5	79,5	🟢
	3,9	155,0	218,1	277,5	87,5	3,5	36,0	1,5	4,1	1,3	5,0	1,8	122,5	⚫
	0,9	135,0	172,5	157,5	36,0	2,0	22,5	0,1	0,0	0,2	0,0	0,7	75,0	🟢
	0,8	60,0	82,3	126,0	30,0	1,5	21,3	2,7	1,4	0,4	15,0	0,6	54,0	🟢
	1,5	138,0	182,1	333,0	63,0	2,9	38,4	5,4	2,7	0,6	27,0	1,1	111,0	🟢
	0,6	33,0	0,3	57,0	11,0	1,2	4,8	5,7	3,4	0,8	108,0	3,5	26,0	🔴
	0,8	10,0	4,7	52,5	30,0	0,9	2,0	0,1	0,1	0,6	0,0	16,2	16,3	🟢
	0,9	42,5	21,3	56,3	37,5	1,1	0,5	0,1	0,2	0,8	0,0	0,1	18,8	⚫
	1,3	32,5	16,5	82,5	52,5	1,7	1,3	0,1	0,2	1,1	0,0	31,8	27,5	🟢
	0,0	0,3	0,2	4,3	2,8	0,1	0,0	0,0	0,0	0,1	0,0	15,8	1,5	🔴
	1,5	42,0	21,7	94,0	62,0	1,8	0,0	0,1	0,2	1,0	0,0	3,0	32,0	🟡
	0,2	4,1	0,0	7,2	9,5	0,6	0,9	0,2	0,1	0,2	0,0	0,4	19,8	🟡
	0,9	9,5	0,0	8,6	16,7	0,7	1,2	0,3	0,3	0,8	0,0	0,4	21,2	🔴
	0,6	8,8	26,3	38,8	31,3	1,3	1,9	0,1	0,1	0,1	0,0	0,0	18,8	⚫
	1,3	40,0	1,6	205,0	27,5	1,5	17,5	11,8	7,3	1,6	247,5	18,4	27,5	🔴
	0,6	16,0	3,4	60,0	44,0	0,9	5,6	13,9	8,0	1,2	56,0	0,7	24,0	🔴
	0,0	0,0	0,0	6,9	1,5	0,1	0,1	0,1	0,1	0,0	0,0	0,0	4,2	🔴
	0,3	1,0	22,9	12,0	20,0	0,8	2,4	9,5	12,5	3,0	53,0	0,0	93,0	🔴
	0,3	10,0	12,8	45,0	8,5	0,8	0,5	0,0	0,0	0,0	0,0	0,1	7,5	🟢

Lebensmittel	Menge	Portionsgröße in Gramm	kcal je Portion	Eiweiß g je Portion	Fett g je Portion	Kohlenhydrate g je Portion	Broteinheiten je Portion	Ballaststoffe g je Portion
Brunnenkresse getrocknet	TL	1,0	2,1	0,2	0,0	0,2	0,0	0,3
Brunnenkressetrunk	Glas/Gläser	200,0	12,0	1,1	0,2	1,3	0,1	0,2
Buchecker	Portion/en	20,0	117,6	1,2	10,0	6,0	0,5	0,7
Buchteln	Stück/e	90,0	314,1	5,8	12,7	43,9	3,7	1,8
Buchweizen geschält gegart	Portion/en	180,0	163,8	4,8	0,9	33,6	2,8	2,0
Buchweizen geschält	Portion/en	40,0	136,0	3,6	0,7	28,4	2,4	1,5
Buchweizen Vollkorn gegart	Portion/en	180,0	196,2	5,8	1,1	40,3	3,4	6,5
Buchweizen Vollkorn	Portion/en	40,0	136,0	3,6	0,7	28,4	2,4	4,0
Buchweizenbrötchen	Stück/e	45,0	110,7	3,3	0,8	22,3	1,9	1,8
Buchweizengrütze gegart	Portion/en	180,0	129,6	3,2	0,7	27,2	2,3	1,4
Buchweizengrütze roh	Portion/en	40,0	135,6	3,0	0,6	29,1	2,4	1,3
Buchweizenmehl	EL	10,0	34,6	0,5	0,1	7,8	0,7	0,3
Buchweizenvollkornmehl	EL	10,0	34,1	1,1	0,3	6,7	0,6	0,4
Buchweizenvollkornbrot	Scheibe/n	60,0	129,0	4,3	0,8	25,7	2,1	3,1
Bückling	Portion/en	125,0	271,3	23,9	19,7	0,0	0,0	0,0
Bulgur	Portion/en	180,0	585,0	16,2	1,8	124,0	10,3	18,5
Burgunder	Glas/Gläser	130,0	101,4	0,3	0,0	3,3	0,3	0,0
Burgunder Schinken in Aspik	Portion/en	30,0	36,0	7,3	0,7	0,1	0,0	0,0
Burgunderbraten mit Soße u. Gemüse	Portion/en	350,0	294,0	30,1	15,5	7,7	0,6	3,5
Buschbohne grün netto Konserve	Portion/en	150,0	31,5	3,3	0,3	3,7	0,3	4,3
Buschbohne grün netto	Portion/en	150,0	37,5	3,6	0,4	4,8	0,4	4,5
Butter	Portion/en	20,0	148,2	0,1	16,6	0,1	0,0	0,0
Butter halbfett	Portion/en	20,0	76,4	0,8	8,0	0,7	0,1	0,0
Butter mit Kräutern	Portion/en	20,0	130,0	0,1	14,6	0,1	0,0	0,0
Buttercremetorte Biskuit	Stück/e	100,0	316,0	4,1	19,4	31,4	2,6	1,2
Buttergebäck	Portion/en	50,0	249,0	3,1	12,8	29,8	2,5	1,0
Butterhörnchen	Stück/e	50,0	150,5	3,5	4,4	24,1	2,0	1,3
Butterkäse 30% F. i. Tr.	Portion/en	30,0	73,5	7,9	4,6	0,0	0,0	0,0
Butterkäse 45% F. i. Tr.	Portion/en	30,0	89,7	6,5	7,1	0,0	0,0	0,0
Butterkäse 50% F. i. Tr.	Portion/en	30,0	96,6	6,3	8,0	0,0	0,0	0,0
Butterkäse 60% F. i. Tr.	Portion/en	30,0	113,7	5,1	10,4	0,0	0,0	0,0
Butterkeks	Stück/e	5,0	24,0	0,5	1,1	3,1	0,3	0,1
Butterkuchen	Stück/e	100,0	376,0	6,1	18,2	46,9	3,9	2,5
Buttermilch	Glas/Gläser	200,0	72,0	6,4	1,0	8,0	0,7	0,0
Buttermilch mit Fruchtzubereitung	Glas/Gläser	200,0	150,0	5,5	0,9	28,4	2,4	0,2
Buttermilchgelee mit Erdbeeren	Portion/en	250,0	205,0	8,3	1,0	38,7	3,2	1,5
Buttermilchkaltschale	Teller	350,0	192,5	10,6	1,7	31,4	2,6	0,2
Buttermilchspeise	Portion/en	250,0	262,5	15,6	2,8	38,4	3,2	0,0
Buttermilchsuppe	Teller	350,0	217,0	11,1	1,7	37,0	3,1	1,0
Butterpilz frisch	Portion/en	100,0	11,0	1,7	0,4	0,3	0,0	5,9
Butterpilz getrocknet	Portion/en	25,0	28,8	4,4	0,9	0,8	0,1	15,3
Butterpilz Konserve netto	Portion/en	100,0	11,0	1,6	0,3	0,3	0,0	5,8
Butterreis	Portion/en	250,0	317,5	5,2	6,4	58,8	4,9	1,1
Butterschmalz	EL	15,0	132,0	0,0	14,9	0,0	0,0	0,0

Vitamin E mg je Portion	Folsäure gesamt µg je Port.	Vitamin C mg je Portion	Kalzium mg je Portion	Magnesium mg je Portion	Eisen mg je Portion	Jod µg je Portion	gesätt. FS g je Portion	einf. unges. FS g je Port.	mehrf. unges. FS g je Port.	Cholesterin mg je Port.	Saccharose g je Portion	Harnsäure mg je Portion	Slimfaktor
0,1	2,3	2,3	18,5	3,5	0,3	0,2	0,0	0,0	0,0	0,0	0,0	3,4	
0,8	12,0	16,5	146,0	28,0	2,3	4,0	0,1	0,0	0,1	0,0	0,1	24,0	
0,0	20,0	0,0	0,2	0,0	1,4	0,4	1,2	4,4	4,0	0,0	0,1	14,0	
0,5	8,1	0,2	32,4	11,7	0,9	2,8	7,3	3,8	0,7	54,9	11,8	22,5	
0,5	19,8	0,0	12,6	50,4	1,9	0,5	0,2	0,3	0,3	0,0	0,1	88,2	
0,3	20,0	0,0	8,4	34,0	1,3	0,2	0,1	0,2	0,2	0,0	0,1	60,0	
0,8	25,2	0,0	54,0	91,8	2,2	0,7	0,2	0,3	0,4	0,0	0,2	106,2	
0,5	20,0	0,0	30,0	52,0	1,2	0,2	0,1	0,2	0,2	0,0	0,1	60,0	
0,2	5,9	0,0	7,7	17,6	1,1	1,4	0,2	0,2	0,3	0,0	0,5	25,7	
0,0	9,0	0,0	5,4	21,6	0,9	0,5	0,1	0,2	0,2	0,0	0,1	59,4	
0,0	11,6	0,0	4,8	19,2	0,8	0,2	0,1	0,2	0,2	0,0	0,1	50,0	
0,0	3,0	0,0	1,1	3,0	0,1	0,3	0,0	0,0	0,0	0,0	0,0	8,4	
0,2	5,0	0,0	3,3	5,0	0,2	0,3	0,0	0,1	0,1	0,0	0,0	18,0	
0,6	13,2	0,0	15,6	48,6	1,4	2,0	0,1	0,1	0,3	0,0	0,2	43,8	
1,9	5,0	0,6	78,8	38,8	1,3	38,8	4,0	10,0	3,7	120,0	0,0	276,3	
1,2	54,0	0,0	54,0	252,0	8,5	0,4	0,3	0,2	0,8	0,0	1,2	124,2	
0,0	1,3	2,6	10,4	10,4	0,9	13,0	0,0	0,0	0,0	0,0	0,0	0,0	
0,1	1,5	0,1	2,1	9,0	0,4	0,4	0,3	0,3	0,1	20,1	0,0	52,2	
1,4	17,5	9,8	70,0	52,5	5,2	17,9	7,2	6,6	0,8	94,5	1,5	178,5	
0,2	13,5	7,7	82,5	28,5	0,9	7,1	0,1	0,0	0,2	0,0	0,2	66,0	
0,2	66,0	30,0	85,5	37,5	1,2	4,5	0,1	0,0	0,2	0,0	0,3	63,0	
0,4	0,6	0,0	2,6	0,6	0,0	0,9	10,1	5,0	0,6	48,0	0,0	0,0	
0,2	2,0	0,0	23,0	2,8	0,0	0,7	4,8	2,4	0,3	28,0	0,0	0,0	
0,4	1,0	1,0	4,0	0,6	0,0	1,4	8,9	4,4	0,5	40,4	0,0	0,0	
0,7	6,0	0,4	63,0	19,0	0,8	5,2	11,3	6,0	0,9	95,0	15,7	5,0	
0,6	3,0	0,0	9,5	5,5	0,6	0,6	7,4	3,9	0,6	63,5	12,8	9,5	
0,2	11,0	0,1	23,5	6,0	0,5	1,6	2,5	1,3	0,3	12,0	3,5	20,5	
0,1	5,4	0,0	240,0	12,0	0,1	9,0	2,8	1,4	0,2	10,8	0,0	3,0	
0,2	5,4	0,0	225,0	10,5	0,1	10,5	4,3	2,1	0,3	16,2	0,0	3,0	
0,2	5,4	0,0	225,0	9,0	0,1	10,5	4,8	2,4	0,3	18,6	0,0	3,0	
0,3	5,4	0,0	180,0	8,1	0,1	9,0	6,3	3,1	0,4	24,3	0,0	3,0	
0,0	0,5	0,1	6,8	2,2	0,1	0,5	0,6	0,3	0,1	3,1	0,0	1,3	
1,6	9,0	0,3	46,0	22,0	1,0	3,1	9,6	6,3	1,2	45,0	14,8	24,0	
0,0	18,0	2,0	220,0	26,0	0,2	10,0	0,6	0,3	0,0	6,0	0,0	0,0	
0,1	16,0	2,7	190,0	22,0	0,3	8,0	0,5	0,3	0,0	6,0	20,8	2,0	
0,1	25,0	48,6	177,5	30,0	0,9	8,3	0,5	0,3	0,2	5,0	29,6	17,5	
0,1	31,5	3,5	374,5	42,0	0,7	16,5	1,0	0,5	0,1	10,5	17,7	0,0	
0,1	17,5	5,5	212,5	30,0	0,3	10,5	1,7	0,8	0,1	10,0	30,1	5,0	
0,2	35,0	4,2	353,5	49,0	0,8	16,5	1,0	0,5	0,1	10,5	16,9	10,5	
0,1	25,0	8,0	25,0	6,0	1,3	10,0	0,1	0,0	0,2	0,0	0,0	50,0	
0,3	33,5	8,3	62,0	13,0	2,8	25,8	0,2	0,0	0,5	0,0	0,0	129,3	
0,1	6,0	1,8	29,0	9,0	1,1	12,8	0,1	0,0	0,2	0,0	0,0	53,0	
0,3	15,0	0,0	7,5	50,0	0,4	2,0	3,7	1,9	0,4	17,5	0,1	65,0	
0,5	0,0	0,0	0,9	0,2	0,0	0,1	9,1	4,5	0,6	51,0	0,0	0,0	

Lebensmittel	Menge	Portionsgröße in Gramm	kcal je Portion	Eiweiß g je Portion	Fett g je Portion	Kohlenhydrate g je Portion	Broteinheiten je Portion	Ballaststoffe g je Portion
Cabanossi	Stück/e	150,0	676,5	22,7	65,9	0,5	0,0	0,2
Calvados	Glas/Gläser	20,0	62,6	0,0	0,0	0,3	0,0	0,0
Camembert 20% F. i. Tr.	Portion/en	30,0	52,5	7,3	2,6	0,0	0,0	0,0
Camembert 30% F. i. Tr.	Portion/en	30,0	62,7	6,9	3,9	0,0	0,0	0,0
Camembert 40% F. i. Tr.	Portion/en	30,0	80,1	6,6	6,0	0,0	0,0	0,0
Camembert 45% F. i. Tr.	Portion/en	30,0	86,4	6,3	6,8	0,0	0,0	0,0
Camembert 50% F. i. Tr.	Portion/en	30,0	92,7	6,2	7,7	0,0	0,0	0,0
Camembert 60% F. i. Tr.	Portion/en	30,0	108,6	5,0	10,0	0,0	0,0	0,0
Camembert 70% F. i. Tr.	Portion/en	30,0	122,4	4,0	12,0	0,0	0,0	0,0
Camembert gebacken	Portion/en	140,0	400,4	20,9	23,6	26,1	2,2	1,7
Cannelloni alla napoletana	Portion/en	350,0	479,5	22,3	27,2	35,9	3,0	3,8
Cannelloni überbacken	Portion/en	350,0	514,5	31,0	18,0	56,3	4,7	3,3
Carissa	Stück/e	125,0	100,0	0,6	1,4	20,7	1,7	3,4
Cashewmus pur	EL	20,0	123,4	3,5	9,9	5,4	0,4	0,2
Cashewnuss	Portion/en	20,0	113,6	3,5	8,4	6,1	0,5	0,6
Cashewnuss geröstet und gesalzen	Portion/en	20,0	116,6	3,2	9,5	5,0	0,4	0,6
Cervelatwurst	Portion/en	30,0	110,7	6,0	9,7	0,1	0,0	0,0
Cevapcici mit Reis und Zwiebeln	Portion/en	150,0	354,0	21,7	21,3	19,1	1,6	1,9
Champagner	Glas/Gläser	100,0	79,0	0,2	0,0	3,5	0,3	0,0
Champignon gegart	Portion/en	100,0	15,0	2,7	0,2	0,5	0,0	2,1
Champignon getrocknet	Portion/en	25,0	52,8	9,5	0,8	1,9	0,2	7,1
Champignon Konserve netto	Portion/en	100,0	14,0	2,6	0,2	0,5	0,0	2,0
Champignon netto	Portion/en	100,0	15,0	2,7	0,2	0,6	0,0	2,0
Champignoncremesuppe Trockenprodukt	Portion/en	25,0	97,8	2,6	6,3	11,8	1,0	0,1
Champignoncremesuppe	Teller	320,0	102,4	6,4	7,5	2,1	0,2	0,4
Champignonpastete mit Mürbeteig	Portion/en	200,0	630,0	22,8	52,4	18,1	1,5	1,5
Champignons gefüllt	Portion/en	250,0	307,5	23,4	19,6	9,5	0,8	3,0
Champignons in Sahnesoße	Portion/en	250,0	177,5	6,7	15,0	4,4	0,4	4,6
Champignonsoße m. Sahne u. Weißwein	Portion/en	60,0	54,6	1,3	4,1	3,1	0,3	0,4
Cheddar 50% F. i. Tr.	Portion/en	30,0	121,5	7,4	10,2	0,0	0,0	0,0
Cheeseburger	Stück/e	117,0	301,9	15,8	12,6	31,4	2,6	1,3
Cherimoya	Portion/en	125,0	81,3	1,9	0,4	16,8	1,4	8,8
Cherry Brandy	Glas/Gläser	20,0	61,0	0,0	0,0	6,5	0,5	0,0
Chester 20% F. i. Tr.	Portion/en	30,0	73,5	10,1	3,5	0,0	0,0	0,0
Chester 30% F. i. Tr.	Portion/en	30,0	88,2	9,6	5,5	0,0	0,0	0,0
Chester 45% F. i. Tr.	Portion/en	30,0	110,1	8,1	8,6	0,0	0,0	0,0
Chester 50% F. i. Tr.	Portion/en	30,0	118,2	7,6	9,7	0,0	0,0	0,0
Chicoree mit Käse überbacken	Portion/en	150,0	108,0	5,4	8,3	2,9	0,2	1,6
Chicoree netto	Portion/en	50,0	8,5	0,7	0,1	1,2	0,1	0,7
Chicoreesalat mit Dressing	Portion/en	150,0	165,0	2,2	14,6	5,9	0,5	1,4
Chilli con carne	Portion/en	250,0	200,0	14,8	12,5	6,8	0,6	3,7
Chilli Gewürz	TL	1,0	3,3	0,1	0,2	0,3	0,0	0,2
Chillisoße mit Tomaten	Portion/en	20,0	25,2	0,9	0,4	4,4	0,4	0,9
Chinakohl gegart	Portion/en	150,0	18,0	1,7	0,4	1,3	0,1	2,8

Vitamin E mg je Portion	Folsäure gesamt µg je Port.	Vitamin C mg je Portion	Kalzium mg je Portion	Magnesium mg je Portion	Eisen mg je Portion	Jod µg je Portion	gesätt. FS g je Portion	einf. unges. FS g je Port.	mehrf. unges. FS g je Port.	Cholesterin mg je Port.	Saccharose g je Portion	Harnsäure mg je Portion	Slimfaktor
0,6	3,0	0,0	19,5	34,5	1,9	1,8	23,7	30,8	7,4	90,0	0,0	124,5	🔴
0,0	0,0	0,0	0,0	0,2	0,0	0,0	0,0	0,0	0,0	0,0	0,1	0,0	🔴
0,1	15,0	0,3	180,0	6,0	0,1	6,0	1,6	0,8	0,1	6,0	0,0	3,0	🔴
0,1	26,1	0,0	180,0	6,0	0,1	6,0	2,4	1,2	0,1	10,5	0,0	3,0	🔴
0,1	25,5	0,0	135,0	6,0	0,1	6,0	3,6	1,8	0,2	13,8	0,0	3,0	🔴
0,2	24,0	0,0	150,0	6,0	0,1	6,0	4,1	2,1	0,3	21,0	0,0	3,0	🔴
0,2	24,0	0,0	153,0	6,0	0,1	6,0	4,6	2,3	0,3	21,6	0,0	3,0	🔴
0,2	18,0	0,0	120,0	8,7	0,1	6,0	6,0	3,0	0,4	27,9	0,0	3,0	🔴
0,4	15,0	0,0	75,0	6,0	0,1	6,0	7,3	3,6	0,4	33,6	0,0	3,0	🔴
0,9	65,8	0,1	336,0	25,2	1,3	16,5	13,1	7,4	1,4	179,2	0,9	25,2	🔴
3,9	84,0	39,5	385,0	56,0	2,7	20,3	10,8	12,4	2,2	133,0	0,4	56,0	🔴
1,7	38,5	2,9	206,5	45,5	3,3	12,6	6,8	6,6	2,2	647,5	0,4	136,5	🔴
0,6	8,8	58,8	17,5	20,0	1,6	1,9	0,3	0,2	0,5	0,0	6,2	18,8	🟢
0,8	13,6	0,0	8,6	51,6	1,0	0,2	2,2	6,5	0,8	0,0	2,4	8,0	🔴
0,2	13,4	0,0	6,2	54,0	0,6	2,0	1,9	5,5	0,7	0,0	2,7	0,0	🔴
0,3	13,4	0,0	9,0	50,4	0,8	2,2	2,1	6,2	0,8	0,0	2,2	0,0	🔴
0,1	0,6	0,0	5,1	8,4	0,4	0,4	3,5	4,6	1,1	22,8	0,0	39,9	🔴
0,7	22,5	0,3	31,5	43,5	2,5	2,6	11,9	6,3	1,8	72,0	0,6	144,0	🔴
0,0	1,0	0,0	10,0	8,0	0,5	10,0	0,0	0,0	0,0	0,0	0,0	0,0	🔴
0,1	14,0	3,8	11,0	11,0	1,1	18,9	0,1	0,0	0,1	0,0	0,0	67,0	🟢
0,4	45,3	6,8	34,8	41,8	3,5	59,0	0,2	0,0	0,5	0,0	0,1	208,3	⚫
0,1	6,0	1,1	18,0	13,0	1,0	18,3	0,1	0,0	0,1	0,0	0,0	62,0	🟢
0,1	25,0	4,9	11,0	13,0	1,2	18,0	0,1	0,0	0,1	0,0	0,0	60,0	🟢
0,0	3,8	0,5	75,0	15,0	0,3	0,5	1,5	0,1	3,4	0,0	0,4	25,0	🔴
0,3	6,4	2,3	28,8	28,8	0,7	5,1	3,2	3,1	0,7	6,4	0,0	12,8	🟡
0,7	10,0	0,2	26,0	38,0	1,7	7,2	21,5	22,9	5,2	118,0	0,1	156,0	🔴
1,5	255,0	19,7	175,0	45,0	7,9	28,8	8,2	7,5	1,9	430,0	0,4	242,5	🔴
0,9	47,5	16,0	57,5	35,0	2,9	40,3	8,9	4,4	0,8	42,5	0,2	127,5	🟢
0,1	3,0	0,7	6,6	6,0	0,2	2,3	3,1	0,6	0,1	2,4	0,1	7,2	🔴
0,3	6,0	0,0	252,0	7,5	0,1	13,2	6,2	3,1	0,4	31,5	0,0	3,0	🔴
0,7	5,9	0,2	117,0	24,6	1,9	7,5	6,5	5,1	1,2	37,4	0,4	67,9	🔴
0,6	8,8	18,8	16,3	31,3	0,5	1,9	0,1	0,1	0,1	0,0	5,7	18,8	🟢
0,0	0,2	0,0	0,4	0,2	0,0	0,0	0,0	0,0	0,0	0,0	0,0	0,0	🔴
0,1	12,0	0,0	288,0	9,0	0,2	15,6	2,1	1,1	0,1	8,1	0,0	3,0	🔴
0,2	12,0	0,0	270,0	9,0	0,1	15,6	3,3	1,6	0,2	12,9	0,0	3,0	🔴
0,3	10,5	0,0	228,0	9,0	0,1	15,6	5,2	2,6	0,3	20,4	0,0	3,0	🔴
0,3	9,9	0,0	216,0	7,5	0,1	15,6	5,9	2,9	0,4	22,8	0,0	3,0	🔴
0,3	46,5	8,0	177,0	22,5	1,0	6,8	5,0	2,4	0,4	22,5	0,2	19,5	🟢
0,1	26,0	4,3	13,0	6,5	0,4	0,5	0,0	0,0	0,1	0,0	0,1	7,5	⚫
7,7	54,0	10,8	63,0	21,0	1,0	4,2	2,9	3,4	7,6	9,0	2,6	15,0	🔴
0,9	15,0	5,0	32,5	42,5	2,2	3,8	4,2	6,4	1,2	35,0	0,3	95,0	🟡
0,0	0,0	0,8	1,5	1,5	0,1	0,1	0,0	0,0	0,1	0,0	0,0	1,5	🟡
0,7	7,6	6,8	10,2	10,2	0,4	0,8	0,1	0,1	0,2	0,0	2,1	15,6	🟢
0,4	66,0	18,6	60,0	10,5	0,7	0,0	0,1	0,1	0,2	0,0	0,3	39,0	🟢

Lebensmittel	Menge	Portionsgröße in Gramm	kcal je Portion	Eiweiß g je Portion	Fett g je Portion	Kohlenhydrate g je Portion	Broteinheiten je Portion	Ballaststoffe g je Portion
Chinakohl netto	Portion/en	150,0	21,0	1,8	0,5	1,8	0,1	2,9
Chinesische Suppe	Teller	350,0	273,0	29,3	10,9	13,7	1,1	2,0
Clementine Konserve netto	Portion/en	125,0	100,0	0,7	0,3	22,3	1,9	2,2
Clementine netto	Stück/e	40,0	18,4	0,3	0,1	3,6	0,3	0,8
Clementinennektar	Glas/Gläser	200,0	124,0	0,6	0,2	28,6	2,4	0,2
Clementinensaft	Glas/Gläser	200,0	88,0	1,3	0,5	17,2	1,4	0,4
Cocktail Dressing Fertigprodukt	Portion/en	25,0	144,3	0,5	15,6	0,8	0,1	0,1
Cocktail Kirsche	Portion/en	25,0	66,3	0,1	0,0	16,1	1,3	0,1
Cocktailwürstchen Konserve	Stück/e	10,0	30,4	1,4	2,8	0,0	0,0	0,0
Cognac	Glas/Gläser	20,0	47,4	0,0	0,0	0,4	0,0	0,0
Cola	Glas/Gläser	200,0	122,0	6,6	0,0	21,7	1,8	0,0
Cola kalorienarm	Glas/Gläser	200,0	8,0	0,0	0,0	0,2	0,0	0,0
Cordon bleu vom Schwein	Stück/e	150,0	325,5	33,5	14,9	13,9	1,2	1,1
Cordon bleu vom Kalb	Stück/e	150,0	274,5	27,2	13,6	10,8	0,9	0,8
Corned Beef	Portion/en	30,0	42,3	6,5	1,8	0,0	0,0	0,0
Corned Beef deutsch Konserve	Portion/en	150,0	189,0	35,3	5,1	0,3	0,0	0,1
Cornflakes	Portion/en	30,0	106,5	2,1	0,2	23,7	2,0	1,2
Cornflakes mit Milch und Zucker	Portion/en	150,0	286,5	5,1	3,3	57,9	4,8	1,2
Couscous	Portion/en	250,0	565,0	11,3	21,9	80,3	6,7	8,5
Crème Fraîche 30% Fett	Portion/en	25,0	72,0	0,6	7,5	0,6	0,1	0,0
Crème Fraîche 40% Fett	Portion/en	25,0	93,3	0,5	10,0	0,5	0,0	0,0
Cremeeis	Portion/en	75,0	141,0	4,9	6,7	14,9	1,2	0,0
Cremespeisenpulver	TL	3,0	11,5	0,0	0,0	2,8	0,2	0,0
Cremetorte Biskuit	Stück/e	100,0	316,0	4,1	19,4	31,4	2,6	1,2
Cremetorte Rührteig	Stück/e	100,0	261,0	5,5	10,7	35,2	2,9	2,1
Crepes Suzette	Stück/e	200,0	378,0	8,5	15,9	48,7	4,1	1,4
Croissant	Stück/e	70,0	355,6	5,0	23,5	31,4	2,6	1,8
Croque Mozzarella mit Tomaten	Portion/en	200,0	416,0	18,8	16,5	47,3	3,9	3,2
Croque Salami mit Salat u. Tomate	Portion/en	170,0	425,0	17,5	18,1	47,5	4,0	3,1
Croque Schinken mit Käse Salat Tomate	Portion/en	235,0	531,1	30,9	24,2	46,8	3,9	3,1
Cumberlandsoße	Portion/en	45,0	89,6	0,3	0,1	20,8	1,7	0,9
Curacao	Glas/Gläser	20,0	63,6	0,0	0,0	5,7	0,5	0,0
Curry Bratwurst	Stück/e	150,0	409,5	18,3	37,6	0,5	0,0	0,1
Curry Grillsoße	Portion/en	20,0	26,8	0,5	0,2	5,7	0,5	0,4
Curryketchup	Portion/en	20,0	22,0	0,4	0,1	4,8	0,4	0,2
Currypulver	TL	1,0	3,2	0,1	0,1	0,5	0,0	0,1
Currysoße indisch	Portion/en	60,0	38,4	0,7	2,5	3,3	0,3	1,0
Currywurst mit Curryketchup	Stück/e	100,0	264,0	11,6	23,4	2,7	0,2	0,1
Dampfnudeln	Stück/e	110,0	280,5	7,2	11,1	37,6	3,1	1,9
Danablu 50% F. i. Tr.	Portion/en	30,0	103,5	6,1	8,9	0,0	0,0	0,0
Danbo 45% F. i. Tr.	Portion/en	30,0	96,6	7,0	7,6	0,0	0,0	0,0
Dattel frisch netto	Portion/en	100,0	280,0	2,0	0,5	65,0	5,4	8,7
Dattel getrocknet	Stück/e	25,0	71,3	0,5	0,1	16,5	1,4	2,2
Debreziner	Stück/e	150,0	495,0	23,4	45,1	0,4	0,0	0,2

Vitamin E mg je Portion	Folsäure gesamt µg je Port.	Vitamin C mg je Portion	Kalzium mg je Portion	Magnesium mg je Portion	Eisen mg je Portion	Jod µg je Portion	gesätt. FS g je Portion	einf. unges. FS g je Port.	mehrf. unges. FS g je Port.	Cholesterin mg je Port.	Saccharose g je Portion	Harnsäure mg je Portion	Slimfaktor
0,4	124,5	39,0	60,0	16,5	0,9	0,5	0,1	0,1	0,2	0,0	0,4	37,5	🟢
1,1	31,5	11,2	56,0	52,5	2,6	8,4	4,2	4,3	1,7	101,5	0,9	224,0	🔴
0,3	5,0	8,4	43,8	12,5	0,4	2,0	0,1	0,1	0,1	0,0	20,2	22,5	🟡
0,1	6,0	12,0	14,0	4,4	0,1	0,3	0,0	0,0	0,0	0,0	2,3	8,0	🟢
0,3	10,0	16,6	40,0	12,0	0,4	4,0	0,1	0,0	0,1	0,0	25,9	22,0	🟡
0,6	18,0	36,9	70,0	22,0	0,6	2,0	0,1	0,1	0,2	0,0	11,9	42,0	🟡
9,6	3,3	0,5	9,5	4,5	0,3	0,5	1,9	3,6	9,3	25,3	0,3	1,8	🔴
0,0	0,5	1,3	3,3	1,5	0,2	0,1	0,0	0,0	0,0	0,0	10,0	1,3	🔴
0,0	0,2	2,3	1,2	2,0	0,1	0,2	1,0	1,3	0,3	5,7	0,0	9,6	🔴
0,0	0,0	0,0	0,0	0,2	0,0	0,0	0,0	0,0	0,0	0,0	0,1	0,0	🔴
0,0	0,0	0,0	8,0	2,0	0,1	3,6	0,0	0,0	0,0	0,0	11,8	20,0	🟡
0,0	0,0	0,0	8,0	2,0	0,1	2,2	0,0	0,0	0,0	0,0	0,1	0,0	🟡
0,9	22,5	7,6	213,0	37,5	2,5	10,1	8,0	4,8	0,9	147,0	0,9	198,0	🔴
0,7	22,5	5,9	106,5	39,0	2,8	5,1	6,9	4,2	0,9	127,5	0,7	172,5	🔴
0,0	0,6	0,0	9,9	4,5	0,8	0,9	0,8	0,8	0,1	21,0	0,0	42,0	🔴
0,4	1,5	0,0	18,0	33,0	2,5	1,5	2,2	2,2	0,3	66,0	0,0	154,5	🔴
0,1	1,8	0,0	3,9	4,2	0,6	0,3	0,0	0,1	0,1	0,0	0,7	24,0	🔴
0,1	6,0	1,5	112,5	15,0	0,7	7,1	1,9	1,0	0,2	12,0	30,7	24,0	🔴
2,5	25,0	0,0	40,0	42,5	1,4	5,3	7,6	11,2	1,9	27,5	0,8	92,5	🟡
0,2	2,5	0,3	20,0	2,3	0,0	2,3	4,6	2,3	0,3	22,5	0,0	0,0	🔴
0,2	2,0	0,3	17,5	2,0	0,0	2,0	6,1	3,0	0,4	29,3	0,0	0,0	🔴
0,6	18,0	1,7	135,0	13,5	0,8	9,0	3,1	2,3	0,6	140,3	10,1	0,0	🔴
0,0	0,0	0,0	0,5	0,2	0,0	0,0	0,0	0,0	0,0	0,0	0,0	0,0	🔴
0,7	6,0	0,4	63,0	19,0	0,8	5,2	11,3	6,0	0,9	95,0	15,7	5,0	🔴
1,2	7,0	0,4	76,0	28,0	1,2	5,3	4,7	3,9	1,3	82,0	18,8	11,0	🔴
1,1	32,0	21,8	94,0	28,0	1,7	7,2	8,1	5,1	1,2	188,0	20,8	28,0	🔴
3,7	15,4	0,2	35,0	11,2	0,7	2,7	10,5	7,9	3,9	18,2	2,4	29,4	🔴
1,2	36,0	8,3	270,0	36,0	1,6	12,2	9,6	4,6	1,2	32,0	0,9	50,0	🔴
0,9	17,0	3,5	27,2	35,7	2,1	3,4	6,7	7,9	2,4	40,8	0,9	112,2	🔴
6,1	32,9	4,1	357,2	51,7	2,3	19,3	9,3	7,0	6,4	70,5	1,6	145,7	🔴
0,1	0,9	4,2	10,8	4,1	0,3	0,9	0,0	0,0	0,0	0,0	19,2	3,6	🔴
0,0	0,2	0,0	0,4	0,2	0,0	0,0	0,0	0,0	0,0	0,0	5,5	0,0	🔴
0,4	3,0	0,1	16,5	28,5	1,2	3,2	13,5	17,7	4,3	76,5	0,1	120,0	🔴
0,3	3,8	2,6	9,2	7,4	0,7	0,6	0,0	0,0	0,0	0,0	4,2	7,0	🟡
0,1	1,0	2,4	4,0	3,6	0,2	0,2	0,0	0,0	0,0	0,0	0,2	15,8	🔴
0,0	0,3	0,2	2,4	1,9	0,3	0,1	0,0	0,0	0,0	0,0	0,1	0,8	🟡
0,6	6,0	24,5	9,6	6,0	0,5	1,5	1,8	0,3	0,1	1,8	0,1	4,8	🟢
0,3	2,0	1,2	13,0	21,0	0,8	2,1	8,4	11,0	2,7	49,0	0,1	84,0	🔴
0,5	59,4	0,7	62,7	17,6	1,1	5,1	6,2	3,4	0,7	67,1	7,3	44,0	🔴
0,2	10,8	0,0	186,0	6,9	0,1	2,7	5,4	2,7	0,3	29,1	0,0	3,0	🔴
0,2	5,4	0,0	225,0	12,0	0,2	9,0	4,6	2,3	0,3	17,7	0,0	3,0	🔴
0,2	21,0	3,0	65,0	50,0	1,9	1,0	0,1	0,1	0,2	0,0	0,1	15,0	🟡
0,0	4,3	0,6	16,5	12,8	0,5	0,3	0,0	0,0	0,1	0,0	0,0	3,8	🟡
0,5	3,0	0,0	18,0	34,5	1,8	1,7	16,3	21,1	5,0	85,5	0,0	135,0	🔴

Lebensmittel	Menge	Portionsgröße in Gramm	kcal je Portion	Eiweiß g je Portion	Fett g je Portion	Kohlenhydrate g je Portion	Broteinheiten je Portion	Ballaststoffe g je Portion
Debreziner Bohnengulasch	Portion/en	350,0	322,0	22,7	20,3	11,8	1,0	5,5
Dessertpulver für Quarkspeisen	TL	3,0	11,5	0,0	0,0	2,8	0,2	0,0
Dessertwein	Glas/Gläser	50,0	95,0	0,1	0,0	6,0	0,5	0,0
Deutsche Salami	Portion/en	30,0	109,5	6,0	9,6	0,1	0,0	0,0
Diabetiker Eiswaffeln	Stück/e	20,0	89,2	1,4	6,5	6,4	0,5	0,2
Diabetiker Haferkeks	Stück/e	20,0	82,8	2,1	4,3	8,9	0,7	1,9
Diabetiker Karamelbonbon	Stück/e	3,0	7,4	0,2	0,0	2,7	0,2	0,0
Diabetiker Nougat	Portion/en	20,0	115,4	1,6	8,4	8,6	0,7	0,6
Diabetiker Nussnougatcreme	Portion/en	25,0	130,3	1,2	7,8	13,8	1,2	1,1
Diabetiker Vollkornzwieback	Scheibe/n	10,0	35,2	2,1	0,9	4,6	0,4	1,3
Diabetikerbier Pils	Glas/Gläser	330,0	125,4	1,3	0,0	2,1	0,2	0,0
Diabetikermarmelade mit Fruchtzucker	Portion/en	25,0	27,3	0,1	0,0	7,4	0,6	0,1
Diabetikerschokolade	Portion/en	20,0	81,8	2,2	2,0	13,5	1,1	1,3
Diabetikersirup	Portion/en	25,0	68,0	0,1	0,0	19,5	1,6	0,0
Diabetikerzucker	TL	5,0	11,8	0,0	0,0	5,0	0,4	0,0
Dicke Bohne gegart	Portion/en	150,0	148,5	16,6	1,1	17,4	1,5	18,2
Dicke Bohne getrocknet	Portion/en	50,0	163,0	14,0	1,0	23,8	2,0	6,0
Dicke Bohne Konserve netto	Portion/en	150,0	108,0	10,0	0,7	15,1	1,3	4,4
Dicke Bohne netto	Portion/en	150,0	126,0	10,5	0,8	18,8	1,6	4,5
Dicke Bohnen in heller Soße	Portion/en	250,0	215,0	13,2	5,9	26,7	2,2	5,1
Dicke Bohneneintopf mit Speck	Teller	450,0	756,0	67,8	26,6	60,0	5,0	58,2
Dickmilch 0.3% Fett	Portion/en	150,0	51,0	5,1	0,2	6,3	0,5	0,0
Dickmilch 1.5% Fett	Portion/en	150,0	69,0	5,1	2,3	6,2	0,5	0,0
Dickmilch 3.5% Fett	Portion/en	150,0	96,0	5,1	5,3	6,0	0,5	0,0
Dickmilch 10% Fett	Portion/en	150,0	177,0	4,7	15,0	5,6	0,5	0,0
Dickmilch mit Früchten 0.3% Fett	Portion/en	150,0	109,5	4,4	0,2	21,3	1,8	1,4
Dickmilch mit Früchten 1.5% Fett	Portion/en	150,0	124,5	4,4	1,9	21,2	1,8	1,4
Dickmilch mit Früchten 3.5% Fett	Portion/en	150,0	145,5	4,4	4,4	21,1	1,8	1,4
Dickmilch mit Müsli	Portion/en	150,0	186,0	6,4	5,8	25,8	2,1	1,8
Dill frisch	Portion/en	5,0	2,8	0,2	0,0	0,4	0,0	0,3
Dill getrocknet	TL	1,0	2,6	0,2	0,0	0,4	0,0	0,3
Dillgurke sauer	Portion/en	50,0	4,0	0,2	0,1	0,7	0,1	0,2
Distelöl	EL	12,0	105,5	0,0	11,9	0,0	0,0	0,0
Dominosteine	Stück/e	48,0	185,3	2,5	4,0	34,5	2,9	1,0
Donau Wellen	Stück/e	70,0	218,4	2,9	13,4	21,5	1,8	1,3
Döner Kebab	Portion/en	350,0	665,0	41,9	17,2	84,1	7,0	6,1
Doppelbock	Glas/Gläser	330,0	204,6	2,6	0,0	12,5	1,0	0,0
Dörrpflaumenkompott	Portion/en	250,0	172,5	1,6	0,6	38,2	3,2	4,4
Dosenschinken	Portion/en	30,0	36,3	5,8	1,3	0,3	0,0	0,0
Dresdner Stollen	Stück/e	100,0	408,0	5,7	21,8	46,7	3,9	3,4
Dukatenplätzchen	Portion/en	50,0	258,0	3,5	16,1	25,0	2,1	1,7
Eclairs mit Sahne	Stück/e	100,0	294,0	6,6	21,7	18,5	1,5	1,4
Edamer 30% F. i. Tr.	Portion/en	30,0	77,1	8,2	4,9	0,0	0,0	0,0
Edamer 40% F. i. Tr.	Portion/en	30,0	94,8	7,8	7,0	0,0	0,0	0,0

Vitamin E mg je Portion	Folsäure gesamt µg je Port.	Vitamin C mg je Portion	Kalzium mg je Portion	Magnesium mg je Portion	Eisen mg je Portion	Jod µg je Portion	gesätt. FS g je Portion	einf. unges. FS g je Port.	mehrf. unges. FS g je Port.	Cholesterin mg je Port.	Saccharose g je Portion	Harnsäure mg je Portion	Slimfaktor
0,9	49,0	25,7	157,5	73,5	4,4	11,2	11,3	5,7	1,8	70,0	0,7	192,5	●
0,0	0,0	0,0	0,5	0,2	0,0	0,0	0,0	0,0	0,0	0,0	0,0	0,0	●
0,0	0,5	0,0	5,0	5,5	0,3	5,0	0,0	0,0	0,0	0,0	0,0	0,0	●
0,1	0,6	0,0	4,5	8,7	0,3	0,8	3,5	4,6	1,1	22,8	0,0	41,7	●
3,7	2,4	0,0	6,0	2,0	0,2	0,8	0,9	1,6	3,6	27,2	0,0	2,6	●
2,2	9,6	0,0	18,8	34,6	1,1	1,8	0,6	1,1	2,4	0,0	0,2	19,8	●
0,0	0,0	0,0	0,0	0,0	0,0	0,0	0,0	0,0	0,0	0,0	0,0	0,0	●
1,9	6,2	0,5	41,8	13,8	0,3	1,8	2,7	4,7	0,6	2,8	0,4	2,8	●
3,9	5,0	0,2	38,5	18,3	0,5	2,2	1,1	3,1	3,2	0,0	0,4	4,3	●
0,5	8,5	0,0	7,3	17,8	0,6	1,3	0,1	0,2	0,5	0,0	0,1	13,5	●
0,0	16,5	0,0	13,2	33,0	0,0	3,0	0,0	0,0	0,0	0,0	0,0	33,0	●
0,0	0,3	0,9	1,5	0,8	0,0	0,3	0,0	0,0	0,0	0,0	0,0	1,3	●
0,0	3,6	0,4	56,6	21,4	0,6	3,1	1,2	0,7	0,1	0,2	0,3	2,8	●
0,0	0,0	0,0	1,3	0,0	0,0	0,0	0,0	0,0	0,0	0,0	0,0	0,0	●
0,0	0,0	0,0	0,0	0,0	0,0	0,0	0,0	0,0	0,0	0,0	0,0	0,0	●
0,2	27,0	0,5	63,0	114,0	3,3	9,9	0,2	0,2	0,5	0,0	0,5	82,5	●
0,5	44,0	26,5	46,0	67,5	3,4	6,0	0,2	0,0	0,6	0,0	1,4	83,5	●
0,5	15,0	13,1	40,5	43,5	2,2	7,2	0,2	0,0	0,4	0,0	0,9	67,5	●
0,5	66,0	49,5	37,5	57,0	3,0	4,5	0,2	0,0	0,4	0,0	1,1	63,0	●
0,6	52,5	41,4	90,0	67,5	3,5	9,0	2,4	2,2	0,9	7,5	1,2	72,5	●
0,9	162,0	7,2	234,0	423,0	12,7	37,8	8,6	11,3	4,1	49,5	1,8	351,0	●
0,0	7,5	1,5	180,0	18,0	0,1	11,3	0,1	0,0	0,0	1,5	0,0	0,0	●
0,1	7,5	1,5	180,0	18,0	0,1	11,3	1,4	0,7	0,1	9,0	0,0	0,0	●
0,2	7,5	1,5	180,0	18,0	0,1	11,3	3,2	1,6	0,2	19,5	0,0	0,0	●
0,5	13,5	1,5	165,0	16,5	0,1	10,5	9,1	4,5	0,6	55,5	0,0	0,0	●
0,0	7,5	2,3	159,0	16,5	0,2	9,0	0,1	0,0	0,0	1,5	15,2	1,5	●
0,1	7,5	2,3	159,0	16,5	0,2	9,0	1,1	0,6	0,1	7,5	15,2	1,5	●
0,2	7,5	2,3	159,0	16,5	0,2	9,0	2,7	1,3	0,2	16,5	15,2	1,5	●
0,9	16,5	1,6	156,0	39,0	0,8	10,5	2,8	2,1	0,7	15,0	8,2	24,0	●
0,1	2,5	3,5	11,5	1,4	0,3	0,2	0,0	0,0	0,0	0,0	0,1	0,8	●
0,1	2,4	1,8	9,9	1,2	0,2	0,2	0,0	0,0	0,0	0,0	0,1	0,7	●
0,0	3,5	1,8	8,5	3,5	0,2	1,5	0,0	0,0	0,0	0,0	0,2	2,0	●
5,3	0,0	0,0	0,0	0,0	0,0	0,0	1,1	1,4	8,9	0,0	0,0	0,0	●
1,1	1,9	0,5	14,9	10,1	0,7	0,5	0,8	2,1	0,8	0,0	10,8	9,1	●
0,5	4,2	0,4	29,4	15,4	0,7	2,9	7,8	4,2	0,6	60,9	12,2	8,4	●
2,0	70,0	6,4	91,0	70,0	5,5	8,1	5,2	7,6	2,1	150,5	1,6	259,0	●
0,0	16,5	0,0	9,9	42,9	0,0	3,3	0,0	0,0	0,0	0,0	0,0	46,2	●
2,1	2,5	8,9	42,5	30,0	1,2	6,5	0,1	0,1	0,3	0,0	19,9	55,0	●
0,1	0,6	0,0	6,6	6,6	0,3	1,1	0,5	0,6	0,1	15,9	0,3	41,4	●
1,9	21,0	0,4	39,0	24,0	1,0	2,0	11,6	7,5	1,4	54,0	9,2	54,0	●
1,7	4,0	0,0	22,0	20,0	0,9	1,7	9,2	4,0	1,9	31,0	13,4	9,0	●
3,1	14,0	0,3	68,0	23,0	1,2	7,0	9,2	9,0	2,0	145,0	5,1	9,0	●
0,1	12,0	0,0	261,0	12,0	0,1	9,0	2,9	1,5	0,2	11,1	0,0	3,0	●
0,2	10,8	0,0	240,0	11,1	0,1	9,0	4,3	2,1	0,3	15,6	0,0	3,0	●

Lebensmittel	Menge	Portionsgröße in Gramm	kcal je Portion	Eiweiß g je Portion	Fett g je Portion	Kohlenhydrate g je Portion	Broteinheiten je Portion	Ballaststoffe g je Portion
Edamer 45% F. i. Tr.	Portion/en	30,0	106,2	7,4	8,5	0,0	0,0	0,0
Edamer 50% F. i. Tr.	Portion/en	30,0	105,9	6,6	8,9	0,0	0,0	0,0
Edelkastanie geröstet	Portion/en	60,0	143,4	1,4	6,5	19,8	1,7	4,6
Edelkastanie gegart	Portion/en	60,0	100,8	1,4	1,1	21,0	1,8	5,1
Edelkastanienmehl	EL	10,0	17,7	0,3	0,2	3,7	0,3	0,6
Edelkastanienmus	EL	20,0	35,6	0,5	0,4	7,4	0,6	1,2
Edelpilzkäse 45% F. i. Tr.	Portion/en	30,0	90,9	6,6	7,2	0,0	0,0	0,0
Edelpilzkäse 50% F. i. Tr.	Portion/en	30,0	106,8	6,9	8,9	0,0	0,0	0,0
Edelpilzkäse 60% F. i. Tr.	Portion/en	30,0	127,5	5,7	11,7	0,0	0,0	0,0
Ei	Stück/e	60,0	92,4	7,7	6,7	0,4	0,0	0,0
Ei gebraten	Stück/e	60,0	98,4	8,2	7,1	0,4	0,0	0,0
Eier mit Senfsoße	Stück/e	130,0	162,5	10,0	11,5	4,9	0,4	0,2
Eier pochiert Verlorene Eier	Portion/en	120,0	184,8	15,4	13,4	0,8	0,1	0,0
Eier russisch	Portion/en	120,0	242,4	16,9	17,9	3,6	0,3	0,5
Eierflockensuppe	Teller	330,0	112,2	8,7	7,3	2,9	0,2	0,8
Eierlikör	Glas/Gläser	20,0	57,0	0,8	1,4	5,6	0,5	0,0
Eierpfannkuchen	Portion/en	250,0	525,0	20,8	24,6	55,0	4,6	2,8
Eierpfannkuchen mit Äpfeln	Stück/e	270,0	359,1	7,8	13,6	51,0	4,2	3,4
Eierstich Suppeneinlage	Portion/en	30,0	32,7	2,4	2,2	0,8	0,1	0,0
Eigelb	Stück/e	22,0	76,6	3,5	7,0	0,1	0,0	0,0
Einfacheiscreme	Portion/en	75,0	96,8	0,6	0,7	21,6	1,8	0,0
Eintopf mit Birnen, Kartoffeln, Fleisch	Teller	450,0	351,0	20,8	12,2	38,9	3,2	9,0
Eintopf mit Gemüse	Teller	450,0	243,0	8,7	6,6	35,7	3,0	11,2
Eis mit Sahne	Portion/en	100,0	136,0	2,3	9,3	10,7	0,9	0,0
Eis mit Sahne und Früchten	Portion/en	150,0	189,0	3,1	11,8	17,7	1,5	0,4
Eisbaisertorte	Stück/e	250,0	595,0	6,6	24,1	87,1	7,3	0,6
Eisbecher Birne Helene	Portion/en	300,0	549,0	6,1	34,0	55,2	4,6	2,1
Eisbecher mit Sahne und Früchten	Portion/en	350,0	693,0	6,9	43,3	55,7	4,6	1,2
Eisbecher Pfirsich Melba	Portion/en	250,0	445,0	3,5	14,9	73,2	6,1	2,5
Eisbein gepökelt gekocht	Portion/en	250,0	362,5	41,3	21,0	2,4	0,2	0,0
Eisbein Haxe gegart	Portion/en	175,0	383,3	49,8	20,5	0,0	0,0	0,0
Eisbergsalat netto	Portion/en	50,0	6,5	0,5	0,1	0,8	0,1	0,9
Eisbock	Glas/Gläser	330,0	287,1	2,5	0,0	12,0	1,0	0,0
Eiscreme	Portion/en	75,0	120,0	1,9	2,0	23,0	1,9	0,0
Eiskaffee	Glas/Gläser	250,0	572,5	6,2	54,6	16,2	1,3	0,4
Eiskonfekt	Stück/e	12,0	62,6	0,5	3,7	6,8	0,6	0,7
Eiswein Beerenauslese	Glas/Gläser	130,0	127,4	0,3	0,0	7,7	0,6	0,0
Eiszapfen weiß	Portion/en	100,0	14,0	1,1	0,1	1,9	0,2	1,6
Eiweiß	Stück/e	38,0	19,0	4,2	0,1	0,3	0,0	0,0
Elisenlebkuchen	Stück/e	25,0	103,0	2,2	5,0	12,3	1,0	1,3
Emmentaler 45% F. i. Tr.	Portion/en	30,0	114,9	8,6	9,0	0,0	0,0	0,0
Endivien netto	Portion/en	50,0	5,5	0,9	0,1	0,2	0,0	0,6
Ente gebraten mit Orangensoße	Portion/en	300,0	654,0	47,5	47,4	9,8	0,8	0,4
Ente mit Haut gegart	Portion/en	150,0	261,0	39,6	11,3	0,0	0,0	0,0

Vitamin E mg je Portion	Folsäure gesamt µg je Port.	Vitamin C mg je Portion	Kalzium mg je Portion	Magnesium mg je Portion	Eisen mg je Portion	Jod µg je Portion	gesätt. FS g je Portion	einf. unges. FS g je Port.	mehrf. unges. FS g je Port.	Cholesterin mg je Port.	Saccharose g je Portion	Harnsäure mg je Portion	Slimfaktor
0,1	10,5	0,0	240,0	10,8	0,1	10,5	5,2	2,6	0,3	17,7	0,0	3,0	🔴
0,3	9,6	0,0	219,3	9,9	0,1	9,0	5,4	2,7	0,3	20,7	0,0	3,0	🔴
1,7	16,8	7,4	19,2	21,6	0,6	0,0	0,6	3,4	2,2	0,0	5,9	0,0	🟢
0,8	20,4	8,8	21,6	15,6	0,6	0,0	0,2	0,4	0,4	0,0	6,3	0,0	🟢
0,1	3,2	1,4	3,6	4,1	0,1	0,0	0,0	0,1	0,1	0,0	1,1	0,0	🟢
0,2	6,4	2,8	7,2	8,2	0,2	0,0	0,1	0,1	0,2	0,0	2,2	0,0	🟢
0,2	13,5	0,0	165,0	13,5	0,2	12,0	4,4	2,2	0,3	17,7	0,0	3,0	🔴
0,2	13,5	0,0	210,0	15,0	0,1	6,0	5,4	2,7	0,3	20,7	0,0	3,0	🔴
0,4	13,5	0,0	180,0	15,0	0,1	6,0	7,1	3,5	0,4	27,0	0,0	3,0	🔴
1,2	39,0	0,0	33,6	7,2	1,3	6,0	2,0	2,7	0,9	237,6	0,0	3,0	🔴
0,9	36,6	0,0	33,6	7,8	1,3	6,4	2,1	2,8	1,0	252,6	0,0	3,0	🔴
1,9	33,8	0,3	68,9	19,5	1,6	7,9	3,5	4,8	1,8	248,3	0,2	6,5	🔴
2,4	62,4	0,0	63,6	12,0	1,9	12,0	4,0	5,3	1,8	474,0	0,0	6,0	🔴
3,5	39,6	2,9	88,8	32,4	2,0	20,0	6,1	6,6	3,0	298,8	0,5	84,0	🔴
0,7	26,4	11,1	52,8	36,3	1,0	2,6	2,9	3,0	0,6	72,6	0,2	13,2	🟡
0,1	8,0	0,1	2,8	0,8	0,1	0,2	0,4	0,6	0,2	30,0	5,3	13,6	🔴
3,7	57,5	0,8	155,0	37,5	2,8	15,5	7,6	10,0	4,5	350,0	0,2	32,5	🔴
6,1	29,7	5,6	67,5	21,6	1,7	9,2	2,8	3,6	6,0	124,2	19,5	32,4	🔴
0,3	8,1	0,1	26,7	3,6	0,2	2,6	0,8	0,8	0,2	60,3	0,0	0,6	🔴
1,2	28,6	0,0	30,8	3,5	1,6	2,6	2,1	2,8	0,9	277,2	0,0	1,3	🔴
0,0	0,0	0,2	33,0	4,5	0,1	6,8	0,4	0,2	0,0	2,3	20,7	0,0	🔴
1,2	49,5	27,4	63,0	99,0	3,7	19,4	4,2	5,5	1,6	49,5	3,9	166,5	🟢
2,4	85,5	71,8	117,0	76,5	3,0	18,5	1,7	2,7	1,8	0,0	4,0	117,0	🟢
0,3	5,0	1,1	83,0	9,0	0,1	6,6	5,7	2,8	0,3	29,0	7,4	0,0	🔴
0,4	6,0	2,7	108,0	13,5	0,2	9,0	7,1	3,6	0,5	37,5	13,1	4,5	🔴
1,0	22,5	17,3	112,5	20,0	1,1	11,0	14,0	7,4	1,1	132,5	80,0	10,0	🔴
1,1	21,0	4,9	183,0	36,0	0,9	14,7	20,5	10,4	1,3	84,0	41,3	21,0	🔴
1,8	28,0	12,0	199,5	28,0	1,5	20,0	25,3	13,3	2,0	234,5	46,7	14,0	🔴
0,9	15,0	21,4	117,5	22,5	0,8	9,3	8,9	4,5	0,6	45,0	66,9	15,0	🔴
0,4	5,0	0,0	45,0	40,0	3,5	9,3	7,4	9,6	2,2	137,5	2,4	260,0	🔴
0,8	5,3	0,0	15,8	29,8	3,6	2,5	7,2	9,3	2,1	150,5	0,0	294,0	🔴
0,3	26,5	2,0	9,5	3,5	0,3	1,0	0,0	0,0	0,1	0,0	0,1	5,5	🟢
0,0	16,5	0,0	9,9	39,6	0,0	3,3	0,0	0,0	0,0	0,0	0,0	42,9	🔴
0,0	3,8	0,8	78,8	9,8	0,1	9,8	1,2	0,6	0,1	8,3	20,1	0,0	🔴
1,8	25,0	2,1	172,5	27,5	0,7	18,3	32,7	16,6	2,1	200,0	8,9	0,0	🔴
0,1	0,8	0,0	2,6	9,0	0,3	0,1	3,1	0,4	0,1	0,0	6,8	1,6	🔴
0,0	1,3	0,0	18,2	14,3	0,8	13,0	0,0	0,0	0,0	0,0	0,0	0,0	🔴
0,1	14,0	29,0	27,0	9,0	0,8	8,0	0,0	0,0	0,0	0,0	0,1	10,0	🟢
0,0	5,7	0,1	4,2	4,6	0,1	2,6	0,0	0,0	0,0	0,0	0,0	0,0	🟡
2,2	5,8	1,8	29,8	19,0	0,6	0,8	0,5	3,2	0,9	19,3	11,8	4,3	🔴
0,2	6,0	0,0	330,0	12,9	0,1	12,0	5,5	2,7	0,3	27,0	0,0	3,0	🔴
0,5	24,5	5,0	27,0	5,0	0,7	3,2	0,0	0,0	0,1	0,0	0,1	5,5	🟢
1,9	42,0	10,0	72,0	66,0	6,7	4,2	12,6	24,9	7,2	195,0	1,5	291,0	🔴
0,0	33,0	0,0	24,0	37,5	3,9	2,3	3,1	6,2	1,4	82,5	0,0	240,0	🔴

Lebensmittel	Menge	Portionsgröße in Gramm	kcal je Portion	Eiweiß g je Portion	Fett g je Portion	Kohlenhydrate g je Portion	Broteinheiten je Portion	Ballaststoffe g je Portion
Entenei	Stück/e	50,0	91,5	6,5	7,2	0,4	0,0	0,0
Entenfett	EL	15,0	132,3	0,0	15,0	0,0	0,0	0,0
Entenklein	Portion/en	150,0	364,5	24,2	30,2	0,0	0,0	0,0
Entenklein gegart	Portion/en	150,0	265,5	36,1	13,5	0,0	0,0	0,0
Entenleber	Portion/en	125,0	163,8	23,4	5,7	4,4	0,4	0,0
Entenschenkel gegart	Portion/en	150,0	273,0	37,1	13,8	0,0	0,0	0,0
Erbse gekeimt	Portion/en	100,0	32,0	5,1	0,3	1,9	0,2	2,1
Erbse grün getrocknet gegart	Portion/en	150,0	157,5	13,0	1,0	23,2	1,9	10,3
Erbse grün gedünstet mit Kräutern	Portion/en	250,0	302,5	15,2	11,2	34,5	2,9	11,6
Erbse grün gegart	Portion/en	150,0	126,0	10,1	0,7	18,9	1,6	7,9
Erbse grün getrocknet	Portion/en	50,0	143,5	11,9	0,9	21,2	1,8	9,1
Erbse grün in heller Soße	Portion/en	250,0	217,5	15,1	2,9	31,6	2,6	11,4
Erbse grün Konserve netto	Portion/en	150,0	105,0	9,3	0,7	14,8	1,2	7,3
Erbse grün netto	Portion/en	150,0	123,0	9,8	0,7	18,5	1,5	7,5
Erbsen-Mais Gemüse gedünstet	Portion/en	250,0	297,5	10,5	16,7	26,0	2,2	8,4
Erbsen und Möhren in heller Soße	Portion/en	250,0	135,0	4,6	6,5	13,9	1,2	5,8
Erbseneintopf mit Würstchen	Teller	450,0	405,0	25,2	19,0	32,2	2,7	10,7
Erbsenpüree von Trockenerbsen	Portion/en	250,0	235,0	18,3	3,4	31,6	2,6	12,7
Erbsensuppe	Teller	400,0	244,0	11,7	14,6	16,7	1,4	6,1
Erbsensuppe mit Speck	Teller	400,0	344,0	20,6	12,6	35,9	3,0	12,9
Erbsensuppe püriert	Teller	350,0	294,0	15,3	15,2	23,5	2,0	9,3
Erbswurst	Portion/en	30,0	91,8	3,4	7,1	3,7	0,3	1,5
Erdbeerbowle	Glas/Gläser	200,0	158,0	0,5	0,1	12,1	1,0	0,7
Erdbeercreme	Portion/en	200,0	322,0	4,6	22,0	26,0	2,2	2,2
Erdbeere Konserve netto	Portion/en	125,0	82,5	0,5	0,3	18,6	1,5	1,5
Erdbeere netto	Portion/en	125,0	40,0	1,0	0,5	6,9	0,6	2,5
Erdbeereis	Portion/en	100,0	105,0	1,9	1,9	19,4	1,6	0,7
Erdbeerkonfitüre	Portion/en	25,0	67,0	0,1	0,0	16,3	1,4	0,2
Erdbeersahnetorte	Stück/e	100,0	202,0	2,9	10,6	23,7	2,0	0,8
Erdnuss dragiert	Potion/en	25,0	132,5	5,1	9,6	6,6	0,6	2,2
Erdnuss geröstet	Portion/en	20,0	115,8	5,1	9,9	1,9	0,2	2,3
Erdnuss geröstet und gesalzen	Portion/en	20,0	113,6	5,0	9,7	1,9	0,2	2,2
Erdnuss Krokant	Portion/en	20,0	87,2	1,0	1,9	16,3	1,4	0,4
Erdnuss netto	Portion/en	20,0	112,2	5,1	9,6	1,7	0,1	2,2
Erdnussbutter	EL	20,0	119,4	5,2	10,0	2,4	0,2	1,5
Erdnussflips	Portion/en	25,0	132,3	2,4	8,7	11,3	0,9	1,2
Erdnussmus	EL	20,0	115,6	5,3	9,7	2,1	0,2	1,6
Erdnussmus gesalzen	EL	20,0	113,4	5,2	9,5	2,1	0,2	1,6
Erdnussöl	EL	12,0	105,5	0,0	11,9	0,0	0,0	0,0
Erdnussplätzchen	Portion/en	50,0	260,0	5,0	16,8	21,8	1,8	2,8
Esrom 45% F. i. Tr.	Portion/en	30,0	93,9	6,8	7,5	0,0	0,0	0,0
Essig / Weinesseig	EL	15,0	2,9	0,1	0,0	0,1	0,0	0,0
Essig Kräuter Soße	Portion/en	45,0	239,0	0,3	26,3	0,7	0,1	0,3
Essigmarinade	Portion/en	45,0	135,9	0,1	14,9	0,5	0,0	0,1

Vitamin E mg je Portion	Folsäure gesamt µg je Port.	Vitamin C mg je Portion	Kalzium mg je Portion	Magnesium mg je Portion	Eisen mg je Portion	Jod µg je Portion	gesätt. FS g je Portion	einf. unges. FS g je Port.	mehrf. unges. FS g je Port.	Cholesterin mg je Port.	Saccharose g je Portion	Harnsäure mg je Portion	Slimfaktor
0,3	40,0	0,0	31,5	8,0	1,4	5,0	2,1	2,9	1,0	442,0	0,0	2,5	🔴
0,4	0,0	0,0	0,2	0,0	0,0	0,3	4,5	7,8	1,9	15,0	0,0	0,0	🔴
0,0	37,5	0,0	13,5	21,0	3,0	1,7	8,3	16,5	3,7	114,0	0,0	165,0	🔴
0,0	33,0	0,0	15,0	24,0	3,4	2,3	3,8	7,4	1,7	85,5	0,0	247,5	🔴
0,5	875,0	7,5	13,8	25,0	38,1	3,0	1,8	1,3	1,2	643,8	0,0	312,5	🔴
0,0	33,0	0,0	18,0	24,0	3,4	2,3	3,8	7,6	1,7	85,5	0,0	247,5	🔴
0,1	92,0	22,0	56,0	18,0	1,0	5,0	0,1	0,0	0,2	0,0	0,0	12,0	🟢
0,5	18,0	12,1	48,0	58,5	2,9	8,0	0,4	0,3	0,1	0,0	9,3	331,5	🟢
1,0	57,5	50,7	77,5	80,0	4,5	11,0	6,5	3,4	0,5	30,0	17,2	342,5	⚫
0,4	28,5	23,5	40,5	51,0	2,7	6,9	0,3	0,2	0,1	0,0	7,6	256,5	🟢
0,4	30,5	18,1	39,5	54,0	2,8	7,0	0,3	0,3	0,1	0,0	8,5	272,0	🟡
1,0	55,0	44,8	62,5	77,5	4,3	10,3	0,9	1,2	0,6	0,0	11,9	337,5	🟢
0,4	10,5	9,9	39,0	40,5	2,0	9,6	0,3	0,2	0,1	0,0	5,9	237,0	🟢
0,4	49,5	37,5	36,0	49,5	2,8	6,3	0,3	0,2	0,1	0,0	7,4	225,0	🟢
3,4	30,0	19,2	45,0	72,5	2,5	8,5	4,2	7,4	4,1	2,5	7,3	215,0	⚫
1,6	15,0	10,6	112,5	37,5	3,1	24,3	2,1	2,6	1,4	5,0	3,6	60,0	🟢
0,9	81,0	26,0	81,0	103,5	4,4	13,1	7,4	8,2	2,2	27,0	1,4	148,5	🟢
0,8	157,5	2,1	52,5	92,5	4,0	17,0	1,0	1,2	0,8	5,0	1,4	132,5	🟢
0,6	20,0	12,2	52,0	52,0	1,9	10,4	10,0	3,1	0,5	12,0	5,2	168,0	🟢
1,1	160,0	2,4	76,0	96,0	5,1	21,2	6,4	4,1	1,2	28,0	1,4	144,0	🟢
0,5	24,5	14,5	49,0	70,0	2,5	6,7	6,2	3,0	4,0	3,5	7,3	217,0	⚫
0,1	17,1	0,0	6,6	12,6	0,5	1,8	2,5	3,3	0,9	7,8	0,2	21,6	🔴
0,0	8,0	23,9	28,0	18,0	1,1	15,8	0,0	0,0	0,1	0,0	5,9	10,0	🔴
0,8	24,0	70,9	84,0	22,0	1,2	7,6	13,1	6,6	1,0	64,0	18,9	28,0	🔴
0,1	2,5	12,2	23,8	11,3	0,7	3,9	0,0	0,0	0,2	0,0	16,6	17,5	🟢
0,2	20,0	81,3	31,3	18,8	1,2	1,3	0,0	0,1	0,3	0,0	1,2	31,3	🟢
0,1	8,0	23,1	68,0	12,0	0,4	4,0	1,1	0,5	0,2	6,0	13,9	9,0	🔴
0,0	0,3	0,6	2,5	1,5	0,1	0,0	0,0	0,0	0,0	0,0	15,8	2,3	🔴
0,5	7,0	12,1	57,0	11,0	0,6	5,3	6,1	3,2	0,6	58,0	11,8	10,0	🔴
2,2	33,8	0,0	8,0	32,0	0,4	2,6	1,8	4,7	2,7	0,0	5,7	14,0	🔴
1,8	25,2	0,0	13,0	36,4	0,5	2,8	1,8	4,8	2,8	0,0	0,8	14,2	🔴
1,7	24,8	0,0	13,8	36,2	0,5	2,8	1,8	4,7	2,8	0,0	0,7	14,0	🔴
0,4	6,8	0,0	1,8	6,4	0,1	0,5	0,4	0,9	0,6	0,0	16,1	2,8	🔴
2,2	33,8	0,0	8,0	32,0	0,4	2,6	1,8	4,7	2,7	0,0	0,7	14,0	🔴
1,4	10,6	0,0	11,0	36,0	0,4	0,1	2,0	5,0	2,5	0,0	1,2	14,0	🔴
1,2	4,3	0,0	4,0	10,8	0,2	1,3	1,6	4,2	2,5	0,0	0,3	7,5	🔴
1,6	17,0	0,0	7,0	31,6	0,4	2,6	1,8	4,7	2,8	0,0	0,8	14,2	🔴
1,6	16,6	0,0	7,8	31,4	0,4	2,6	1,7	4,6	2,7	0,0	0,8	14,0	🔴
1,2	0,0	0,0	0,1	0,1	0,0	0,0	2,2	5,8	3,4	0,1	0,0	0,0	🔴
2,5	11,5	0,0	25,0	35,5	0,9	2,3	7,0	6,8	2,0	37,0	12,7	14,0	🔴
0,2	5,4	0,0	210,0	15,0	0,2	10,5	4,5	2,3	0,3	17,4	0,0	3,0	🔴
0,0	0,0	0,0	2,3	3,3	0,1	0,2	0,0	0,0	0,0	0,0	0,0	0,0	🟡
16,6	2,7	3,1	14,4	5,9	0,3	0,5	3,1	5,9	16,2	0,5	0,1	1,4	🔴
9,3	0,9	1,4	7,2	3,6	0,1	0,8	1,7	3,3	9,2	0,0	0,4	0,5	🔴

Lebensmittel	Menge	Portionsgröße in Gramm	kcal je Portion	Eiweiß g je Portion	Fett g je Portion	Kohlenhydrate g je Portion	Broteinheiten je Portion	Ballaststoffe g je Portion
Estragon frisch	Portion/en	5,0	2,5	0,2	0,1	0,3	0,0	0,3
Estragon getrocknet	TL	1,0	3,3	0,2	0,1	0,4	0,0	0,1
Fasan	Portion/en	150,0	202,5	33,0	7,8	0,0	0,0	0,0
Feige frisch netto	Stück/e	20,0	12,6	0,3	0,1	2,6	0,2	0,4
Feige getrocknet	Stück/e	25,0	71,0	1,5	0,6	14,5	1,2	2,3
Felchen gegart brutto	Portion/en	180,0	140,4	24,9	4,4	0,0	0,0	0,0
Felchen geräuchert	Portion/en	75,0	81,0	14,3	2,6	0,0	0,0	0,0
Feldsalat netto	Portion/en	50,0	7,0	0,9	0,2	0,4	0,0	0,9
Fenchel gegart	Portion/en	150,0	33,0	3,7	0,5	3,3	0,3	6,5
Fenchel netto	Portion/en	150,0	37,5	3,6	0,5	4,3	0,4	6,3
Fenchelgemüse gedünstet	Portion/en	200,0	106,0	4,1	7,1	6,0	0,5	6,9
Fenchelsamen frisch	Portion/en	5,0	17,3	0,8	0,7	1,8	0,2	0,8
Ferkel mit Fett	Portion/en	150,0	265,5	29,9	16,3	0,0	0,0	0,0
Feta	Portion/en	30,0	70,8	5,1	5,6	0,0	0,0	0,0
Filetsteak gebraten	Stück/e	200,0	296,0	39,3	15,3	0,3	0,0	0,1
Filetsteak mit Kräuterbutter	Stück/e	200,0	548,0	46,0	40,4	1,2	0,1	0,2
Fisch in Gelee	Portion/en	125,0	232,5	33,8	10,6	0,0	0,0	0,0
Fisch TK paniert	Portion/en	150,0	177,0	20,2	1,8	19,6	1,6	1,3
Fischauflauf mit Gemüse	Portion/en	300,0	213,0	21,8	10,2	8,2	0,7	5,0
Fischbrühe	Teller	300,0	69,0	5,2	4,4	2,2	0,2	0,4
Fischcurry mit Soße	Portion/en	300,0	297,0	34,8	12,1	11,8	1,0	0,9
Fischfilet Müllerin	Portion/en	230,0	411,7	44,4	21,7	9,7	0,8	0,6
Fischfilet paniert	Portion/en	200,0	346,0	30,4	12,2	28,1	2,3	1,9
Fischfrikadelle	Portion/en	120,0	189,6	18,6	7,0	12,6	1,0	0,9
Fischfrikassee mit Soße	Portion/en	300,0	321,0	36,8	14,2	11,0	0,9	0,8
Fischkroketten	Portion/en	180,0	192,6	30,3	3,9	8,7	0,7	0,9
Fischsalat mit Gemüse u. Mayonnaise	Portion/en	100,0	94,0	10,0	4,5	3,0	0,3	1,2
Fischsalat mit Salatsoße	Portion/en	100,0	189,0	16,2	13,3	1,1	0,1	0,2
Fischstäbchen gebraten	Portion/en	150,0	289,5	21,4	13,2	21,2	1,8	1,4
Fischstäbchen TK	Portion/en	150,0	177,0	20,2	1,8	19,6	1,6	1,3
Fischsuppe gebunden	Teller	400,0	492,0	27,9	37,9	10,1	0,8	0,9
Fladenbrot	Portion/en	50,0	117,5	3,5	0,6	24,0	2,0	1,5
Flädle Trockenprodukt	Portion/en	60,0	211,2	7,4	1,7	41,0	3,4	3,0
Flädlesuppe	Teller	330,0	221,1	9,0	11,8	19,9	1,7	1,4
Flammeri mit Erdbeeren	Portion/en	250,0	360,0	8,2	21,7	29,4	2,4	1,3
Fleisch Extrakt	TL	5,0	8,6	1,9	0,0	0,1	0,0	0,0
Fleisch-Gemüse Pie	Portion/en	200,0	442,0	18,7	25,9	33,6	2,8	4,7
Fleischbrühe klar	Teller	300,0	147,0	16,6	7,8	2,5	0,2	1,9
Fleischbrühe mit Nudeln	Teller	330,0	214,5	17,9	7,7	18,4	1,5	2,9
Fleischbrühe mit Gemüse	Teller	350,0	140,0	15,6	7,2	3,1	0,3	0,8
Fleischbrühe Würfel	Stück/e	5,0	7,5	0,9	0,2	0,6	0,0	0,0
Fleischkäse einfach	Portion/en	30,0	94,8	5,3	8,2	0,1	0,0	0,0
Fleischkäse grob	Portion/en	30,0	80,7	5,4	6,6	0,1	0,0	0,0
Fleischkäse im Teigmantel	Portion/en	200,0	710,0	30,1	57,7	19,1	1,6	1,3

Vitamin E mg je Portion	Folsäure gesamt µg je Port.	Vitamin C mg je Portion	Kalzium mg je Portion	Magnesium mg je Portion	Eisen mg je Portion	Jod µg je Portion	gesätt. FS g je Portion	einf. unges. FS g je Port.	mehrf. unges. FS g je Port.	Cholesterin mg je Port.	Saccharose g je Portion	Harnsäure mg je Portion	Slimfaktor
0,1	2,5	0,1	8,5	2,6	0,3	0,0	0,0	0,0	0,0	0,0	0,1	0,8	grün
0,0	0,0	0,6	11,4	3,5	0,3	0,1	0,0	0,0	0,0	0,0	0,1	3,4	rot
0,9	12,0	0,0	18,0	30,0	1,7	0,6	2,6	3,8	1,0	106,5	0,0	165,0	rot
0,1	1,4	0,5	10,8	4,0	0,1	0,3	0,0	0,0	0,0	0,0	0,1	3,0	grün
0,5	6,8	2,5	61,0	22,5	0,7	2,3	0,1	0,1	0,2	0,0	0,5	17,0	gelb
3,3	23,4	0,7	18,0	37,8	1,5	4,1	1,1	1,5	1,3	82,8	0,0	374,4	rot
2,0	15,0	0,5	11,3	21,0	0,8	2,6	0,7	0,9	0,8	48,0	0,0	215,3	rot
0,3	15,0	17,5	17,5	6,5	1,0	17,5	0,0	0,0	0,1	0,0	0,1	12,0	grün
10,1	84,0	70,2	174,0	48,0	3,4	8,4	0,1	0,0	0,2	0,0	0,4	27,0	dunkelgrün
9,0	150,0	139,5	163,5	73,5	4,1	7,5	0,1	0,0	0,2	0,0	0,6	24,0	grün
9,7	114,0	111,8	182,0	82,0	4,4	9,2	4,1	2,0	0,5	20,0	1,3	28,0	grün
0,0	0,5	0,3	59,8	19,3	0,9	0,2	0,0	0,5	0,1	0,0	0,3	3,5	gelb
0,6	4,5	0,0	13,5	36,0	2,6	1,5	5,7	7,5	1,7	105,0	0,0	219,0	rot
0,1	9,0	0,0	135,0	7,5	0,2	7,5	3,6	1,4	0,3	13,5	0,0	9,0	rot
0,8	18,0	0,2	12,0	44,0	4,4	1,2	8,1	5,5	0,6	150,0	0,0	206,0	rot
1,7	24,0	4,0	22,0	44,0	5,1	2,4	23,4	13,0	1,6	228,0	0,2	238,0	rot
1,2	2,5	0,4	63,8	31,3	0,8	25,5	2,2	5,4	2,0	67,5	0,0	161,3	rot
0,4	15,0	1,1	28,5	33,0	0,7	265,5	0,4	0,4	0,5	91,5	0,6	156,0	rot
1,6	63,0	50,2	87,0	57,0	2,3	92,1	4,5	2,9	1,4	87,0	0,4	198,0	grün
0,1	9,0	4,7	24,0	30,0	0,4	2,4	1,9	1,9	0,2	0,0	0,3	6,0	gelb
2,6	15,0	3,1	66,0	57,0	1,2	360,9	3,1	5,0	2,9	129,0	0,6	300,0	rot
3,7	27,6	3,4	59,8	66,7	1,7	153,0	7,1	6,6	4,9	98,9	0,2	305,9	rot
1,0	20,0	2,4	44,0	44,0	1,4	189,8	8,8	1,3	0,9	130,0	1,1	248,0	rot
1,2	18,0	0,8	58,8	28,8	1,1	53,9	3,1	1,6	1,1	84,0	0,3	111,6	rot
3,9	21,0	5,5	60,0	69,0	1,9	194,1	3,3	4,9	3,6	81,0	0,9	255,0	rot
0,8	25,2	6,2	32,4	46,8	1,1	207,2	1,3	1,2	0,7	153,0	0,3	257,4	rot
0,8	13,0	7,6	31,0	26,0	0,8	63,1	1,9	1,6	0,7	31,0	1,1	74,0	gelb
5,3	9,0	3,1	23,0	25,0	0,6	117,2	3,3	3,8	5,4	79,0	0,5	143,0	rot
0,6	10,5	0,7	30,0	31,5	0,7	186,9	10,2	1,1	0,7	100,5	0,7	163,5	rot
0,4	15,0	1,1	28,5	33,0	0,7	265,5	0,4	0,4	0,5	91,5	0,6	156,0	rot
9,9	28,0	6,9	120,0	60,0	2,0	121,6	15,7	11,0	8,7	228,0	0,4	148,0	rot
0,2	8,5	0,0	7,5	10,0	0,6	1,1	0,2	0,1	0,2	0,0	0,4	21,0	gelb
0,1	6,6	0,0	16,2	40,2	1,0	0,4	0,2	0,2	0,8	56,4	0,2	36,0	rot
0,5	13,2	4,6	69,3	33,0	0,8	4,3	7,7	2,7	0,5	33,0	0,3	16,5	gelb
1,4	32,5	22,7	150,0	22,5	1,7	11,0	11,6	7,0	1,4	237,5	18,1	15,0	rot
0,0	52,0	0,0	2,0	3,1	0,7	1,5	0,0	0,0	0,0	0,5	0,0	84,0	rot
1,5	24,0	25,1	44,0	34,0	2,8	6,8	13,5	9,1	1,7	116,0	1,3	130,0	gelb
0,6	12,0	8,4	57,0	30,0	2,5	9,0	3,4	3,4	0,4	51,0	0,7	111,0	grün
0,6	13,2	7,6	56,1	42,9	2,6	8,6	3,1	3,1	0,7	66,0	0,7	115,5	dunkelgrün
0,4	10,5	8,1	24,5	42,0	1,5	1,4	3,1	3,0	0,5	31,5	0,2	66,5	gelb
0,0	0,0	0,0	11,5	2,5	0,1	0,2	0,1	0,1	0,0	0,0	0,0	7,0	rot
0,1	0,3	7,9	4,2	6,9	0,3	0,8	3,0	3,9	0,9	14,7	0,0	32,1	rot
0,1	0,6	7,1	3,3	7,8	0,3	0,7	2,4	3,1	0,7	19,8	0,0	37,2	rot
2,0	10,0	10,2	40,0	48,0	2,2	7,0	21,7	25,2	7,7	154,0	0,1	188,0	rot

Lebensmittel	Menge	Portionsgröße in Gramm	kcal je Portion	Eiweiß g je Portion	Fett g je Portion	Kohlenhydrate g je Portion	Broteinheiten je Portion	Ballaststoffe g je Portion
Fleischklößchen	Portion/en	50,0	96,0	6,4	6,1	4,0	0,3	0,4
Fleischpastete	Portion/en	350,0	875,0	36,9	52,9	63,0	5,2	4,0
Fleischpirogge mit Sauerkraut	Portion/en	350,0	591,5	22,3	31,4	54,5	4,5	6,3
Fleischsuppe klar Brühwürfel	Stück/e	5,0	7,5	0,9	0,2	0,6	0,0	0,0
Fleischtomate	Portion/en	150,0	25,5	1,4	0,3	3,9	0,3	1,4
Fleischwurst	Portion/en	30,0	84,9	4,3	7,6	0,1	0,0	0,0
Fleischwurst im Blätterteig	Portion/en	200,0	662,0	25,2	52,6	23,4	2,0	1,3
Flunder gebraten	Portion/en	250,0	367,5	43,7	20,0	3,2	0,3	0,7
Flunder gegart brutto	Portion/en	180,0	82,8	14,4	2,8	0,0	0,0	0,0
Flunder geräuchert	Portion/en	75,0	75,8	13,1	2,6	0,0	0,0	0,0
Flunder paniert	Portion/en	200,0	358,0	31,3	17,6	18,5	1,5	1,3
Flunderfilet	Portion/en	150,0	142,5	24,8	4,8	0,0	0,0	0,0
Flunderfilet gegart	Portion/en	150,0	168,0	28,8	5,8	0,0	0,0	0,0
Flusskrebs gegart netto	Portion/en	100,0	92,0	19,0	1,1	1,3	0,1	0,0
Flusskrebs Konserve in Öl netto	Portion/en	60,0	91,8	9,6	5,7	0,7	0,1	0,0
Fondant	Portion/en	20,0	71,4	0,0	0,0	17,6	1,5	0,0
Fondantkonfekt	Portion/en	20,0	76,0	0,7	0,4	17,1	1,4	0,6
Forelle blau	Portion/en	200,0	236,0	45,6	5,6	0,0	0,0	0,0
Forelle gegart brutto	Portion/en	180,0	115,2	21,0	3,4	0,0	0,0	0,0
Forelle geräuchert	Portion/en	75,0	90,0	16,3	2,7	0,0	0,0	0,0
Forelle Müllerin	Portion/en	200,0	354,0	41,7	17,3	7,8	0,7	0,5
Forelle paniert	Portion/en	200,0	376,0	37,3	16,6	18,9	1,6	1,4
Forellenfilet	Portion/en	150,0	169,5	30,8	5,0	0,0	0,0	0,0
Forellenfilet gegart	Portion/en	150,0	184,5	35,8	4,4	0,0	0,0	0,0
Frankfurter Kranz	Stück/e	70,0	254,1	3,4	16,8	22,5	1,9	1,0
Frankfurter Würstchen	Stück/e	100,0	276,0	14,5	24,5	0,2	0,0	0,1
French Dressing Fertigprodukt	Portion/en	25,0	52,0	0,1	5,3	1,2	0,1	0,1
Frikadelle	Stück/e	70,0	109,2	14,4	4,1	3,5	0,3	0,3
Frischkäse 50% F. i. Tr.	Portion/en	30,0	84,3	4,1	7,1	1,0	0,1	0,0
Frischkäse 60% F. i. Tr.	Portion/en	30,0	100,5	3,3	9,5	0,8	0,1	0,0
Frischkäse 70% F. i. Tr.	Portion/en	30,0	113,1	2,9	11,1	0,8	0,1	0,0
Frischkäse m. Kräutern 60% F. i. Tr.	Portion/en	30,0	74,7	2,6	6,9	0,7	0,1	0,1
Frischkäse m. Kräutern Magerstufe	Portion/en	30,0	27,0	4,9	0,3	0,9	0,1	0,1
Frischkäsezubereitung 60% F. i. Tr.	Portion/en	30,0	101,7	3,3	9,6	0,7	0,1	0,0
Frischkäsezubereitung 50% F. i. Tr.	Portion/en	30,0	85,2	4,1	7,2	1,0	0,1	0,0
Frischkäsezubereitung 45% F. i. Tr.	Portion/en	30,0	49,2	3,4	3,9	0,2	0,0	0,0
Frischkäsezubereitung 40% F. i. Tr.	Portion/en	30,0	45,3	2,9	3,3	1,0	0,1	0,0
Frischkäsezubereitung 30% F. i. Tr.	Portion/en	30,0	33,9	3,2	1,8	1,1	0,1	0,0
Frischkäsezubereitung 20% F. i. Tr.	Portion/en	30,0	31,5	3,2	1,5	1,1	0,1	0,0
Frischkäsezubereitung 10% F. i. Tr.	Portion/en	30,0	24,9	3,5	0,6	1,1	0,1	0,0
Fritierfett	EL	15,0	132,5	0,0	15,0	0,0	0,0	0,0
Fruchtdickmilch mit Süßstoff	Portion/en	150,0	93,0	4,8	4,8	6,8	0,6	1,4
Früchtebrot	Scheibe/n	45,0	157,5	3,0	5,3	23,8	2,0	2,1
Früchtebrot Rührteig	Scheibe/n	70,0	245,0	4,6	8,3	37,0	3,1	3,2

Vitamin E mg je Portion	Folsäure gesamt µg je Port.	Vitamin C mg je Portion	Kalzium mg je Portion	Magnesium mg je Portion	Eisen mg je Portion	Jod µg je Portion	gesätt. FS g je Portion	einf. unges. FS g je Port.	mehrf. unges. FS g je Port.	Cholesterin mg je Port.	Saccharose g je Portion	Harnsäure mg je Portion	Slimfaktor
0,4	9,0	0,6	13,0	9,0	0,8	2,0	2,4	2,6	0,5	68,5	0,2	30,0	
1,9	59,5	7,6	84,0	59,5	6,9	10,5	26,7	18,1	3,9	322,0	0,8	234,5	
1,5	98,0	16,9	101,5	49,0	3,4	9,8	18,5	8,4	2,3	140,0	3,2	147,0	
0,0	0,0	0,0	11,5	2,5	0,1	0,2	0,1	0,1	0,0	0,0	0,0	7,0	
1,2	58,5	36,8	21,0	19,5	0,8	2,6	0,1	0,0	0,1	0,0	0,2	15,0	
0,1	0,3	6,5	3,3	5,7	0,2	0,7	2,7	3,6	0,9	15,0	0,0	25,5	
0,7	6,0	0,0	30,0	46,0	1,7	4,8	22,4	22,5	5,0	128,0	0,3	156,0	
2,1	25,0	10,0	122,5	75,0	1,8	53,0	8,4	5,2	3,0	165,0	0,5	315,0	
0,5	7,2	0,4	23,4	21,6	0,5	25,2	0,6	0,6	0,8	45,0	0,0	104,4	
0,5	6,8	0,4	22,5	18,8	0,4	24,3	0,5	0,5	0,7	39,8	0,0	96,0	
1,7	30,0	5,0	70,0	48,0	1,6	34,0	7,6	5,0	2,4	202,0	0,8	202,0	
1,1	16,5	1,2	40,5	36,0	0,8	43,5	1,0	1,0	1,4	75,0	0,0	180,0	
1,1	13,5	0,9	48,0	39,0	0,8	34,2	1,2	1,2	1,7	90,0	0,0	208,5	
0,1	13,0	1,9	24,0	25,0	1,5	4,2	0,1	0,2	0,4	146,0	0,0	61,0	
4,3	6,6	1,0	13,8	13,2	0,7	2,8	0,7	1,3	3,4	75,6	0,0	32,4	
0,0	0,0	0,0	0,6	2,0	0,0	0,0	0,0	0,0	0,0	0,0	17,6	0,0	
0,0	1,0	0,1	13,8	8,8	0,3	0,7	0,3	0,2	0,0	0,0	13,1	1,2	
3,5	12,0	5,1	32,0	56,0	1,4	5,0	1,5	1,7	1,8	132,0	0,0	658,0	
1,5	5,4	2,2	12,6	27,0	0,7	4,0	0,9	1,1	1,1	57,6	0,0	302,4	
1,3	3,8	1,8	9,8	19,5	0,5	2,5	0,7	0,8	0,9	44,3	0,0	236,3	
3,6	14,0	8,3	36,0	50,0	1,5	5,4	8,7	5,2	2,1	152,0	0,1	592,0	
3,2	26,0	7,9	48,0	48,0	1,8	7,0	7,7	5,2	2,2	216,0	0,8	472,0	
2,5	10,5	5,4	18,0	39,0	1,0	4,8	1,3	1,5	1,7	84,0	0,0	445,5	
2,8	9,0	4,0	22,5	39,0	1,0	3,8	1,1	1,3	1,4	103,5	0,0	517,5	
1,8	6,3	0,4	49,7	16,8	0,6	2,9	8,7	5,9	1,1	73,5	13,6	4,9	
0,3	2,0	22,2	11,0	22,0	0,8	2,3	8,8	11,5	2,8	56,0	0,0	100,0	
0,6	0,0	0,0	7,5	3,5	0,1	1,0	0,8	3,7	0,5	0,0	0,8	0,5	
0,5	6,3	0,4	9,8	15,4	1,3	1,3	1,4	1,8	0,6	54,6	0,1	88,2	
0,2	7,5	0,1	30,0	2,7	0,0	2,4	4,3	2,1	0,3	23,1	0,0	0,0	
0,2	6,9	0,1	27,0	2,1	0,0	2,4	5,7	2,8	0,3	30,9	0,0	0,0	
0,3	3,9	0,0	24,0	1,8	0,1	2,1	6,7	3,3	0,4	36,6	0,0	0,0	
0,2	6,9	0,1	27,0	2,1	0,0	2,4	4,2	2,1	0,3	25,5	0,0	0,0	
0,0	9,3	0,1	36,6	3,3	0,0	3,0	0,2	0,1	0,0	1,2	0,0	0,0	
0,2	6,9	0,1	26,7	2,1	0,0	2,4	5,8	2,9	0,4	31,5	0,0	0,0	
0,2	7,5	0,1	29,7	2,7	0,0	2,4	4,4	2,2	0,3	23,4	0,0	0,0	
0,2	5,4	0,0	62,1	3,3	0,1	3,0	2,4	1,2	0,1	15,3	0,0	1,5	
0,1	8,1	0,0	32,7	3,0	0,0	2,7	2,0	1,0	0,1	12,3	0,0	0,0	
0,0	8,7	0,0	35,4	3,3	0,0	3,0	1,1	0,5	0,1	6,6	0,0	0,0	
0,0	9,0	0,0	35,7	3,3	0,0	3,0	0,9	0,5	0,1	5,4	0,0	0,0	
0,0	9,0	0,0	36,0	3,3	0,0	3,0	0,4	0,2	0,0	2,1	0,0	0,0	
0,0	0,0	0,0	0,0	0,0	0,0	0,0	6,7	5,7	2,0	4,5	0,0	0,0	
0,2	7,5	2,8	172,5	18,0	0,1	10,4	2,9	1,4	0,2	18,0	0,3	1,5	
2,2	6,3	0,6	40,1	20,7	0,7	1,4	0,6	3,6	0,8	27,9	8,9	19,4	
3,4	9,8	0,9	62,3	32,2	1,1	2,2	1,0	5,5	1,2	43,4	13,8	30,1	

Lebensmittel	Menge	Portionsgröße in Gramm	kcal je Portion	Eiweiß g je Portion	Fett g je Portion	Kohlenhydrate g je Portion	Broteinheiten je Portion	Ballaststoffe g je Portion
Früchtecreme	Portion/en	200,0	228,0	4,6	6,3	37,1	3,1	1,1
Fruchteis	Portion/en	75,0	99,0	1,0	1,0	21,0	1,8	0,5
Früchtemüsli	Portion/en	40,0	136,0	4,0	2,4	24,1	2,0	3,4
Früchtequark	Portion/en	250,0	257,5	15,0	1,8	43,7	3,6	2,0
Früchtetee	Tasse/n	125,0	1,3	0,0	0,0	0,3	0,0	0,0
Fruchtgummi	Stück/e	5,0	9,4	0,1	0,0	2,3	0,2	0,0
Fruchtjoghurt mit Süßstoff	Becher	150,0	96,0	4,6	5,2	6,8	0,6	1,4
Fruchtquark mit Süßstoff	Becher	150,0	109,5	18,4	0,3	6,8	0,6	1,4
Fruchtsaftgetränk Beerenobst	Glas/Gläser	200,0	102,0	0,2	0,0	24,4	2,0	0,0
Fruchtsaftgetränk Trauben	Glas/Gläser	200,0	124,0	0,4	0,1	29,3	2,4	0,0
Fruchtsaftgetränk Zitrus	Glas/Gläser	200,0	94,0	0,3	0,1	22,4	1,9	0,7
Fruchtsaftgetränk Zitrus kalorienarm	Glas/Gläser	200,0	24,0	0,4	0,0	5,2	0,4	0,7
Fruchtsaftlikör	Glas/Gläser	20,0	61,0	0,0	0,0	6,5	0,5	0,0
Fruchtschaumdessert aus Pulver	Portion/en	150,0	163,5	0,3	0,3	39,4	3,3	0,2
Fruchtschnitten	Stück/e	50,0	156,5	2,1	6,0	22,2	1,8	1,4
Fruchtsirup	Portion/en	25,0	72,3	0,0	0,0	17,7	1,5	0,2
Fruchtzucker	TL	5,0	20,3	0,0	0,0	5,0	0,4	0,0
Frühlingsquark mit Kartoffel u. Butter	Portion/en	400,0	412,0	26,4	19,4	31,3	2,6	4,5
Frühlingsrolle mit Gemüsefüllung	Portion/en	150,0	304,5	10,7	18,8	24,0	2,0	2,3
Frühlingssuppe klar	Teller	350,0	175,0	10,3	5,2	21,3	1,8	4,2
Frühstücksfleisch	Portion/en	30,0	86,7	4,8	7,6	0,1	0,0	0,0
Fürst Pückler Bombe	Portion/en	250,0	805,0	11,0	65,4	41,6	3,5	1,0
Gaisburger Marsch-Konserve	Portion/en	500,0	720,0	62,9	22,3	65,5	5,5	7,1
Gans frisch	Portion/en	150,0	507,0	23,6	46,5	0,0	0,0	0,0
Gans gegart	Portion/en	150,0	418,5	35,1	31,2	0,0	0,0	0,0
Gänsebraten mit Soße	Portion/en	300,0	975,0	45,0	88,5	2,1	0,2	0,3
Gänseei	Stück/e	65,0	116,4	9,0	8,6	0,8	0,1	0,0
Gänsekeule überbacken mit Soße	Portion/en	300,0	561,0	30,4	43,9	11,8	1,0	1,3
Gänseklein gegart	Portion/en	150,0	436,5	34,6	33,6	0,0	0,0	0,0
Gänseleber	Portion/en	125,0	163,8	22,5	5,4	6,3	0,5	0,0
Gänseleber in Aspik	Portion/en	30,0	35,1	5,1	1,0	1,3	0,1	0,0
Gänseleberpastete	Portion/en	30,0	74,1	5,5	5,3	1,2	0,1	0,0
Gänseleberwurst mit Trüffeln	Portion/en	30,0	75,6	6,0	5,4	0,9	0,1	0,1
Gänseschmalz	EL	15,0	132,5	0,0	15,0	0,0	0,0	0,0
Garnele	Portion/en	100,0	102,0	20,3	1,7	0,9	0,1	0,0
Garnelencremesuppe Konserve	Teller	250,0	520,0	41,1	39,1	1,8	0,2	0,0
Garnelensuppe Konserve	Teller	250,0	220,0	44,2	3,8	2,0	0,2	0,0
Gartenkürbis	Portion/en	150,0	19,5	0,8	0,3	3,3	0,3	1,7
Gartenkürbis gesäuert	Portion/en	50,0	3,5	0,1	0,1	0,5	0,0	0,3
Gartenkürbis Konserve	Portion/en	150,0	13,5	0,5	0,2	2,1	0,2	1,1
Gazpacho	Teller	350,0	66,5	1,5	5,0	3,7	0,3	1,7
Geflügelbrühe	Teller	300,0	240,0	17,6	18,2	1,7	0,1	1,4
Geflügelcremesuppe	Teller	350,0	210,0	12,0	14,2	8,3	0,7	0,2
Geflügeldöner	Portion/en	350,0	574,0	44,7	9,0	76,6	6,4	5,5

Vitamin E mg je Portion	Folsäure gesamt µg je Port.	Vitamin C mg je Portion	Kalzium mg je Portion	Magnesium mg je Portion	Eisen mg je Portion	Jod µg je Portion	gesätt. FS g je Portion	einf. unges. FS g je Port.	mehrf. unges. FS g je Port.	Cholesterin mg je Port.	Saccharose g je Portion	Harnsäure mg je Portion	Slimfaktor
0,2	12,0	14,1	156,0	24,0	0,5	9,6	3,8	1,9	0,3	20,0	16,4	10,0	🔴
0,1	3,8	3,1	37,5	6,0	0,2	4,5	0,6	0,3	0,1	3,8	17,7	3,8	🔴
1,1	14,8	1,2	21,2	44,0	1,3	1,5	0,3	1,1	0,8	0,0	1,5	38,0	🟡
0,3	45,0	20,6	177,5	30,0	0,9	14,3	1,0	0,5	0,2	5,0	30,3	17,5	🔴
0,0	1,3	0,0	2,5	1,3	0,1	6,3	0,0	0,0	0,0	0,0	0,0	0,0	🟡
0,0	0,0	0,0	18,0	5,5	0,2	0,0	0,0	0,0	0,0	0,0	1,2	1,8	🔴
0,2	15,0	2,8	186,0	18,0	0,1	10,4	3,1	1,6	0,2	19,5	0,3	1,5	🟢
0,1	42,0	2,4	172,5	16,5	0,6	13,8	0,2	0,1	0,0	1,5	0,3	1,5	🟢
0,1	0,0	3,9	62,0	20,0	0,2	1,2	0,0	0,0	0,0	0,0	4,9	2,0	🟡
0,4	2,0	1,5	54,0	18,0	0,4	1,4	0,1	0,0	0,1	0,0	2,7	12,0	🟡
0,0	2,0	12,7	38,0	4,0	0,8	3,8	0,0	0,0	0,0	0,0	0,9	6,0	🟡
0,0	2,0	12,7	38,0	4,0	0,8	3,8	0,0	0,0	0,0	0,0	0,2	6,0	🟢
0,0	0,2	0,0	0,4	0,2	0,0	0,0	0,0	0,0	0,0	0,0	0,0	0,0	🔴
0,0	0,0	0,0	12,0	4,5	0,6	3,2	0,0	0,1	0,2	0,0	0,0	0,0	🔴
1,7	8,5	13,6	55,5	22,5	0,5	2,9	1,8	3,3	0,7	1,5	9,5	10,5	🔴
0,0	0,5	1,0	0,8	0,5	0,1	0,2	0,0	0,0	0,0	0,0	16,9	1,3	🔴
0,0	0,0	0,0	0,1	0,0	0,0	0,0	0,0	0,0	0,0	0,0	0,0	0,0	🔴
1,1	92,0	42,1	300,0	60,0	2,0	28,4	11,7	5,8	0,8	56,0	0,5	28,0	🟡
5,4	39,0	7,5	51,0	34,5	1,4	5,1	6,5	5,2	6,0	48,0	1,0	75,0	🔴
0,7	31,5	22,7	42,0	59,5	1,8	6,7	2,1	1,9	0,6	21,0	1,9	70,0	🟢
0,1	0,6	6,5	2,7	7,5	0,3	0,7	2,7	3,5	0,8	18,3	0,0	30,6	🔴
2,8	22,5	2,2	212,5	47,5	1,0	18,3	38,4	20,8	2,7	170,0	33,2	17,5	🔴
1,3	25,0	7,9	60,0	125,0	6,9	5,0	9,0	10,0	1,6	205,0	1,2	360,0	🔴
0,0	6,0	0,0	18,0	36,0	2,9	6,0	13,7	24,6	5,0	129,0	0,0	255,0	🔴
0,0	6,0	0,0	19,5	40,5	3,2	6,8	9,2	16,5	3,4	115,5	0,0	381,0	🔴
0,1	9,0	1,3	42,0	72,0	5,5	12,3	26,0	46,7	9,6	246,0	0,2	486,0	🔴
0,3	49,4	0,0	39,0	10,4	2,3	6,5	2,6	3,4	1,2	553,8	0,0	3,3	🔴
0,5	12,0	4,7	51,0	60,0	4,3	10,8	16,8	19,9	4,2	183,0	6,1	336,0	🔴
0,0	6,0	0,0	18,0	34,5	2,3	2,3	9,9	17,7	3,6	105,0	0,0	361,5	🔴
0,5	922,5	5,6	15,0	25,0	13,5	3,5	1,7	1,2	1,1	582,5	0,0	312,5	🔴
0,1	171,3	0,2	4,8	6,3	2,8	1,5	0,3	0,2	0,2	120,0	0,0	64,5	🔴
0,1	129,6	0,5	5,7	7,5	3,0	1,1	1,9	2,2	0,7	111,0	0,0	66,3	🔴
0,1	129,9	7,5	5,1	7,8	7,0	1,1	1,9	2,2	0,7	114,0	0,0	69,6	🔴
0,4	0,0	0,0	0,2	0,0	0,0	0,3	4,0	8,7	1,6	15,0	0,0	0,0	🔴
4,0	7,0	2,0	52,0	37,0	1,7	130,0	0,3	0,4	0,6	152,0	0,0	65,0	🔴
30,4	12,5	2,8	135,0	90,0	3,5	265,0	4,7	8,7	23,1	307,5	0,0	132,5	🔴
8,7	12,5	3,0	195,0	120,0	3,7	290,0	0,6	0,8	1,3	330,0	0,0	142,5	🔴
0,8	34,5	16,5	27,0	15,0	0,3	2,1	0,1	0,0	0,1	0,0	0,5	10,5	🟢
0,1	3,5	1,9	6,0	3,0	0,1	1,0	0,0	0,0	0,0	0,0	0,1	1,5	🟢
0,5	9,0	5,4	21,0	10,5	0,2	3,0	0,0	0,0	0,1	0,0	0,3	7,5	🟢
1,4	35,0	52,8	45,5	21,0	0,7	10,5	1,9	2,3	0,4	7,0	0,2	10,5	🟢
0,4	15,0	5,6	51,0	39,0	1,8	9,6	6,1	8,2	2,8	84,0	0,5	153,0	🔴
0,6	7,0	1,9	108,5	38,5	0,5	6,0	5,7	5,9	1,7	31,5	0,0	38,5	🟡
1,7	59,5	5,8	77,0	73,5	3,6	7,4	2,1	4,4	1,6	133,0	1,5	308,0	🔴

Lebensmittel	Menge	Portionsgröße in Gramm	kcal je Portion	Eiweiß g je Portion	Fett g je Portion	Kohlenhydrate g je Portion	Broteinheiten je Portion	Ballaststoffe g je Portion
Geflügelkraftbrühe	Teller	300,0	294,0	26,3	20,6	1,3	0,1	0,5
Geflügelkroketten	Portion/en	200,0	350,0	22,2	22,5	15,0	1,2	1,0
Geflügelmortadella	Portion/en	30,0	52,2	6,3	2,9	0,1	0,0	0,0
Geflügelsalat mit Walnüssen und Sahne	Portion/en	100,0	262,0	16,8	19,4	5,3	0,4	1,1
Gekochte Eier	Stück/e	60,0	92,4	7,7	6,7	0,4	0,0	0,0
Gelatine Gelee extra	Portion/en	25,0	64,8	0,0	0,0	15,8	1,3	0,0
Geleefrüchte	Portion/en	25,0	82,3	0,4	0,0	19,8	1,6	3,0
Gemüse überbacken in Käsesoße	Portion/en	350,0	311,5	14,3	18,9	20,3	1,7	7,4
Gemüsebratling	Portion/en	200,0	264,0	9,6	14,2	24,0	2,0	3,7
Gemüsebrühe	Teller	300,0	57,0	0,7	5,5	1,5	0,1	1,3
Gemüseburger	Stück/e	200,0	236,0	8,0	6,9	34,6	2,9	5,5
Gemüsecremesuppe	Teller	350,0	129,5	4,0	6,0	14,1	1,2	2,8
Gemüseeintopf	Teller	350,0	252,0	33,9	9,0	7,8	0,7	4,5
Gemüseeintopf mit Hammel	Teller	450,0	409,5	43,0	24,4	4,8	0,4	3,3
Gemüseeintopf mit Rind	Teller	450,0	211,5	17,4	5,6	21,3	1,8	8,8
Gemüseeintopf mit Weißkohl	Teller	450,0	234,0	6,4	8,3	31,8	2,6	9,8
Gemüsemischung gegart	Portion/en	150,0	51,0	4,0	0,5	7,1	0,6	5,6
Gemüsemischung Konserve netto	Portion/en	150,0	48,0	3,9	0,4	6,6	0,5	5,4
Gemüseplatte mit Kartoffeln	Portion/en	250,0	200,0	6,6	9,2	21,6	1,8	6,0
Gemüsereis	Portion/en	250,0	227,5	4,8	4,9	40,3	3,4	2,6
Gemüsesalat gegart mit Mayonnaise	Portion/en	150,0	130,5	4,1	9,4	7,1	0,6	5,5
Gemüsesalat gegart mit Joghurtdressing	Portion/en	150,0	61,5	4,2	1,4	7,5	0,6	5,5
Gemüsesalat gegart mit Essigmarinade	Portion/en	150,0	57,0	4,0	0,5	8,5	0,7	5,5
Gemüsesuppe italienisch	Teller	350,0	133,0	5,6	4,9	16,3	1,4	5,1
Gemüsesuppe mit Graupen	Teller	450,0	189,0	10,2	7,3	20,4	1,7	4,4
Gemüsetrunk	Glas/Gläser	200,0	24,0	1,9	0,2	3,6	0,3	0,3
Gemüsezwiebel	Stück/e	80,0	22,4	1,0	0,2	3,9	0,3	1,4
Genever	Glas/Gläser	20,0	38,8	0,0	0,0	0,0	0,0	0,0
Germknödel	Stück/e	330,0	841,5	16,3	46,4	90,3	7,5	12,0
Gerste Vollkorn gegart	Portion/en	180,0	183,6	6,2	1,3	36,3	3,0	6,4
Gerste Vollkorn	Portion/en	40,0	128,0	3,9	0,8	25,7	2,1	3,9
Gerstenbrot	Scheibe/n	45,0	94,5	2,5	0,4	20,0	1,7	2,1
Gerstenflocken	Portion/en	40,0	125,6	3,2	0,6	26,4	2,2	4,1
Gerstenmehl	EL	10,0	33,6	1,0	0,2	6,9	0,6	0,5
Gerstensuppe Bündner Art	Teller	350,0	115,5	4,2	3,8	15,6	1,3	4,3
Getränkepulver Orange	Portion/en	25,0	95,8	0,0	0,0	22,5	1,9	0,1
Getreidebratling	Portion/en	200,0	236,0	11,9	5,9	33,5	2,8	7,8
Getreidesprossen	Portion/en	12,0	8,4	0,4	0,0	1,6	0,1	0,3
Gewürzgurke netto	Portion/en	50,0	8,0	0,3	0,1	0,9	0,1	0,3
Gewürzkuchen Rührteig	Stück/e	70,0	252,0	4,6	11,1	33,3	2,8	1,0
Gewürzmischung chinesisch	TL	1,0	3,1	0,4	0,1	0,3	0,0	0,1
Gin	Glas/Gläser	20,0	52,4	0,0	0,0	0,0	0,0	0,0
Glühwein	Glas/Gläser	200,0	210,0	0,3	0,0	29,5	2,5	0,1
Glutamat	Portion/en	0,5	2,0	0,5	0,0	0,0	0,0	0,0

Vitamin E mg je Portion	Folsäure gesamt µg je Port.	Vitamin C mg je Portion	Kalzium mg je Portion	Magnesium mg je Portion	Eisen mg je Portion	Jod µg je Portion	gesätt. FS g je Portion	einf. unges. FS g je Port.	mehrf. unges. FS g je Port.	Cholesterin mg je Port.	Saccharose g je Portion	Harnsäure mg je Portion	Slimfaktor
0,4	12,0	3,4	33,0	51,0	2,0	2,4	7,1	8,9	3,4	96,0	0,2	189,0	
1,6	16,0	0,5	50,0	36,0	1,8	6,0	7,2	10,0	3,9	120,0	0,5	154,0	
0,0	2,7	7,9	6,9	8,1	0,4	2,5	1,0	1,2	0,5	24,3	0,0	40,8	
3,2	20,0	3,2	31,0	33,0	0,9	7,6	4,1	5,0	9,3	82,0	3,4	89,0	
1,2	31,2	0,0	31,8	6,0	0,9	6,0	2,0	2,7	0,9	237,0	0,0	3,0	
0,0	0,3	0,7	1,0	0,8	0,1	0,3	0,0	0,0	0,0	0,0	14,9	1,8	
0,0	0,0	0,0	24,8	3,0	0,2	0,0	0,0	0,0	0,0	0,0	13,5	0,0	
2,4	49,0	58,3	210,0	49,0	2,9	23,8	12,5	3,9	1,1	119,0	4,0	115,5	
2,0	28,0	12,8	240,0	70,0	3,9	15,6	4,9	3,7	4,7	12,0	1,4	56,0	
3,6	6,0	4,7	39,0	12,0	0,5	10,8	0,7	1,2	3,4	0,0	0,6	9,0	
0,8	62,0	18,8	70,0	44,0	2,9	10,6	3,0	2,2	0,9	92,0	4,1	46,0	
0,7	28,0	25,6	77,0	31,5	2,2	13,0	3,5	1,8	0,4	14,0	0,9	35,0	
1,5	28,0	35,6	63,0	59,5	4,9	9,5	4,4	3,4	0,5	94,5	2,0	241,5	
1,0	40,5	20,4	99,0	67,5	5,2	11,7	10,7	10,6	1,3	139,5	1,3	310,5	
1,8	81,0	49,8	135,0	72,0	3,9	19,4	2,3	2,3	0,5	36,0	2,7	153,0	
8,5	153,0	102,6	121,5	85,5	1,9	18,9	1,0	1,8	5,1	0,0	1,4	67,5	
1,3	24,0	48,7	37,5	25,5	1,7	8,0	0,1	0,1	0,2	0,0	2,2	88,5	
1,3	9,0	23,6	37,5	24,0	1,4	9,5	0,1	0,1	0,2	0,0	2,0	84,0	
1,7	50,0	33,7	70,0	45,0	1,8	12,3	3,3	3,0	2,4	12,5	1,8	65,0	
1,3	22,5	7,1	60,0	42,5	0,8	8,5	1,4	2,0	1,2	2,5	0,9	57,5	
6,8	25,5	47,3	40,5	27,0	1,7	8,1	1,2	2,1	5,6	13,5	2,3	85,5	
1,3	24,0	47,6	49,5	27,0	1,7	8,6	0,7	0,4	0,2	3,0	2,2	85,5	
1,3	24,0	47,9	40,5	28,5	1,7	8,1	0,1	0,1	0,2	0,0	3,4	85,5	
3,6	42,0	24,0	87,5	42,0	2,1	14,0	0,6	1,0	2,9	14,0	2,1	77,0	
0,7	22,5	13,3	63,0	63,0	1,9	8,1	3,8	2,3	0,5	0,0	2,2	72,0	
0,7	10,0	19,8	26,0	18,0	1,0	8,2	0,1	0,0	0,1	0,0	1,1	44,0	
0,1	13,6	6,5	24,8	8,8	0,4	1,6	0,0	0,0	0,1	0,0	0,8	12,0	
0,0	0,0	0,0	0,0	0,0	0,0	0,0	0,0	0,0	0,0	0,0	0,0	0,0	
2,7	79,2	0,7	650,1	155,1	5,4	7,6	21,7	8,4	13,6	102,3	44,8	118,8	
0,5	32,4	0,0	27,0	81,0	2,0	4,9	0,2	0,1	0,6	0,0	0,6	75,6	
0,3	26,0	0,0	15,2	45,6	1,1	2,8	0,2	0,1	0,4	0,0	0,4	43,2	
0,3	10,4	0,0	10,4	17,1	0,7	1,5	0,1	0,0	0,2	0,0	0,3	18,9	
0,3	7,6	0,0	6,4	26,4	0,8	0,4	0,1	0,1	0,3	0,0	0,4	32,8	
0,1	2,0	0,0	3,9	15,5	0,5	0,5	0,0	0,0	0,1	0,0	0,1	10,2	
0,9	31,5	12,6	101,5	38,5	1,9	14,7	1,6	1,1	0,6	56,0	1,6	45,5	
0,0	0,0	50,0	21,0	0,5	0,4	0,3	0,0	0,0	0,0	0,0	0,9	0,0	
1,1	46,0	0,4	74,0	124,0	4,8	5,2	1,1	1,5	2,6	40,0	0,6	82,0	
0,0	0,7	0,0	1,3	6,0	0,1	0,0	0,0	0,0	0,0	0,0	0,1	1,8	
0,0	2,5	1,0	11,0	6,0	0,3	1,6	0,0	0,0	0,0	0,0	0,2	4,0	
1,7	5,6	0,2	42,7	15,4	0,8	2,9	3,7	4,6	2,1	51,8	17,1	13,3	
0,0	0,1	0,0	1,5	1,1	0,1	0,0	0,0	0,0	0,0	0,0	0,0	0,5	
0,0	0,0	0,0	0,0	0,0	0,0	0,0	0,0	0,0	0,0	0,0	0,0	0,0	
0,0	2,0	2,6	18,0	12,0	1,1	14,2	0,0	0,0	0,0	0,0	26,0	0,0	
0,0	0,0	0,0	0,0	0,0	0,0	0,0	0,0	0,0	0,0	0,0	0,0	0,0	

Lebensmittel	Menge	Portionsgröße in Gramm	kcal je Portion	Eiweiß g je Portion	Fett g je Portion	Kohlenhydrate g je Portion	Broteinheiten je Portion	Ballaststoffe g je Portion
Glutenfleisch braun	Portion/en	30,0	41,1	6,5	0,6	2,3	0,2	0,2
Glutenfr. Biskuit	Stück/e	20,0	99,2	0,0	4,8	14,0	1,2	0,1
Glutenfr. Brot dunkel	Scheibe/n	45,0	99,9	0,5	0,5	22,9	1,9	0,7
Glutenfr. Gewürzgebäck	Stück/e	20,0	85,8	0,5	3,1	13,8	1,1	0,3
Glutenfr. Hirsemüsli	Portion/en	40,0	122,8	3,7	2,2	21,7	1,8	5,2
Glutenfr. Hirsebrot	Scheibe/n	45,0	113,9	2,0	1,0	23,9	2,0	2,3
Glutenfr. Kastanienbrot	Scheibe/n	45,0	79,7	0,6	0,4	18,3	1,5	0,7
Glutenfr. Knusperbrot	Scheibe/n	10,0	26,7	1,0	0,1	5,3	0,4	1,5
Glutenfr. Körnerbrot	Scheibe/n	45,0	98,1	2,0	2,1	17,5	1,5	3,0
Glutenfr. Löffelbiskuit	Stück/e	20,0	83,6	1,7	1,5	15,6	1,3	0,2
Glutenfr. Maiskeks	Stück/e	20,0	87,6	1,1	3,3	13,4	1,1	0,4
Glutenfr. Mehl	EL	10,0	35,0	0,0	0,0	8,5	0,7	0,2
Glutenfr. Mehlmischung für Brot	EL	10,0	34,9	0,2	0,1	8,3	0,7	0,2
Glutenfr. Müslikeks	Stück/e	20,0	85,8	1,9	3,7	11,0	0,9	0,8
Glutenfr. Nudeln roh	Portion/en	60,0	213,0	0,3	0,1	52,1	4,3	0,9
Glutenfr. Paniermehl	EL	8,0	29,8	0,6	0,6	5,6	0,5	0,2
Glutenfr. Plätzchen	Stück/e	20,0	47,0	0,1	0,1	11,4	0,9	0,2
Glutenfr. Rosinenbrot	Scheibe/n	45,0	122,9	0,5	2,3	24,7	2,1	1,1
Glutenfr. Schokokeks	Stück/e	20,0	86,6	1,3	3,1	13,3	1,1	0,6
Glutenfr. Toastbrot	Scheibe/n	30,0	86,4	0,2	1,4	17,9	1,5	0,6
Glutenfr. Waffeln	Stück/e	20,0	102,2	0,7	5,7	11,9	1,0	0,2
Glutenfr. Weißbrot	Scheibe/n	40,0	97,2	0,5	0,7	21,9	1,8	0,7
Glutenfr. Zitronenkeks	Stück/e	20,0	101,8	0,7	5,7	11,9	1,0	0,2
Glutenfr. Zwieback	Scheibe/n	10,0	43,5	0,8	1,6	6,4	0,5	0,2
Goldbackfisch TK	Portion/en	150,0	225,0	23,2	10,9	8,6	0,7	0,5
Gorgonzola	Portion/en	30,0	106,8	5,8	9,4	0,0	0,0	0,0
Gouda 30% F. i. Tr.	Portion/en	30,0	76,8	8,2	4,8	0,0	0,0	0,0
Gouda 40% F. i. Tr.	Portion/en	30,0	90,0	7,4	6,7	0,0	0,0	0,0
Gouda 45% F. i. Tr.	Portion/en	30,0	109,5	7,7	8,8	0,0	0,0	0,0
Gouda 50% F. i. Tr.	Portion/en	30,0	110,1	6,7	9,3	0,0	0,0	0,0
Gouda 60% F. i. Tr.	Portion/en	30,0	126,0	6,0	11,4	0,0	0,0	0,0
Grahambrot	Scheibe/n	40,0	84,8	3,1	0,6	16,5	1,4	2,6
Granatapfel netto	Portion/en	125,0	97,5	0,9	0,8	20,9	1,7	2,8
Granatapfelsaft	Glas/Gläser	200,0	154,0	1,3	1,0	33,7	2,8	0,0
Grand Marnier	Glas/Gläser	20,0	63,6	0,0	0,0	5,7	0,5	0,0
Grapefruit netto	Stück/e	100,0	50,0	0,6	0,2	9,0	0,7	0,6
Grapefruitkonfitüre	Portion/en	25,0	68,5	0,1	0,0	16,6	1,4	0,1
Grapefruitnektar	Glas/Gläser	200,0	128,0	0,5	0,1	28,4	2,4	0,1
Grapefruitsaft	Glas/Gläser	200,0	96,0	1,1	0,2	16,9	1,4	0,1
Graubrot	Scheibe/n	45,0	94,5	2,5	0,4	20,0	1,7	2,1
Graubrot mit Ölsamen	Scheibe/n	45,0	101,7	2,9	1,3	19,3	1,6	2,2
Graubrot mit Zwiebel	Scheibe/n	45,0	91,8	2,5	0,3	19,4	1,6	2,1
Graubrot mit Sesam	Scheibe/n	45,0	101,3	2,8	1,3	19,3	1,6	2,3
Graupen, Perlgraupen	EL	20,0	67,8	1,9	0,3	14,2	1,2	0,9

Vitamin E mg je Portion	Folsäure gesamt µg je Port.	Vitamin C mg je Portion	Kalzium mg je Portion	Magnesium mg je Portion	Eisen mg je Portion	Jod µg je Portion	gesätt. FS g je Portion	einf. unges. FS g je Port.	mehrf. unges. FS g je Port.	Cholesterin mg je Port.	Saccharose g je Portion	Harnsäure mg je Portion	Slimfaktor
0,1	1,8	0,1	3,6	3,3	0,1	2,8	0,1	0,2	0,2	0,0	0,1	26,7	rot
2,9	0,0	0,0	2,0	0,2	0,1	0,2	0,6	1,1	2,9	0,0	5,2	0,2	rot
0,1	0,5	0,0	25,7	3,6	0,2	1,4	0,1	0,1	0,3	0,0	1,3	1,4	rot
1,9	0,4	0,0	5,0	3,0	0,2	0,4	0,4	0,7	1,9	0,8	5,1	1,6	rot
0,6	12,8	0,7	19,2	47,2	2,5	1,4	0,3	1,0	0,7	0,0	1,6	28,4	gelb
0,5	4,5	0,0	14,0	24,3	1,0	1,4	0,1	0,2	0,5	0,0	0,2	18,0	rot
0,2	3,6	1,2	5,0	5,0	0,3	1,4	0,0	0,1	0,2	0,0	0,8	3,6	rot
0,1	1,9	0,1	11,9	10,1	0,4	0,7	0,0	0,0	0,1	0,0	0,3	6,9	gelb
0,4	7,7	5,2	27,9	27,0	0,8	0,9	0,3	0,6	1,1	0,0	2,2	8,1	dunkelgrün
0,3	3,8	0,0	7,8	2,6	0,4	1,2	0,4	0,5	0,3	45,4	12,0	1,4	rot
1,9	1,6	0,1	23,8	5,2	0,3	1,4	0,4	0,7	2,0	0,0	2,9	3,8	rot
0,0	0,0	0,0	0,3	0,4	0,0	0,0	0,0	0,0	0,0	0,0	0,0	0,0	rot
0,0	0,2	0,0	0,9	1,1	0,1	0,3	0,0	0,0	0,0	0,0	0,0	0,6	rot
1,9	4,0	0,1	34,0	13,8	0,6	2,2	0,5	1,1	1,9	0,0	3,6	12,4	rot
0,0	0,0	0,0	3,0	1,2	0,3	1,8	0,0	0,0	0,0	0,0	0,0	0,0	rot
0,3	0,6	0,0	1,5	3,3	0,2	1,8	0,1	0,1	0,3	0,0	0,1	2,0	rot
0,0	0,0	0,0	4,4	0,6	0,0	0,2	0,0	0,0	0,0	0,0	0,0	0,0	rot
1,4	2,7	0,0	8,1	2,7	0,2	0,9	0,3	0,5	1,4	0,9	2,0	7,7	rot
1,6	1,4	0,1	34,4	8,4	0,3	1,8	0,6	0,7	1,6	0,2	2,4	3,0	rot
0,9	1,8	55,4	4,5	1,2	0,2	0,6	0,2	0,3	0,9	0,0	1,3	2,1	rot
3,4	0,8	0,1	40,8	5,6	0,2	3,2	0,7	1,3	3,4	0,2	5,2	1,4	rot
0,4	2,0	0,0	5,2	2,8	0,2	1,2	0,1	0,2	0,4	0,0	0,0	3,2	rot
3,4	0,8	0,1	44,0	5,6	0,2	3,6	0,8	2,5	2,1	0,2	4,8	1,2	rot
0,9	3,2	0,0	3,1	3,4	0,2	0,4	0,2	0,4	0,9	5,8	2,0	4,5	rot
1,7	16,5	0,7	39,0	37,5	1,1	114,3	3,6	3,3	2,4	66,0	0,0	153,0	rot
0,2	9,3	0,3	183,6	6,0	0,1	12,0	5,7	2,8	0,3	30,6	0,0	3,0	rot
0,1	12,0	0,0	270,0	12,0	0,1	9,0	2,9	1,4	0,2	11,1	0,0	3,0	rot
0,2	10,8	0,0	240,0	11,1	0,1	10,5	4,1	2,0	0,2	15,6	0,0	3,0	rot
0,2	6,3	0,0	240,0	10,8	0,1	10,5	5,3	2,6	0,3	17,7	0,0	3,0	rot
0,3	9,6	0,0	222,0	11,4	0,1	9,0	5,6	2,8	0,3	20,7	0,0	3,0	rot
0,2	6,0	0,0	210,0	12,0	0,0	9,0	6,9	3,4	0,4	26,1	0,0	3,0	rot
0,5	13,6	0,0	12,0	36,4	1,1	1,3	0,1	0,1	0,3	0,0	0,2	25,6	grün
0,3	8,8	8,8	10,0	3,8	0,6	1,9	0,2	0,1	0,3	0,0	0,4	18,8	dunkelgrün
0,4	8,0	8,6	16,0	6,0	1,0	2,0	0,2	0,2	0,4	0,0	3,3	32,0	rot
0,0	0,2	0,0	0,4	0,2	0,0	0,0	0,0	0,0	0,0	0,0	5,5	0,0	rot
0,3	11,0	44,0	18,0	10,0	0,3	1,3	0,0	0,0	0,1	0,0	3,5	15,0	grün
0,0	0,0	0,4	1,8	1,0	0,1	0,3	0,0	0,0	0,0	0,0	16,1	1,5	rot
0,3	8,0	24,1	22,0	10,0	0,4	4,0	0,0	0,0	0,0	0,0	24,0	16,0	gelb
0,5	14,0	53,5	36,0	20,0	0,7	2,0	0,1	0,1	0,1	0,0	8,2	30,0	gelb
0,3	10,4	0,0	10,4	17,1	0,7	1,5	0,1	0,0	0,2	0,0	0,3	18,9	gelb
1,1	11,7	0,0	11,7	24,3	0,8	1,7	0,2	0,3	0,8	0,0	0,3	21,2	gelb
0,3	10,4	0,1	10,4	16,7	0,7	1,5	0,0	0,0	0,2	0,0	0,3	18,5	grün
0,4	11,7	0,0	24,3	23,4	0,9	1,6	0,2	0,4	0,6	0,0	0,3	19,8	gelb
0,0	4,0	0,0	2,8	13,0	0,4	0,2	0,1	0,0	0,1	0,0	0,2	20,0	rot

Lebensmittel	Menge	Portionsgröße in Gramm	kcal je Portion	Eiweiß g je Portion	Fett g je Portion	Kohlenhydrate g je Portion	Broteinheiten je Portion	Ballaststoffe g je Portion
Graupensuppe	Teller	350,0	171,5	9,0	5,7	21,1	1,8	2,5
Greyerzer 50% F. i. Tr.	Portion/en	30,0	121,8	8,7	9,7	0,0	0,0	0,0
Grießbrei	Portion/en	200,0	146,0	4,8	3,8	22,9	1,9	0,8
Grießflammeri mit Mandeln	Portion/en	250,0	400,0	14,7	18,6	42,9	3,6	3,8
Grießklösschensuppe	Teller	350,0	504,0	19,6	30,3	38,4	3,2	4,1
Grießklösse	Portion/en	250,0	377,5	15,0	14,3	46,5	3,9	4,3
Grießnockerln	Portion/en	30,0	132,6	2,3	10,6	7,2	0,6	0,8
Grießpudding	Portion/en	250,0	545,0	15,1	30,9	51,4	4,3	3,9
Grießschnitten	Portion/en	250,0	435,0	12,4	16,1	59,4	5,0	3,5
Grießsuppe aus Milch	Teller	350,0	339,5	12,2	11,3	46,3	3,9	1,2
Grießsuppe mit Gemüseeinlage	Teller	400,0	188,0	10,7	7,4	19,0	1,6	3,0
Grillsoße Barbecue	Portion/en	20,0	29,2	0,4	0,0	6,3	0,5	0,4
Grillsoße mexikanisch	Portion/en	20,0	11,8	0,5	0,3	1,6	0,1	0,7
Grillsteak	Stück/e	250,0	397,5	74,3	10,8	0,0	0,0	0,0
Grüne Bohneneintopf mit Hammel	Teller	450,0	378,0	24,4	18,1	28,3	2,4	8,2
Grüne Bohneneintopf mit Rind	Teller	450,0	274,5	23,0	6,6	30,1	2,5	11,1
Grüne Soße	Portion/en	45,0	105,8	1,1	10,7	1,4	0,1	0,2
Grünkern Gemüse Bratling	Portion/en	200,0	288,0	10,2	11,4	35,8	3,0	5,3
Grünkern Vollkorn gegart	Portion/en	180,0	187,2	6,8	1,7	35,7	3,0	5,8
Grünkern Vollkorn	Portion/en	40,0	129,6	4,3	1,1	25,3	2,1	3,5
Grünkernsuppe	Teller	350,0	346,5	3,3	32,5	11,2	0,9	2,1
Grünkohl gegart	Portion/en	150,0	42,0	5,1	1,1	2,3	0,2	5,2
Grünkohl Konserve netto	Portion/en	150,0	49,5	6,0	1,3	3,0	0,2	6,0
Grünkohl netto	Portion/en	150,0	55,5	6,5	1,4	3,8	0,3	6,3
Grünkohleintopf mit Schweinebauch	Teller	450,0	522,0	31,1	39,5	10,8	0,9	9,1
Grünkohleintopf mit Kochwurst	Teller	450,0	391,5	18,9	26,4	18,9	1,6	9,8
Grützblutwurst	Portion/en	30,0	71,7	4,5	4,8	2,8	0,2	0,2
Guave Konserve netto	Stück/e	100,0	76,0	0,7	0,4	16,5	1,4	4,5
Guave netto	Stück/e	100,0	38,0	0,9	0,5	6,7	0,6	5,2
Guavennektar	Glas/Gläser	200,0	102,0	0,4	0,2	23,8	2,0	0,0
Gulaschsuppe	Teller	400,0	248,0	15,3	14,0	14,8	1,2	1,7
Gulaschsuppe Konserve	Teller	250,0	275,0	26,6	15,8	6,5	0,5	1,9
Gummibonbons	Stück/e	5,0	9,4	0,1	0,0	2,3	0,2	0,0
Gurke brutto	Portion/en	150,0	13,5	0,6	0,2	2,0	0,2	0,6
Gurke gegart	Portion/en	150,0	18,0	0,9	0,3	2,7	0,2	0,8
Gurke Konserve netto	Portion/en	150,0	15,0	0,8	0,3	2,1	0,2	0,8
Gurke sauer	Portion/en	50,0	4,0	0,2	0,1	0,6	0,1	0,1
Gurke süß sauer	Portion/en	50,0	9,0	0,6	0,1	1,4	0,1	0,8
Gurkenrahmsuppe mit Dill	Teller	300,0	126,0	2,2	10,1	6,4	0,5	1,8
Gurkensalat mit Dressing	Portion/en	150,0	61,5	1,6	4,1	4,2	0,3	0,8
Gurkensalat mit Joghurt	Portion/en	150,0	87,0	1,8	6,8	4,4	0,4	0,6
Gurkentrunk	Glas/Gläser	200,0	8,0	0,4	0,1	1,2	0,1	0,0
Hackbällchen auf Tomate	Stück/e	250,0	322,5	17,5	23,8	10,0	0,8	2,8
Hackbraten mit Soße	Portion/en	380,0	680,2	49,0	46,5	16,8	1,4	1,8

Vitamin E mg je Portion	Folsäure gesamt µg je Port.	Vitamin C mg je Portion	Kalzium mg je Portion	Magnesium mg je Portion	Eisen mg je Portion	Jod µg je Portion	gesätt. FS g je Portion	einf. unges. FS g je Port.	mehrf. unges. FS g je Port.	Cholesterin mg je Port.	Saccharose g je Portion	Harnsäure mg je Portion	Slimfaktor
0,3	17,5	8,6	42,0	52,5	1,3	2,8	2,4	2,2	0,5	0,0	0,8	38,5	●
0,2	3,6	0,0	300,0	11,1	0,1	12,0	5,9	2,9	0,4	33,0	0,0	3,0	●
0,3	10,0	0,6	98,0	14,0	0,4	6,2	1,9	1,2	0,3	46,0	11,4	10,0	●
5,2	45,0	1,6	260,0	65,0	2,0	14,8	5,4	9,3	2,5	182,5	22,2	22,5	●
1,7	35,0	5,4	45,5	49,0	2,2	4,9	16,4	9,9	1,7	192,5	0,5	87,5	●
1,3	32,5	3,0	240,0	40,0	1,2	15,5	7,5	4,5	1,0	142,5	0,5	47,5	●
0,5	7,5	0,3	8,7	4,5	0,3	1,1	8,5	1,0	0,3	37,8	0,1	9,0	●
3,0	40,0	1,7	195,0	45,0	1,7	13,5	20,5	6,3	1,8	192,5	15,4	40,0	●
2,6	25,0	2,2	220,0	35,0	1,2	13,5	7,6	4,7	2,6	107,5	17,8	40,0	●
0,3	14,0	2,7	385,0	42,0	0,4	22,4	6,8	3,4	0,5	42,0	19,2	14,0	●
0,5	36,0	36,9	152,0	56,0	1,0	6,8	3,7	2,7	0,5	12,0	0,5	44,0	●
0,3	4,0	2,4	8,0	7,6	0,2	0,6	0,0	0,0	0,0	0,0	4,1	10,6	●
0,3	4,0	4,0	8,8	7,2	0,3	0,8	0,1	0,1	0,2	0,0	0,1	8,8	●
1,3	30,0	0,0	15,0	67,5	7,9	0,3	4,8	4,6	0,5	215,0	0,0	385,0	●
0,5	99,0	48,7	130,5	99,0	3,6	14,0	7,9	7,7	1,1	72,0	0,8	225,0	●
0,5	103,5	35,8	139,5	108,0	5,0	12,2	2,9	2,4	0,7	36,0	1,0	184,5	●
13,5	5,9	2,6	42,3	5,9	0,2	4,0	3,1	2,3	4,8	11,3	0,2	0,9	●
3,0	40,0	4,2	68,0	84,0	3,6	8,6	2,9	3,5	3,8	106,0	0,9	74,0	●
0,2	25,2	0,0	16,2	91,8	3,0	0,7	0,3	0,2	0,8	0,0	0,4	88,2	●
0,1	20,0	0,0	8,8	52,0	1,7	0,2	0,2	0,1	0,5	0,0	0,3	50,0	●
4,0	21,0	6,4	87,5	24,5	0,9	14,7	20,1	6,7	3,8	49,0	0,7	28,0	●
2,2	39,0	62,4	265,5	25,5	1,9	14,6	0,1	0,1	0,6	0,0	0,6	39,0	●
2,6	19,5	40,5	286,5	34,5	2,0	16,5	0,2	0,1	0,7	0,0	0,7	46,5	●
2,6	90,0	157,5	318,0	46,5	2,9	18,0	0,2	0,1	0,8	0,0	1,0	45,0	●
3,9	90,0	166,8	445,5	121,5	5,6	30,6	14,4	17,2	5,0	85,5	2,2	207,0	●
3,6	94,5	178,1	423,0	94,5	4,9	30,2	9,4	11,6	3,9	40,5	1,7	126,0	●
0,1	2,4	0,1	7,2	9,0	3,1	0,7	1,8	2,2	0,6	18,0	0,1	36,0	●
0,4	7,0	60,9	17,0	11,0	0,6	3,2	0,1	0,0	0,2	0,0	13,9	13,0	●
0,4	30,0	273,0	17,0	13,0	0,8	1,6	0,1	0,0	0,2	0,0	1,6	15,0	●
0,2	10,0	77,4	16,0	8,0	0,5	4,0	0,1	0,0	0,1	0,0	21,4	8,0	●
0,7	12,0	7,7	40,0	52,0	1,9	2,0	5,7	6,0	1,3	28,0	0,6	60,0	●
1,2	15,0	8,0	55,0	50,0	3,7	5,0	7,4	6,4	1,1	72,5	0,7	175,0	●
0,0	0,0	0,0	18,0	5,5	0,2	0,0	0,0	0,0	0,0	0,0	1,2	1,8	●
0,1	21,0	8,6	16,5	9,0	0,5	2,7	0,1	0,0	0,1	0,0	0,1	9,0	●
0,1	16,5	6,7	24,0	12,0	0,7	3,3	0,1	0,0	0,1	0,0	0,1	13,5	●
0,1	6,0	3,1	25,5	9,0	0,5	4,7	0,1	0,0	0,1	0,0	0,1	12,0	●
0,0	3,5	1,5	7,5	3,5	0,1	1,5	0,0	0,0	0,0	0,0	0,1	2,0	●
0,0	7,0	3,8	18,5	8,0	0,2	1,5	0,0	0,0	0,0	0,0	0,5	11,5	●
2,0	24,0	11,9	69,0	21,0	1,0	10,8	4,8	2,8	2,0	21,0	0,6	21,0	●
2,0	28,5	12,8	55,5	15,0	0,7	5,1	1,0	0,9	2,0	3,0	1,0	10,5	●
3,4	25,5	9,5	64,5	13,5	0,6	5,4	1,5	1,6	3,4	4,5	1,2	9,0	●
0,1	6,0	2,6	20,0	8,0	0,4	6,0	0,0	0,0	0,1	0,0	0,1	6,0	●
6,5	50,0	23,4	127,5	65,0	4,6	7,0	6,0	8,8	7,5	115,0	0,7	100,0	●
2,5	19,0	3,3	49,4	68,4	4,6	6,8	17,2	22,0	4,7	201,4	0,8	288,8	●

Lebensmittel	Menge	Portionsgröße in Gramm	kcal je Portion	Eiweiß g je Portion	Fett g je Portion	Kohlenhydrate g je Portion	Broteinheiten je Portion	Ballaststoffe g je Portion
Hackfleisch Schwein gegart	Portion/en	100,0	264,0	25,3	18,2	0,0	0,0	0,0
Hackfleisch Schwein roh	Portion/en	100,0	250,0	17,8	20,1	0,0	0,0	0,0
Hackfleisch gemischt gegart	Portion/en	100,0	239,0	26,7	14,6	0,4	0,0	0,0
Hackfleisch gemischt roh	Portion/en	100,0	221,0	18,9	16,2	0,3	0,0	0,0
Hackfleisch Rind gegart	Portion/en	100,0	223,0	27,6	12,2	0,7	0,1	0,0
Hackfleisch Rind roh	Portion/en	100,0	202,0	19,7	13,6	0,5	0,0	0,0
Hackfleischsoße	Portion/en	75,0	82,5	3,8	5,7	4,1	0,3	0,3
Hacksteak Fertiggericht	Stück/e	150,0	282,0	23,2	20,5	1,6	0,1	0,5
Hacksteak gegart	Stück/e	200,0	402,0	36,9	27,1	3,3	0,3	0,1
Hafer gegart	Portion/en	180,0	207,0	7,4	4,5	33,7	2,8	3,6
Hafer Vollkorn	Portion/en	40,0	141,2	4,7	2,8	23,9	2,0	2,2
Haferbrei	Portion/en	250,0	402,5	12,6	16,4	50,4	4,2	1,9
Haferflocken	Portion/en	40,0	148,0	5,0	2,8	25,3	2,1	2,2
Haferflocken gegart	Portion/en	80,0	63,2	2,3	1,3	10,4	0,9	1,0
Haferflocken Vollkorn	Portion/en	40,0	148,0	5,0	2,8	25,3	2,1	2,2
Haferflockennussgebäck	Portion/en	50,0	236,5	3,7	15,3	21,4	1,8	1,6
Haferflockenplätzchen	Portion/en	50,0	208,5	3,8	10,3	25,1	2,1	1,2
Hafergrütze	Portion/en	40,0	148,4	5,2	2,3	26,3	2,2	1,6
Hafergrütze gegart	Portion/en	180,0	194,4	7,3	3,3	33,3	2,8	2,4
Hafervollkornbrot	Scheibe/n	50,0	103,0	3,5	0,8	20,0	1,7	4,2
Hagebutte gegart	Portion/en	125,0	140,0	4,6	0,8	24,9	2,1	7,9
Hagebutte netto	Portion/en	125,0	135,0	4,5	0,8	24,1	2,0	7,5
Hagebuttenkonfitüre	Portion/en	25,0	74,0	0,3	0,1	17,5	1,5	0,6
Hähnchen gegart netto	Portion/en	150,0	283,5	39,0	14,1	0,0	0,0	0,0
Hähnchen gegrillt	Portion/en	250,0	435,0	53,4	24,7	0,0	0,0	0,0
Hähnchen Innereien gegart	Portion/en	125,0	183,8	26,0	5,3	7,6	0,6	0,0
Hähnchenbrust	Portion/en	150,0	153,0	35,3	1,1	0,0	0,0	0,0
Hähnchenflügel	Portion/en	150,0	312,0	24,8	24,0	0,0	0,0	0,0
Hähnchenklein gegart	Portion/en	150,0	342,0	32,7	23,7	0,0	0,0	0,0
Hähnchenleber gegart	Portion/en	125,0	183,8	26,0	5,3	7,6	0,6	0,0
Hähnchenschenkel gegart	Portion/en	150,0	321,0	42,2	16,9	0,0	0,0	0,0
Halbbitterkuvertüre	Portion/en	25,0	99,0	2,5	2,7	16,0	1,3	2,5
Hallimasch frisch	Portion/en	100,0	15,0	2,1	0,7	0,1	0,0	7,6
Halwa	Portion/en	50,0	189,5	0,6	1,1	43,7	3,6	1,1
Hamburger	Stück/e	103,0	253,4	12,8	8,9	30,7	2,6	1,6
Hamburger Aalsuppe	Teller	400,0	328,0	20,0	18,5	19,0	1,6	5,1
Hamburger Pfannfisch	Portion/en	250,0	267,5	21,6	10,6	20,8	1,7	3,4
Hammelbraten mit Fett	Portion/en	125,0	277,5	21,5	21,5	0,0	0,0	0,0
Hammelbrust gegart	Portion/en	125,0	256,3	33,6	13,5	0,0	0,0	0,0
Hammelfilet gegart	Portion/en	125,0	187,5	35,4	5,0	0,0	0,0	0,0
Hammelkeule gegart	Portion/en	125,0	338,8	29,7	24,7	0,0	0,0	0,0
Hammelkotelett mit Fett gegart	Stück/e	150,0	388,5	37,1	26,9	0,0	0,0	0,0
Hammellende gegart	Portion/en	125,0	186,3	34,9	5,1	0,0	0,0	0,0
Hammeltalg	EL	15,0	110,1	0,6	12,2	0,0	0,0	0,0

Vitamin E mg je Portion	Folsäure gesamt µg je Port.	Vitamin C mg je Portion	Kalzium mg je Portion	Magnesium mg je Portion	Eisen mg je Portion	Jod µg je Portion	gesätt. FS g je Portion	einf. unges. FS g je Port.	mehrf. unges. FS g je Port.	Cholesterin mg je Port.	Saccharose g je Portion	Harnsäure mg je Portion	Slimfaktor
0,5	3,0	0,0	3,0	20,0	1,3	1,5	6,6	8,6	2,1	67,0	0,0	183,0	
0,5	3,0	0,0	3,0	21,0	0,9	1,0	7,2	9,5	2,3	63,0	0,0	129,0	
0,5	2,0	0,0	6,0	18,0	2,2	1,5	5,7	7,0	1,1	63,0	0,0	164,0	
0,4	2,0	0,0	5,0	20,0	1,5	0,6	6,4	7,8	1,2	60,0	0,0	116,0	
0,4	2,0	0,0	6,0	16,0	2,7	0,0	5,2	6,0	0,4	61,0	0,0	152,0	
0,4	2,0	0,0	6,0	19,0	1,9	0,3	5,8	6,7	0,5	58,0	0,0	108,0	
0,1	0,8	0,1	7,5	6,8	0,4	1,8	2,9	2,2	0,3	18,0	0,1	21,8	
0,5	7,5	1,3	24,0	30,0	1,9	3,0	7,9	9,8	1,7	94,5	0,2	144,0	
0,6	4,0	0,2	56,0	32,0	6,1	2,6	12,7	11,2	1,7	90,0	0,0	224,0	
0,6	16,2	0,0	55,8	90,0	4,1	4,1	0,8	1,6	1,8	0,0	0,5	72,0	
0,3	13,2	0,0	32,0	51,6	2,3	2,4	0,5	1,0	1,1	0,0	0,4	40,8	
1,1	25,0	1,5	235,0	70,0	2,2	15,5	8,2	5,3	1,7	120,0	20,8	35,0	
0,6	9,6	0,0	21,6	55,6	1,8	1,6	0,5	1,0	1,1	0,0	0,4	40,0	
0,3	3,2	0,0	11,2	28,8	0,9	0,8	0,2	0,5	0,5	0,0	0,2	20,8	
0,6	9,6	0,0	21,6	55,6	1,8	1,6	0,5	1,0	1,1	0,0	0,4	40,0	
4,2	6,5	0,2	34,5	34,0	1,1	1,5	2,9	8,5	3,1	21,0	9,8	18,5	
0,6	5,0	0,0	20,0	25,5	1,1	2,1	5,4	3,2	0,9	54,5	10,0	19,5	
0,5	12,0	0,0	26,8	28,4	1,6	1,8	0,4	0,8	0,9	0,0	0,4	55,6	
0,7	12,6	0,0	43,2	45,0	2,5	3,2	0,6	1,2	1,3	0,0	0,5	88,2	
0,5	17,0	0,0	14,0	32,0	1,5	2,2	0,1	0,2	0,4	0,0	0,3	31,0	
0,7	7,5	934,3	200,0	83,8	0,4	1,4	0,0	0,1	0,5	0,0	2,5	20,0	
0,6	12,5	1562,5	187,5	81,3	0,5	1,3	0,0	0,1	0,5	0,0	2,4	18,8	
0,0	0,0	11,5	14,0	6,0	0,1	0,0	0,0	0,0	0,0	0,0	15,9	1,5	
0,1	9,0	0,0	18,0	30,0	1,0	15,8	4,3	5,7	3,4	135,0	0,0	235,5	
3,5	15,0	0,0	32,5	50,0	1,8	27,0	6,5	9,0	7,9	175,0	0,0	320,0	
0,5	488,8	27,5	21,3	26,3	11,5	3,0	1,7	1,2	1,1	671,3	0,0	348,8	
0,4	13,5	0,0	21,0	40,5	0,8	0,6	0,3	0,4	0,3	99,0	0,0	270,0	
0,2	7,5	0,0	18,0	37,5	1,4	0,6	7,2	9,7	5,8	115,5	0,0	240,0	
0,2	6,0	0,0	18,0	37,5	1,4	0,0	7,2	9,6	5,7	129,0	0,0	316,5	
0,5	488,8	27,5	21,3	26,3	11,5	3,0	1,7	1,2	1,1	671,3	0,0	348,8	
0,2	22,5	0,0	25,5	49,5	2,9	0,0	5,1	6,8	4,1	127,5	0,0	256,5	
0,1	4,3	0,3	44,8	35,5	1,0	2,3	1,6	0,9	0,1	0,0	14,4	5,5	
0,1	25,0	5,0	4,0	13,0	0,9	10,0	0,2	0,0	0,4	0,0	0,0	50,0	
0,5	2,0	0,0	14,0	6,0	0,4	0,1	0,1	0,7	0,2	0,0	35,0	1,0	
0,6	6,2	0,1	19,6	18,5	1,9	1,8	4,5	4,1	1,1	28,8	0,5	67,0	
7,4	16,0	11,9	76,0	52,0	3,2	12,0	4,4	8,7	4,4	84,0	8,3	140,0	
1,2	42,5	21,0	55,0	70,0	1,6	101,3	3,6	3,6	2,0	52,5	0,9	152,5	
0,3	25,0	0,0	20,0	26,3	1,9	0,9	9,6	9,4	1,0	87,5	0,0	162,5	
0,3	25,0	0,0	20,0	28,8	2,9	1,9	5,3	5,8	0,7	102,5	0,0	218,8	
0,3	28,8	0,0	20,0	33,8	3,4	1,9	2,0	2,2	0,3	110,0	0,0	260,0	
0,3	22,5	0,0	15,0	27,5	2,8	1,8	9,7	10,6	1,3	106,3	0,0	198,8	
0,4	33,0	0,0	19,5	36,0	3,6	2,1	10,8	11,6	1,4	129,0	0,0	363,0	
0,3	28,8	0,0	20,0	33,8	3,4	1,9	2,0	2,2	0,3	103,8	0,0	256,3	
0,1	0,0	0,0	0,3	0,2	0,0	0,0	5,7	5,4	0,5	15,0	0,0	0,0	

Lebensmittel	Menge	Portionsgröße in Gramm	kcal je Portion	Eiweiß g je Portion	Fett g je Portion	Kohlenhydrate g je Portion	Broteinheiten je Portion	Ballaststoffe g je Portion
Hartkaramelle gefüllt	Stück/e	5,0	18,0	0,0	0,0	4,4	0,4	0,0
Hase gegart i.D.	Portion/en	150,0	229,5	44,8	5,3	0,0	0,0	0,0
Haselnuss Krokant	Portion/en	20,0	90,2	0,5	2,5	16,4	1,4	0,3
Haselnuss netto	Portion/en	20,0	127,2	2,4	12,3	2,1	0,2	1,6
Haselnussberge	Portion/en	50,0	233,5	3,4	14,7	22,1	1,8	1,6
Haselnusscreme Dessert	Portion/en	200,0	472,0	11,9	34,6	26,8	2,2	1,4
Haselnussflammeri	Portion/en	250,0	320,0	8,4	15,5	36,2	3,0	1,4
Haselnusskugeln	Portion/en	50,0	262,5	3,7	16,5	25,0	2,1	1,6
Haselnussmark ungezuckert	Portion/en	20,0	130,4	2,5	12,6	2,2	0,2	1,2
Haselnussmus	EL	20,0	130,4	2,5	12,6	2,2	0,2	1,2
Haselnussöl	EL	12,0	105,8	0,0	12,0	0,0	0,0	0,0
Hasenbraten mit Soße	Portion/en	200,0	340,0	30,0	22,8	3,8	0,3	1,9
Hasenpfeffer mit Soße	Portion/en	350,0	535,5	66,5	26,1	7,3	0,6	1,0
Hasenragout	Portion/en	350,0	213,5	30,8	5,9	9,1	0,8	0,9
Hausmacher Blutwurst	Portion/en	30,0	103,2	4,7	9,4	0,2	0,0	0,1
Hausmacher Lebewurst Konserve	Portion/en	30,0	90,3	4,5	8,0	0,3	0,0	0,0
Hausmacher Sülze Konserve	Portion/en	30,0	82,5	5,6	6,7	0,1	0,0	0,0
Havarti 45% F.i.Tr.	Portion/en	30,0	96,6	7,0	7,6	0,0	0,0	0,0
Hecht gegart brutto	Portion/en	180,0	90,0	20,2	0,9	0,0	0,0	0,0
Hechtfilet gegart	Portion/en	150,0	139,5	32,1	1,1	0,0	0,0	0,0
Hechtfilet paniert	Portion/en	200,0	338,0	34,0	13,7	18,9	1,6	1,4
Hefe Boller	Stück/e	50,0	160,5	2,7	6,9	21,7	1,8	0,7
Hefe frisch	TL	5,0	4,2	0,8	0,1	0,1	0,0	0,3
Hefeaufstrichpaste mit Getreide	Portion/en	20,0	38,2	0,6	3,3	1,6	0,1	0,3
Hefeaufstrichpaste mit Olive	Portion/en	20,0	49,6	1,2	4,7	0,8	0,1	0,3
Hefeaufstrichpaste mit Champignons	Portion/en	20,0	38,4	1,0	3,5	0,8	0,1	0,6
Hefeaufstrichpaste mit Kräutern	Portion/en	20,0	39,4	0,9	3,7	0,8	0,1	0,4
Hefebrühe Extrakt	TL	5,0	14,6	0,8	1,0	0,6	0,0	0,0
Hefebrühe Extrakt mit Gemüse gekörnt	TL	5,0	12,0	0,8	0,5	1,1	0,1	0,1
Hefebrühe Extrakt mit Gemüse	TL	5,0	13,0	1,2	0,7	0,5	0,0	0,0
Hefebrühe Extrakt mit Gemüse Paste	TL	5,0	9,2	0,3	0,8	0,2	0,0	0,1
Hefeextrakt Hefeaufstrich	Portion/en	20,0	62,6	0,7	6,5	0,5	0,0	0,3
Hefeflocken	TL	3,0	10,8	1,3	0,2	1,0	0,1	0,2
Hefegranulat	TL	5,0	18,1	2,2	0,3	1,7	0,1	0,3
Hefeklösse im Backofen	Portion/en	180,0	502,2	14,1	15,5	75,7	6,3	4,4
Hefeplinsen	Stück/e	150,0	337,5	11,8	12,6	43,6	3,6	2,2
Hefeteig	Portion/en	100,0	302,0	7,3	10,7	43,7	3,6	2,3
Hefeweizenbier	Glas/Gläser	330,0	125,4	1,0	0,0	10,0	0,8	0,0
Hefezopf	Stück/e	100,0	302,0	7,5	9,1	46,6	3,9	2,6
Heidelbeere gegart	Portion/en	125,0	55,0	0,8	0,8	9,7	0,8	6,5
Heidelbeere Konserve netto	Portion/en	125,0	92,5	0,5	0,5	20,1	1,7	4,3
Heidelbeere netto	Portion/en	125,0	52,5	0,8	0,8	9,3	0,8	6,1
Heidelbeerkonfitüre	Portion/en	25,0	67,8	0,1	0,1	16,4	1,4	0,5
Heidelbeerkonfitüre extra m. Süßstoff	Portion/en	25,0	17,3	0,1	0,1	4,5	0,4	0,5

Vitamin E mg je Portion	Folsäure gesamt µg je Port.	Vitamin C mg je Portion	Kalzium mg je Portion	Magnesium mg je Portion	Eisen mg je Portion	Jod µg je Portion	gesätt. FS g je Portion	einf. unges. FS g je Port.	mehrf. unges. FS g je Port.	Cholesterin mg je Port.	Saccharose g je Portion	Harnsäure mg je Portion	Slimfaktor
0,0	0,0	0,0	0,8	0,3	0,0	0,0	0,0	0,0	0,0	0,0	2,2	0,0	🔴
0,2	7,5	0,0	22,5	37,5	4,3	0,0	1,8	0,9	1,4	123,0	0,0	231,0	🔴
1,1	2,8	0,1	9,2	6,2	0,2	0,1	0,2	1,9	0,3	0,0	16,2	1,6	🔴
5,3	14,2	0,6	45,0	31,0	0,8	0,3	0,9	9,6	1,3	0,0	1,3	8,0	🔴
3,5	7,0	0,2	38,0	25,0	0,9	1,6	4,6	8,1	1,2	41,0	16,1	8,5	🔴
5,8	30,0	1,5	212,0	44,0	1,9	13,0	12,9	16,4	3,0	244,0	20,0	8,0	🔴
4,4	25,0	1,5	185,0	40,0	1,3	10,5	3,7	9,3	1,4	92,5	20,0	7,5	🔴
4,9	6,0	0,2	31,5	23,0	0,8	1,2	2,9	9,7	3,1	14,0	12,5	11,5	🔴
4,9	7,2	0,3	46,2	31,8	0,8	0,4	0,9	9,8	1,3	0,0	1,3	8,2	🔴
4,9	7,2	0,3	46,2	31,8	0,8	0,4	0,9	9,8	1,3	0,0	1,3	8,2	🔴
1,2	0,0	0,0	0,0	0,0	0,0	0,0	0,9	9,3	1,2	0,0	0,0	0,0	🔴
1,3	16,0	5,7	52,0	48,0	2,9	3,8	5,2	3,4	10,3	102,0	0,6	150,0	🔴
0,8	17,5	4,1	84,0	87,5	17,1	10,5	13,4	6,5	3,1	231,0	0,9	329,0	🔴
0,9	7,0	2,5	49,0	49,0	4,3	11,6	1,7	1,2	1,8	87,5	1,9	161,0	🟡
0,1	0,9	0,0	5,4	4,2	5,1	0,6	3,4	4,5	1,1	9,9	0,0	4,2	🔴
0,2	16,5	0,6	3,9	5,7	2,2	0,9	3,0	3,7	0,9	45,3	0,0	40,2	🔴
0,1	0,6	0,0	2,1	6,9	0,2	0,4	2,5	3,1	0,7	18,0	0,0	34,8	🔴
0,2	5,4	0,0	225,0	12,0	0,2	9,0	4,6	2,3	0,3	17,7	0,0	3,0	🔴
0,9	9,0	2,5	21,6	30,6	0,7	4,0	0,2	0,2	0,3	77,4	0,0	153,0	🟡
1,5	15,0	4,2	37,5	40,5	0,9	5,6	0,2	0,2	0,3	130,5	0,0	244,5	🔴
2,0	32,0	8,1	62,0	48,0	1,7	8,6	6,9	4,2	1,2	240,0	0,8	232,0	🔴
0,7	4,0	0,2	24,0	7,0	0,4	2,1	3,1	2,5	0,9	27,0	7,5	8,5	🔴
0,0	60,0	0,0	1,3	3,0	0,3	0,0	0,0	0,0	0,0	0,0	0,0	34,0	🟢
0,9	21,4	0,1	3,0	3,8	0,2	0,4	2,0	0,8	0,3	0,2	0,0	14,4	🔴
1,3	31,6	1,2	10,8	3,4	0,2	0,9	3,2	1,0	0,3	0,2	0,0	19,6	🔴
1,0	43,4	0,4	5,0	4,8	0,3	2,0	2,3	0,7	0,3	0,0	0,1	30,4	🟡
1,1	50,6	0,1	3,4	4,0	0,3	0,4	2,5	0,7	0,3	0,0	0,0	29,8	🔴
0,4	2,7	0,0	7,1	0,8	0,6	5,0	0,4	0,3	0,3	0,0	0,0	5,8	🔴
0,1	2,4	0,5	7,3	0,9	0,6	0,5	0,1	0,1	0,2	0,0	0,0	6,0	🔴
0,1	3,1	0,0	6,5	0,8	0,6	5,0	0,4	0,2	0,0	0,0	0,0	5,6	🔴
0,4	4,4	0,4	1,9	0,7	0,2	0,6	0,1	0,1	0,6	0,0	0,0	3,7	🔴
2,0	40,8	0,0	2,6	3,0	0,2	0,3	4,7	1,2	0,3	0,2	0,0	23,8	🔴
0,1	2,4	0,0	6,0	6,9	0,5	0,1	0,0	0,0	0,1	0,0	0,0	53,8	🔴
0,2	4,0	0,0	10,0	11,5	0,8	0,2	0,0	0,1	0,1	0,0	0,0	75,0	🔴
0,8	90,0	0,5	84,6	30,6	2,1	5,9	11,0	2,3	0,9	57,6	2,3	81,0	🔴
1,0	63,0	0,5	85,5	22,5	1,7	7,8	4,9	4,4	2,1	151,5	5,2	42,0	🔴
0,5	49,0	0,4	41,0	17,0	1,1	3,2	6,0	3,2	0,7	58,0	6,3	42,0	🔴
0,0	13,2	0,0	6,6	33,0	0,0	3,3	0,0	0,0	0,0	0,0	0,0	49,5	🟡
0,7	12,0	0,2	39,0	16,0	1,1	4,1	4,7	2,8	0,7	84,0	5,4	37,0	🔴
2,8	5,0	22,7	17,5	2,5	0,9	1,4	0,0	0,1	0,5	0,0	0,4	27,5	🟢
1,9	1,3	6,7	16,3	2,5	0,6	4,0	0,0	0,1	0,3	0,0	16,5	17,5	🟢
2,6	7,5	37,5	16,3	2,5	0,9	1,5	0,0	0,1	0,5	0,0	0,4	25,0	🟢
0,1	0,0	0,3	1,3	0,3	0,1	0,0	0,0	0,0	0,0	0,0	15,8	1,8	🔴
0,2	0,3	2,6	2,0	0,3	0,1	0,5	0,0	0,0	0,0	0,0	0,0	1,8	🟢

Lebensmittel	Menge	Portionsgröße in Gramm	kcal je Portion	Eiweiß g je Portion	Fett g je Portion	Kohlenhydrate g je Portion	Broteinheiten je Portion	Ballaststoffe g je Portion
Heidesand	Portion/en	50,0	230,5	2,1	11,5	29,6	2,5	0,8
Heilbutt gegart brutto	Portion/en	180,0	158,4	33,0	2,8	0,0	0,0	0,0
Heilbutt gegrillt	Portion/en	200,0	342,0	39,3	19,5	2,1	0,2	0,3
Heilbutt gekocht	Portion/en	200,0	222,0	45,9	4,0	0,1	0,0	0,0
Heilbutt geräuchert	Portion/en	75,0	76,5	16,0	1,4	0,0	0,0	0,0
Heilbutt paniert	Portion/en	200,0	360,0	36,8	15,2	18,5	1,5	1,3
Heilbuttfilet	Portion/en	150,0	145,5	30,2	2,6	0,0	0,0	0,0
Heilbuttfilet gegart	Portion/en	150,0	168,0	34,9	3,0	0,0	0,0	0,0
Hering gegart brutto	Portion/en	180,0	286,2	25,2	20,8	0,0	0,0	0,0
Hering geräuchert	Portion/en	75,0	162,8	14,4	11,8	0,0	0,0	0,0
Hering grün gegrillt	Stück/e	200,0	502,0	38,5	39,0	0,0	0,0	0,0
Hering Konserve netto	Portion/en	65,0	132,0	11,7	9,6	0,0	0,0	0,0
Hering Konserve in Öl netto	Portion/en	60,0	124,2	10,2	9,4	0,0	0,0	0,0
Heringsfilet frisch	Portion/en	150,0	309,0	27,3	22,5	0,0	0,0	0,0
Heringsfilet gegart	Portion/en	150,0	355,5	30,8	26,1	0,0	0,0	0,0
Heringsfilet in Sahne Meerrettich	Portion/en	90,0	158,4	9,6	12,7	1,7	0,1	0,5
Heringsfilet in Senfcreme	Portion/en	90,0	158,4	9,9	12,2	2,2	0,2	0,4
Heringsfilet in Dillrahmcreme	Portion/en	90,0	154,8	10,1	12,0	1,9	0,2	0,8
Heringsfilet in Kräuterbuttercreme	Portion/en	90,0	184,5	10,5	14,6	2,8	0,2	0,4
Heringsfilet in Tomatensoße	Portion/en	90,0	165,6	13,4	11,8	1,6	0,1	0,4
Heringsfilet Matjesart	Portion/en	90,0	188,1	16,0	14,0	0,0	0,0	0,0
Heringsfilet mit Remouladensoße	Portion/en	230,0	457,7	29,4	34,6	7,9	0,7	0,6
Heringsfilet paniert	Stück/e	250,0	657,5	41,5	44,6	22,7	1,9	1,6
Heringssalat mit Äpfeln u. Zwiebeln	Portion/en	150,0	265,5	21,1	18,9	3,1	0,3	0,6
Heringssalat mit Rote Bete u. Äpfeln	Portion/en	150,0	228,0	9,1	16,9	9,7	0,8	1,8
Himbeere Konserve netto	Portion/en	125,0	85,0	0,9	0,2	18,2	1,5	4,9
Himbeere netto	Portion/en	125,0	42,5	1,6	0,4	6,0	0,5	8,4
Himbeergeist	Glas/Gläser	20,0	48,4	0,0	0,0	0,0	0,0	0,0
Himbeerkompott	Portion/en	250,0	165,0	2,4	0,5	34,1	2,8	12,2
Himbeerkonfitüre	Portion/en	25,0	67,0	0,1	0,0	16,2	1,4	0,6
Himbeersaft	Glas/Gläser	200,0	78,0	2,5	0,5	12,1	1,0	0,0
Himmel und Erde	Portion/en	350,0	245,0	6,4	2,4	47,6	4,0	7,5
Himmel und Erde mit Blutwurst	Portion/en	350,0	574,0	19,1	42,2	30,0	2,5	5,2
Hinterschinken	Portion/en	30,0	36,3	5,8	1,3	0,3	0,0	0,0
Hirsch gegart i.D.	Portion/en	150,0	223,5	42,2	5,9	0,0	0,0	0,0
Hirschbraten mit Soße	Portion/en	400,0	352,0	40,3	18,1	6,9	0,6	0,7
Hirschhornsalz	TL	1,0	1,6	0,0	0,0	0,4	0,0	0,0
Hirschkotelett mit Pfifferlingen	Stück/e	350,0	514,5	45,6	32,8	9,2	0,8	5,4
Hirse ganzes Korn	EL	20,0	66,2	1,9	0,7	12,8	1,1	2,6
Hirse gegart	Portion/en	180,0	205,2	6,3	2,5	38,9	3,2	2,5
Hirse Vollkornflocken	Portion/en	40,0	141,6	3,9	1,6	27,5	2,3	1,5
Hirseflocken	Portion/en	40,0	141,6	3,9	1,6	27,5	2,3	1,5
Hirsevollkornbrot	Scheibe/n	50,0	108,5	3,6	0,9	21,2	1,8	2,6
Holunderbeere gegart	Portion/en	125,0	62,5	3,3	0,7	9,7	0,8	5,3

Vitamin E mg je Portion	Folsäure gesamt µg je Port.	Vitamin C mg je Portion	Kalzium mg je Portion	Magnesium mg je Portion	Eisen mg je Portion	Jod µg je Portion	gesätt. FS g je Portion	einf. unges. FS g je Port.	mehrf. unges. FS g je Port.	Cholesterin mg je Port.	Saccharose g je Portion	Harnsäure mg je Portion	Slimfaktor
2,3	1,5	0,0	5,5	6,0	0,4	0,5	2,9	5,2	2,8	1,0	14,6	8,5	●
1,3	14,4	0,0	23,4	45,0	0,9	86,2	0,3	0,7	1,0	54,0	0,0	279,0	●
2,8	20,0	6,8	44,0	56,0	1,3	69,2	6,5	8,9	2,3	86,0	0,5	332,0	●
2,0	22,0	0,1	36,0	60,0	1,1	80,2	0,5	1,0	1,4	74,0	0,0	388,0	●
0,6	6,8	0,0	12,0	21,0	0,4	43,6	0,2	0,3	0,5	25,5	0,0	135,0	●
1,9	32,0	4,3	50,0	52,0	1,6	57,8	6,9	4,6	1,8	172,0	0,8	278,0	●
1,3	18,0	0,0	21,0	42,0	0,8	78,0	0,3	0,6	0,9	48,0	0,0	255,0	●
1,4	15,0	0,0	25,5	45,0	0,8	60,9	0,4	0,7	1,0	57,0	0,0	295,5	●
1,9	5,4	0,6	79,2	43,2	1,5	39,6	4,3	10,6	3,9	126,0	0,0	291,6	●
1,1	3,0	0,3	47,3	23,3	0,8	23,3	2,4	6,0	2,2	72,0	0,0	165,8	●
3,1	8,0	0,9	128,0	64,0	2,1	39,4	12,2	17,0	6,2	198,0	0,0	444,0	●
0,5	2,0	0,3	35,1	18,9	0,6	16,3	2,0	4,9	1,8	57,9	0,0	134,6	●
5,0	1,8	0,2	32,4	17,4	0,6	15,0	1,4	3,1	4,3	54,0	0,0	123,6	●
2,3	7,5	1,1	85,5	46,5	1,7	42,3	4,6	11,4	4,2	136,5	0,0	315,0	●
2,4	6,0	0,7	99,0	49,5	1,6	31,4	5,3	13,3	4,9	159,0	0,0	355,5	●
3,6	1,8	2,0	38,7	18,0	0,7	15,3	2,5	5,0	4,2	47,7	1,0	105,3	●
3,6	1,8	0,2	45,0	25,2	0,8	15,3	2,1	5,0	4,2	45,0	1,5	106,2	●
3,6	1,8	0,3	40,5	18,0	0,8	15,3	2,1	4,8	4,2	45,0	0,9	106,2	●
3,6	4,5	0,7	66,6	20,7	0,7	16,2	3,7	5,6	4,3	53,1	0,9	105,3	●
1,9	5,4	2,7	47,7	25,2	1,0	20,7	2,4	5,9	2,4	64,8	0,9	155,7	●
1,5	5,4	0,7	73,8	38,7	1,1	29,5	2,9	7,1	2,6	89,1	0,0	205,2	●
8,6	16,1	6,5	177,1	64,4	2,2	46,5	7,0	14,3	10,4	156,4	0,9	315,1	●
3,5	30,0	6,0	145,0	70,0	2,9	39,8	14,0	19,7	6,6	327,5	1,0	417,5	●
2,8	9,0	4,2	73,5	39,0	1,4	33,3	3,7	9,1	4,2	105,0	0,7	246,0	●
1,4	37,5	11,9	171,0	30,0	0,9	21,5	7,5	6,1	2,1	61,5	2,9	66,0	●
0,7	2,5	4,7	35,0	20,0	0,7	3,9	0,0	0,0	0,1	0,0	16,6	13,8	●
1,1	20,0	31,3	50,0	37,5	1,3	0,8	0,0	0,0	0,2	0,0	1,2	22,5	●
0,0	0,0	0,0	0,4	0,0	0,0	0,0	0,0	0,0	0,0	0,0	0,0	0,0	●
1,7	17,5	25,0	75,0	55,0	1,9	3,3	0,0	0,1	0,4	0,0	27,1	32,5	●
0,0	0,3	0,2	3,8	2,8	0,1	0,0	0,0	0,0	0,0	0,0	15,8	1,8	●
1,9	20,0	31,9	84,0	62,0	2,0	2,2	0,0	0,1	0,3	0,0	4,7	38,0	●
0,6	59,5	42,0	24,5	56,0	1,5	11,9	0,8	0,9	0,5	3,5	3,4	59,5	●
1,0	31,5	22,1	45,5	45,5	18,7	8,8	18,6	17,0	4,3	49,0	4,2	52,5	●
0,1	0,6	0,0	6,6	6,6	0,3	1,1	0,5	0,6	0,1	15,9	0,3	41,4	●
0,2	7,5	0,0	15,0	33,0	3,6	0,0	2,7	2,5	0,3	94,5	0,0	232,5	●
1,4	12,0	2,0	48,0	64,0	4,2	4,4	7,0	7,7	2,1	92,0	0,2	192,0	●
0,0	0,0	0,0	11,3	0,1	0,0	0,0	0,0	0,0	0,0	0,0	0,0	0,0	●
2,4	28,0	6,3	66,5	66,5	11,0	10,2	17,9	9,5	3,3	164,5	1,6	259,0	●
0,0	6,0	0,0	4,0	34,0	1,8	1,0	0,2	0,2	0,3	0,0	0,3	13,2	●
0,3	10,8	0,0	14,4	120,6	6,4	2,2	0,6	0,5	1,1	0,0	0,8	59,4	●
0,2	8,0	0,0	8,0	68,0	3,6	1,0	0,3	0,3	0,7	0,0	0,6	34,0	●
0,2	8,0	0,0	8,0	68,0	3,6	1,0	0,3	0,3	0,7	0,0	0,6	34,0	●
0,5	9,5	0,0	13,0	48,5	1,8	1,7	0,2	0,1	0,4	0,0	0,1	30,0	●
1,4	12,5	13,6	50,0	40,0	2,0	4,1	0,0	0,0	0,4	0,0	0,4	45,0	●

Lebensmittel	Menge	Portionsgröße in Gramm	kcal je Portion	Eiweiß g je Portion	Fett g je Portion	Kohlenhydrate g je Portion	Broteinheiten je Portion	Ballaststoffe g je Portion
Holunderbeere netto	Portion/en	125,0	60,0	3,1	0,6	9,3	0,8	5,0
Holunderbeersaft	Glas/Gläser	200,0	100,0	4,7	0,8	16,6	1,4	0,0
Holundersuppe mit Äpfeln	Teller	350,0	164,5	1,8	0,7	36,2	3,0	4,0
Holundersuppe mit Äpfeln und Klössen	Teller	350,0	210,0	4,4	3,7	39,2	3,3	3,6
Holzofenbrot	Scheibe/n	45,0	94,5	2,5	0,4	20,0	1,7	2,1
Honig	Portion/en	25,0	76,5	0,1	0,0	18,8	1,6	0,0
Honigkuchen	Stück/e	70,0	251,3	4,9	4,2	47,5	4,0	2,0
Honigmelone netto	Portion/en	125,0	32,5	1,1	0,1	6,6	0,6	1,3
Hörnchen Blätterteig	Stück/e	70,0	329,0	5,4	19,3	33,5	2,8	2,0
Huhn in Currysoße-Konserve	Portion/en	150,0	216,0	22,5	12,5	3,7	0,3	0,2
Hühnerbrühe gekörnt	TL	3,0	4,5	0,5	0,1	0,3	0,0	0,0
Hühnerbrühe mit Nudeln	Teller	330,0	287,1	18,5	17,3	14,3	1,2	2,4
Hühnerbrühe mit Reis	Teller	350,0	122,5	7,2	4,4	13,0	1,1	2,7
Hühnerfrikassee	Portion/en	450,0	607,5	38,8	47,3	8,1	0,7	1,3
Hühnerpastete	Portion/en	30,0	78,0	6,1	5,0	2,3	0,2	0,1
Hühnersuppe gebunden	Teller	350,0	248,5	15,9	14,9	12,4	1,0	0,9
Hummer gegart netto	Portion/en	100,0	88,0	19,1	0,9	0,5	0,0	0,0
Hummer netto	Portion/en	100,0	86,0	18,8	0,9	0,5	0,0	0,0
Hummersalat mit Mayonnaise	Portion/en	150,0	193,5	16,8	11,7	4,7	0,4	1,1
Hummersuppe	Teller	400,0	492,0	27,9	37,9	10,1	0,8	0,9
Husarenkrapfen	Portion/en	50,0	266,5	3,5	16,7	25,7	2,1	1,2
Hüttenkäse 10% F. i. Tr.	Portion/en	30,0	27,0	4,1	0,9	0,5	0,0	0,0
Hüttenkäse 20% F. i. Tr.	Portion/en	30,0	30,6	3,8	1,3	0,8	0,1	0,0
Hüttenkäse Magerstufe	Portion/en	30,0	24,3	4,0	0,4	1,0	0,1	0,0
Ingwer kandiert	Portion/en	25,0	65,0	0,1	0,1	15,7	1,3	0,1
Ingwerknolle	Portion/en	5,0	2,5	0,1	0,1	0,5	0,0	0,1
Ingwerpulver	TL	1,0	3,0	0,1	0,0	0,6	0,1	0,1
Irish Stew	Teller	400,0	352,0	19,2	20,9	21,4	1,8	7,5
Italian Dressing	Portion/en	60,0	304,8	0,2	33,8	0,6	0,1	0,2
Jacobsmuschel	Portion/en	100,0	77,0	11,1	0,9	5,9	0,5	0,0
Jagdwurst	Portion/en	30,0	65,4	5,0	5,0	0,1	0,0	0,0
Jagdwurst fettarm	Portion/en	30,0	61,5	5,2	4,6	0,0	0,0	0,0
Jäger Grillsoße	Portion/en	20,0	21,6	0,4	0,0	4,8	0,4	0,2
Jägerpilzsuppe	Teller	320,0	102,4	7,3	7,2	2,7	0,2	0,4
Jägerschnitzel	Stück/e	150,0	172,5	18,8	8,6	4,8	0,4	1,2
Jägersoße	Portion/en	60,0	44,4	1,9	2,6	3,6	0,3	0,6
Jarlsberg 45% F. i. Tr.	Portion/en	30,0	104,7	8,0	8,1	0,0	0,0	0,0
Jerome 45% F. i.Tr.	Portion/en	30,0	95,4	7,0	7,5	0,0	0,0	0,0
Jodiertes Salz	TL	0,5	0,0	0,0	0,0	0,0	0,0	0,0
Joghurt 0.3% Fett	Becher	150,0	57,0	6,5	0,2	6,3	0,5	0,0
Joghurt 1.5% Fett	Becher	150,0	69,0	5,1	2,3	6,2	0,5	0,0
Joghurt 10% Fett	Becher	150,0	177,0	4,7	15,0	5,6	0,5	0,0
Joghurt 3.5% Fett	Becher	150,0	99,0	5,0	5,7	6,0	0,5	0,0
Joghurt Dressing	Portion/en	60,0	71,4	1,8	5,6	3,2	0,3	0,1

Vitamin E mg je Portion	Folsäure gesamt µg je Port.	Vitamin C mg je Portion	Kalzium mg je Portion	Magnesium mg je Portion	Eisen mg je Portion	Jod µg je Portion	gesätt. FS g je Portion	einf. unges. FS g je Port.	mehrf. unges. FS g je Port.	Cholesterin mg je Port.	Saccharose g je Portion	Harnsäure mg je Portion	Slimfaktor
1,3	21,3	22,5	46,3	37,5	2,0	3,8	0,0	0,0	0,4	0,0	0,3	41,3	●
2,1	22,0	22,4	76,0	62,0	3,2	6,4	0,1	0,1	0,5	0,0	3,3	70,0	●
1,0	10,5	14,4	38,5	28,0	1,5	9,1	0,1	0,0	0,4	0,0	19,0	35,0	●
1,2	14,0	8,5	73,5	28,0	1,4	9,1	1,3	1,2	0,7	35,0	20,0	31,5	●
0,3	10,4	0,0	10,4	17,1	0,7	1,5	0,1	0,0	0,2	0,0	0,3	18,9	●
0,0	0,0	0,6	1,3	1,5	0,3	0,1	0,0	0,0	0,0	0,0	0,6	0,0	●
1,6	7,0	0,6	35,0	20,3	1,2	1,4	0,6	2,4	0,8	37,1	9,4	13,3	●
0,1	37,5	41,3	17,5	13,8	0,6	0,4	0,0	0,0	0,0	0,0	5,1	31,3	●
3,8	4,9	0,3	44,1	12,6	0,7	2,9	7,8	6,6	3,9	4,9	0,1	18,9	●
0,2	7,5	0,3	22,5	27,0	1,6	12,0	4,4	4,8	2,5	94,5	0,2	135,0	●
0,0	0,0	0,0	6,9	1,5	0,1	0,1	0,1	0,1	0,0	0,0	0,0	4,2	●
0,5	16,5	9,2	62,7	49,5	2,0	9,2	5,7	7,6	2,8	92,4	0,6	151,8	●
0,5	24,5	17,1	49,0	45,5	1,0	4,2	1,9	1,8	0,3	0,0	1,1	45,5	●
1,1	22,5	2,8	67,5	76,5	3,8	14,9	17,5	20,4	6,5	274,5	1,3	324,0	●
0,1	2,1	0,0	4,2	6,9	0,3	2,6	2,0	1,9	0,8	27,6	0,0	36,6	●
0,3	14,0	3,2	94,5	45,5	1,2	6,7	5,9	6,3	1,7	63,0	0,2	77,0	●
1,4	12,0	1,9	61,0	24,0	1,0	68,1	0,1	0,2	0,4	100,0	0,0	120,0	●
1,5	17,0	3,0	61,0	24,0	1,0	100,0	0,1	0,2	0,3	95,0	0,0	118,0	●
2,5	16,5	7,0	64,5	28,5	1,3	59,9	4,9	4,2	1,8	114,0	2,0	115,5	●
9,9	28,0	6,9	120,0	60,0	2,0	121,6	15,7	11,0	8,7	228,0	0,4	148,0	●
1,0	5,5	0,1	15,5	9,5	0,8	2,3	7,5	6,6	1,5	78,0	9,1	10,5	●
0,0	4,5	0,0	30,0	2,7	0,0	3,0	0,5	0,3	0,0	3,0	0,0	0,0	●
0,0	4,5	0,0	24,0	2,4	0,0	6,0	0,8	0,4	0,0	4,8	0,0	0,0	●
0,0	3,6	0,0	20,4	1,8	0,0	3,0	0,3	0,1	0,0	1,5	0,0	0,0	●
0,0	1,0	0,4	3,3	4,5	0,2	0,5	0,0	0,0	0,0	0,0	10,1	1,3	●
0,0	0,6	0,3	0,9	2,2	0,0	0,3	0,0	0,0	0,0	0,0	0,1	0,7	●
0,0	0,0	0,0	1,0	1,3	0,1	0,1	0,0	0,0	0,0	0,0	0,1	1,0	●
4,2	128,0	76,9	124,0	84,0	2,9	15,2	8,0	9,1	2,3	60,0	1,1	164,0	●
4,1	1,2	0,7	7,2	5,4	0,2	2,2	5,0	24,2	3,2	0,6	0,1	1,2	●
0,5	17,0	0,6	69,0	50,0	7,5	120,0	0,3	0,1	0,3	150,0	0,0	330,0	●
0,1	0,6	6,3	3,0	7,2	0,3	0,7	1,8	2,4	0,6	17,7	0,0	35,7	●
0,1	0,6	0,0	3,0	7,2	0,3	0,7	1,6	2,1	0,5	18,0	0,0	36,3	●
0,3	4,2	2,5	5,2	4,6	0,2	1,2	0,0	0,0	0,0	0,0	4,0	7,8	●
0,1	9,6	5,6	16,0	32,0	0,5	4,5	2,9	3,0	0,7	3,2	0,0	19,2	●
0,9	12,0	5,7	18,0	30,0	1,4	6,0	3,6	2,8	1,3	57,0	0,2	136,5	●
0,1	2,4	0,8	27,0	9,6	0,9	2,6	1,0	0,9	0,4	3,6	0,4	13,2	●
0,2	9,0	0,0	240,0	12,0	0,1	10,5	4,9	2,4	0,3	20,7	0,0	3,0	●
0,2	9,0	0,0	225,0	10,8	0,1	9,0	4,5	2,3	0,3	17,4	0,0	3,0	●
0,0	0,0	0,0	1,3	0,6	0,0	10,0	0,0	0,0	0,0	0,0	0,0	0,0	●
0,0	15,0	1,5	210,0	19,5	0,1	11,3	0,1	0,0	0,0	1,5	0,0	0,0	●
0,1	15,0	1,5	195,0	18,0	0,1	11,3	1,4	0,7	0,1	7,5	0,0	0,0	●
0,5	13,5	1,5	180,0	16,5	0,1	10,5	9,1	4,5	0,6	55,5	0,0	0,0	●
0,1	15,0	1,5	195,0	18,0	0,1	11,3	3,5	1,7	0,2	21,0	0,0	0,0	●
0,2	4,8	1,6	70,8	9,0	0,1	4,0	3,4	1,7	0,2	20,4	0,6	1,2	●

Lebensmittel	Menge	Portionsgröße in Gramm	kcal je Portion	Eiweiß g je Portion	Fett g je Portion	Kohlenhydrate g je Portion	Broteinheiten je Portion	Ballaststoffe g je Portion
Joghurt mit Früchten 3.5% Fett	Becher	150,0	148,5	4,3	4,8	21,1	1,8	1,4
Joghurt mit Früchten 1.5% Fett	Becher	150,0	124,5	4,4	1,9	21,2	1,8	1,4
Joghurt mit Früchten 0.3% Fett	Becher	150,0	114,0	5,5	0,2	21,3	1,8	1,4
Joghurt mit Müsli	Becher	150,0	189,0	6,3	6,2	25,8	2,1	1,8
Joghurt mit Vanille und Nuss	Becher	150,0	171,0	4,0	4,6	27,3	2,3	0,0
Johannisbeere schwarz Konserve	Portion/en	125,0	102,5	1,1	0,2	21,8	1,8	6,0
Johannisbeere schwarz netto	Portion/en	125,0	71,3	1,6	0,3	12,9	1,1	8,5
Johannisbeere rot netto	Portion/en	125,0	53,8	1,4	0,3	9,1	0,8	9,3
Johannisbeere weiß Konserve netto	Portion/en	125,0	97,5	0,7	0,2	21,2	1,8	5,4
Johannisbeere weiß netto	Portion/en	125,0	63,8	1,1	0,3	11,5	1,0	7,6
Johannisbeerkaltschale	Teller	350,0	192,5	1,7	0,4	42,5	3,5	10,8
Johannisbeerkonfitüre rot	Portion/en	25,0	68,0	0,1	0,0	16,4	1,4	0,7
Johannisbeerkonfitüre schwarz	Portion/en	25,0	69,3	0,1	0,0	16,7	1,4	0,6
Johannisbeerkuchen Hefeteig	Stück/e	150,0	373,5	8,3	12,5	55,3	4,6	5,6
Johannisbeernektar schwarz	Glas/Gläser	200,0	140,0	0,5	0,1	32,3	2,7	0,0
Johannisbeernektar rot	Glas/Gläser	200,0	134,0	0,5	0,1	31,1	2,6	0,0
Johannisbeersaft rot	Glas/Gläser	200,0	204,0	1,8	0,3	44,7	3,7	0,0
Johannisbeersaft schwarz	Glas/Gläser	200,0	228,0	2,1	0,3	49,5	4,1	0,0
Johannisbeersoße	Portion/en	60,0	64,2	0,5	0,1	14,4	1,2	1,5
Johannisbrotkernmehl	EL	10,0	6,0	0,5	0,1	0,7	0,1	7,4
Kabeljau auf Chinagemüse	Portion/en	300,0	213,0	36,2	5,8	3,5	0,3	9,9
Kabeljau gegart brutto	Portion/en	180,0	117,0	26,7	1,0	0,0	0,0	0,0
Kabeljau gekocht	Portion/en	200,0	164,0	36,8	1,5	0,5	0,0	0,4
Kabeljau paniert	Portion/en	200,0	330,0	32,8	13,6	18,6	1,5	1,3
Kabeljaufilet	Portion/en	150,0	115,5	26,1	1,0	0,0	0,0	0,0
Kabeljaufilet gegart	Portion/en	150,0	135,0	30,5	1,2	0,0	0,0	0,0
Kaffee Getränk	Tasse/n	125,0	2,5	0,3	0,0	0,4	0,0	0,0
Kaffee Instant Pulver	TL	3,0	10,2	0,5	0,0	1,9	0,2	0,0
Kaffee mit Kondensmilch und Zucker	Tasse/n	125,0	17,5	0,5	0,3	3,1	0,3	0,0
Kaffee mit Kondensmilch	Tasse/n	125,0	7,5	0,5	0,3	0,8	0,1	0,0
Kaffee mit Milch und Zucker	Tasse/n	125,0	15,0	0,4	0,1	2,9	0,2	0,0
Kaffee mit Milch	Tasse/n	125,0	5,0	0,4	0,1	0,6	0,0	0,0
Kaffee mit Zucker	Tasse/n	125,0	12,5	0,2	0,0	2,8	0,2	0,0
Kaffee Zichorien-Pulver	TL	3,0	5,7	0,0	0,0	1,3	0,1	0,0
Kaffeecreme	Portion/en	200,0	266,0	12,7	9,4	31,9	2,7	2,9
Kaffeeersatz-Getränk	Tasse/n	125,0	2,5	0,0	0,0	0,6	0,1	0,0
Kaffeeersatz-Pulver	TL	3,0	9,6	0,2	0,0	2,1	0,2	0,2
Kaffeegebäck-Blätterteig	Portion/en	70,0	301,7	5,4	19,1	27,1	2,3	0,9
Kaffeesahne 10 % Fett	TL	5,0	5,9	0,2	0,5	0,2	0,0	0,0
Kaffeesahne 15% Fett	TL	5,0	8,0	0,2	0,8	0,2	0,0	0,0
Kaffeesahne 20% Fett	TL	5,0	10,2	0,1	1,0	0,2	0,0	0,0
Kaffeeweißer	TL	3,0	16,5	0,1	1,1	1,7	0,1	0,0
Kaiserreis	Portion/en	200,0	312,0	5,8	15,6	36,4	3,0	0,7
Kaiserschmarrn	Portion/en	250,0	475,0	15,7	24,1	48,3	4,0	2,0

Vitamin E mg je Portion	Folsäure gesamt µg je Port.	Vitamin C mg je Portion	Kalzium mg je Portion	Magnesium mg je Portion	Eisen mg je Portion	Jod µg je Portion	gesätt. FS g je Portion	einf. unges. FS g je Port.	mehrf. unges. FS g je Port.	Cholesterin mg je Port.	Saccharose g je Portion	Harnsäure mg je Portion	Slimfaktor
0,2	13,5	2,3	171,0	16,5	0,2	9,0	2,9	1,4	0,2	18,0	15,2	1,5	
0,1	13,5	2,3	171,0	16,5	0,2	9,0	1,1	0,6	0,1	6,0	15,2	1,5	
0,0	13,5	2,3	184,5	18,0	0,2	9,0	0,1	0,0	0,0	1,5	15,2	1,5	
0,9	22,5	1,6	168,0	39,0	0,8	10,5	3,0	2,2	0,7	16,5	8,2	24,0	
0,1	12,0	1,2	156,0	15,0	0,1	9,0	2,8	1,4	0,2	16,5	22,5	0,0	
1,7	1,3	42,9	52,5	16,3	1,0	4,0	0,0	0,0	0,1	0,0	17,1	13,8	
2,4	10,0	236,3	66,3	21,3	1,5	1,3	0,0	0,0	0,1	0,0	1,5	18,8	
0,9	7,5	45,0	37,5	16,3	1,1	1,3	0,0	0,0	0,1	0,0	0,5	18,8	
0,1	1,3	7,9	31,3	7,5	0,8	4,0	0,0	0,0	0,1	0,0	16,8	13,8	
0,1	7,5	43,8	37,5	11,3	1,3	1,3	0,0	0,0	0,1	0,0	1,0	18,8	
0,9	3,5	25,6	112,0	21,0	3,3	7,4	0,1	0,1	0,2	0,0	26,9	21,0	
0,0	0,0	0,3	3,0	1,3	0,1	0,0	0,0	0,0	0,0	0,0	15,8	1,5	
0,1	0,0	1,7	5,0	1,5	0,2	0,0	0,0	0,0	0,0	0,0	15,9	1,5	
1,5	24,0	11,2	60,0	21,0	2,3	4,7	6,0	4,1	1,1	195,0	20,8	37,5	
0,9	2,0	46,3	30,0	8,0	0,6	4,0	0,0	0,0	0,0	0,0	28,5	6,0	
0,3	2,0	8,8	20,0	8,0	0,5	4,0	0,0	0,0	0,0	0,0	28,3	6,0	
1,3	6,0	39,4	54,0	24,0	1,7	2,2	0,0	0,1	0,1	0,0	33,5	26,0	
3,5	10,0	206,2	96,0	30,0	2,2	2,2	0,0	0,1	0,1	0,0	34,6	26,0	
0,3	1,2	6,7	12,6	5,4	0,4	0,5	0,0	0,0	0,0	0,0	10,5	6,0	
0,0	0,0	0,0	67,0	6,2	0,1	0,0	0,0	0,0	0,1	0,0	0,0	0,0	
3,7	60,0	18,1	105,0	84,0	2,9	222,9	0,9	1,0	3,2	93,0	0,4	279,0	
0,6	12,6	1,8	25,2	48,6	0,7	262,1	0,2	0,1	0,4	77,4	0,0	169,2	
1,0	20,0	3,7	42,0	66,0	1,0	243,0	0,3	0,2	0,6	108,0	0,1	234,0	
1,3	32,0	6,2	54,0	60,0	1,5	181,8	6,8	4,1	1,3	202,0	0,8	186,0	
0,7	18,0	3,0	24,0	48,0	0,7	255,0	0,2	0,1	0,4	75,0	0,0	165,0	
0,7	15,0	2,2	28,5	52,5	0,7	200,4	0,2	0,1	0,5	90,0	0,0	192,0	
0,0	1,3	0,0	2,5	7,5	0,3	1,3	0,0	0,0	0,0	0,0	0,0	0,0	
0,0	0,0	0,0	5,0	11,7	0,1	0,6	0,0	0,0	0,0	0,0	0,1	3,0	
0,0	1,3	0,0	12,5	7,5	0,2	1,8	0,2	0,1	0,0	1,3	2,7	0,0	
0,0	1,3	0,0	12,5	8,8	0,2	1,9	0,2	0,1	0,0	1,3	0,3	0,0	
0,0	1,3	0,1	7,5	7,5	0,2	1,5	0,1	0,0	0,0	0,0	2,4	0,0	
0,0	1,3	0,1	7,5	7,5	0,2	1,5	0,1	0,0	0,0	0,0	0,0	0,0	
0,0	1,3	0,0	2,5	7,5	0,3	1,3	0,0	0,0	0,0	0,0	2,5	0,0	
0,0	0,3	0,0	0,9	1,2	0,0	0,1	0,0	0,0	0,0	0,0	1,1	1,5	
0,7	20,0	0,6	246,0	66,0	2,2	16,0	4,6	3,2	0,7	148,0	26,6	8,0	
0,0	0,0	0,0	3,8	5,0	0,1	0,0	0,0	0,0	0,0	0,0	0,0	0,0	
0,0	0,2	0,0	0,6	0,6	0,0	0,0	0,0	0,0	0,0	0,0	0,1	3,0	
0,5	4,9	0,1	39,9	8,4	0,5	3,2	11,5	5,7	0,8	54,6	9,8	9,1	
0,0	0,6	0,1	5,5	0,6	0,0	0,6	0,3	0,2	0,0	2,0	0,0	0,0	
0,0	0,6	0,1	5,0	0,6	0,0	0,6	0,5	0,2	0,0	2,6	0,0	0,0	
0,0	0,6	0,1	5,0	0,6	0,0	0,6	0,6	0,3	0,0	3,3	0,0	0,0	
0,0	0,0	0,0	0,6	0,1	0,0	0,1	1,0	0,0	0,0	0,0	0,0	0,0	
0,5	12,0	2,5	138,0	28,0	0,5	10,8	9,4	4,7	0,7	48,0	15,4	22,0	
1,4	42,5	1,3	182,5	32,5	1,9	15,8	12,4	7,9	1,7	292,5	10,3	27,5	

Lebensmittel	Menge	Portionsgröße in Gramm	kcal je Portion	Eiweiß g je Portion	Fett g je Portion	Kohlenhydrate g je Portion	Broteinheiten je Portion	Ballaststoffe g je Portion
Kakaobutter	Portion/en	20,0	175,8	0,0	19,9	0,0	0,0	0,0
Kakaogetränkepulver löslich	TL	4,0	15,6	0,2	0,2	3,1	0,3	0,2
Kakaolikör	Glas/Gläser	20,0	56,8	0,0	0,1	6,4	0,5	0,0
Kakaopulver schwach entölt	TL	4,0	13,7	0,8	1,0	0,4	0,0	1,3
Kakaopulver stark entölt	TL	4,0	10,1	0,9	0,5	0,5	0,0	1,5
Kakaotrunk Trinkschokolade	Glas/Gläser	200,0	262,0	6,7	7,2	41,7	3,5	1,6
Kaki gegart	Portion/en	125,0	92,5	0,8	0,4	20,9	1,7	4,0
Kaki netto	Stück/e	125,0	88,8	0,8	0,4	20,0	1,7	3,8
Kalb Innereien gegart	Portion/en	125,0	182,5	27,3	5,0	6,9	0,6	0,0
Kalbfleisch mager gegart	Portion/en	150,0	205,5	41,8	4,0	0,0	0,0	0,0
Kalbfleischpastete	Portion/en	30,0	69,0	5,7	4,2	2,3	0,2	0,1
Kalbfleischsülze	Portion/en	30,0	32,7	5,9	1,0	0,1	0,0	0,0
Kalbfleischsuppe Trockenprodukt	Portion/en	50,0	71,5	7,2	4,4	0,8	0,1	0,3
Kalbfleischwurst	Portion/en	30,0	96,3	4,0	9,0	0,1	0,0	0,0
Kalblendchen mit Soße	Portion/en	150,0	259,5	21,4	18,2	2,8	0,2	0,3
Kalbsbraten gegart	Portion/en	125,0	171,3	34,8	3,4	0,0	0,0	0,0
Kalbsbraten Konserve	Portion/en	150,0	144,0	23,0	4,6	2,3	0,2	0,2
Kalbsbries gegart	Portion/en	125,0	131,3	23,7	3,9	0,0	0,0	0,0
Kalbsfilet gebraten	Portion/en	150,0	292,5	39,8	14,9	0,0	0,0	0,0
Kalbsfilet gegart	Portion/en	150,0	213,0	42,5	4,5	0,0	0,0	0,0
Kalbsfrikassee	Portion/en	250,0	227,5	24,4	11,4	6,8	0,6	0,4
Kalbsfrikassee Konserve	Portion/en	150,0	160,5	23,1	6,2	2,8	0,2	0,0
Kalbsgeschnetzeltes Zürcher Art	Portion/en	250,0	325,0	26,2	22,2	5,2	0,4	1,1
Kalbsgulasch gegart	Portion/en	150,0	228,0	40,8	7,1	0,0	0,0	0,0
Kalbshaxe gegart	Portion/en	150,0	228,0	43,5	5,9	0,0	0,0	0,0
Kalbsherz gegart	Portion/en	125,0	137,5	23,7	4,6	0,1	0,0	0,0
Kalbskeule mit Fett gegart	Portion/en	125,0	180,0	36,7	3,4	0,0	0,0	0,0
Kalbsklösschen	Portion/en	50,0	96,0	6,7	6,1	3,8	0,3	0,3
Kalbskotelett paniert	Stück/e	150,0	400,5	30,7	19,4	25,7	2,1	1,6
Kalbskotelett in Rahm	Portion/en	200,0	268,0	29,6	15,2	3,3	0,3	0,5
Kalbskotelett mit Fett gegart	Stück/e	150,0	258,0	40,4	10,6	0,0	0,0	0,0
Kalbskotelett mit Champignons	Portion/en	200,0	216,0	27,0	10,3	3,3	0,3	1,9
Kalbskotelett natur	Stück/e	150,0	276,0	40,2	12,7	0,0	0,0	0,0
Kalbsleber gebraten	Portion/en	250,0	380,0	53,4	12,5	12,9	1,1	0,2
Kalbsleber gegart	Portion/en	125,0	182,5	27,3	5,0	6,9	0,6	0,0
Kalbsleberwurst	Portion/en	30,0	94,8	5,0	8,2	0,5	0,0	0,0
Kalbslende gegart	Portion/en	125,0	177,5	35,4	3,7	0,0	0,0	0,0
Kalbsnacken Kamm gegart	Portion/en	125,0	185,0	34,9	4,9	0,0	0,0	0,0
Kalbsniere gegart	Portion/en	125,0	145,0	21,7	5,7	1,5	0,1	0,0
Kalbsragout mit Champignon u. Soße	Portion/en	250,0	230,0	29,1	11,2	3,0	0,3	1,0
Kalbsroulade mit Fett gegart	Stück/e	150,0	216,0	44,0	4,1	0,0	0,0	0,0
Kalbsschnitzel mit Fett gegart	Portion/en	125,0	180,0	36,7	3,4	0,0	0,0	0,0
Kalbssteak gegart	Stück/e	150,0	204,0	42,6	3,5	0,0	0,0	0,0
Kalte Ente Getränk	Glas/Gläser	200,0	202,0	0,3	0,1	21,6	1,8	0,2

Vitamin E mg je Portion	Folsäure gesamt µg je Port.	Vitamin C mg je Portion	Kalzium mg je Portion	Magnesium mg je Portion	Eisen mg je Portion	Jod µg je Portion	gesätt. FS g je Portion	einf. unges. FS g je Port.	mehrf. unges. FS g je Port.	Cholesterin mg je Port.	Saccharose g je Portion	Harnsäure mg je Portion	Slimfaktor
0,2	0,0	0,0	0,0	0,0	0,0	0,0	11,8	6,5	0,6	0,6	0,0	0,0	🔴
0,0	0,4	0,0	1,3	6,0	0,1	0,1	0,1	0,1	0,0	0,0	2,9	0,8	🔴
0,0	0,0	0,0	0,2	0,6	0,0	0,0	0,0	0,0	0,0	0,0	5,0	0,0	🔴
0,0	1,5	0,0	4,6	16,6	0,5	0,1	0,6	0,3	0,0	0,0	0,3	2,8	🟡
0,0	1,8	0,0	5,3	19,3	0,6	0,1	0,3	0,2	0,0	0,0	0,0	3,3	🟡
0,2	10,0	2,7	200,0	58,0	0,7	12,0	4,3	2,2	0,3	20,0	33,1	6,0	🔴
1,1	6,3	12,1	11,3	11,3	0,5	2,8	0,1	0,1	0,2	0,0	1,3	20,0	🟢
1,0	10,0	20,0	10,0	10,0	0,5	2,3	0,1	0,1	0,1	0,0	1,2	18,8	🟢
0,3	308,8	21,6	10,0	22,5	9,6	4,5	1,5	0,9	1,3	435,0	0,0	358,8	🔴
0,5	16,5	0,0	40,5	36,0	3,0	0,0	1,3	1,2	0,4	109,5	0,0	316,5	🔴
0,1	2,7	0,0	6,0	8,1	0,5	0,4	1,8	1,6	0,3	22,8	0,0	39,9	🔴
0,0	3,0	0,0	4,8	7,2	0,5	0,4	0,3	0,3	0,1	16,5	0,0	36,3	🔴
0,1	2,5	0,8	7,5	9,5	0,7	0,5	2,1	1,8	0,3	21,0	0,1	43,5	🔴
0,1	1,2	0,0	4,5	5,7	0,3	0,7	3,2	3,8	0,8	18,3	0,0	25,5	🔴
1,0	22,5	3,8	34,5	28,5	2,0	3,2	6,7	6,9	1,6	141,0	0,4	142,5	🔴
0,4	13,8	0,0	33,8	30,0	2,5	0,0	1,1	1,0	0,4	91,3	0,0	263,8	🔴
0,2	10,5	0,5	25,5	30,0	2,4	1,5	1,6	1,6	0,3	76,5	0,1	166,5	🔴
0,2	20,0	55,8	5,0	20,0	2,3	4,6	1,5	1,2	0,2	328,8	0,0	1835,0	🔴
0,4	25,5	0,0	34,5	40,5	2,9	0,2	4,7	4,5	1,6	129,0	0,0	295,5	🔴
0,5	21,0	0,0	31,5	36,0	3,0	0,0	1,4	1,4	0,5	109,5	0,0	295,5	🔴
1,2	12,5	0,8	40,0	35,0	1,9	3,8	3,3	4,2	1,9	87,5	0,4	175,0	🔴
0,3	9,0	0,2	25,5	30,0	2,4	1,5	2,7	2,0	0,3	84,0	0,0	166,5	🔴
2,8	22,5	3,2	82,5	45,0	2,6	14,3	9,9	6,4	3,3	125,0	0,6	197,5	🔴
0,5	18,0	0,0	40,5	34,5	3,0	0,0	2,2	2,2	0,8	111,0	0,0	297,0	🔴
0,5	21,0	0,0	9,0	37,5	4,8	0,0	1,9	1,8	0,5	109,5	0,0	309,0	🔴
0,5	3,8	5,4	6,3	21,3	5,2	36,8	2,2	1,2	0,2	127,5	0,0	262,5	🔴
0,4	17,5	0,0	7,5	31,3	4,1	0,0	1,1	1,0	0,4	91,3	0,0	262,5	🔴
0,2	5,0	0,1	23,5	11,5	0,8	1,8	3,4	1,8	0,3	34,0	0,1	43,5	🔴
1,0	25,5	0,0	31,5	36,0	3,5	1,5	6,9	6,3	3,2	112,5	0,8	210,0	🔴
0,6	22,0	1,6	30,0	42,0	3,5	6,8	8,0	4,6	0,9	126,0	0,4	212,0	🔴
0,5	19,5	0,0	21,0	36,0	4,5	0,0	3,3	3,2	1,2	111,0	0,0	297,0	🔴
0,6	36,0	14,9	46,0	48,0	4,1	14,4	3,2	3,1	1,3	90,0	1,6	230,0	🔴
0,4	25,5	0,0	25,5	43,5	4,3	0,2	4,0	3,9	1,4	129,0	0,0	295,5	🔴
0,6	445,0	37,8	32,5	50,0	20,0	11,3	4,9	2,7	2,4	772,5	0,0	630,0	🔴
0,3	308,8	21,6	10,0	22,5	9,6	4,5	1,5	0,9	1,3	435,0	0,0	358,8	🔴
0,1	16,8	7,0	4,5	6,9	2,2	0,7	2,9	3,7	1,0	55,5	0,0	46,5	🔴
0,4	17,5	0,0	26,3	30,0	2,5	0,0	1,2	1,1	0,4	91,3	0,0	246,3	🔴
0,4	17,5	0,0	16,3	30,0	3,7	0,0	1,6	1,6	0,4	91,3	0,0	256,3	🔴
0,2	103,8	12,7	13,8	20,0	14,1	4,6	2,6	1,4	0,3	446,3	0,0	350,0	🔴
1,1	17,5	3,5	47,5	42,5	2,9	7,3	2,8	5,3	1,2	95,0	0,2	212,5	🔴
0,5	21,0	0,0	9,0	37,5	4,9	0,0	1,3	1,2	0,5	109,5	0,0	315,0	🔴
0,4	17,5	0,0	7,5	31,3	4,1	0,0	1,1	1,0	0,4	91,3	0,0	262,5	🔴
0,4	21,0	0,0	19,5	37,5	4,5	0,0	1,1	1,1	0,4	109,5	0,0	316,5	🔴
0,1	2,0	6,5	22,0	18,0	1,0	17,2	0,0	0,0	0,0	0,0	15,5	2,0	🔴

Lebensmittel	Menge	Portionsgröße in Gramm	kcal je Portion	Eiweiß g je Portion	Fett g je Portion	Kohlenhydrate g je Portion	Broteinheiten je Portion	Ballaststoffe g je Portion
Kandierte Früchte	Portion/en	25,0	65,8	0,1	0,0	16,1	1,3	0,2
Kaninchen mit Fett gegart	Portion/en	150,0	282,0	40,3	13,4	0,0	0,0	0,0
Kapern	TL	5,0	20,7	0,3	1,0	2,6	0,2	0,5
Kapernsoße	Portion/en	60,0	51,6	0,8	3,7	3,7	0,3	0,3
Karamelcreme	Portion/en	200,0	216,0	6,7	5,8	33,4	2,8	0,1
Karamelflammeri	Portion/en	250,0	367,5	7,4	7,5	66,5	5,5	0,1
Karamelguss	Portion/en	15,0	50,7	0,0	0,0	12,5	1,0	0,0
Karamelsoße	Portion/en	60,0	96,0	2,1	3,2	14,7	1,2	0,0
Karausche gegart brutto	Portion/en	180,0	129,6	18,5	6,1	0,0	0,0	0,0
Kardamom	TL	1,0	3,4	0,1	0,1	0,6	0,0	0,1
Karottensalat sauer	Portion/en	50,0	10,0	0,4	0,1	1,6	0,1	1,2
Karpfen blau	Portion/en	200,0	234,0	40,1	8,0	0,0	0,0	0,0
Karpfen paniert	Portion/en	200,0	376,0	33,5	18,3	19,0	1,6	1,4
Karpfenfilet	Portion/en	150,0	174,0	27,0	7,2	0,0	0,0	0,0
Kartoffel gegart	Portion/en	200,0	138,0	3,9	0,2	28,5	2,4	4,6
Kartoffel Konserve netto	Portion/en	150,0	96,0	2,9	0,2	19,6	1,6	3,3
Kartoffel Lauchcremesuppe mit Speck	Teller	400,0	324,0	20,1	19,3	17,1	1,4	4,8
Kartoffel Lauchcremesuppe	Teller	350,0	276,5	17,7	15,9	14,7	1,2	3,7
Kartoffel Möhreneintopf mit Schwein	Teller	450,0	337,5	21,9	12,6	32,4	2,7	9,1
Kartoffel roh	Portion/en	200,0	142,0	4,1	0,2	29,6	2,5	4,5
Kartoffel-Spinat-Auflauf	Portion/en	350,0	318,5	11,4	15,2	32,7	2,7	5,9
Kartoffel ungeschält gegart	Portion/en	240,0	136,8	3,9	0,2	28,4	2,4	4,3
Kartoffelauflauf	Portion/en	350,0	535,5	15,0	38,0	33,5	2,8	5,1
Kartoffelbrei	Portion/en	250,0	197,5	5,6	4,4	32,4	2,7	4,6
Kartoffelbreipulver	Portion/en	25,0	82,0	2,2	0,1	17,8	1,5	3,7
Kartoffelchips	Portion/en	25,0	133,8	1,4	9,9	10,2	0,8	0,8
Kartoffelflocken Trockenprodukt	Portion/en	30,0	98,4	2,6	0,2	21,3	1,8	4,5
Kartoffelgratin	Portion/en	350,0	374,5	8,2	19,9	39,1	3,3	5,2
Kartoffelkloß Trockenprodukt	Portion/en	30,0	97,5	1,7	0,1	22,1	1,8	1,9
Kartoffelklöße halb und halb	Stück/e	200,0	188,0	4,7	3,4	33,4	2,8	4,6
Kartoffelklöße aus rohen Kartoffeln	Stück/e	200,0	158,0	4,7	3,8	25,0	2,1	3,5
Kartoffelklöße mit Backobst	Stück/e	250,0	300,0	5,5	7,1	52,1	4,3	5,8
Kartoffelkroketten	Portion/en	250,0	340,0	7,6	12,7	47,5	4,0	5,7
Kartoffelomelette m. Tomate u. Zwieb.	Portion/en	550,0	495,0	15,8	20,4	60,1	5,0	8,9
Kartoffelpuffer	Portion/en	200,0	306,0	6,6	14,1	37,2	3,1	4,9
Kartoffelpüree	Portion/en	250,0	270,0	5,7	14,1	29,2	2,4	4,0
Kartoffelpüree aus Pulver	Portion/en	250,0	240,0	5,3	12,0	27,6	2,3	4,8
Kartoffelsalat mit Dressing	Portion/en	250,0	267,5	4,4	15,4	26,8	2,2	4,5
Kartoffelsalat mit Mayonnaise	Portion/en	250,0	252,5	4,6	11,3	31,9	2,7	5,2
Kartoffelsalat mit grüner Gurke und Öl	Portion/en	250,0	197,5	3,8	8,3	25,5	2,1	4,3
Kartoffelstärke	EL	10,0	34,1	0,1	0,0	8,3	0,7	0,0
Kartoffelsticks	Portion/en	25,0	123,0	1,6	7,9	11,5	1,0	0,5
Kartoffelsuppe	Teller	400,0	168,0	3,6	5,6	25,3	2,1	3,5
Kartoffelsuppe mit Wurst	Teller	400,0	344,0	15,0	18,8	28,4	2,4	5,4

Vitamin E mg je Portion	Folsäure gesamt µg je Port.	Vitamin C mg je Portion	Kalzium mg je Portion	Magnesium mg je Portion	Eisen mg je Portion	Jod µg je Portion	gesätt. FS g je Portion	einf. unges. FS g je Port.	mehrf. unges. FS g je Port.	Cholesterin mg je Port.	Saccharose g je Portion	Harnsäure mg je Portion	Slimfaktor
0,0	1,5	1,8	3,3	2,0	0,2	0,2	0,0	0,0	0,0	0,0	10,4	1,8	●
0,7	12,0	0,0	18,0	33,0	2,1	0,0	4,4	2,2	3,5	130,5	0,0	198,0	●
0,0	0,0	0,0	36,5	13,0	0,3	0,3	0,3	0,4	0,1	0,0	0,5	1,5	●
0,2	2,4	0,0	19,8	6,6	0,3	1,8	2,7	0,5	0,2	23,4	0,3	2,4	●
0,1	6,0	1,4	200,0	20,0	0,2	12,4	3,5	1,8	0,2	22,0	19,8	0,0	●
0,4	12,5	1,4	200,0	22,5	0,8	13,5	3,9	2,5	0,5	100,0	46,8	0,0	●
0,0	0,0	0,0	0,3	0,0	0,0	0,1	0,0	0,0	0,0	0,0	12,5	0,0	●
0,4	7,8	0,3	44,4	4,8	0,5	3,2	1,3	1,2	0,3	86,4	13,2	0,6	●
2,6	18,0	0,7	59,4	68,4	1,0	2,0	1,3	2,9	1,3	75,6	0,0	178,2	●
0,0	0,0	0,0	1,3	2,3	1,0	0,1	0,0	0,1	0,0	0,0	0,0	0,5	●
0,2	2,0	1,1	15,5	8,0	0,7	5,5	0,0	0,0	0,0	0,0	0,5	5,0	●
1,1	38,0	1,4	152,0	112,0	1,4	2,6	1,7	3,8	1,7	160,0	0,0	356,0	●
1,4	46,0	5,3	132,0	80,0	1,8	5,4	7,9	6,7	2,1	234,0	0,8	262,0	●
0,8	34,5	1,5	94,5	76,5	1,1	2,6	1,5	3,4	1,6	100,5	0,0	240,0	●
0,1	30,0	24,1	12,0	36,0	0,8	8,0	0,1	0,0	0,1	0,0	0,6	30,0	●
0,1	9,0	9,3	16,5	31,5	0,6	9,5	0,0	0,0	0,1	0,0	0,4	24,0	●
0,9	60,0	32,0	120,0	72,0	2,7	12,4	7,6	8,0	2,6	84,0	1,2	180,0	●
0,8	52,5	28,9	94,5	52,5	2,4	9,8	6,3	6,5	2,1	63,0	0,7	143,5	●
1,3	49,5	32,4	90,0	108,0	5,2	29,7	4,4	5,6	1,7	54,0	3,9	171,0	●
0,1	60,0	34,0	12,0	40,0	0,8	7,6	0,1	0,0	0,1	0,0	0,6	32,0	●
1,9	115,5	58,8	196,0	94,5	4,7	25,9	8,0	4,8	1,1	161,0	4,7	73,5	●
0,1	52,8	26,1	12,0	36,0	0,7	7,2	0,1	0,0	0,1	0,0	0,6	31,2	●
1,9	77,0	27,2	91,0	56,0	3,0	19,6	20,3	12,2	2,4	427,0	0,7	35,0	●
0,7	47,5	30,0	65,0	47,5	0,9	11,3	1,7	1,7	0,8	5,0	0,6	32,5	●
0,1	6,0	5,0	7,5	17,3	0,6	0,1	0,0	0,0	0,1	0,0	0,4	15,0	●
1,5	5,0	2,0	13,0	16,0	0,6	2,5	2,5	0,2	5,2	0,0	0,2	17,5	●
0,1	7,2	6,0	9,0	20,7	0,7	0,2	0,0	0,0	0,1	0,0	0,4	18,0	●
0,6	73,5	38,2	136,5	59,5	1,1	19,3	12,0	5,9	0,9	59,5	0,7	38,5	●
0,0	7,2	6,0	12,0	13,5	0,7	4,8	0,0	0,0	0,0	0,0	0,4	12,6	●
0,2	28,0	21,8	16,0	36,0	0,9	7,6	2,7	0,2	0,2	0,0	0,7	34,0	●
0,2	24,0	18,4	66,0	34,0	0,6	9,4	2,2	1,1	0,2	12,0	0,5	24,0	●
0,7	32,5	24,5	32,5	45,0	1,2	8,3	3,9	2,1	0,5	37,5	14,7	47,5	●
0,9	40,0	24,4	32,5	42,5	1,3	10,3	4,9	4,3	2,6	47,5	1,5	42,5	●
3,8	93,5	52,2	159,5	93,5	2,6	25,3	6,4	8,4	4,1	165,0	1,3	66,0	●
0,3	48,0	16,3	24,0	44,0	1,2	9,2	6,0	5,2	2,0	70,0	0,9	38,0	●
0,4	42,5	26,1	85,0	42,5	0,8	12,0	8,5	4,2	0,6	42,5	0,5	27,5	●
1,2	10,0	6,9	107,5	35,0	0,9	10,0	5,6	4,3	1,5	22,5	0,6	20,0	●
9,3	30,0	23,9	22,5	40,0	0,9	7,8	2,0	3,5	9,2	0,0	0,7	30,0	●
1,2	37,5	28,6	30,0	45,0	1,1	9,8	5,0	4,2	1,6	10,0	0,7	37,5	●
5,1	37,5	26,4	27,5	40,0	1,1	8,8	1,0	1,8	5,0	0,0	0,6	30,0	●
0,0	0,0	0,0	3,5	0,6	0,2	0,1	0,0	0,0	0,0	0,0	0,0	0,4	●
1,1	10,0	2,0	15,0	18,5	0,7	2,5	2,0	0,2	4,1	0,0	0,2	20,8	●
0,3	28,0	16,9	48,0	36,0	1,6	14,8	3,2	1,6	0,4	16,0	0,6	24,0	●
0,6	48,0	43,6	64,0	68,0	2,1	11,2	7,0	8,6	2,1	28,0	1,1	92,0	●

Lebensmittel	Menge	Portionsgröße in Gramm	kcal je Portion	Eiweiß g je Portion	Fett g je Portion	Kohlenhydrate g je Portion	Broteinheiten je Portion	Ballaststoffe g je Portion
Kartoffelsuppe mit Speck und Zwiebeln	Teller	400,0	200,0	8,8	5,3	28,1	2,3	5,4
Kartoffelsuppe mit Gemüse	Teller	400,0	228,0	7,9	8,1	29,4	2,5	5,6
Kartoffelwurst	Portion/en	30,0	91,2	3,1	8,1	1,6	0,1	0,3
Käse Hartkäse 30% F. i. Tr.	Portion/en	30,0	106,8	11,6	6,8	0,0	0,0	0,0
Käse Hartkäse 45% F. i. Tr.	Portion/en	30,0	114,9	8,6	9,0	0,0	0,0	0,0
Käse Hartkäse 50% F. i. Tr.	Portion/en	30,0	121,8	8,7	9,7	0,0	0,0	0,0
Käse Hartkäse Magerstufe	Scheibe/n	30,0	50,1	11,4	0,3	0,0	0,0	0,0
Käse im Blätterteig	Portion/en	150,0	531,0	22,9	37,2	26,6	2,2	1,7
Käse-Wurst-Salat mit Essigmarinade	Portion/en	150,0	313,5	13,1	26,4	6,0	0,5	1,1
Käsecremesuppe mit Schmelzkäse	Teller	320,0	320,0	9,2	28,1	8,1	0,7	0,6
Käsefondue	Portion/en	270,0	683,1	45,9	53,3	4,8	0,4	0,3
Käsegebäck Blätterteig	Portion/en	70,0	368,9	7,6	26,9	24,4	2,0	1,3
Käseklößchen	Portion/en	30,0	118,5	4,9	9,0	4,6	0,4	0,3
Käseknusperchen Mürbeteig	Portion/en	50,0	251,5	5,9	18,1	16,4	1,4	1,3
Käsekuchen Mürbeteig	Stück/e	100,0	276,0	8,8	14,1	27,9	2,3	0,9
Käsenockerln	Portion/en	200,0	466,0	19,4	30,3	29,1	2,4	1,4
Käsesahnetorte	Stück/e	120,0	250,8	7,1	7,5	37,7	3,1	0,2
Käsesalat	Portion/en	150,0	318,0	20,0	22,6	7,9	0,7	1,4
Käseschinkenwurst	Portion/en	30,0	69,6	5,8	5,2	0,1	0,0	0,0
Käsesoße	Portion/en	60,0	67,2	3,1	4,5	3,6	0,3	0,2
Käsesoufflee	Portion/en	140,0	415,8	19,9	35,5	5,1	0,4	0,3
Käsespätzle	Portion/en	200,0	398,0	16,8	22,8	31,6	2,6	1,9
Käsesuppe italienisch	Teller	320,0	217,6	15,2	13,6	8,5	0,7	0,8
Käsetoast	Portion/en	100,0	298,0	16,4	21,3	10,3	0,9	0,7
Käsetorte Mürbeteig	Stück/e	120,0	331,2	10,6	17,0	33,5	2,8	1,1
Käsetorte Rührteig	Stück/e	100,0	342,0	7,6	15,0	43,5	3,6	2,3
Kasseler Aufschnitt	Portion/en	30,0	51,6	5,0	3,4	0,3	0,0	0,0
Kasseler im Teigmantel	Portion/en	300,0	678,0	40,3	43,9	30,8	2,6	1,9
Kasseler Pirogge	Portion/en	350,0	707,0	34,5	38,8	54,5	4,5	3,8
Katenrauchwurst	Portion/en	30,0	109,5	6,0	9,6	0,1	0,0	0,0
Katfisch gegart brutto	Portion/en	180,0	90,0	17,9	2,0	0,0	0,0	0,0
Katfischfilet	Portion/en	150,0	132,0	26,3	2,9	0,0	0,0	0,0
Katfischfilet gegart	Portion/en	150,0	154,5	30,5	3,5	0,0	0,0	0,0
Kathrinchen	Stück/e	50,0	190,5	3,0	4,0	35,0	2,9	1,0
Kaugummi	Stück/e	3,0	11,6	0,0	0,0	2,9	0,2	0,0
Kaviar echt	TL	5,0	13,0	1,3	0,8	0,2	0,0	0,0
Kaviarersatz	TL	5,0	5,1	0,9	0,1	0,1	0,0	0,0
Kefir 0.3% Fett	Portion/en	150,0	57,0	5,2	0,2	6,2	0,5	0,0
Kefir 1.5% Fett	Portion/en	150,0	75,0	5,1	2,3	6,2	0,5	0,0
Kefir 3.5% Fett	Portion/en	150,0	99,0	5,0	5,3	6,0	0,5	0,0
Kefir mit Früchten 3.5% Fett	Portion/en	150,0	148,5	4,3	4,4	21,1	1,8	1,4
Kefir mit Früchten 1.5% Fett	Portion/en	150,0	129,0	4,4	1,9	21,2	1,8	1,4
Kefir mit Früchten 0.3% Fett	Portion/en	150,0	114,0	4,5	0,2	21,3	1,8	1,4
Kerbel frisch	Portion/en	5,0	2,4	0,2	0,0	0,3	0,0	0,3

Vitamin E mg je Portion	Folsäure gesamt µg je Port.	Vitamin C mg je Portion	Kalzium mg je Portion	Magnesium mg je Portion	Eisen mg je Portion	Jod µg je Portion	gesätt. FS g je Portion	einf. unges. FS g je Port.	mehrf. unges. FS g je Port.	Cholesterin mg je Port.	Saccharose g je Portion	Harnsäure mg je Portion	Slimfaktor
0,4	48,0	30,9	60,0	60,0	1,7	9,6	2,1	2,2	0,6	4,0	1,2	48,0	🟢
1,4	56,0	35,0	56,0	64,0	1,4	10,4	2,6	3,5	1,5	0,0	1,1	44,0	🟢
0,1	3,3	0,4	3,6	6,9	0,2	0,7	2,9	3,8	0,9	11,4	0,0	17,1	🔴
0,2	2,1	0,0	420,0	13,2	0,2	12,0	4,1	2,0	0,2	15,9	0,0	3,0	🔴
0,2	6,0	0,0	330,0	12,9	0,1	12,0	5,5	2,7	0,3	27,0	0,0	3,0	🔴
0,2	3,6	0,0	300,0	11,1	0,1	12,0	5,9	2,9	0,4	33,0	0,0	3,0	🔴
0,1	13,5	0,0	322,8	10,2	0,2	17,4	0,2	0,1	0,0	0,6	0,0	3,3	🔴
1,7	31,5	0,0	525,0	30,0	1,3	33,6	13,9	8,1	8,9	105,0	0,1	24,0	🔴
6,6	12,0	14,6	349,5	28,5	0,8	14,9	9,4	8,4	7,2	48,0	1,5	52,5	🔴
0,5	9,6	0,9	384,0	32,0	1,0	27,8	19,5	6,1	0,9	51,2	0,4	12,8	🔴
1,1	13,5	0,1	1566,0	70,2	1,4	72,6	31,7	16,5	2,2	175,5	0,1	18,9	🔴
0,7	7,0	0,2	56,0	10,5	0,6	4,8	16,2	8,1	1,1	77,0	0,1	12,6	🔴
0,3	6,9	0,2	101,1	5,4	0,3	5,9	6,9	1,3	0,3	29,7	0,0	3,9	🔴
3,4	6,5	0,0	78,5	32,5	1,2	5,4	4,9	8,0	4,3	33,5	0,2	22,0	🔴
0,8	12,0	0,3	68,0	12,0	0,9	6,5	7,7	4,4	0,8	118,0	10,6	12,0	🔴
1,7	38,0	0,6	314,0	28,0	1,5	21,8	16,4	9,6	1,8	272,0	0,1	18,0	🔴
0,7	10,8	0,7	78,0	12,0	0,7	6,4	3,7	2,5	0,6	112,8	29,1	3,6	🔴
0,7	25,5	32,5	633,0	39,0	0,7	27,9	13,6	6,8	1,0	45,0	4,3	21,0	🔴
0,1	1,2	6,8	21,9	8,1	0,3	1,4	1,9	2,4	0,6	18,0	0,0	36,6	🔴
0,1	2,4	0,2	83,4	5,4	0,1	5,3	3,4	0,7	0,1	5,4	0,0	2,4	🔴
1,3	37,8	0,3	504,0	29,4	1,7	24,8	19,7	11,2	1,9	315,0	0,0	7,0	🔴
1,1	24,0	0,5	348,0	26,0	1,3	15,6	12,6	7,1	1,4	180,0	0,2	24,0	🔴
0,9	25,6	1,3	201,6	38,4	1,0	9,0	6,2	5,0	1,0	147,2	0,1	12,8	🟡
0,9	26,0	0,4	428,0	23,0	1,1	26,4	11,9	6,6	1,2	145,0	0,3	19,0	🔴
0,9	14,4	0,4	81,6	14,4	1,1	7,8	9,3	5,3	1,0	141,6	12,8	14,4	🔴
3,9	10,0	0,2	68,0	24,0	1,0	4,1	3,4	7,4	3,4	42,0	18,2	22,0	🔴
0,1	0,6	0,0	9,3	16,2	0,4	1,0	1,2	1,6	0,4	15,3	0,3	33,9	🔴
1,8	18,0	0,1	126,0	123,0	4,1	8,1	11,7	13,7	11,5	171,0	2,2	246,0	🔴
2,4	105,0	4,5	182,0	105,0	4,3	13,7	20,4	11,6	4,0	178,5	1,6	210,0	🔴
0,1	0,6	0,0	4,2	9,0	0,3	0,8	3,4	4,5	1,1	22,8	0,0	40,2	🔴
1,9	1,8	0,6	19,8	27,0	1,0	60,8	0,4	0,5	0,5	82,8	0,0	111,6	🟡
3,2	1,5	1,5	30,0	40,5	1,5	90,0	0,6	0,7	0,8	120,0	0,0	165,0	🔴
3,4	1,5	1,1	36,0	43,5	1,5	70,2	0,7	0,8	0,9	144,0	0,0	192,0	🔴
0,8	2,5	0,2	11,5	7,5	0,8	0,6	1,0	1,7	1,0	16,0	8,5	10,5	🔴
0,0	0,0	0,0	0,3	0,2	0,0	0,0	0,0	0,0	0,0	0,0	2,9	0,0	🔴
0,5	0,3	0,7	2,6	0,2	0,1	1,3	0,1	0,2	0,3	15,0	0,0	7,2	🔴
0,4	0,5	1,1	2,6	1,5	0,0	5,9	0,0	0,0	0,0	16,6	0,0	4,9	🔴
0,1	7,5	1,5	183,0	18,0	0,1	12,0	0,1	0,0	0,0	0,0	0,0	0,0	🟡
0,1	7,5	1,5	180,0	18,0	0,1	11,3	1,4	0,7	0,1	9,0	0,0	0,0	🟡
0,2	7,5	1,5	180,0	19,5	0,1	11,3	3,2	1,6	0,2	19,5	0,0	0,0	🟡
0,2	7,5	2,3	159,0	18,0	0,2	9,0	2,7	1,3	0,2	16,5	15,2	1,5	🔴
0,1	7,5	2,3	159,0	16,5	0,2	9,0	1,1	0,6	0,1	7,5	15,2	1,5	🟡
0,1	7,5	2,3	162,0	16,5	0,2	10,5	0,1	0,0	0,0	0,0	15,2	1,5	🟡
0,1	0,5	1,8	20,0	1,7	0,1	0,1	0,0	0,0	0,0	0,0	0,1	0,8	🟢

Lebensmittel	Menge	Portionsgröße in Gramm	kcal je Portion	Eiweiß g je Portion	Fett g je Portion	Kohlenhydrate g je Portion	Broteinheiten je Portion	Ballaststoffe g je Portion
Kerbel getrocknet	TL	1,0	2,3	0,2	0,0	0,3	0,0	0,3
Kichererbse frisch	Portion/en	60,0	160,8	11,9	2,0	23,0	1,9	12,8
Kichererbse getrocknet	Portion/en	50,0	162,5	8,9	3,2	23,9	2,0	5,9
Kichererbse gegart	Portion/en	150,0	171,0	12,6	2,2	24,5	2,0	14,1
Kichererbse gekeimt	Portion/en	100,0	32,0	5,1	0,3	1,9	0,2	2,1
Kichererbse Konserve netto	Portion/en	150,0	100,5	7,4	1,3	14,3	1,2	8,0
Kichererbseneintopf mit Gemüse	Teller	450,0	270,0	15,1	9,1	30,7	2,6	16,5
Kidney Bohne getrocknet	Portion/en	150,0	376,5	33,2	2,1	54,8	4,6	32,0
Kidney Bohne Konserve	Portion/en	150,0	94,5	8,2	0,5	13,6	1,1	7,9
Kirsche kandiert	Portion/en	25,0	66,3	0,1	0,0	16,1	1,3	0,1
Kirsche sauer Konserve netto	Portion/en	125,0	110,0	0,9	0,4	23,8	2,0	1,2
Kirsche sauer netto	Portion/en	120,0	69,6	1,1	0,5	13,2	1,1	1,2
Kirsche süß Konserve netto	Portion/en	125,0	113,8	0,9	0,3	25,5	2,1	1,7
Kirsche süß netto	Portion/en	120,0	75,6	1,1	0,4	16,0	1,3	1,8
Kirschgrütze	Portion/en	250,0	187,5	0,8	0,4	43,0	3,6	1,0
Kirschkaltschale	Teller	350,0	353,5	2,5	1,0	78,4	6,5	0,2
Kirschkompott	Portion/en	250,0	200,0	1,8	0,6	44,5	3,7	2,9
Kirschkonfitüre	Portion/en	25,0	69,3	0,1	0,0	16,8	1,4	0,1
Kirschmichel	Portion/en	250,0	495,0	10,7	13,7	80,6	6,7	4,6
Kirschnektar sauer	Glas/Gläser	200,0	122,0	0,6	0,2	27,9	2,3	0,0
Kirschsaft sauer	Glas/Gläser	200,0	116,0	1,6	0,6	22,7	1,9	0,0
Kirschstrudel	Stück/e	150,0	325,5	4,8	10,6	51,6	4,3	2,9
Kirschtorte Mürbeteig	Stück/e	120,0	357,6	5,7	18,3	41,9	3,5	1,9
Kirschwasser	Glas/Gläser	20,0	48,4	0,0	0,0	0,0	0,0	0,0
Kiwi netto	Stück/e	45,0	27,5	0,5	0,3	4,8	0,4	1,8
Klaffmuschel	Portion/en	100,0	65,0	10,5	1,3	2,6	0,2	0,0
Klaffmuschel gegart netto	Portion/en	100,0	66,0	10,7	1,4	2,7	0,2	0,0
Klare Brühe mit Reis und Gemüse	Teller	350,0	126,0	7,6	4,5	13,2	1,1	3,0
Klare Brühe mit Eierstich	Teller	330,0	194,7	19,5	11,2	3,7	0,3	1,8
Klarer	Glas/Gläser	20,0	37,0	0,0	0,0	0,0	0,0	0,0
Klippfisch	Portion/en	150,0	237,0	54,0	2,1	0,0	0,0	0,0
Knäckebrot	Scheibe/n	10,0	35,9	1,1	0,2	7,3	0,6	0,5
Knäckebrot mit Ölsamen	Scheibe/n	10,0	37,4	1,2	0,5	6,9	0,6	0,5
Knackwurst	Stück/e	100,0	283,0	12,7	26,0	0,3	0,0	0,1
Knoblauch Flüssigwürze	Portion/en	20,0	21,4	3,1	0,3	1,9	0,2	0,8
Knoblauch gegart	Stück/e	2,0	2,5	0,1	0,0	0,5	0,0	0,0
Knoblauch Grillsoße	Portion/en	20,0	23,6	0,4	0,0	5,3	0,4	0,2
Knoblauch netto	Stück/e	2,0	2,8	0,1	0,0	0,6	0,0	0,0
Knoblauchbutter	Portion/en	20,0	113,6	0,9	12,4	0,1	0,0	0,0
Knoblauchpulver	TL	1,0	3,6	0,2	0,0	0,7	0,1	0,0
Knoblauchwurst	Stück/e	150,0	498,0	21,8	46,2	0,3	0,0	0,1
Kochbanane	Portion/en	100,0	123,0	1,0	0,3	28,3	2,4	1,5
Kochbanane gegart	Portion/en	125,0	160,0	1,3	0,4	36,7	3,1	2,0
Kochkäse 10% F. i. Tr.	Portion/en	30,0	30,9	4,4	0,9	1,1	0,1	0,0

Vitamin E mg je Portion	Folsäure gesamt µg je Port.	Vitamin C mg je Portion	Kalzium mg je Portion	Magnesium mg je Portion	Eisen mg je Portion	Jod µg je Portion	gesätt. FS g je Portion	einf. unges. FS g je Port.	mehrf. unges. FS g je Port.	Cholesterin mg je Port.	Saccharose g je Portion	Harnsäure mg je Portion	Slimfaktor
0,1	0,5	0,9	17,5	1,5	0,1	0,2	0,0	0,0	0,0	0,0	0,1	0,7	
1,7	204,0	2,4	74,4	93,0	4,2	12,0	0,2	0,4	0,9	0,0	1,2	78,0	
2,9	20,0	11,9	62,0	59,5	3,0	4,5	0,6	0,2	1,8	0,0	0,4	178,0	
2,0	120,0	1,4	79,5	93,0	4,2	12,8	0,2	0,5	1,0	0,0	1,2	82,5	
0,1	92,0	22,0	56,0	18,0	1,0	5,0	0,0	0,1	0,2	0,0	0,2	12,0	
1,1	108,0	0,6	54,0	60,0	2,6	10,5	0,1	0,3	0,6	0,0	0,7	48,0	
3,5	162,0	32,0	144,0	130,5	5,9	22,5	1,2	4,9	2,2	0,0	2,5	103,5	
0,8	195,0	6,0	150,0	225,0	9,6	1,5	0,3	0,2	1,2	0,0	1,6	220,5	
0,2	40,5	0,6	45,0	58,5	2,4	4,5	0,1	0,0	0,3	0,0	0,4	55,5	
0,0	0,5	1,3	3,3	1,5	0,2	0,1	0,0	0,0	0,0	0,0	10,0	1,3	
0,1	1,3	3,4	12,5	10,0	0,6	2,0	0,1	0,1	0,1	0,0	16,9	16,3	
0,2	9,6	14,4	9,6	9,6	0,7	0,2	0,1	0,1	0,1	0,0	0,6	18,0	
0,2	1,3	4,3	22,5	12,5	0,4	2,0	0,1	0,1	0,1	0,0	16,9	16,3	
0,2	7,2	18,0	20,4	13,2	0,5	1,2	0,1	0,1	0,1	0,0	0,2	18,0	
0,1	2,5	6,5	12,5	7,5	0,7	2,5	0,1	0,1	0,1	0,0	25,1	12,5	
0,4	10,5	12,3	24,5	24,5	1,9	0,4	0,2	0,3	0,3	0,0	38,5	45,5	
0,3	5,0	16,0	35,0	22,5	0,8	3,0	0,1	0,2	0,2	0,0	19,0	30,0	
0,0	0,0	0,1	1,0	0,8	0,1	0,0	0,0	0,0	0,0	0,0	15,8	1,5	
1,0	27,5	14,0	107,5	32,5	1,6	7,3	7,3	4,3	1,0	115,0	25,7	50,0	
0,1	4,0	4,6	12,0	6,0	0,5	4,0	0,1	0,1	0,1	0,0	21,2	10,0	
0,3	10,0	14,5	16,0	16,0	1,2	0,0	0,1	0,2	0,2	0,0	3,6	30,0	
2,2	4,5	6,6	27,0	19,5	1,1	1,7	2,6	4,7	2,7	1,5	12,3	28,5	
4,0	9,6	3,3	33,6	19,2	1,2	2,5	4,5	8,4	4,2	67,2	15,1	19,2	
0,0	0,0	0,0	0,4	0,0	0,0	0,0	0,0	0,0	0,0	0,0	0,0	0,0	
0,2	9,0	32,0	17,1	10,8	0,4	0,7	0,1	0,0	0,1	0,0	0,6	8,6	
0,8	3,0	2,0	46,0	63,0	7,3	120,0	0,4	0,1	0,4	66,0	0,0	300,0	
0,8	2,0	1,3	46,0	63,0	7,2	81,8	0,4	0,2	0,4	69,0	0,0	305,0	
0,4	24,5	20,4	56,0	49,0	1,2	4,6	1,9	1,8	0,3	0,0	1,3	52,5	
1,1	26,4	8,1	95,7	33,0	2,8	12,5	4,7	4,6	0,8	145,2	0,7	105,6	
0,0	0,0	0,0	0,0	0,0	0,0	0,0	0,0	0,0	0,0	0,0	0,0	0,0	
1,4	37,5	6,2	126,0	136,5	1,4	535,2	0,4	0,2	0,8	157,5	0,0	340,5	
0,1	2,6	0,0	2,3	3,1	0,2	0,3	0,0	0,0	0,1	0,0	0,1	6,4	
0,3	3,1	0,0	2,8	5,5	0,2	0,4	0,1	0,1	0,3	0,0	0,1	7,0	
0,3	1,0	22,6	12,0	20,0	0,8	2,3	9,4	12,3	3,0	53,0	0,0	91,0	
0,0	0,2	0,1	18,6	2,6	0,8	0,6	0,1	0,1	0,0	0,0	0,1	5,8	
0,0	0,2	0,1	0,9	0,5	0,0	0,0	0,0	0,0	0,0	0,0	0,1	0,4	
0,3	3,6	2,5	5,6	4,6	0,1	0,6	0,0	0,0	0,0	0,0	4,1	5,8	
0,0	0,4	0,3	0,8	0,7	0,0	0,1	0,0	0,0	0,0	0,0	0,1	0,3	
0,3	1,0	0,1	4,0	0,6	0,0	1,2	7,5	3,7	0,5	34,4	0,0	0,0	
0,0	0,3	0,1	0,9	0,9	0,0	0,1	0,0	0,0	0,0	0,0	0,1	0,4	
0,5	3,0	0,0	18,0	33,0	1,7	1,7	16,7	21,7	5,1	82,5	0,0	120,0	
0,3	19,0	16,0	8,0	35,0	0,7	2,5	0,1	0,1	0,1	0,0	0,5	25,0	
0,4	13,8	12,0	11,3	45,0	0,9	2,8	0,1	0,1	0,2	0,0	0,6	33,8	
0,0	13,5	0,0	60,0	6,0	0,1	4,5	0,5	0,3	0,0	2,1	0,0	0,0	

Lebensmittel	Menge	Portionsgröße in Gramm	kcal je Portion	Eiweiß g je Portion	Fett g je Portion	Kohlenhydrate g je Portion	Broteinheiten je Portion	Ballaststoffe g je Portion
Kochkäse 20% F. i. Tr.	Portion/en	30,0	36,6	4,1	1,7	1,1	0,1	0,0
Kochkäse 30% F. i. Tr.	Portion/en	30,0	49,8	3,9	3,3	1,0	0,1	0,0
Kochkäse Magerstufe	Portion/en	30,0	25,2	4,6	0,2	1,2	0,1	0,0
Kochmettwurst	Portion/en	30,0	87,3	5,5	7,3	0,1	0,0	0,0
Kochsalami	Portion/en	100,0	321,0	15,4	29,1	0,2	0,0	0,1
Kochwurst	Portion/en	100,0	328,0	15,2	29,4	1,5	0,1	0,1
Kohlgemüse	Portion/en	150,0	37,5	2,1	0,3	6,2	0,5	4,4
Kohlrabi gedünstet mit Sahne	Portion/en	250,0	232,5	5,5	18,7	10,6	0,9	3,4
Kohlrabi gegart	Portion/en	150,0	30,0	2,9	0,1	4,1	0,3	2,2
Kohlrabi netto	Portion/en	150,0	37,5	3,0	0,2	5,6	0,5	2,3
Kohlrabigemüse mit Soße	Portion/en	250,0	92,5	5,3	3,2	10,0	0,8	3,2
Kohlroulade Konserve	Stück/e	250,0	215,0	13,9	14,4	7,4	0,6	5,4
Kohlroulade mit Hackfüllung	Portion/en	300,0	240,0	15,3	11,1	19,5	1,6	5,0
Kohlrübe gegart	Portion/en	150,0	33,0	1,7	0,2	5,6	0,5	3,6
Kohlrübe netto	Portion/en	150,0	40,5	1,7	0,2	7,5	0,6	3,6
Kokosfett gehärtet	Portion/en	20,0	175,6	0,2	19,8	0,0	0,0	0,0
Kokosmakronen	Stück/e	25,0	109,8	1,3	6,6	11,2	0,9	2,1
Kokosmilch	Portion/en	100,0	24,0	0,3	0,4	4,9	0,4	0,0
Kokosnuss netto	Portion/en	50,0	179,0	2,0	18,3	2,4	0,2	4,5
Kokosnussraspeln	EL	10,0	61,0	0,6	6,3	0,6	0,1	2,0
Kölsch	Glas/Gläser	330,0	151,8	1,3	0,0	13,2	1,1	0,0
Kommissbrot	Scheibe/n	40,0	84,0	2,3	0,3	17,7	1,5	1,9
Kondensmilch 10% Fett	Portion/en	15,0	26,4	1,3	1,5	1,9	0,2	0,0
Kondensmilch 4% Fett	Portion/en	15,0	16,7	1,1	0,6	1,6	0,1	0,0
Kondensmilch 7.5% Fett	Portion/en	15,0	20,0	1,0	1,1	1,5	0,1	0,0
Konfitüre einfach	Portion/en	25,0	69,8	0,0	0,0	17,1	1,4	0,2
Konfitüre extra	Portion/en	25,0	64,5	0,0	0,0	15,8	1,3	0,2
Königsberger Klops mit Kapernsoße	Portion/en	260,0	361,4	22,5	23,6	15,2	1,3	1,2
Königskuchen	Stück/e	70,0	244,3	4,0	9,8	34,4	2,9	1,6
Kopfsalat mit Dressing	Portion/en	100,0	110,0	0,9	11,3	1,1	0,1	1,2
Kopfsalat netto	Portion/en	50,0	6,0	0,6	0,1	0,5	0,0	0,8
Koriander	TL	1,0	3,1	0,1	0,2	0,3	0,0	0,3
Krabben	Portion/en	100,0	91,0	18,6	1,4	0,7	0,1	0,0
Krabben Cocktail mit Mayonnaise	Portion/en	150,0	240,0	9,2	19,1	7,1	0,6	1,2
Krabben Konserve	Portion/en	65,0	46,8	9,5	0,7	0,4	0,0	0,0
Kräcker	Portion/en	25,0	94,0	2,6	0,8	18,8	1,6	1,1
Kraftbrühe	Teller	300,0	159,0	15,4	10,1	2,0	0,2	0,7
Kraftbrühe mit Flädle	Teller	330,0	244,2	18,6	15,0	9,0	0,7	1,1
Kraftbrühe mit pochiertem Ei	Teller	330,0	234,3	21,6	15,7	2,2	0,2	0,6
Kraftbrühe mit Gemüsewürfeln	Teller	350,0	182,0	17,0	10,3	5,4	0,5	2,6
Kraftbrühe mit Nudeln	Teller	330,0	207,9	16,6	10,0	13,1	1,1	1,5
Krakauer	Portion/en	30,0	89,7	4,7	7,9	0,1	0,0	0,0
Krapfen	Stück/e	200,0	342,0	12,8	2,2	66,5	5,5	3,2
Kräuterbutter	Portion/en	20,0	128,8	0,2	14,2	0,6	0,0	0,0

Vitamin E mg je Portion	Folsäure gesamt µg je Port.	Vitamin C mg je Portion	Kalzium mg je Portion	Magnesium mg je Portion	Eisen mg je Portion	Jod µg je Portion	gesätt. FS g je Portion	einf. unges. FS g je Port.	mehrf. unges. FS g je Port.	Cholesterin mg je Port.	Saccharose g je Portion	Harnsäure mg je Portion	Slimfaktor
0,1	13,5	0,0	54,0	5,4	0,1	4,5	1,0	0,5	0,1	4,2	0,0	0,0	●
0,1	12,6	0,0	51,0	5,1	0,1	4,2	2,0	1,0	0,1	8,4	0,0	0,0	●
0,0	13,5	0,0	60,0	6,0	0,1	4,5	0,1	0,0	0,0	0,6	0,0	0,0	●
0,1	0,9	7,0	3,3	8,4	0,4	0,4	2,6	3,4	0,7	19,5	0,0	32,7	●
0,4	1,0	25,4	14,0	21,0	1,2	2,6	10,6	13,7	3,3	61,0	0,0	93,0	●
0,4	53,0	22,4	13,0	21,0	7,1	2,2	10,5	13,4	3,5	160,0	0,1	140,0	●
2,6	118,5	68,7	69,0	34,5	0,8	7,8	0,1	0,0	0,2	0,0	0,5	30,0	●
1,4	42,5	105,9	187,5	100,0	2,1	6,3	11,2	5,6	0,8	55,0	3,4	65,0	●
0,6	19,5	61,4	103,5	42,0	1,2	1,7	0,0	0,0	0,1	0,0	1,3	48,0	●
0,6	37,5	96,0	102,0	64,5	1,4	2,1	0,0	0,0	0,1	0,0	1,7	45,0	●
1,3	37,5	103,3	152,5	97,5	2,1	2,5	1,0	1,4	0,7	0,0	2,4	65,0	●
3,4	57,5	24,7	85,0	50,0	1,4	10,0	5,4	6,6	1,6	55,0	0,6	110,0	●
3,2	72,0	35,0	87,0	51,0	1,8	9,9	5,4	4,2	0,9	33,0	0,5	126,0	●
0,3	21,0	31,8	73,5	10,5	0,6	6,5	0,0	0,0	0,1	0,0	0,7	31,5	●
0,3	40,5	49,5	72,0	16,5	0,7	6,0	0,0	0,0	0,1	0,0	1,0	30,0	●
0,4	0,0	0,0	0,4	0,0	0,0	0,0	17,2	1,2	0,3	0,2	0,0	0,0	●
0,1	1,0	0,1	3,8	10,3	0,4	0,8	5,7	0,4	0,1	0,0	11,0	0,0	●
0,0	10,0	2,0	27,0	30,0	0,1	0,4	0,3	0,0	0,0	0,0	4,8	0,0	●
0,4	15,0	1,0	10,0	19,5	1,1	0,6	15,8	1,1	0,3	0,0	2,3	0,0	●
0,1	0,9	0,1	2,5	9,0	0,3	0,3	5,5	0,4	0,1	0,0	0,6	0,0	●
0,0	13,2	0,0	13,2	29,7	0,0	3,3	0,0	0,0	0,0	0,0	0,0	39,6	●
0,3	9,2	0,0	9,2	15,2	0,6	1,3	0,0	0,0	0,1	0,0	0,2	16,8	●
0,0	1,2	0,2	49,5	5,0	0,0	3,0	0,9	0,5	0,1	5,7	1,5	0,0	●
0,0	1,1	0,2	39,0	3,9	0,0	2,6	0,4	0,2	0,0	2,4	1,3	0,0	●
0,0	0,9	0,2	36,0	3,6	0,0	2,3	0,7	0,3	0,0	4,2	1,2	0,0	●
0,0	0,3	1,0	0,8	0,5	0,1	0,3	0,0	0,0	0,0	0,0	16,2	1,5	●
0,0	0,3	1,2	1,0	0,8	0,1	0,3	0,0	0,0	0,0	0,0	14,8	1,5	●
1,5	10,4	2,0	52,0	49,4	2,2	3,6	8,4	10,9	2,8	98,8	2,3	124,8	●
0,6	5,6	0,2	27,3	8,4	0,6	2,2	5,4	3,0	0,6	69,3	10,6	23,8	●
7,4	27,0	10,0	31,0	10,0	0,8	2,8	1,3	2,5	7,0	0,0	0,4	7,0	●
0,3	18,5	6,5	18,5	5,5	0,5	1,7	0,0	0,0	0,1	0,0	0,0	5,0	●
0,0	0,0	0,0	6,6	3,3	0,2	0,1	0,0	0,1	0,0	0,0	0,0	0,6	●
4,0	7,0	1,9	92,0	67,0	1,8	130,0	0,2	0,3	0,5	138,0	0,0	147,0	●
3,8	13,5	11,5	63,0	40,5	1,3	61,2	8,3	7,0	2,7	111,0	1,7	85,5	●
2,0	2,6	0,7	50,7	35,8	0,9	67,0	0,1	0,1	0,2	70,2	0,0	74,8	●
0,2	2,5	0,0	16,8	3,8	0,4	0,8	0,3	0,2	0,2	0,0	0,1	10,5	●
0,3	12,0	7,4	39,0	39,0	1,3	2,7	3,7	4,1	1,5	39,0	0,2	87,0	●
1,1	29,7	10,6	92,4	42,9	2,0	7,9	6,0	5,8	1,9	168,3	0,2	79,2	●
1,5	42,9	6,7	69,3	42,9	2,4	8,3	5,3	6,4	2,3	267,3	0,2	82,5	●
0,5	21,0	14,8	63,0	49,0	2,0	7,0	3,7	4,2	1,6	38,5	1,3	119,0	●
0,3	13,2	7,0	42,9	46,2	1,4	3,0	3,5	4,0	1,7	52,8	0,2	92,4	●
0,1	0,6	6,5	3,3	6,3	0,4	0,3	3,0	3,7	0,8	17,4	0,0	27,6	●
0,3	14,0	0,1	20,0	30,0	1,3	5,0	1,3	0,2	0,4	0,0	6,9	40,0	●
0,4	1,6	2,0	4,6	1,4	0,1	0,9	8,6	4,3	0,5	41,0	0,3	0,6	●

Lebensmittel	Menge	Portionsgröße in Gramm	kcal je Portion	Eiweiß g je Portion	Fett g je Portion	Kohlenhydrate g je Portion	Broteinheiten je Portion	Ballaststoffe g je Portion
Kräuteressig	EL	15,0	3,0	0,1	0,0	0,1	0,0	0,0
Kräuterleberwurst	Portion/en	30,0	102,3	4,1	9,5	0,4	0,0	0,1
Kräutermischung frisch	Portion/en	5,0	2,3	0,2	0,0	0,3	0,0	0,3
Kräutersalz	TL	0,5	0,1	0,0	0,0	0,0	0,0	0,0
Kräutertee	Tasse/n	125,0	1,3	0,0	0,0	0,3	0,0	0,0
Kräutertee mit Zucker	Tasse/n	125,0	11,3	0,0	0,0	2,7	0,2	0,0
Krautgulasch mit Soße	Portion/en	400,0	280,0	24,4	15,4	11,0	0,9	4,3
Krautroulade mit Tomatenreisfüllung	Portion/en	300,0	171,0	5,4	4,7	26,1	2,2	4,9
Krautsalat m. Speck u. Zwiebeln	Portion/en	100,0	93,0	2,6	7,7	3,1	0,3	2,2
Krautspätzle	Portion/en	200,0	272,0	11,0	9,4	34,6	2,9	7,0
Krebse in Dill	Portion/en	200,0	270,0	23,1	16,9	6,5	0,5	0,8
Krebssuppe Krebstiere gegart	Portion/en	100,0	93,0	18,9	1,5	0,8	0,1	0,0
Kresse	Portion/en	150,0	57,0	6,3	2,1	2,7	0,2	4,5
Kresse gegart	Portion/en	150,0	61,5	7,0	2,3	2,3	0,2	5,2
Kresse getrocknet	TL	1,0	2,8	0,3	0,1	0,1	0,0	0,2
Kressetrunk	Glas/Gläser	200,0	26,0	2,9	0,9	1,2	0,1	0,2
Kreuzkümmel	TL	1,0	4,1	0,2	0,2	0,3	0,0	0,1
Krokant	Portion/en	20,0	90,2	0,5	2,5	16,4	1,4	0,3
Küchenkräuter frisch	Portion/en	5,0	2,6	0,2	0,0	0,4	0,0	0,2
Kümmel	TL	1,0	3,6	0,2	0,1	0,4	0,0	0,1
Kümmelstange	Stück/e	70,0	325,5	6,6	16,7	37,2	3,1	2,3
Kumquat	Portion/en	125,0	85,0	0,8	0,4	18,3	1,5	4,6
Kumquatkonfitüre	Portion/en	25,0	70,3	0,1	0,0	17,1	1,4	0,3
Kunsthonig	Portion/en	25,0	84,0	0,0	0,0	20,6	1,7	0,0
Kunstspeiseeis	Portion/en	75,0	45,8	0,0	0,0	11,2	0,9	0,0
Kürbis gegart	Portion/en	150,0	40,5	2,1	0,3	6,9	0,6	1,2
Kürbis gesäuert	Portion/en	50,0	7,0	0,4	0,1	1,1	0,1	0,2
Kürbis Konserve netto	Portion/en	150,0	33,0	1,9	0,3	5,4	0,4	1,1
Kürbis netto	Portion/en	150,0	40,5	2,1	0,3	6,9	0,6	1,2
Kürbiscremesuppe	Teller	350,0	238,0	3,8	19,4	12,8	1,1	3,9
Kürbisgemüse mit Sahnesoße	Portion/en	250,0	120,0	4,7	5,3	13,0	1,1	1,9
Kürbiskern	Portion/en	20,0	112,0	4,9	9,1	2,8	0,2	1,8
Kürbiskernöl	EL	12,0	105,5	0,0	11,9	0,0	0,0	0,0
Kürbiskompott	Portion/en	250,0	105,0	2,2	0,3	22,2	1,9	1,2
Kürbissuppe	Teller	350,0	52,5	1,5	0,2	10,2	0,8	1,0
Kurkuma Gewürz	TL	1,0	3,6	0,1	0,1	0,6	0,0	0,1
Kutteln Rind gegart	Portion/en	125,0	122,5	20,2	4,6	0,0	0,0	0,0
Labskaus Konserve	Portion/en	500,0	515,0	48,4	19,3	35,5	3,0	6,0
Labskaus mit Rote Bete	Portion/en	350,0	395,5	30,8	17,6	27,6	2,3	5,2
Lachs	Portion/en	150,0	196,5	27,6	9,5	0,0	0,0	0,0
Lachs gegart brutto	Portion/en	180,0	144,0	25,9	4,5	0,0	0,0	0,0
Lachs gekocht	Portion/en	200,0	398,0	37,9	27,5	0,4	0,0	0,1
Lachs geräuchert	Portion/en	75,0	103,5	14,6	5,0	0,0	0,0	0,0
Lachsfilet	Portion/en	150,0	168,0	29,9	5,2	0,0	0,0	0,0

Vitamin E mg je Portion	Folsäure gesamt µg je Port.	Vitamin C mg je Portion	Kalzium mg je Portion	Magnesium mg je Portion	Eisen mg je Portion	Jod µg je Portion	gesätt. FS g je Portion	einf. unges. FS g je Port.	mehrf. unges. FS g je Port.	Cholesterin mg je Port.	Saccharose g je Portion	Harnsäure mg je Portion	Slimfaktor
0,0	0,0	0,0	0,9	3,0	0,1	0,2	0,0	0,0	0,0	0,0	0,0	0,0	gelb
0,1	12,3	0,5	4,8	6,3	1,7	0,7	3,4	4,4	1,1	44,7	0,0	35,7	rot
0,1	4,1	4,7	10,1	1,9	0,2	0,4	0,0	0,0	0,0	0,0	0,0	1,4	grün
0,0	0,0	0,0	1,3	0,6	0,0	0,3	0,0	0,0	0,0	0,0	0,0	0,0	grün
0,0	1,3	0,0	2,5	1,3	0,1	6,3	0,0	0,0	0,0	0,0	0,0	0,0	gelb
0,0	1,3	0,0	2,5	1,3	0,1	6,1	0,0	0,0	0,0	0,0	2,5	0,0	gelb
2,7	72,0	45,5	80,0	56,0	3,5	11,2	9,0	4,7	0,7	68,0	0,8	148,0	grün
4,4	75,0	51,6	87,0	60,0	1,3	11,1	1,0	1,5	1,7	36,0	0,5	63,0	grün
4,3	31,0	15,8	41,0	17,0	0,5	4,1	1,6	2,4	3,3	6,0	0,7	26,0	dunkelgrün
1,9	48,0	9,0	78,0	88,0	3,3	7,4	3,2	3,7	1,4	132,0	0,7	58,0	grün
0,7	18,0	6,7	50,0	36,0	2,4	7,6	10,5	4,1	1,0	196,0	0,4	86,0	rot
3,8	5,0	1,2	91,0	67,0	1,8	89,0	0,2	0,3	0,5	145,0	0,0	149,0	rot
1,1	165,0	88,5	321,0	60,0	4,4	3,0	0,3	0,1	1,2	0,0	0,0	45,0	grün
1,3	102,0	49,3	376,5	45,0	4,0	3,8	0,4	0,2	1,3	0,0	0,0	55,5	grün
0,0	4,2	1,8	14,7	2,7	0,2	0,2	0,0	0,0	0,1	0,0	0,0	2,3	gelb
0,6	36,0	19,1	172,0	32,0	2,1	4,0	0,1	0,1	0,5	0,0	0,0	24,0	gelb
0,0	0,0	0,0	9,7	3,7	0,7	0,1	0,0	0,1	0,0	0,0	0,1	1,5	gelb
1,1	2,8	0,1	9,2	6,2	0,2	0,1	0,2	1,9	0,3	0,0	16,2	1,6	rot
0,1	3,5	4,5	12,6	1,7	0,3	0,4	0,0	0,0	0,0	0,0	0,0	1,2	grün
0,0	0,0	0,0	9,5	2,6	0,2	0,1	0,0	0,1	0,0	0,0	0,1	1,5	gelb
3,2	5,6	0,2	69,3	22,4	1,5	2,8	4,4	7,4	3,9	47,6	0,4	23,8	rot
0,4	8,8	47,5	20,0	16,3	0,8	0,6	0,1	0,1	0,2	0,0	7,5	18,8	grün
0,0	0,0	0,4	1,8	1,3	0,1	0,0	0,0	0,0	0,0	0,0	16,3	1,5	rot
0,0	0,0	0,0	1,5	0,0	0,0	0,0	0,0	0,0	0,0	0,0	1,4	0,0	rot
0,0	0,0	0,0	6,0	1,5	0,0	3,0	0,0	0,0	0,0	0,0	11,2	0,0	gelb
0,2	13,5	11,7	43,5	34,5	1,1	1,7	0,1	0,0	0,1	0,0	1,1	12,0	grün
0,0	2,5	2,4	8,0	6,5	0,2	1,0	0,0	0,0	0,0	0,0	0,2	1,5	dunkelgrün
0,2	4,5	5,4	42,0	25,5	0,8	4,7	0,1	0,0	0,1	0,0	0,9	12,0	grün
0,2	25,5	21,0	40,5	34,5	1,2	2,1	0,1	0,0	0,1	0,0	1,1	10,5	grün
3,0	17,5	13,8	91,0	35,0	1,2	11,2	6,9	3,8	6,6	24,5	1,9	14,0	grün
0,9	27,5	23,7	77,5	52,5	1,8	4,3	1,8	2,0	1,1	7,5	1,6	22,5	grün
0,8	10,0	0,0	8,2	80,4	2,5	2,4	1,9	2,1	4,7	0,0	0,1	0,0	rot
0,5	0,0	0,0	0,0	0,0	0,0	0,0	2,5	2,8	6,2	0,0	0,0	0,0	rot
0,2	20,0	18,3	47,5	37,5	1,3	4,0	0,1	0,0	0,2	0,0	15,8	12,5	grün
0,1	14,0	12,1	56,0	31,5	1,3	13,0	0,1	0,0	0,1	0,0	1,5	7,0	grün
0,0	0,0	0,3	1,8	1,9	0,4	0,1	0,0	0,0	0,0	0,0	0,1	0,7	rot
0,1	12,5	3,0	18,8	8,8	2,4	6,1	2,2	1,4	0,1	117,5	0,0	205,0	rot
1,2	35,0	12,7	40,0	90,0	6,2	10,0	8,3	8,7	1,0	130,0	1,2	275,0	gelb
1,0	70,0	18,7	98,0	80,5	3,8	18,9	5,8	8,2	2,2	98,0	5,1	241,5	gelb
3,3	39,0	0,0	19,5	43,5	1,5	51,0	2,4	3,7	2,5	52,5	0,0	255,0	rot
0,5	23,4	2,3	25,2	39,6	1,0	41,9	1,1	1,7	1,2	68,4	0,0	181,8	rot
5,1	42,0	2,0	36,0	58,0	1,9	47,6	12,0	9,4	4,0	114,0	0,0	348,0	rot
1,7	15,0	0,0	10,5	21,8	0,7	28,4	1,3	1,9	1,3	27,8	0,0	135,0	rot
0,6	39,0	4,5	30,0	45,0	1,2	48,0	1,3	2,0	1,3	78,0	0,0	210,0	rot

Lebensmittel	Menge	Portionsgröße in Gramm	kcal je Portion	Eiweiß g je Portion	Fett g je Portion	Kohlenhydrate g je Portion	Broteinheiten je Portion	Ballaststoffe g je Portion
Lachsfilet gegart	Portion/en	150,0	195,0	34,5	6,2	0,0	0,0	0,0
Lachsschinkenpastete	Portion/en	30,0	75,0	5,3	6,0	0,2	0,0	0,0
Lakritze	Portion/en	25,0	93,8	1,1	0,2	21,5	1,8	0,5
Lammfilet	Portion/en	150,0	225,0	43,2	5,6	0,0	0,0	0,0
Lammfleischsalami	Portion/en	30,0	104,7	6,0	9,1	0,1	0,0	0,0
Lammkotelett	Stück/e	200,0	502,0	50,8	33,4	0,0	0,0	0,0
Landjäger	Stück/e	150,0	684,0	22,8	66,7	0,6	0,0	0,0
Landmettwurst	Portion/en	30,0	93,0	6,5	7,5	0,1	0,0	0,0
Languste	Portion/en	100,0	102,0	20,6	1,5	1,3	0,1	0,0
Lasagne al forno	Portion/en	350,0	525,0	29,0	33,9	26,6	2,2	2,4
Lasagne mit Spinat	Portion/en	350,0	518,0	22,4	32,0	34,7	2,9	5,9
Lauchcremesuppe	Teller	350,0	318,5	15,0	20,0	19,9	1,7	1,6
Lauchgemüse gedünstet	Portion/en	250,0	137,5	6,1	7,4	11,1	0,9	5,6
Lauchgemüse in heller Soße	Portion/en	250,0	135,0	5,2	8,0	10,7	0,9	3,6
Lauchsalat mit Dressing	Portion/en	130,0	88,4	2,6	7,2	3,0	0,3	2,7
Lauchsalat mit Speckmarinade	Portion/en	130,0	49,4	3,7	2,3	3,1	0,3	2,7
Lauchsuppe	Teller	350,0	294,0	3,5	26,5	11,5	1,0	2,0
Lauchsuppe passiert	Teller	350,0	318,5	7,6	26,9	12,6	1,0	1,9
Lauchzwiebel	Stück/e	30,0	12,6	0,3	0,1	2,6	0,2	0,8
Laugengebäck	Stück/e	50,0	170,0	4,7	1,3	34,3	2,9	2,1
Leberkäse	Portion/en	30,0	80,7	5,2	6,7	0,1	0,0	0,0
Leberkäse gebraten	Portion/en	130,0	369,2	23,1	30,8	0,6	0,0	0,2
Leberklößchen	Portion/en	50,0	70,0	7,1	2,9	3,7	0,3	0,6
Leberknödel Konserve	Portion/en	150,0	237,0	17,5	11,8	15,3	1,3	1,2
Leberknödelsuppe	Teller	350,0	196,0	16,7	9,1	12,0	1,0	1,1
Leberpastete	Portion/en	30,0	89,7	5,4	7,5	0,3	0,0	0,0
Leberpastete mit Champignons	Portion/en	30,0	83,4	4,4	7,3	0,3	0,0	0,1
Leberpresssack	Portion/en	30,0	105,3	4,4	9,8	0,3	0,0	0,0
Leberspätzle	Portion/en	50,0	97,5	5,3	3,0	12,2	1,0	0,8
Leberspätzlesuppe mit Fleischbrühe	Teller	350,0	133,0	12,0	7,4	5,0	0,4	0,3
Lebertran	EL	15,0	132,3	0,0	15,0	0,0	0,0	0,0
Leberwurst einfach	Portion/en	30,0	99,0	3,7	9,4	0,2	0,0	0,0
Leberwurst fein	Portion/en	30,0	98,4	4,6	8,8	0,4	0,0	0,0
Leberwurst fettarm	Portion/en	30,0	81,3	5,0	6,7	0,5	0,0	0,0
Leberwurst frisch erhitzt	Stück/e	100,0	319,0	17,3	27,5	1,3	0,1	0,1
Leberwurst grob	Portion/en	30,0	96,9	5,3	8,3	0,4	0,0	0,0
leicht und cross	Scheibe/n	6,0	20,7	0,7	0,1	4,3	0,4	0,4
Leinöl	EL	12,0	105,5	0,0	11,9	0,0	0,0	0,0
Leinsamen	Portion/en	20,0	74,4	4,9	6,2	0,0	0,0	7,0
Leinsamen geschrotet	Portion/en	20,0	75,8	5,0	6,3	0,0	0,0	6,8
Leipziger Allerlei	Portion/en	250,0	95,0	5,7	3,2	10,3	0,9	8,4
Leng gegart brutto	Portion/en	180,0	113,4	26,1	0,8	0,0	0,0	0,0
Lengfilet gegart	Portion/en	150,0	144,0	33,2	1,1	0,0	0,0	0,0
Liebesperlen	Portion/en	25,0	95,0	0,0	0,0	23,3	1,9	0,0

Vitamin E mg je Portion	Folsäure gesamt µg je Port.	Vitamin C mg je Portion	Kalzium mg je Portion	Magnesium mg je Portion	Eisen mg je Portion	Jod µg je Portion	gesätt. FS g je Portion	einf. unges. FS g je Port.	mehrf. unges. FS g je Port.	Cholesterin mg je Port.	Saccharose g je Portion	Harnsäure mg je Portion	Slimfaktor
0,6	33,0	3,2	36,0	48,0	1,2	37,5	1,6	2,4	1,6	93,0	0,0	243,0	🔴
0,1	0,6	0,0	6,6	12,3	0,5	0,7	2,1	2,8	0,7	17,1	0,1	35,4	🔴
0,0	1,0	0,3	4,0	4,5	0,7	0,1	0,1	0,0	0,1	0,0	13,9	5,0	🔴
0,3	48,0	0,0	25,5	49,5	4,0	2,4	2,2	2,4	0,3	123,0	0,0	318,0	🔴
0,1	5,4	0,0	6,6	9,0	0,5	0,4	3,4	4,2	1,0	23,1	0,0	48,3	🔴
0,4	60,0	0,0	30,0	62,0	4,8	3,0	13,5	14,4	1,7	162,0	0,0	498,0	🔴
0,5	3,0	0,0	19,5	33,0	1,8	1,8	24,6	31,6	6,7	88,5	0,0	115,5	🔴
0,1	0,9	0,0	4,2	9,6	0,4	0,8	2,7	3,5	0,8	23,7	0,0	45,3	🔴
0,2	17,0	2,0	49,0	20,0	1,2	50,0	0,2	0,3	0,6	140,0	0,0	60,0	🔴
1,8	80,5	8,1	266,0	59,5	4,4	16,1	17,4	12,1	2,0	255,5	0,6	154,0	🔴
4,6	108,5	59,9	595,0	115,5	7,9	35,0	16,1	10,6	2,9	234,5	0,5	112,0	🟡
0,9	28,0	8,4	164,5	45,5	1,7	9,1	11,0	6,6	1,0	112,0	0,3	52,5	🔴
2,6	97,5	47,5	227,5	50,0	2,5	3,3	1,9	3,0	2,1	2,5	1,3	100,0	🟡
2,1	62,5	27,8	185,0	35,0	1,6	6,3	2,5	3,2	1,9	5,0	0,8	62,5	🟢
5,0	36,4	15,9	110,5	15,6	1,0	1,6	0,9	1,5	4,5	0,0	0,6	52,0	⚫
0,7	36,4	16,1	111,8	16,9	1,1	1,7	0,7	0,9	0,5	3,9	0,6	58,5	🟢
3,9	24,5	9,0	84,0	21,0	1,1	12,6	16,0	5,3	3,6	94,5	0,7	28,0	🔴
0,9	31,5	14,6	98,0	42,0	0,9	4,2	18,9	5,4	0,9	28,0	0,5	38,5	🔴
0,1	5,1	7,5	42,0	3,3	0,4	0,6	0,0	0,0	0,0	0,0	0,5	4,5	🟢
0,3	4,5	0,0	32,5	7,0	0,7	1,5	0,4	0,3	0,4	0,0	0,1	19,5	🔴
0,1	2,7	6,4	4,5	6,6	0,5	0,7	2,4	3,1	0,8	20,7	0,0	30,0	🔴
0,4	11,7	26,9	20,8	31,2	2,3	2,9	11,2	14,4	3,6	96,2	0,0	136,5	🔴
0,4	26,5	7,7	24,5	12,5	3,1	2,1	1,0	1,1	0,4	84,5	0,1	62,5	🔴
0,7	69,0	6,3	34,5	27,0	4,0	7,5	4,1	4,9	1,5	180,0	0,4	145,5	🔴
0,6	94,5	12,6	52,5	45,5	4,4	8,8	3,5	3,2	0,9	192,5	0,3	126,0	🟡
0,1	14,7	0,6	4,5	7,2	2,0	0,8	2,7	3,4	0,9	51,9	0,0	49,2	🔴
0,1	12,0	0,5	4,5	6,6	1,6	1,5	2,6	3,3	0,8	40,2	0,0	39,9	🔴
0,1	12,0	0,4	3,3	6,3	1,7	0,7	3,5	4,5	1,1	45,3	0,0	36,3	🔴
0,3	22,5	2,5	10,0	8,0	2,7	1,4	1,6	0,7	0,3	77,5	0,1	43,5	🔴
0,4	42,0	7,5	31,5	38,5	2,4	3,5	3,1	3,0	0,6	94,5	0,0	52,5	🟡
3,0	0,0	0,0	0,2	0,0	0,0	129,0	2,7	7,2	4,4	127,5	0,0	0,0	🔴
0,1	4,8	0,3	4,5	4,5	1,2	1,1	3,5	4,2	1,0	36,6	0,0	39,3	🔴
0,1	15,9	6,7	3,9	6,3	2,1	0,7	3,2	4,0	1,1	48,0	0,0	42,0	🔴
0,1	17,4	0,7	3,9	6,9	2,3	0,7	2,4	3,0	0,8	58,8	0,0	46,2	🔴
0,3	40,0	20,7	13,0	26,0	6,0	2,0	9,8	12,5	3,2	157,0	0,1	146,0	🔴
0,1	13,2	7,0	3,9	7,8	1,8	0,7	3,0	3,8	1,0	47,7	0,0	44,4	🔴
0,1	3,6	0,0	2,1	3,8	0,2	0,2	0,0	0,0	0,0	0,0	0,0	4,6	🔴
0,7	0,0	0,0	0,1	0,1	0,0	0,0	1,2	2,2	8,0	0,8	0,0	0,0	🔴
0,6	4,0	0,0	46,0	70,0	1,6	2,0	0,6	1,1	4,2	0,0	0,0	21,0	🟡
0,3	2,0	0,0	46,8	71,2	1,7	2,0	0,6	1,1	4,2	0,0	0,0	21,4	🟡
1,3	62,5	40,9	57,5	42,5	2,7	16,8	1,8	0,9	0,3	7,5	4,0	112,5	🟢
0,4	9,0	1,6	19,8	84,6	1,0	246,1	0,2	0,2	0,3	68,4	0,0	178,2	🟡
0,5	13,5	2,2	27,0	100,5	1,1	210,6	0,2	0,2	0,4	90,0	0,0	226,5	🔴
0,0	0,0	0,0	2,3	0,8	0,2	0,0	0,0	0,0	0,0	0,0	17,2	0,0	🔴

Lebensmittel	Menge	Portionsgröße in Gramm	kcal je Portion	Eiweiß g je Portion	Fett g je Portion	Kohlenhydrate g je Portion	Broteinheiten je Portion	Ballaststoffe g je Portion
Liebstöckel frisch	Portion/en	5,0	2,1	0,2	0,0	0,3	0,0	0,2
Liegnitzer	Stück/e	60,0	224,4	3,8	6,3	37,5	3,1	2,6
Likörwein	Glas/Gläser	50,0	76,5	0,1	0,0	6,0	0,5	0,0
Limabohne frisch gegart	Portion/en	150,0	97,5	5,1	0,3	18,0	1,5	4,6
Limabohne frisch netto	Portion/en	150,0	97,5	5,1	0,3	18,0	1,5	4,5
Limabohne getrocknet gegart	Portion/en	150,0	120,0	6,5	0,4	21,9	1,8	5,9
Limabohne getrocknet	Portion/en	50,0	155,0	8,5	0,5	28,4	2,4	7,5
Limabohne Konserve netto	Portion/en	150,0	81,0	4,8	0,3	14,3	1,2	4,4
Limburger 20% F. i. Tr.	Portion/en	30,0	56,4	7,9	2,7	0,0	0,0	0,0
Limburger 30% F. i. Tr.	Portion/en	30,0	65,7	7,6	3,9	0,0	0,0	0,0
Limburger 40% F. i. Tr.	Portion/en	30,0	81,0	7,0	5,9	0,0	0,0	0,0
Limburger 45% F. i. Tr.	Portion/en	30,0	86,1	6,8	6,6	0,0	0,0	0,0
Limburger 50% F. i. Tr.	Portion/en	30,0	93,9	6,0	7,8	0,0	0,0	0,0
Limburger 60% F. i. Tr.	Portion/en	30,0	112,2	5,4	10,2	0,0	0,0	0,0
Limette netto	Stück/e	125,0	58,8	0,6	3,0	2,4	0,2	1,3
Limettensaft	Glas/Gläser	200,0	184,0	0,8	3,4	30,6	2,6	0,2
Limonade kalorien arm	Glas/Gläser	200,0	6,0	0,0	0,0	0,9	0,1	0,0
Limonade koffeinhaltig	Glas/Gläser	200,0	122,0	6,6	0,0	21,7	1,8	0,0
Limonade mit Fruchtsäften	Glas/Gläser	200,0	100,0	0,0	0,0	24,0	2,0	0,0
Limonade mit Fruchtgeschmack	Glas/Gläser	200,0	84,0	0,0	0,0	20,0	1,7	0,0
Limonade mit Kohlensäure	Glas/Gläser	200,0	84,0	0,0	0,0	20,0	1,7	0,0
Linsen	Portion/en	150,0	463,5	35,3	2,1	74,0	6,2	15,9
Linsen gegart	Portion/en	150,0	172,5	13,2	0,8	27,6	2,3	6,1
Linsen gekeimt Linsen Konserve netto	Portion/en	150,0	115,5	8,8	0,5	18,4	1,5	4,0
Linseneintopf	Teller	450,0	373,5	30,0	6,4	47,1	3,9	10,8
Linseneintopf mit Blutw. u. Backpfl.	Teller	450,0	720,0	33,7	39,4	54,1	4,5	13,0
Linseneintopf mit Würstchen	Teller	450,0	531,0	38,1	21,3	45,3	3,8	10,6
Linseneintopf mit Speck	Teller	450,0	391,5	20,5	16,7	38,3	3,2	7,9
Linsengemüse mit Speck	Portion/en	250,0	420,0	16,5	24,5	33,5	2,8	7,5
Linsensuppe	Teller	400,0	260,0	20,7	7,0	28,1	2,3	6,8
Linsensuppe mit gepökeltem Schwein	Teller	450,0	279,0	25,0	6,3	29,9	2,5	7,7
Linsensuppe süßsauer	Teller	400,0	248,0	15,7	8,9	25,2	2,1	5,5
Linzer Torte	Stück/e	120,0	500,4	9,0	28,3	52,4	4,4	4,5
Litchi Konserve netto	Portion/en	125,0	122,5	1,0	0,3	28,3	2,4	1,8
Litchi netto	Portion/en	125,0	95,0	1,1	0,4	21,3	1,8	2,0
Löffelbiskuit	Stück/e	5,0	20,7	0,6	0,4	3,6	0,3	0,1
Loganbeere gegart	Portion/en	125,0	33,8	1,4	0,0	4,4	0,4	7,5
Loganbeere Konserve netto	Portion/en	125,0	87,5	1,1	0,0	18,3	1,5	6,0
Loganbeere netto	Portion/en	125,0	32,5	1,4	0,0	4,3	0,4	7,0
Loosbrot	Scheibe/n	45,0	84,6	2,9	0,4	16,9	1,4	3,9
Lorbeer	Stück/e	1,0	0,5	0,0	0,0	0,1	0,0	0,0
Lotos Wurzel frisch	Portion/en	150,0	118,5	3,9	0,2	24,7	2,1	1,2
Löwenzahn	Portion/en	150,0	81,0	3,9	0,9	13,7	1,1	3,9
Löwenzahn gegart	Portion/en	150,0	78,0	4,4	1,0	12,0	1,0	4,5

Vitamin E mg je Portion	Folsäure gesamt µg je Port.	Vitamin C mg je Portion	Kalzium mg je Portion	Magnesium mg je Portion	Eisen mg je Portion	Jod µg je Portion	gesätt. FS g je Portion	einf. unges. FS g je Port.	mehrf. unges. FS g je Port.	Cholesterin mg je Port.	Saccharose g je Portion	Harnsäure mg je Portion	Slimfaktor
0,1	1,5	2,3	7,5	1,5	0,1	0,2	0,0	0,0	0,0	0,0	0,0	0,8	🟢
1,1	4,8	0,3	40,2	30,0	1,2	2,0	2,7	2,6	0,6	29,4	19,1	13,2	🔴
0,0	0,5	0,0	3,5	4,5	0,2	5,0	0,0	0,0	0,0	0,0	0,0	0,0	🔴
0,8	27,0	30,2	103,5	36,0	1,6	6,6	0,1	0,0	0,2	0,0	1,1	166,5	🟢
0,8	49,5	49,5	93,0	36,0	1,7	6,0	0,1	0,0	0,2	0,0	1,1	150,0	🟢
1,0	18,0	15,5	118,5	42,0	1,7	7,7	0,1	0,0	0,2	0,0	1,3	214,5	🟢
1,1	42,0	32,9	139,0	54,5	2,3	10,0	0,1	0,0	0,3	0,0	1,7	250,5	🟡
0,8	10,5	13,0	90,0	28,5	1,2	7,2	0,1	0,0	0,2	0,0	0,9	157,5	🟢
0,1	15,0	0,0	153,0	7,5	0,1	6,0	1,6	0,8	0,1	6,3	0,0	7,2	🔴
0,1	14,4	0,0	146,4	7,2	0,1	5,7	2,4	1,2	0,1	9,0	0,0	6,9	🔴
0,2	15,0	0,0	105,0	6,0	0,1	6,0	3,6	1,8	0,2	13,8	0,0	5,7	🔴
0,2	14,7	0,0	102,0	5,7	0,1	5,7	4,0	2,0	0,2	15,3	0,0	5,4	🔴
0,2	15,0	0,0	90,0	6,0	0,1	6,0	4,7	2,4	0,3	18,3	0,0	3,6	🔴
0,2	13,5	0,0	80,4	5,4	0,1	5,4	6,2	3,1	0,4	24,0	0,0	3,3	🔴
0,5	10,0	54,4	16,3	18,8	0,3	0,6	0,5	0,5	1,4	0,0	0,4	25,0	⚫
0,7	8,0	45,7	24,0	26,0	0,4	0,0	0,6	0,5	1,5	0,0	28,4	36,0	🔴
0,0	0,0	0,0	42,0	4,0	0,9	4,0	0,0	0,0	0,0	0,0	0,0	0,0	🟡
0,0	0,0	0,0	8,0	2,0	0,1	3,6	0,0	0,0	0,0	0,0	11,8	20,0	🟡
0,0	0,0	4,0	10,0	4,0	0,8	3,6	0,0	0,0	0,0	0,0	1,0	0,0	🟡
0,0	2,0	0,0	10,0	4,0	0,8	3,6	0,0	0,0	0,0	0,0	0,8	0,0	🟡
0,0	2,0	0,0	10,0	4,0	0,8	3,6	0,0	0,0	0,0	0,0	0,8	0,0	🟡
1,7	349,5	1,5	106,5	193,5	11,3	1,1	0,3	0,4	1,0	0,0	3,7	300,0	🟡
0,7	72,0	0,3	40,5	69,0	4,0	0,6	0,1	0,1	0,4	0,0	1,4	112,5	🟢
0,4	73,5	0,2	34,5	49,5	2,8	3,0	0,1	0,1	0,2	0,0	0,9	75,0	🟢
1,2	157,5	29,7	112,5	121,5	6,6	14,4	2,2	2,6	0,9	40,5	2,8	225,0	🟢
2,5	130,5	7,7	112,5	112,5	22,9	7,7	14,0	18,2	4,9	45,0	9,9	202,5	🟡
1,7	112,5	28,0	121,5	139,5	7,7	7,7	7,5	9,6	2,8	63,0	5,2	292,5	🟡
0,9	130,5	24,8	108,0	99,0	4,5	16,7	6,3	7,2	2,0	36,0	1,8	157,5	🟡
1,1	152,5	3,2	75,0	92,5	5,3	7,5	9,9	10,5	2,7	22,5	2,8	137,5	🟡
0,9	76,0	16,3	84,0	84,0	4,7	11,6	2,4	3,0	1,0	36,0	1,7	168,0	🟢
1,0	117,0	7,8	94,5	112,5	5,9	20,7	2,1	2,6	1,0	31,5	2,9	180,0	🟢
0,7	84,0	7,0	80,0	80,0	3,7	6,0	3,3	3,7	1,0	8,0	1,5	96,0	🟢
5,8	16,8	0,4	75,6	54,0	1,8	3,7	11,0	12,5	2,9	116,4	30,3	21,6	🔴
0,6	7,5	11,4	15,0	12,5	0,4	4,1	0,1	0,1	0,1	0,0	22,7	16,3	🟡
0,6	31,3	49,0	11,3	12,5	0,4	2,0	0,1	0,1	0,1	0,0	10,6	18,8	🟡
0,1	1,3	0,0	3,3	0,8	0,1	0,4	0,1	0,2	0,1	14,1	1,7	0,8	🔴
0,7	10,0	26,5	46,3	32,5	1,7	1,4	0,0	0,0	0,0	0,0	0,3	21,3	🟢
0,5	5,0	9,6	43,8	23,8	1,3	2,0	0,0	0,0	0,0	0,0	16,3	16,3	🟢
0,6	17,5	43,8	43,8	31,3	1,8	0,9	0,0	0,0	0,0	0,0	0,3	18,8	⚫
0,5	16,2	0,0	9,5	25,2	1,2	2,0	0,1	0,0	0,2	0,0	0,3	25,7	🟢
0,0	0,0	0,0	1,3	0,2	0,1	0,0	0,0	0,0	0,0	0,0	0,0	0,2	🟢
0,0	30,0	66,0	67,5	34,5	1,7	3,0	0,0	0,0	0,0	0,0	0,1	21,0	🔴
3,8	60,0	45,0	237,0	54,0	4,7	4,5	0,2	0,1	0,5	0,0	0,0	90,0	🟢
4,7	37,5	25,4	282,0	42,0	4,4	5,7	0,2	0,1	0,6	0,0	0,0	112,5	🟢

Lebensmittel	Menge	Portionsgröße in Gramm	kcal je Portion	Eiweiß g je Portion	Fett g je Portion	Kohlenhydrate g je Portion	Broteinheiten je Portion	Ballaststoffe g je Portion
Löwenzahntrunk	Glas/Gläser	200,0	36,0	1,8	0,4	5,9	0,5	0,2
Luan Dressing süßsauer	Portion/en	45,0	32,4	0,3	0,1	6,9	0,6	0,2
Luzernensprossen	Portion/en	12,0	3,8	0,5	0,1	0,3	0,0	0,2
Macadamianuss	Portion/en	20,0	135,2	1,5	14,6	0,0	0,0	3,1
Macadamianuss geröstet und gesalzen	Portion/en	20,0	138,4	1,4	15,0	0,0	0,0	2,5
Madeirasoße	Portion/en	60,0	35,4	1,3	1,8	3,6	0,3	0,6
Madeirawein	Glas/Gläser	50,0	83,5	0,0	0,0	5,0	0,4	0,0
Magermilchpulver	EL	10,0	36,8	3,6	0,1	5,2	0,4	0,0
Maggi	Portion/en	0,5	1,1	0,1	0,0	0,1	0,0	0,0
Mais frisch gegart	Portion/en	150,0	133,5	4,9	1,8	23,6	2,0	4,3
Mais frisch netto	Portion/en	150,0	133,5	4,9	1,8	23,6	2,0	4,2
Mais gesäuert	Portion/en	50,0	22,0	0,8	0,3	3,8	0,3	0,7
Mais Konserve netto	Portion/en	150,0	114,0	4,7	1,8	18,9	1,6	4,1
Mais Vollkorn getrocknet gegart	Portion/en	150,0	160,5	4,5	2,0	30,4	2,5	5,0
Mais Vollkorn getrocknet	Portion/en	40,0	132,4	3,4	1,5	25,9	2,2	3,7
Maisfladenbrot	Stück/e	45,0	99,9	2,3	0,8	20,5	1,7	0,8
Maisgrieß	Portion/en	40,0	138,0	3,5	0,4	29,5	2,5	2,0
Maiskeimöl	EL	12,0	106,0	0,0	12,0	0,0	0,0	0,0
Maismehl	EL	10,0	35,4	0,8	0,3	7,3	0,6	0,3
Maisstärke	EL	20,0	70,2	0,1	0,0	17,2	1,4	0,2
Maisvollkornbrot	Scheibe/n	50,0	107,0	3,5	0,9	20,8	1,7	3,1
Majoran frisch	Portion/en	5,0	2,3	0,1	0,1	0,3	0,0	0,1
Majoran getrocknet	TL	1,0	2,9	0,1	0,1	0,4	0,0	0,2
Makkaroni mit Tomatensoße	Portion/en	250,0	345,0	13,3	12,9	43,9	3,7	3,7
Makkaroni mit vier Käsesorten	Portion/en	250,0	455,0	19,7	23,8	40,4	3,4	3,0
Makkaroniauflauf mit Schinken	Portion/en	350,0	542,5	30,5	24,9	48,9	4,1	3,5
Makrele gegart brutto	Portion/en	180,0	234,0	24,4	15,3	0,0	0,0	0,0
Makrele geräuchert	Portion/en	75,0	144,0	15,0	9,4	0,0	0,0	0,0
Makrele Konserve in in Öl netto	Portion/en	60,0	117,6	10,4	8,5	0,0	0,0	0,0
Makrele paniert	Portion/en	150,0	367,5	25,9	23,2	13,7	1,1	1,0
Makrelenfilet gegart	Portion/en	150,0	315,0	32,3	20,9	0,0	0,0	0,0
Makronen	Stück/e	10,0	44,9	1,0	2,4	4,7	0,4	0,7
Makronentorte	Stück/e	120,0	531,6	9,9	30,3	54,9	4,6	5,4
Malzbier	Glas/Gläser	330,0	181,5	1,7	0,0	35,8	3,0	0,0
Malzkaffee	Tasse/n	125,0	2,5	0,0	0,0	0,6	0,1	0,0
Malzkaffee trocken	TL	3,0	9,4	0,2	0,1	1,9	0,2	0,5
Malzzucker	TL	5,0	20,3	0,0	0,0	5,0	0,4	0,0
Mandarine Konserve netto	Portion/en	125,0	103,8	0,7	0,3	23,1	1,9	1,9
Mandarine netto	Stück/e	40,0	20,0	0,3	0,1	4,0	0,3	0,7
Mandarinennektar	Glas/Gläser	200,0	128,0	0,6	0,2	29,5	2,5	0,2
Mandarinensaft	Glas/Gläser	200,0	94,0	1,3	0,5	19,0	1,6	0,3
Mandel dragiert	Portion/en	25,0	134,0	3,7	10,8	5,7	0,5	3,0
Mandel geröstet	Portion/en	20,0	117,2	4,1	10,7	1,4	0,1	2,7
Mandel geröstet und gesalzen	Portion/en	20,0	114,8	4,0	10,5	1,4	0,1	2,6

Vitamin E mg je Portion	Folsäure gesamt µg je Port.	Vitamin C mg je Portion	Kalzium mg je Portion	Magnesium mg je Portion	Eisen mg je Portion	Jod µg je Portion	gesätt. FS g je Portion	einf. unges. FS g je Port.	mehrf. unges. FS g je Port.	Cholesterin mg je Port.	Saccharose g je Portion	Harnsäure mg je Portion	Slimfaktor
2,0	14,0	9,7	130,0	30,0	2,3	6,2	0,1	0,0	0,2	0,0	0,0	48,0	●
0,0	1,8	2,8	10,4	8,6	0,2	0,5	0,0	0,0	0,0	0,0	5,6	5,4	●
0,0	4,3	1,0	3,8	3,2	0,1	0,1	0,0	0,0	0,0	0,0	0,0	1,8	●
0,3	10,0	0,0	10,2	21,6	0,3	0,6	2,2	11,3	0,4	0,0	0,0	0,0	●
0,3	87,4	0,0	9,8	23,4	0,4	0,6	2,3	11,6	0,5	0,0	0,0	0,0	●
0,1	1,8	1,1	10,8	7,2	0,5	1,1	0,8	0,7	0,2	1,8	0,2	4,2	●
0,0	0,5	0,0	1,5	5,5	0,2	5,0	0,0	0,0	0,0	0,0	0,0	0,0	●
0,0	5,0	1,0	130,0	12,0	0,1	7,5	0,1	0,0	0,0	0,3	0,0	0,0	●
0,0	0,0	0,0	1,2	0,1	0,1	0,0	0,0	0,0	0,0	0,0	0,0	0,7	●
0,2	36,0	10,0	10,5	72,0	0,8	5,0	0,3	0,5	0,8	0,0	0,8	70,5	●
0,1	64,5	18,0	9,0	72,0	0,8	5,0	0,3	0,5	0,8	0,0	0,8	63,0	●
0,0	6,5	2,1	3,0	11,5	0,1	1,5	0,0	0,1	0,1	0,0	0,1	10,5	●
0,1	13,5	4,8	15,0	57,0	0,6	7,2	0,2	0,4	0,7	0,0	0,7	67,5	●
1,1	10,5	0,0	9,0	70,5	0,9	1,8	0,3	0,7	0,7	0,0	0,5	36,0	●
0,8	10,4	0,0	6,0	48,0	0,6	1,0	0,2	0,6	0,6	0,0	0,5	24,0	●
0,4	1,4	0,0	7,7	14,0	0,7	1,5	0,1	0,2	0,4	0,0	0,4	8,1	●
0,3	2,0	0,0	1,6	8,0	0,4	1,0	0,1	0,2	0,2	0,0	0,5	11,6	●
4,1	0,0	0,0	1,8	0,0	0,2	0,0	1,8	3,1	6,6	0,1	0,0	0,0	●
0,2	1,0	0,0	1,8	4,7	0,2	0,3	0,0	0,1	0,1	0,0	0,1	2,9	●
0,0	0,0	0,0	0,0	0,4	0,1	0,5	0,0	0,0	0,0	0,0	0,0	0,0	●
0,6	9,5	0,0	13,0	42,0	1,1	1,7	0,1	0,1	0,4	0,0	0,3	27,5	●
0,0	0,0	0,0	16,1	2,9	0,7	0,1	0,0	0,0	0,0	0,0	0,1	1,6	●
0,0	0,0	0,0	19,9	3,5	0,8	0,1	0,0	0,0	0,0	0,0	0,1	1,9	●
1,5	12,5	5,3	195,0	47,5	1,5	7,8	4,9	4,6	2,3	67,5	1,2	52,5	●
0,6	15,0	0,3	400,0	50,0	0,9	17,8	13,8	6,8	1,5	117,5	0,2	37,5	●
1,1	35,0	0,4	357,0	70,0	2,2	22,4	12,6	7,8	2,2	262,5	1,0	115,5	●
1,8	1,8	0,3	16,2	39,6	1,3	61,2	3,8	5,9	4,0	97,2	0,0	185,4	●
1,2	0,8	0,2	9,8	22,5	0,7	39,9	2,4	3,6	2,5	59,3	0,0	114,8	●
5,0	0,6	0,1	9,6	16,2	0,5	23,6	1,4	2,4	4,3	43,2	0,0	84,0	●
2,2	15,0	3,4	34,5	42,0	1,7	39,3	8,3	8,3	4,3	178,5	0,6	177,0	●
2,5	1,5	0,4	21,0	48,0	1,5	54,3	5,2	8,1	5,5	132,0	0,0	246,0	●
1,2	2,2	0,0	11,5	10,2	0,2	0,2	0,2	1,7	0,5	0,0	4,7	1,8	●
10,3	19,2	0,2	88,8	70,8	2,0	2,4	5,2	17,1	6,5	57,6	34,8	22,8	●
0,0	16,5	0,0	9,9	19,8	0,7	3,3	0,0	0,0	0,0	0,0	0,3	79,2	●
0,0	0,0	0,0	3,8	5,0	0,1	0,0	0,0	0,0	0,0	0,0	0,0	0,0	●
0,0	0,3	0,0	1,6	7,3	0,1	0,1	0,0	0,0	0,1	0,0	0,0	3,0	●
0,0	0,0	0,0	0,1	0,0	0,0	0,0	0,0	0,0	0,0	0,0	0,0	0,0	●
0,3	1,3	8,5	42,5	12,5	0,4	2,0	0,1	0,1	0,1	0,0	21,2	22,5	●
0,1	2,8	12,0	13,2	4,4	0,1	0,3	0,0	0,0	0,0	0,0	2,8	8,0	●
0,3	4,0	16,6	38,0	12,0	0,4	4,0	0,1	0,0	0,1	0,0	27,0	22,0	●
0,6	8,0	36,9	68,0	22,0	0,6	2,0	0,1	0,1	0,2	0,0	14,1	42,0	●
5,2	19,3	0,2	50,0	44,0	0,8	0,4	0,9	7,4	2,1	0,0	5,7	8,0	●
4,9	12,8	0,1	52,0	58,0	0,8	0,4	0,9	7,3	2,0	0,0	1,4	7,4	●
4,8	12,6	0,1	52,0	57,4	0,8	0,5	0,9	7,2	2,0	0,0	1,4	7,2	●

Lebensmittel	Menge	Portionsgröße in Gramm	kcal je Portion	Eiweiß g je Portion	Fett g je Portion	Kohlenhydrate g je Portion	Broteinheiten je Portion	Ballaststoffe g je Portion
Mandel netto	Portion/en	20,0	113,8	3,7	10,8	0,7	0,1	3,0
Mandelbrot Hefeteig	Scheibe/n	100,0	377,0	7,2	18,4	45,0	3,8	3,6
Mandelgebäck Mürbeteig	Portion/en	50,0	251,5	4,1	14,6	26,0	2,2	2,4
Mandelhörnchen	Stück/e	50,0	175,5	3,7	10,2	17,1	1,4	1,3
Mandellikör	Glas/Gläser	20,0	63,6	0,0	0,0	5,7	0,5	0,0
Mandelmakronen	Stück/e	25,0	115,3	3,2	7,6	8,6	0,7	2,1
Mandelmehl	EL	10,0	59,6	2,0	5,7	0,4	0,0	1,1
Mandelmus	EL	20,0	119,4	3,9	11,3	0,8	0,1	2,2
Mandelmus gesalzen	EL	20,0	116,6	3,8	11,0	1,0	0,1	2,1
Mandelöl	EL	12,0	105,8	0,0	12,0	0,0	0,0	0,0
Mandelsandtorte	Stück/e	120,0	520,8	9,2	34,0	44,6	3,7	3,6
Mandelsoße	Portion/en	60,0	69,0	2,2	3,8	6,5	0,5	0,7
Mandeltorte Mürbeteig	Stück/e	100,0	460,0	7,9	32,7	33,6	2,8	3,3
Mango Chutney	Portion/en	20,0	28,4	0,1	0,1	6,5	0,5	0,2
Mango gegart	Portion/en	125,0	78,8	0,8	0,6	16,7	1,4	2,3
Mango Konserve netto	Portion/en	125,0	111,3	0,6	0,5	25,1	2,1	1,9
Mango netto	Portion/en	125,0	75,0	0,8	0,6	16,0	1,3	2,1
Mangold gegart	Portion/en	150,0	39,0	3,6	0,5	3,8	0,3	4,5
Mangold Konserve netto	Portion/en	150,0	33,0	2,9	0,4	3,4	0,3	3,7
Mangold netto	Portion/en	150,0	37,5	3,2	0,5	4,4	0,4	3,9
Mangonektar	Glas/Gläser	200,0	124,0	0,4	0,3	29,1	2,4	0,0
Mangosaft	Glas/Gläser	200,0	120,0	1,1	0,7	26,2	2,2	0,0
Maniok	Portion/en	200,0	274,0	2,0	0,5	64,1	5,3	5,8
Maniok Pulver	EL	20,0	67,8	0,5	0,1	15,9	1,3	1,4
Marashino Likör	Glas/Gläser	20,0	63,6	0,0	0,0	5,7	0,5	0,0
Margarine aus Sojaöl	Portion/en	20,0	143,8	0,2	16,1	0,2	0,0	0,0
Margarine halbfett	Portion/en	20,0	72,4	0,3	8,0	0,1	0,0	0,0
Margarine pflanzlich	Portion/en	20,0	141,8	0,0	16,0	0,1	0,0	0,0
Markerbsen netto	Portion/en	150,0	123,0	9,8	0,7	18,5	1,5	7,5
Markklösschen	Portion/en	50,0	210,0	4,2	16,6	11,5	1,0	0,9
Markklösschen Konserve	Portion/en	50,0	204,5	4,2	16,1	10,9	0,9	0,8
Marmelade	Portion/en	25,0	69,8	0,0	0,0	17,1	1,4	0,2
Marmelade Beeren m. Fruchtzucker	Portion/en	25,0	25,0	0,1	0,0	6,8	0,6	0,5
Marmelade mit Süßstoff	Portion/en	25,0	17,3	0,1	0,1	4,5	0,4	0,5
Marmelade Steinobst mit Fruchtzucker	Portion/en	25,0	27,3	0,1	0,0	7,4	0,6	0,1
Marmelade Zitrus mit Fruchtzucker	Portion/en	25,0	26,8	0,1	0,0	7,3	0,6	0,2
Marmorkuchen	Stück/e	70,0	273,7	4,3	15,2	30,0	2,5	1,1
Maronencreme süß	Portion/en	25,0	66,5	0,4	0,3	15,4	1,3	1,3
Marseiller Fischsuppe Konserve	Teller	250,0	162,5	21,0	7,4	3,2	0,3	0,8
Marshmallow	Stück/e	5,0	16,7	0,1	0,0	4,0	0,3	0,0
Marzipan	Portion/en	15,0	68,9	0,9	2,6	10,3	0,9	0,7
Marzipan Pludergebäck	Stück/e	70,0	263,2	4,9	14,8	27,5	2,3	2,1
Marzipan Rohmasse	Portion/en	15,0	76,8	1,8	5,3	5,6	0,5	1,5
Marzipanmonde	Portion/en	50,0	236,0	5,6	15,3	19,1	1,6	4,4

Vitamin E mg je Portion	Folsäure gesamt µg je Port.	Vitamin C mg je Portion	Kalzium mg je Portion	Magnesium mg je Portion	Eisen mg je Portion	Jod µg je Portion	gesätt. FS g je Portion	einf. unges. FS g je Port.	mehrf. unges. FS g je Port.	Cholesterin mg je Port.	Saccharose g je Portion	Harnsäure mg je Portion	Slimfaktor
5,2	19,2	0,2	50,0	44,0	0,8	0,4	0,9	7,4	2,1	0,0	0,7	8,0	
2,8	12,0	0,2	51,0	32,0	1,2	3,1	8,5	7,2	1,6	58,0	7,3	37,0	
1,7	5,0	0,3	36,5	28,0	1,0	1,7	7,2	5,5	1,1	42,0	12,0	11,5	
2,8	7,0	0,0	22,5	16,0	0,7	1,6	2,2	5,2	2,2	48,5	8,1	8,0	
0,0	0,2	0,0	0,4	0,2	0,0	0,0	0,0	0,0	0,0	0,0	5,5	0,0	
3,7	7,0	0,2	36,0	31,5	0,6	0,6	0,7	5,2	1,4	0,0	8,5	5,8	
1,4	5,0	0,0	26,2	23,0	0,4	0,2	0,5	3,9	1,1	0,0	0,4	4,2	
4,9	10,0	0,1	52,4	46,2	0,9	0,4	1,0	7,7	2,2	0,0	0,8	8,4	
4,8	9,6	0,1	50,6	44,6	0,8	8,4	0,9	7,4	2,1	0,0	1,0	8,0	
4,8	0,0	0,0	0,0	0,0	0,0	0,0	1,0	7,8	2,7	0,0	0,0	0,0	
9,3	18,0	0,1	62,4	48,0	1,7	3,7	7,2	17,3	7,5	104,4	25,0	18,0	
1,1	3,6	0,4	61,8	14,4	0,2	3,1	1,1	2,0	0,5	5,4	3,1	1,8	
4,8	15,0	0,1	60,0	41,0	1,4	3,1	14,9	13,0	2,7	134,0	14,4	18,0	
0,1	2,8	2,4	3,6	3,0	0,1	0,2	0,0	0,0	0,0	0,0	5,3	2,8	
1,4	27,5	29,3	16,3	23,8	0,5	2,8	0,1	0,2	0,1	0,0	12,0	21,3	
1,2	10,0	11,0	16,3	20,0	0,4	4,0	0,1	0,2	0,1	0,0	22,7	16,3	
1,3	45,0	48,4	15,0	22,5	0,5	2,0	0,1	0,2	0,1	0,0	11,5	18,8	
2,8	28,5	32,7	183,0	91,5	3,8	1,8	0,1	0,0	0,3	0,0	0,4	106,5	
2,3	12,0	12,0	142,5	91,5	2,8	4,7	0,1	0,0	0,2	0,0	0,3	87,0	
2,3	45,0	58,5	154,5	121,5	4,1	1,5	0,1	0,0	0,2	0,0	0,4	85,5	
0,7	14,0	14,9	14,0	14,0	0,3	4,0	0,1	0,1	0,1	0,0	26,8	12,0	
2,0	44,0	47,3	24,0	38,0	0,8	4,2	0,2	0,3	0,1	0,0	19,5	32,0	
0,0	48,0	60,0	64,0	130,0	2,4	4,0	0,1	0,1	0,1	0,0	0,3	28,0	
0,0	6,4	6,7	15,8	32,2	0,6	1,0	0,0	0,0	0,0	0,0	0,1	6,8	
0,0	0,2	0,0	0,4	0,2	0,0	0,0	0,0	0,0	0,0	0,0	5,5	0,0	
0,6	0,2	0,0	6,0	0,6	0,0	0,2	4,1	7,4	3,9	0,0	0,0	0,0	
1,2	0,4	0,0	2,4	0,2	0,0	0,3	2,0	3,7	1,9	0,8	0,0	0,0	
3,2	0,4	0,0	2,0	2,6	0,0	0,3	4,7	3,8	6,9	1,4	0,0	0,0	
0,4	49,5	37,5	36,0	49,5	2,8	6,3	0,3	0,2	0,1	0,0	7,4	225,0	
0,5	16,5	1,2	21,0	6,5	0,6	2,5	6,7	7,9	0,8	82,5	0,7	10,5	
0,3	13,5	1,1	22,5	7,0	0,7	2,5	6,5	7,7	0,8	86,0	0,6	10,0	
0,0	0,3	1,0	0,8	0,5	0,1	0,3	0,0	0,0	0,0	0,0	16,2	1,5	
0,1	0,5	1,8	4,3	2,5	0,1	0,3	0,0	0,0	0,0	0,0	0,1	1,5	
0,2	0,3	2,6	2,0	0,3	0,1	0,5	0,0	0,0	0,0	0,0	0,0	1,8	
0,0	0,3	0,9	1,5	0,8	0,0	0,3	0,0	0,0	0,0	0,0	0,0	1,3	
0,0	0,5	3,5	4,3	1,3	0,0	0,5	0,0	0,0	0,0	0,0	0,3	1,5	
0,7	6,3	0,1	27,3	10,5	0,8	2,9	8,6	4,7	0,8	98,7	15,7	9,1	
0,2	9,3	4,1	5,3	6,0	0,2	0,0	0,1	0,1	0,1	0,0	11,6	0,0	
1,9	5,0	1,0	125,0	72,5	1,8	167,5	1,5	3,5	1,5	110,0	0,1	195,0	
0,0	0,0	0,0	0,9	0,0	0,1	0,0	0,0	0,0	0,0	0,0	4,0	0,0	
1,3	4,7	0,0	12,3	10,8	0,2	0,1	0,2	1,8	0,5	0,0	10,3	2,0	
2,5	9,8	0,6	42,7	24,5	0,9	2,2	6,4	6,2	1,4	53,2	12,0	15,4	
2,5	9,3	0,1	24,5	21,5	0,4	0,2	0,4	3,6	1,0	0,0	5,6	3,9	
7,4	14,0	0,2	72,0	62,5	1,2	1,0	1,3	10,4	2,9	0,0	17,6	11,5	

Lebensmittel	Menge	Portionsgröße in Gramm	kcal je Portion	Eiweiß g je Portion	Fett g je Portion	Kohlenhydrate g je Portion	Broteinheiten je Portion	Ballaststoffe g je Portion
Marzipanstollen	Stück/e	100,0	389,0	5,9	18,7	47,3	3,9	4,1
Mate Tee	Tasse/n	125,0	0,0	0,1	0,0	0,0	0,0	0,0
Matjeshering gesalzen	Portion/en	75,0	211,5	13,5	17,7	0,0	0,0	0,0
Matjeshering Hausfrauenart	Stück/e	250,0	485,0	22,9	40,7	6,4	0,5	1,2
Matjeshering Konserve in Öl netto	Portion/en	60,0	147,0	10,6	11,7	0,0	0,0	0,0
Matjeshering mit Zwiebeln	Stück/e	250,0	635,0	40,4	52,5	1,4	0,1	0,5
Maulbeere	Portion/en	125,0	55,0	1,6	0,0	10,1	0,8	1,9
Maulbeere Konserve netto	Portion/en	125,0	100,0	1,3	0,0	21,7	1,8	1,6
Maultaschen schwäbisch Röstzwiebeln	Portion/en	250,0	382,5	19,0	17,5	37,1	3,1	3,4
Mayonnaise 80% Fett	EL	15,0	111,5	0,2	12,4	0,3	0,0	0,0
Mayonnaise leicht	EL	15,0	55,2	1,1	5,4	0,7	0,1	0,0
Mayonnaise Salatdressing	EL	15,0	58,7	0,1	6,1	1,1	0,1	0,0
Meeresfrüchtecocktail	Portion/en	150,0	193,5	15,1	13,4	3,1	0,3	0,5
Meerrettich frisch	Portion/en	10,0	6,4	0,3	0,0	1,2	0,1	0,8
Meerrettich gegart	Portion/en	10,0	5,2	0,3	0,0	0,9	0,1	0,8
Meerrettich Sahnesoße	Portion/en	60,0	83,4	1,6	6,1	5,4	0,4	2,9
Meerrettichbutter	Portion/en	20,0	102,6	0,3	11,1	0,9	0,1	0,5
Meerrettichsoße	Portion/en	60,0	62,4	1,9	3,6	5,5	0,5	0,4
Meersalz	TL	0,5	0,0	0,0	0,0	0,0	0,0	0,0
Mehlkloß mit Backobst	Portion/en	250,0	410,0	9,0	11,6	66,2	5,5	5,3
Mehlklöße	Stück/e	200,0	280,0	8,6	5,9	47,8	4,0	2,8
Mehrfruchtnektarmit Süßstoff	Glas/Gläser	200,0	62,0	1,4	0,3	11,5	1,0	0,1
Mehrkornbrot	Scheibe/n	45,0	98,6	2,7	0,4	20,6	1,7	2,2
Mehrkornbrot Vollkorn	Scheibe/n	50,0	100,5	3,4	0,6	20,0	1,7	4,1
Mehrkornflocken geröstet gesüßt	Portion/en	40,0	126,0	3,8	0,7	25,8	2,1	4,0
Mehrkornflocken	Portion/en	40,0	122,8	3,8	0,7	25,0	2,1	4,6
Mehrkornschrot	Portion/en	40,0	124,4	4,1	0,8	24,9	2,1	4,4
Melassesirup dunkel	Portion/en	25,0	69,5	0,3	0,0	16,8	1,4	0,0
Melde gegart	Portion/en	150,0	39,0	3,7	0,5	3,9	0,3	4,5
Melde netto	Portion/en	150,0	37,5	3,3	0,5	4,5	0,4	3,9
Melisse	TL	1,0	3,4	0,0	0,2	0,5	0,0	0,2
Mettwurst gekocht	Portion/en	30,0	101,1	3,6	9,7	0,1	0,0	0,0
Mettwurst grob	Portion/en	30,0	93,3	5,1	8,2	0,1	0,0	0,0
Mettwurst luftgetrocknet	Portion/en	30,0	100,5	6,0	8,6	0,1	0,0	0,0
Mettwurst schnittfest	Portion/en	30,0	110,1	4,4	10,4	0,0	0,0	0,0
Mettwurst streichfähig	Portion/en	30,0	109,2	6,0	9,6	0,1	0,0	0,0
Miesmuschel gegart netto	Portion/en	100,0	69,0	10,0	1,4	3,9	0,3	0,0
Miesmuschel Konserve in Öl netto	Portion/en	60,0	79,2	5,1	5,7	2,0	0,2	0,0
Miesmuschel Konserve netto	Portion/en	65,0	42,9	6,3	0,9	2,4	0,2	0,0
Milch 0.3% Fett	Glas/Gläser	200,0	72,0	7,0	0,2	10,0	0,8	0,0
Milch 1.5% Fett	Glas/Gläser	200,0	96,0	6,8	3,2	9,8	0,8	0,0
Milch 3.5% Fett	Glas/Gläser	200,0	128,0	6,6	7,0	9,5	0,8	0,0
Milchpulver teilentrahmt	EL	10,0	42,6	3,1	1,4	4,4	0,4	0,0
Milchreis mit Zucker und Zimt	Portion/en	250,0	325,0	10,0	8,1	52,1	4,3	0,7

Vitamin E mg je Portion	Folsäure gesamt µg je Port.	Vitamin C mg je Portion	Kalzium mg je Portion	Magnesium mg je Portion	Eisen mg je Portion	Jod µg je Portion	gesätt. FS g je Portion	einf. unges. FS g je Port.	mehrf. unges. FS g je Port.	Cholesterin mg je Port.	Saccharose g je Portion	Harnsäure mg je Portion	Slimfaktor
3,9	12,0	0,4	60,0	39,0	1,2	2,1	7,4	8,3	1,9	45,0	17,5	40,0	●
0,0	6,3	0,0	10,0	3,8	0,0	1,3	0,0	0,0	0,0	0,0	0,0	0,0	●
1,9	2,3	0,2	48,0	35,3	1,1	47,3	3,6	9,0	3,3	107,3	0,0	180,8	●
9,6	17,5	14,1	127,5	72,5	2,4	79,3	8,5	17,2	11,6	192,5	1,3	295,0	●
5,5	1,2	0,1	25,8	20,4	0,7	29,0	1,9	4,2	4,8	79,8	0,0	135,0	●
5,6	12,5	3,0	150,0	107,5	3,3	140,5	10,7	26,7	9,9	317,5	0,3	540,0	●
0,6	7,5	12,5	45,0	18,8	2,0	1,3	0,0	0,0	0,0	0,0	0,0	18,8	●
0,6	1,3	2,8	46,3	17,5	1,5	2,0	0,0	0,0	0,0	0,0	16,5	16,3	●
2,6	42,5	14,7	87,5	37,5	3,3	9,8	5,5	7,6	2,7	170,0	0,5	97,5	●
1,1	2,1	0,0	2,7	0,8	0,1	0,9	5,5	4,7	1,7	35,6	0,0	0,2	●
3,1	3,9	0,7	9,9	1,8	0,2	0,8	0,7	1,3	3,1	19,7	0,4	0,6	●
1,2	1,1	0,0	1,5	0,3	0,0	0,5	2,7	2,3	0,8	6,8	0,0	1,8	●
4,2	30,0	11,4	73,5	54,0	3,3	106,1	2,0	8,9	1,6	127,5	0,1	129,0	●
0,0	2,6	11,4	10,5	3,3	0,1	0,1	0,0	0,0	0,0	0,0	0,4	3,0	●
0,0	1,4	7,5	10,9	2,2	0,1	0,1	0,0	0,0	0,0	0,0	0,3	3,3	●
0,2	12,0	44,2	57,0	15,0	0,6	2,2	3,6	1,8	0,3	18,0	1,8	12,0	●
0,3	2,2	7,6	8,8	2,6	0,1	0,7	6,7	3,3	0,4	31,8	0,3	2,0	●
0,4	2,4	3,7	59,4	7,8	0,1	3,3	1,5	1,4	0,6	6,0	0,5	2,4	●
0,0	0,0	0,0	0,3	0,2	0,0	10,0	0,0	0,0	0,0	0,0	0,0	0,0	●
1,4	32,5	16,0	70,0	42,5	1,8	9,0	5,7	3,7	1,1	125,0	25,0	57,5	●
0,4	38,0	0,2	48,0	20,0	1,2	3,4	3,0	1,7	0,6	38,0	0,3	44,0	●
0,4	14,0	22,7	60,0	20,0	0,8	2,2	0,1	0,1	0,1	0,0	5,6	18,0	●
0,3	10,8	0,0	10,8	19,8	0,8	1,5	0,1	0,1	0,2	0,0	0,3	20,7	●
0,5	17,0	0,0	11,0	31,0	1,4	2,2	0,1	0,1	0,3	0,0	0,3	31,5	●
0,5	11,6	0,1	12,4	41,2	1,4	1,6	0,1	0,1	0,3	0,0	0,4	32,8	●
0,5	16,4	0,0	15,6	42,0	1,2	1,4	0,1	0,1	0,3	0,0	0,4	32,4	●
0,6	25,6	0,0	13,6	44,8	1,4	1,9	0,1	0,1	0,3	0,0	0,3	36,0	●
0,0	0,0	0,0	125,0	35,0	2,3	0,0	0,0	0,0	0,0	0,0	12,3	0,0	●
2,8	28,5	29,4	177,0	73,5	3,8	1,8	0,1	0,0	0,3	0,0	0,4	112,5	●
2,3	45,0	52,5	150,0	97,5	4,1	1,5	0,1	0,0	0,2	0,0	0,5	90,0	●
0,0	0,0	0,0	12,8	2,2	0,3	0,1	0,0	0,0	0,1	0,0	0,1	7,5	●
0,1	0,3	0,0	3,3	5,4	0,2	0,7	3,5	4,6	1,1	16,5	0,0	24,6	●
0,1	0,6	0,0	3,6	6,9	0,3	0,6	3,0	3,9	0,9	19,5	0,0	35,4	●
0,1	0,6	0,0	4,2	9,0	0,3	0,8	3,1	4,0	1,0	22,5	0,0	40,2	●
0,1	0,6	0,0	3,6	6,6	0,3	0,3	3,8	4,9	1,2	16,8	0,0	24,0	●
0,1	1,2	0,0	4,5	10,8	0,4	0,9	3,4	4,5	1,1	27,3	0,0	52,2	●
0,7	24,0	2,0	27,0	36,0	5,1	89,1	0,3	0,3	0,4	132,0	0,0	114,0	●
4,4	12,0	1,0	15,0	18,0	2,4	60,2	0,7	1,3	3,4	68,4	0,0	61,2	●
0,2	13,7	1,2	18,9	21,5	2,8	72,0	0,2	0,2	0,3	81,3	0,0	72,2	●
0,0	10,0	2,0	240,0	24,0	0,1	15,0	0,1	0,1	0,0	4,0	0,0	0,0	●
0,1	10,0	2,0	240,0	24,0	0,1	15,0	1,9	1,0	0,1	12,0	0,0	0,0	●
0,1	10,0	3,4	240,0	24,0	0,1	15,0	4,2	2,1	0,3	26,0	0,0	0,0	●
0,0	4,5	1,0	110,0	12,0	0,1	7,0	0,8	0,4	0,0	5,4	0,0	0,0	●
0,2	20,0	1,8	242,5	55,0	0,4	15,0	4,8	2,4	0,4	27,5	4,0	42,5	●

Lebensmittel	Menge	Portionsgröße in Gramm	kcal je Portion	Eiweiß g je Portion	Fett g je Portion	Kohlenhydrate g je Portion	Broteinheiten je Portion	Ballaststoffe g je Portion
Milchreis mit Früchten	Portion/en	250,0	337,5	7,1	5,0	64,9	5,4	1,8
Milchreis mit Beeren	Portion/en	250,0	240,0	6,9	4,8	40,0	3,3	5,4
Milchspeiseeis	Portion/en	75,0	63,8	1,7	1,8	9,9	0,8	0,0
Milchsuppe	Teller	320,0	291,2	10,6	12,1	34,5	2,9	0,1
Milchsuppe mit Mehl	Teller	350,0	416,5	12,3	15,8	55,5	4,6	1,0
Milchzucker	TL	5,0	20,3	0,0	0,0	5,0	0,4	0,0
Mineralwasser mit Kohlensäure	Glas/Gläser	200,0	0,0	0,0	0,0	0,0	0,0	0,0
Mineralwasser still	Glas/Gläser	200,0	0,0	0,0	0,0	0,0	0,0	0,0
Minestrone	Teller	400,0	304,0	19,8	11,2	30,0	2,5	7,6
Mirabelle gegart	Portion/en	125,0	83,8	0,9	0,3	18,3	1,5	1,7
Mirabelle Konserve netto	Portion/en	125,0	113,8	0,7	0,2	26,0	2,2	1,5
Mirabelle netto	Portion/en	125,0	80,0	0,9	0,3	17,5	1,5	1,6
Mirabellekonfitüre	Portion/en	25,0	70,0	0,1	0,0	17,0	1,4	0,1
Mirabellenkompott	Portion/en	250,0	155,0	1,1	0,3	35,4	3,0	2,1
Mirabellennektar	Glas/Gläser	200,0	120,0	0,4	0,1	28,5	2,4	0,0
Mirabellensaft	Glas/Gläser	200,0	128,0	1,3	0,3	28,3	2,4	0,0
Mischgemüse gedünset	Portion/en	250,0	132,5	5,8	4,3	17,2	1,4	7,3
Mischgemüse in Rahmsoße	Portion/en	250,0	167,5	6,7	8,7	15,2	1,3	6,8
Miso	Portion/en	20,0	23,0	2,1	1,2	0,9	0,1	2,1
Mispel netto	Stück/e	25,0	12,3	0,1	0,1	2,7	0,2	2,5
Mohn	Portion/en	10,0	47,2	2,0	4,2	0,4	0,0	2,1
Mohn Apfeltorte Mürbeteig	Stück/e	120,0	344,4	6,0	19,4	36,3	3,0	4,6
Mohn geschrotet	Portion/en	10,0	47,7	2,0	4,3	0,4	0,0	2,0
Mohn Gitter Torte Quarkölteig	Stück/e	80,0	278,4	7,3	14,1	29,3	2,4	5,0
Mohnhörnchen	Stück/e	50,0	166,0	4,1	5,9	23,9	2,0	2,1
Mohnrolle	Stück/e	100,0	374,0	7,3	19,6	41,8	3,5	4,4
Mohnstollen	Stück/e	100,0	321,0	8,6	14,7	37,7	3,1	5,0
Möhre brutto	Portion/en	150,0	31,5	1,2	0,2	5,9	0,5	4,5
Möhre gegart	Portion/en	150,0	31,5	1,4	0,3	5,4	0,5	5,5
Möhre gesäuert	Portion/en	50,0	6,5	0,3	0,1	1,2	0,1	0,9
Möhre Konserve netto	Portion/en	150,0	31,5	1,4	0,3	5,6	0,5	5,2
Möhren in Butter geschwenkt	Portion/en	250,0	160,0	2,1	10,6	14,0	1,2	7,5
Möhrengemüse gedünstet	Portion/en	250,0	102,5	2,2	5,8	10,3	0,9	7,8
Möhrengemüse in heller Soße	Portion/en	250,0	127,5	3,4	6,4	13,6	1,1	5,9
Möhrennusstorte Biskuit	Stück/e	100,0	317,0	6,5	16,6	35,2	2,9	3,2
Möhrenrohkost mit Öl	Portion/en	130,0	68,9	1,2	4,1	6,2	0,5	4,3
Möhrensaft	Glas/Gläser	200,0	44,0	1,7	0,3	8,0	0,7	0,8
Möhrensalat gegart mit Öl	Portion/en	150,0	117,0	1,3	9,3	6,7	0,6	4,7
Möhrensuppe unpassiert	Teller	350,0	238,0	4,8	19,4	11,0	0,9	4,9
Mohrrübensuppe passiert	Teller	350,0	108,5	2,8	6,1	10,4	0,9	2,6
Mokkacreme	Portion/en	200,0	380,0	9,3	22,7	34,6	2,9	0,0
Mokkacremetorte	Stück/e	100,0	347,0	5,3	16,8	43,2	3,6	2,5
Mokkasahnetorte	Stück/e	100,0	306,0	3,6	20,4	27,5	2,3	0,5
Mokkaspeise	Portion/en	250,0	335,0	8,1	8,2	56,3	4,7	0,5

	Vitamin E mg je Portion	Folsäure gesamt µg je Port.	Vitamin C mg je Portion	Kalzium mg je Portion	Magnesium mg je Portion	Eisen mg je Portion	Jod µg je Portion	gesätt. FS g je Portion	einf. unges. FS g je Port.	mehrf. unges. FS g je Port.	Cholesterin mg je Port.	Saccharose g je Portion	Harnsäure mg je Portion	Slimfaktor
	0,3	25,0	14,4	172,5	47,5	0,6	11,3	2,9	1,5	0,3	17,5	27,5	40,0	🔴
	1,0	25,0	37,5	172,5	47,5	1,2	10,0	2,6	1,4	0,5	15,0	0,7	45,0	🟢
	0,0	2,3	0,9	63,0	6,8	0,0	4,4	1,1	0,5	0,1	6,8	7,4	0,0	🔴
	0,5	16,0	2,5	355,2	35,2	0,7	21,4	6,7	3,8	0,6	115,2	11,6	0,0	🔴
	0,4	10,5	2,6	367,5	42,0	0,7	21,4	9,4	4,7	0,7	52,5	24,1	10,5	🔴
	0,0	0,0	0,0	0,1	0,0	0,0	0,0	0,0	0,0	0,0	0,0	0,0	0,0	🔴
	0,0	0,0	0,0	70,0	22,0	0,0	1,2	0,0	0,0	0,0	0,0	0,0	0,0	🟡
	0,0	0,0	0,0	68,0	20,0	0,0	1,2	0,0	0,0	0,0	0,0	0,0	0,0	🟡
	2,9	80,0	43,5	104,0	84,0	3,4	11,2	3,9	4,5	2,0	44,0	1,6	132,0	⚫
	0,7	2,5	5,3	16,3	18,8	0,6	1,4	0,0	0,0	0,1	0,0	6,0	27,5	🟢
	0,6	1,3	2,0	16,3	18,8	0,5	2,0	0,0	0,0	0,1	0,0	19,8	22,5	🟡
	0,6	3,8	8,8	15,0	18,8	0,6	1,3	0,0	0,0	0,1	0,0	5,8	25,0	🟢
	0,0	0,0	0,1	1,3	1,5	0,1	0,0	0,0	0,0	0,0	0,0	16,2	1,8	🔴
	0,8	2,5	6,2	22,5	25,0	0,9	4,0	0,1	0,0	0,2	0,0	20,3	32,5	🟢
	0,3	2,0	2,3	14,0	10,0	0,4	4,0	0,0	0,0	0,0	0,0	23,3	12,0	🟡
	1,0	4,0	8,5	24,0	30,0	1,0	2,0	0,1	0,0	0,2	0,0	11,2	42,0	🟡
	1,8	40,0	21,2	82,5	47,5	3,4	20,0	1,1	1,8	1,1	0,0	5,9	110,0	🟢
	1,0	42,5	25,0	132,5	47,5	2,8	20,8	5,1	2,5	0,5	25,0	3,2	90,0	🟢
	0,2	8,0	0,0	13,6	24,0	0,3	0,6	0,2	0,2	0,7	0,0	0,9	12,0	🟢
	0,2	1,5	0,5	7,5	2,8	0,1	0,4	0,0	0,0	0,0	0,0	0,3	3,8	🟢
	0,4	10,0	0,0	146,0	33,3	1,0	1,0	0,5	0,5	3,1	0,0	0,0	17,0	🟡
	2,8	10,8	1,5	232,8	64,8	2,2	3,8	6,1	7,1	5,1	49,2	19,8	37,2	🔴
	0,2	5,1	0,0	147,5	33,6	1,0	1,0	0,5	0,5	3,1	0,0	0,0	17,2	🟡
	1,1	13,6	0,3	332,0	73,6	2,3	4,2	4,2	2,7	6,5	26,4	13,2	46,4	🔴
	0,9	7,5	0,1	88,0	23,5	0,9	1,6	1,3	1,9	2,4	2,0	5,5	28,5	🔴
	1,4	15,0	0,6	244,0	61,0	2,1	4,1	8,0	5,1	5,3	74,0	21,9	43,0	🔴
	2,0	18,0	0,2	297,0	74,0	2,5	4,2	2,8	4,2	6,9	36,0	16,1	53,0	🔴
	0,6	15,0	8,6	51,0	22,5	2,6	18,5	0,0	0,0	0,1	0,0	2,1	18,0	🟢
	0,8	9,0	6,8	63,0	18,0	2,9	22,7	0,1	0,0	0,2	0,0	1,9	24,0	🟢
	0,1	2,0	1,2	11,5	5,0	0,5	4,0	0,0	0,0	0,0	0,0	0,4	3,5	🟢
	0,7	3,0	2,7	61,5	24,0	2,2	21,2	0,1	0,0	0,2	0,0	2,0	24,0	🟢
	1,2	20,0	13,7	92,5	40,0	4,4	32,5	6,2	3,1	0,6	30,0	7,5	32,5	🟢
	2,2	20,0	16,0	97,5	42,5	4,6	33,5	1,5	2,5	1,6	0,0	3,5	32,5	⚫
	1,7	17,5	10,0	120,0	37,5	3,4	28,3	2,1	2,6	1,4	5,0	2,6	27,5	🟢
	6,6	17,0	2,4	86,0	49,0	2,1	5,2	1,8	11,6	2,0	101,0	28,3	18,0	🔴
	3,0	15,6	9,6	53,3	23,4	2,5	17,9	0,5	0,9	2,5	0,0	2,4	18,2	🟢
	1,0	10,0	5,8	84,0	38,0	3,9	29,4	0,1	0,0	0,2	0,0	2,8	32,0	🟢
	6,3	7,5	6,7	57,0	27,0	2,8	19,4	1,1	2,0	5,7	0,0	2,6	21,0	🟢
	2,7	24,5	19,0	185,5	38,5	2,9	30,1	10,5	5,6	2,2	52,5	2,2	24,5	⚫
	0,5	10,5	7,2	59,5	17,5	2,5	18,6	3,5	1,8	0,3	17,5	1,0	21,0	🟢
	1,0	18,0	1,5	186,0	22,0	0,9	13,6	12,9	7,1	1,1	170,0	21,5	2,0	🔴
	3,1	10,0	0,4	83,0	36,0	1,1	4,1	6,8	7,3	1,6	61,0	30,3	8,0	🔴
	0,8	7,0	0,4	61,0	9,0	0,5	7,4	12,0	6,2	0,9	98,0	15,0	3,0	🔴
	0,3	12,5	1,7	245,0	35,0	0,8	14,8	4,6	2,6	0,5	60,0	30,5	2,5	🔴

Lebensmittel	Menge	Portionsgröße in Gramm	kcal je Portion	Eiweiß g je Portion	Fett g je Portion	Kohlenhydrate g je Portion	Broteinheiten je Portion	Ballaststoffe g je Portion
Molke	Glas/Gläser	200,0	50,0	1,6	0,5	9,4	0,8	0,0
Molke mit Früchten	Glas/Gläser	200,0	130,0	1,6	0,5	29,2	2,4	1,8
Molkenpulver	EL	10,0	35,3	1,1	0,1	6,8	0,6	0,0
Moosbeere	Portion/en	125,0	45,0	0,5	0,9	4,9	0,4	4,8
Morchel frisch	Portion/en	100,0	11,0	1,7	0,3	0,5	0,0	7,0
Morchel getrocknet	Portion/en	25,0	24,5	3,7	0,7	1,1	0,1	15,4
Morchel Konserve netto	Portion/en	100,0	11,0	1,6	0,3	0,4	0,0	6,8
Mortadella fettarm	Scheibe/n	30,0	52,2	6,3	2,9	0,1	0,0	0,0
Mortadella i.D.	Portion/en	30,0	92,4	3,6	8,7	0,1	0,0	0,1
Most Apfelwein	Glas/Gläser	130,0	55,9	0,0	0,0	1,3	0,1	0,0
Mousse au chocolat	Portion/en	200,0	414,0	5,1	26,9	38,2	3,2	3,2
Mozzarella	Stück/e	125,0	318,8	23,8	24,8	0,0	0,0	0,0
Muffins	Stück/e	60,0	130,2	4,2	2,1	23,2	1,9	1,3
Muffins mit Heidelbeeren	Stück/e	60,0	168,6	3,5	6,5	23,7	2,0	1,3
Muffins mit Schokolade	Stück/e	60,0	171,6	4,7	6,9	22,4	1,9	4,0
Multivitaminnektar mit Süßstoff	Glas/Gläser	200,0	64,0	0,9	0,3	12,6	1,0	0,0
Mungobohne frisch	Portion/en	150,0	409,5	34,7	1,8	61,9	5,2	22,5
Mungobohnensprossen	Portion/en	100,0	24,0	3,2	0,3	1,8	0,1	5,6
Münster 30% F. i. Tr.	Portion/en	30,0	71,7	8,4	4,2	0,0	0,0	0,0
Münster 45% F. i. Tr.	Portion/en	30,0	87,9	6,5	6,9	0,0	0,0	0,0
Münster 50% F. i. Tr.	Portion/en	30,0	93,9	6,0	7,8	0,0	0,0	0,0
Mürbeteig	Portion/en	100,0	479,0	5,1	27,5	53,1	4,4	2,0
Musaka	Portion/en	300,0	417,0	10,3	34,1	17,4	1,5	3,6
Muscheln im Weißweinsud	Portion/en	200,0	118,0	16,7	2,3	7,3	0,6	0,6
Muscheln in Tomatensoße	Portion/en	200,0	234,0	10,9	17,9	7,4	0,6	0,8
Muskatnuss	TL	1,0	5,3	0,1	0,4	0,5	0,0	0,0
Müsli	Portion/en	40,0	140,4	4,2	2,9	24,0	2,0	3,2
Müsli mit Milch, Zucker und Obst	Portion/en	150,0	189,0	4,5	3,0	34,9	2,9	3,1
Müslikeks Vollkorn	Stück/e	20,0	88,2	1,6	4,7	9,8	0,8	1,8
Müsliriegel	Stück/e	25,0	93,8	1,7	4,7	11,0	0,9	1,1
Mutzen rheinisch	Portion/en	50,0	147,0	4,5	1,9	27,0	2,3	1,1
Nährhefe	TL	5,0	4,2	0,8	0,1	0,1	0,0	0,3
Napfkuchen Hefeteig	Stück/e	100,0	349,0	6,4	16,8	42,5	3,5	2,8
Napfkuchen mit Rosinen	Stück/e	70,0	252,7	4,4	11,1	33,1	2,8	1,7
Nasi Goreng	Portion/en	550,0	803,0	33,7	32,5	93,2	7,8	2,6
Natrium Glutamat	Portion/en	0,5	1,7	0,4	0,0	0,0	0,0	0,0
Natto	Portion/en	20,0	35,2	3,5	2,2	0,4	0,0	3,0
Natursauer getrocknet	TL	1,0	3,4	0,1	0,0	0,7	0,1	0,1
Nektarine gegart	Stück/e	115,0	67,9	1,1	0,1	14,9	1,2	2,7
Nektarine Konserve netto	Portion/en	125,0	107,5	0,9	0,1	24,8	2,1	2,5
Nektarine netto	Stück/e	115,0	65,6	1,0	0,1	14,3	1,2	2,5
Nektarinenkonfitüre	Portion/en	25,0	69,3	0,1	0,0	16,9	1,4	0,2
Nektarinennektar	Glas/Gläser	200,0	134,0	0,7	0,1	31,5	2,6	0,0
Nizzaer Salat mit Thunfisch	Portion/en	200,0	180,0	9,1	12,3	8,0	0,7	4,0

Vitamin E mg je Portion	Folsäure gesamt µg je Port.	Vitamin C mg je Portion	Kalzium mg je Portion	Magnesium mg je Portion	Eisen mg je Portion	Jod µg je Portion	gesätt. FS g je Portion	einf. unges. FS g je Port.	mehrf. unges. FS g je Port.	Cholesterin mg je Port.	Saccharose g je Portion	Harnsäure mg je Portion	Slimfaktor
0,0	2,0	2,0	120,0	16,0	0,2	16,0	0,3	0,1	0,0	4,0	0,0	0,0	gelb
0,1	2,0	3,1	112,0	16,0	0,3	14,0	0,3	0,1	0,0	4,0	20,3	2,0	grün
0,0	3,3	0,5	150,0	12,0	0,1	12,0	0,1	0,0	0,0	0,4	0,0	0,0	rot
0,6	2,5	13,8	17,5	8,8	1,1	2,5	0,1	0,1	0,5	0,0	0,3	18,8	grün
0,2	25,0	5,0	11,0	11,0	1,2	10,0	0,1	0,0	0,2	0,0	0,0	30,0	grün
0,4	28,5	4,4	22,0	22,0	2,2	22,0	0,2	0,0	0,4	0,0	0,0	66,0	grün
0,2	6,0	1,1	18,0	9,0	1,0	12,9	0,1	0,0	0,2	0,0	0,0	31,0	grün
0,0	2,7	7,9	6,9	8,1	0,4	2,5	1,0	1,2	0,5	24,3	0,0	40,8	rot
0,1	0,6	7,8	4,5	8,1	0,3	0,8	3,1	4,2	1,0	19,5	0,0	34,8	rot
0,0	1,3	0,0	6,5	5,2	0,4	14,3	0,0	0,0	0,0	0,0	0,0	0,0	gelb
0,8	14,0	1,1	122,0	52,0	1,4	12,2	16,3	8,2	1,0	70,0	33,7	6,0	rot
0,7	25,0	0,0	503,8	25,0	0,3	18,8	16,2	6,6	0,6	57,5	0,0	12,5	rot
0,6	7,8	0,3	42,6	10,8	0,5	2,5	0,8	0,5	0,6	3,6	0,1	18,6	rot
1,4	3,6	1,5	35,4	8,4	0,6	1,9	1,8	2,8	1,5	26,4	5,9	11,4	rot
0,9	5,4	0,1	42,0	49,8	1,7	1,9	2,8	2,7	1,0	22,2	11,3	13,2	gelb
0,4	8,0	15,9	22,0	14,0	0,6	5,0	0,1	0,0	0,1	0,0	5,3	18,0	gelb
2,9	210,0	4,5	184,5	364,5	14,7	10,5	0,4	0,3	1,0	0,0	1,9	333,0	gelb
0,1	61,0	11,0	13,0	18,0	0,9	2,0	0,1	0,0	0,1	0,0	0,3	12,0	grün
0,1	4,5	0,0	69,0	9,0	0,1	9,0	2,5	1,3	0,2	9,0	0,0	3,0	rot
0,2	24,0	0,0	105,0	7,5	0,1	6,0	4,2	2,1	0,3	16,2	0,0	3,0	rot
0,2	15,0	0,0	90,0	7,5	0,1	6,0	4,7	2,4	0,3	18,3	0,0	3,0	rot
0,8	6,0	0,1	12,0	11,0	0,8	1,7	16,5	8,2	1,2	78,0	17,6	20,0	rot
3,8	51,0	17,0	243,0	39,0	1,7	17,1	9,6	19,7	2,9	93,0	1,1	33,0	rot
1,4	46,0	5,8	62,0	66,0	8,8	150,0	0,5	0,5	0,7	214,0	0,2	190,0	gelb
1,5	28,0	7,7	54,0	42,0	4,9	79,4	10,7	4,8	1,0	154,0	0,2	114,0	rot
0,0	0,0	0,0	1,8	1,8	0,0	0,1	0,3	0,0	0,0	0,0	0,2	0,3	rot
1,4	17,6	0,7	20,4	43,6	1,3	1,4	0,4	1,4	0,9	0,0	1,3	42,0	gelb
0,8	13,5	16,7	51,0	49,5	1,8	4,2	0,9	0,9	1,0	3,0	4,9	42,0	gelb
2,7	6,0	0,1	13,2	27,2	0,7	1,7	0,5	2,0	1,9	0,0	0,4	11,0	rot
1,8	7,0	0,5	19,3	21,0	0,5	0,6	0,5	3,4	0,6	0,0	5,7	10,8	rot
0,4	5,5	0,0	14,0	7,5	0,7	1,6	0,5	0,7	0,4	53,5	7,1	12,0	rot
0,0	60,0	0,0	1,3	3,0	0,3	0,0	0,0	0,0	0,0	0,0	0,0	34,0	grün
4,0	19,0	0,3	48,0	25,0	1,1	3,1	4,1	8,0	3,8	46,0	11,9	40,0	rot
1,1	6,3	0,2	34,3	13,3	0,7	2,2	5,6	3,8	0,8	66,5	11,0	20,3	rot
1,3	38,5	2,1	33,0	110,0	2,5	9,9	22,7	5,2	2,6	88,0	0,7	264,0	rot
0,0	0,0	0,0	0,0	0,0	0,0	0,0	0,0	0,0	0,0	0,0	0,0	0,0	rot
0,2	25,2	0,0	20,6	18,0	0,7	0,5	0,3	0,4	1,3	0,0	0,3	22,0	grün
0,0	0,7	0,0	0,3	0,6	0,0	0,1	0,0	0,0	0,0	0,0	0,0	0,8	gelb
0,6	3,5	5,6	4,6	12,7	0,6	0,0	0,0	0,0	0,0	0,0	10,4	23,0	dunkelgrün
0,6	1,3	2,3	7,5	12,5	0,5	2,0	0,0	0,0	0,0	0,0	22,4	20,0	grün
0,6	5,8	9,2	4,6	11,5	0,6	0,6	0,0	0,0	0,0	0,0	10,0	20,7	grün
0,0	0,0	0,1	0,5	1,0	0,1	0,0	0,0	0,0	0,0	0,0	16,6	1,8	rot
0,5	2,0	4,0	8,0	10,0	0,5	2,0	0,0	0,0	0,0	0,0	28,4	18,0	gelb
2,5	46,0	49,6	82,0	38,0	1,7	15,0	2,6	6,8	1,9	102,0	0,5	66,0	gelb

Lebensmittel	Menge	Portionsgröße in Gramm	kcal je Portion	Eiweiß g je Portion	Fett g je Portion	Kohlenhydrate g je Portion	Broteinheiten je Portion	Ballaststoffe g je Portion
Nougat	Portion/en	25,0	118,5	1,3	5,3	16,3	1,4	1,2
Nougat Rohmasse	Portion/en	25,0	127,8	2,0	8,2	11,6	1,0	1,9
Nougatcreme	Portion/en	25,0	104,0	2,0	2,3	18,5	1,5	1,2
Nudelauflauf mit Schinken überbacken	Portion/en	350,0	535,5	22,1	18,2	70,1	5,8	5,3
Nudelauflauf mit Käse	Portion/en	350,0	665,0	30,2	41,3	42,4	3,5	2,2
Nudeleintopf mit Huhn und Gemüse	Teller	400,0	384,0	23,1	20,2	27,8	2,3	3,5
Nudeln gegart eifrei	Portion/en	125,0	187,5	6,7	0,6	37,9	3,2	2,9
Nudeln gegart mit Ei	Portion/en	125,0	157,5	5,5	1,2	30,5	2,5	2,4
Nudeln grün mit Gorgonzolasoße	Portion/en	250,0	350,0	15,5	15,4	36,9	3,1	2,8
Nudeln selbstgemacht	Portion/en	200,0	276,0	6,4	7,1	46,0	3,8	2,6
Nudeln selbstgemacht mit Ei	Portion/en	200,0	308,0	11,5	8,5	45,5	3,8	2,6
Nudelsalat mit Mayonnaise	Portion/en	350,0	553,0	10,8	38,3	41,8	3,5	5,8
Nudelsuppe	Teller	330,0	145,2	8,0	5,3	15,9	1,3	1,3
Nudelsuppe mit Huhn	Teller	350,0	294,0	21,0	20,2	7,6	0,6	1,0
Nürnberger Lebkuchen	Stück/e	40,0	159,6	2,6	5,5	24,6	2,1	1,7
Nuss Nougat Creme	Portion/en	25,0	130,3	1,1	7,4	14,9	1,2	1,0
Nuss Nougat Törtchen Fertigmischung	Stück/e	60,0	174,6	2,3	12,6	13,1	1,1	0,7
Nüsse netto	Portion/en	20,0	112,2	5,1	9,6	1,7	0,1	2,2
Nussecken Mürbeteig	Portion/en	50,0	270,0	3,5	18,0	23,9	2,0	1,8
Nusshörnchen	Stück/e	50,0	195,0	3,4	11,3	19,9	1,7	1,2
Nusskuchen	Stück/e	50,0	228,0	4,4	15,8	17,3	1,4	2,0
Nusskuchen Fertigmischung	Stück/e	60,0	310,8	4,3	19,6	29,6	2,5	0,1
Nusskuchen Rührteig	Stück/e	70,0	319,2	6,1	22,1	24,3	2,0	2,9
Nussmus	EL	20,0	130,4	2,5	12,6	2,2	0,2	1,2
Nussmus gesalzen	EL	20,0	127,2	2,4	12,2	2,4	0,2	1,1
Nussplätzchen	Portion/en	50,0	232,5	3,4	13,9	23,7	2,0	1,7
Nussprinten	Stück/e	20,0	93,0	1,6	4,3	12,0	1,0	1,1
Nusspudding	Portion/en	250,0	895,0	24,6	62,5	59,8	5,0	7,5
Nusssahnetorte	Stück/e	120,0	415,2	6,1	29,4	32,0	2,7	1,8
Nussstangen	Portion/en	50,0	262,0	3,3	16,3	25,7	2,1	1,4
Nusstaler	Portion/en	50,0	257,5	3,4	15,3	26,7	2,2	1,5
Obstessig	EL	15,0	3,0	0,1	0,0	0,1	0,0	0,0
Obstkuchen aus Rührmasse	Stück/e	150,0	321,0	5,1	14,3	42,6	3,5	2,4
Obstkuchen Fertigmischung trocknet	Stück/e	60,0	310,8	4,3	19,6	29,6	2,5	0,1
Obstkuchen Hefeteig	Stück/e	150,0	216,0	4,2	5,1	37,5	3,1	3,2
Obstkuchen m. Kernobst Mürbeteig	Stück/e	150,0	321,0	5,1	14,3	42,6	3,5	2,4
Obstkuchen mit Steinobst Mürbeteig	Stück/e	150,0	418,5	5,3	25,2	42,7	3,6	2,6
Obstmichel mit gemischtem Obst	Portion/en	250,0	435,0	9,0	17,2	60,5	5,0	4,4
Obstmischung getrocknet	Portion/en	25,0	72,3	0,6	0,2	16,5	1,4	1,7
Obstmischung Konserve netto	Portion/en	125,0	133,8	0,4	0,1	31,9	2,7	1,1
Obstmischung Konfitüre	Portion/en	25,0	68,5	0,1	0,0	16,7	1,4	0,2
Obstmischung TK	Portion/en	125,0	111,3	1,0	0,3	25,4	2,1	2,7
Obstnektar	Glas/Gläser	200,0	144,0	0,9	0,3	32,6	2,7	0,0
Obstpie Mürbeteig	Portion/en	150,0	636,0	6,1	35,4	73,1	6,1	4,3

Vitamin E mg je Portion	Folsäure gesamt µg je Port.	Vitamin C mg je Portion	Kalzium mg je Portion	Magnesium mg je Portion	Eisen mg je Portion	Jod µg je Portion	gesätt. FS g je Portion	einf. unges. FS g je Port.	mehrf. unges. FS g je Port.	Cholesterin mg je Port.	Saccharose g je Portion	Harnsäure mg je Portion	Slimfaktor
2,1	6,3	0,2	20,0	19,8	0,6	0,2	0,6	3,9	0,5	0,0	15,9	4,5	🔴
3,2	9,8	0,4	30,8	30,3	0,8	0,3	0,9	6,1	0,8	0,0	11,0	6,8	🔴
0,7	5,8	0,3	43,0	19,0	0,6	2,0	0,5	1,4	0,3	0,0	17,1	5,8	🔴
0,6	10,5	0,1	136,5	73,5	1,8	7,4	9,4	5,2	2,0	154,0	0,7	108,5	🔴
4,0	66,5	0,8	556,5	45,5	2,7	42,7	23,3	10,6	4,1	378,0	0,2	28,0	🔴
0,7	28,0	19,4	64,0	76,0	2,6	11,2	6,7	9,0	3,3	104,0	1,0	204,0	🔴
0,1	12,5	0,0	12,5	27,5	0,6	0,6	0,1	0,1	0,3	0,0	0,2	32,5	🟡
0,1	3,8	0,0	12,5	26,3	0,6	0,5	0,2	0,1	0,6	42,5	0,1	26,3	🟡
1,8	32,5	7,7	307,5	40,0	2,1	20,8	8,0	4,6	1,6	102,5	0,2	40,0	🔴
4,2	4,0	0,0	12,0	14,0	1,0	1,8	0,8	1,5	4,3	0,0	0,2	26,0	🔴
2,3	30,0	0,0	38,0	18,0	2,0	4,6	2,1	2,9	2,1	234,0	0,2	28,0	🔴
21,9	66,5	82,9	98,0	59,5	2,9	7,7	6,2	9,1	20,5	178,5	0,6	52,5	🔴
0,1	6,6	4,2	19,8	39,6	0,5	0,7	2,2	2,1	0,5	19,8	0,1	13,2	🟡
0,8	21,0	21,3	56,0	59,5	2,1	3,2	7,2	9,0	2,7	80,5	0,0	133,0	🔴
2,7	4,4	1,1	27,6	18,0	0,8	0,9	0,6	3,2	1,4	10,8	10,4	11,2	🔴
1,1	3,8	0,2	17,8	15,0	0,4	0,5	4,4	2,3	0,3	0,0	14,4	3,0	🔴
1,8	3,6	0,4	25,2	10,2	0,4	1,9	3,6	4,4	3,0	34,2	7,0	8,4	🔴
2,2	33,8	0,0	8,0	32,0	0,4	2,6	1,8	4,7	2,7	0,0	0,7	14,0	🔴
4,4	7,0	0,3	42,0	28,0	0,9	1,1	5,2	9,8	2,0	32,0	16,0	10,5	🔴
3,0	11,0	0,2	27,0	14,5	0,7	1,6	2,4	6,1	2,2	26,5	7,3	17,5	🔴
3,2	9,0	0,1	35,5	27,0	0,8	1,6	6,2	7,0	1,6	65,0	9,7	9,0	🔴
0,8	2,4	0,0	30,0	6,0	0,3	0,3	2,9	2,3	9,0	0,0	0,1	17,4	🔴
4,5	12,6	0,1	49,7	37,8	1,2	2,2	8,7	9,8	2,3	91,0	13,6	12,6	🔴
4,9	7,2	0,3	46,2	31,8	0,8	0,4	0,9	9,8	1,3	0,0	1,3	8,2	🔴
2,7	7,0	0,3	44,6	30,6	0,8	8,4	0,9	9,4	1,3	0,0	1,5	7,8	🔴
3,6	5,5	0,3	40,0	24,5	0,8	1,0	4,0	8,0	1,1	16,0	11,2	11,5	🔴
1,2	2,2	0,1	24,2	15,4	0,5	0,6	1,1	2,6	0,4	2,8	5,3	5,0	🔴
23,1	80,0	2,2	312,5	147,5	5,8	14,0	8,1	43,3	6,8	412,5	44,2	42,5	🔴
5,3	14,4	0,7	98,4	34,8	1,2	7,6	11,7	14,0	2,0	105,6	16,3	10,8	🔴
4,7	7,0	0,7	32,0	22,0	0,9	1,2	3,0	9,4	3,0	44,0	15,8	10,0	🔴
3,0	6,0	0,2	32,0	19,5	0,8	1,1	5,7	7,6	1,1	43,0	11,1	10,0	🔴
0,0	0,0	0,0	0,9	3,0	0,1	0,2	0,0	0,0	0,0	0,0	0,0	0,0	🟡
1,0	10,5	2,0	28,5	12,0	1,2	4,8	7,8	4,4	1,0	111,0	18,9	22,5	🔴
0,8	2,4	0,0	30,0	6,0	0,3	0,3	2,9	2,3	9,0	0,0	0,1	17,4	🔴
0,6	16,5	2,7	28,5	15,0	1,0	4,8	2,7	1,4	0,6	28,5	6,9	42,0	🟡
1,0	10,5	2,0	28,5	12,0	1,2	4,8	7,8	4,4	1,0	111,0	18,9	22,5	🔴
4,1	6,0	3,9	39,0	18,0	1,0	5,0	9,7	10,0	4,2	58,5	16,7	24,0	🔴
2,1	35,0	23,0	115,0	45,0	1,7	9,0	10,5	4,1	1,3	85,0	26,1	40,0	🔴
0,2	11,0	13,5	14,3	13,5	0,4	1,8	0,0	0,0	0,1	0,0	9,7	15,3	🟡
0,3	1,3	1,7	15,0	8,8	0,3	4,1	0,0	0,0	0,1	0,0	28,5	10,0	🔴
0,0	0,0	0,1	1,8	1,0	0,1	0,0	0,0	0,0	0,0	0,0	16,1	1,8	🔴
0,4	18,8	20,8	22,5	21,3	0,5	2,6	0,1	0,1	0,1	0,0	15,0	23,8	🟢
0,4	10,0	14,4	22,0	14,0	0,7	4,0	0,1	0,0	0,1	0,0	25,3	20,0	🟡
1,3	6,0	2,6	24,0	19,5	1,4	4,4	21,0	10,5	1,7	99,0	21,0	43,5	🔴

Lebensmittel	Menge	Portionsgröße in Gramm	kcal je Portion	Eiweiß g je Portion	Fett g je Portion	Kohlenhydrate g je Portion	Broteinheiten je Portion	Ballaststoffe g je Portion
Obstsalat	Portion/en	150,0	130,5	1,1	0,4	29,2	2,4	3,1
Obsttörtchen Mürbeteig	Stück/e	100,0	198,0	2,1	10,2	24,5	2,0	1,6
Obsttorte Biskuit	Stück/e	100,0	157,0	4,0	1,9	30,6	2,5	2,1
Obsttorte Mürbeteig	Stück/e	120,0	237,6	2,5	12,2	29,4	2,5	2,0
Obsttorte Rührteig	Stück/e	120,0	250,8	3,7	11,1	33,8	2,8	1,8
Obstwein	Glas/Gläser	130,0	85,8	0,0	0,0	9,5	0,8	0,0
Ochsenschwanz gegart	Portion/en	150,0	331,5	40,0	19,1	0,0	0,0	0,0
Ochsenschwanzsuppe gebunden	Teller	350,0	133,0	11,3	7,9	4,5	0,4	0,0
Ochsenschwanzsuppe klar Trockenprod.	Portion/en	50,0	63,0	7,4	3,3	0,9	0,1	0,3
Ochsenschwanzsuppe klar m. Suppeng.	Teller	350,0	126,0	14,0	6,6	2,9	0,2	1,5
Okra gegart	Portion/en	150,0	30,0	3,1	0,3	3,3	0,3	7,6
Okra Konserve netto	Portion/en	150,0	25,5	2,9	0,3	2,6	0,2	7,0
Okra netto	Portion/en	150,0	30,0	3,2	0,3	3,3	0,3	7,4
Olive grün frisch	Portion/en	20,0	26,0	0,3	2,5	0,6	0,1	0,9
Olive grün gesäuert	Portion/en	20,0	28,6	0,3	2,8	0,4	0,0	0,5
Olive schwarz frisch	Portion/en	20,0	69,0	0,4	7,2	1,0	0,1	0,8
Olive schwarz gesäuert	Portion/en	20,0	70,6	0,4	7,2	1,0	0,1	0,8
Olivenöl	EL	12,0	105,7	0,0	12,0	0,0	0,0	0,0
Olivenpastete	Portion/en	30,0	82,5	4,4	7,2	0,2	0,0	0,3
Omelett	Portion/en	140,0	273,0	18,1	22,1	1,1	0,1	0,0
Omelett mit Champignons	Portion/en	200,0	322,0	19,9	25,5	3,8	0,3	1,2
Omelett mit Kartoffeln und Schinken	Portion/en	150,0	195,0	7,3	10,4	17,9	1,5	2,5
Omelett mit Pilzen und Kräutern	Portion/en	300,0	414,0	28,3	32,8	2,0	0,2	6,5
Orange netto	Stück/e	150,0	70,5	1,5	0,3	13,8	1,1	3,3
Orangeat	TL	5,0	15,5	0,0	0,0	3,7	0,3	0,1
Orangencreme	Portion/en	150,0	154,5	3,2	2,7	28,5	2,4	0,1
Orangenessenz	TL	1,0	0,2	0,0	0,0	0,0	0,0	0,0
Orangenflammeri	Portion/en	250,0	347,5	7,4	7,1	61,7	5,1	0,2
Orangenkonfitüre	Portion/en	25,0	68,3	0,1	0,0	16,6	1,4	0,2
Orangenlimonade	Glas/Gläser	200,0	58,0	0,0	0,0	14,0	1,2	0,0
Orangennektar	Glas/Gläser	200,0	126,0	0,9	0,2	28,8	2,4	0,2
Orangennektar mit Süßstoff	Glas/Gläser	200,0	44,0	0,9	0,2	8,7	0,7	0,2
Orangenplätzchen	Portion/en	50,0	189,0	2,9	1,6	40,0	3,3	0,5
Orangensaft	Glas/Gläser	200,0	90,0	1,9	0,3	17,6	1,5	0,5
Orangenschale	TL	5,0	6,3	0,1	0,0	1,3	0,1	0,0
Orangensorbet	Portion/en	75,0	104,3	0,2	0,0	24,1	2,0	0,3
Oregano frisch	Portion/en	5,0	3,4	0,1	0,1	0,5	0,0	0,1
Oregano getrocknet	TL	1,0	3,4	0,1	0,1	0,5	0,0	0,1
Ovomaltine	TL	4,0	15,1	0,2	0,2	3,1	0,3	0,2
Paella	Portion/en	550,0	946,0	54,8	49,2	70,7	5,9	4,0
Pakchoy	Portion/en	150,0	21,0	1,8	0,5	1,8	0,1	2,9
Palatschinken	Portion/en	150,0	346,5	8,2	12,9	48,8	4,1	1,4
Palmenherz frisch gegart	Portion/en	150,0	46,5	3,8	0,2	7,1	0,6	6,6
Palmenherz frisch roh	Portion/en	150,0	54,0	3,8	0,1	9,0	0,8	6,3

Vitamin E mg je Portion	Folsäure gesamt µg je Port.	Vitamin C mg je Portion	Kalzium mg je Portion	Magnesium mg je Portion	Eisen mg je Portion	Jod µg je Portion	gesätt. FS g je Portion	einf. unges. FS g je Port.	mehrf. unges. FS g je Port.	Cholesterin mg je Port.	Saccharose g je Portion	Harnsäure mg je Portion	Slimfaktor
0,5	24,0	29,8	25,5	24,0	0,6	2,9	0,1	0,1	0,1	0,0	17,1	27,0	🟢
1,8	3,0	3,7	22,0	10,0	0,6	2,2	4,3	3,8	1,5	14,0	10,8	17,0	🔴
0,9	6,0	3,7	20,0	11,0	0,9	2,1	0,5	0,7	0,3	59,0	16,7	18,0	🟡
2,1	3,6	4,4	26,4	12,0	0,7	2,6	5,1	4,6	1,8	16,8	13,0	20,4	🔴
2,3	8,4	2,5	26,4	12,0	0,9	3,8	2,9	4,8	2,6	63,6	13,4	16,8	🔴
0,0	1,3	0,0	6,5	5,2	0,4	13,0	0,0	0,0	0,0	0,0	0,0	0,0	🟡
0,8	4,5	0,0	10,5	31,5	4,5	0,0	8,4	8,2	0,9	109,5	0,0	259,5	🔴
0,1	3,5	1,3	21,0	38,5	1,4	1,1	3,4	3,4	0,4	14,0	1,7	28,0	🟡
0,1	2,5	0,8	8,5	10,0	0,7	0,5	2,0	1,0	0,1	20,0	0,2	46,5	🔴
0,4	10,5	5,7	38,5	42,0	1,5	2,8	2,9	2,8	0,4	28,0	0,6	59,5	🟢
0,2	73,5	30,0	133,5	90,0	1,7	8,4	0,1	0,1	0,1	0,0	0,8	13,5	🟢
0,2	27,0	13,8	114,0	67,5	1,3	9,3	0,1	0,1	0,1	0,0	0,6	12,0	🟢
0,2	132,0	54,0	126,0	90,0	1,8	8,4	0,1	0,1	0,1	0,0	0,8	12,0	🟢
0,1	10,0	0,0	12,2	4,4	0,3	0,4	0,4	1,8	0,2	0,0	0,0	5,0	🟢
0,4	10,0	0,0	19,0	3,8	0,3	0,9	0,4	2,0	0,3	0,0	0,0	5,0	🟡
0,1	9,0	0,0	16,0	3,2	0,3	0,9	1,1	5,1	0,7	0,0	0,0	6,0	🔴
0,1	9,0	0,0	16,0	3,2	0,3	0,9	1,1	5,1	0,7	0,0	0,0	6,0	🔴
1,4	0,0	0,0	0,1	0,0	0,0	0,6	1,8	8,5	1,1	0,1	0,0	0,0	🔴
0,1	3,3	7,0	6,9	7,5	0,5	0,8	2,5	3,5	0,8	16,5	0,0	31,2	🔴
2,1	79,8	0,0	77,0	18,2	2,8	14,4	8,5	8,2	2,3	572,6	0,0	7,0	🔴
2,3	92,0	2,2	92,0	28,0	3,5	25,8	10,6	9,2	2,5	578,0	0,0	42,0	🔴
0,6	25,5	10,9	31,5	25,5	1,2	6,9	5,4	3,3	0,8	105,0	0,5	34,5	🟡
3,3	141,0	9,8	129,0	45,0	11,6	24,9	12,6	11,9	3,7	834,0	0,0	45,0	🟡
0,4	36,0	75,0	63,0	21,0	0,6	3,2	0,1	0,1	0,1	0,0	5,7	30,0	🟢
0,0	0,2	0,2	2,5	0,4	0,0	0,0	0,0	0,0	0,0	0,0	3,3	1,3	🔴
0,5	13,5	5,3	27,0	7,5	0,8	3,9	0,8	1,1	0,4	105,0	22,3	6,0	🔴
0,0	0,0	0,0	0,0	0,0	0,0	0,0	0,0	0,0	0,0	0,0	0,0	0,0	🟡
0,6	17,5	13,3	192,5	27,5	1,0	12,3	3,5	2,3	0,5	107,5	38,9	10,0	🔴
0,0	0,3	0,5	4,0	1,3	0,1	0,3	0,0	0,0	0,0	0,0	16,1	1,8	🔴
0,0	0,0	0,0	40,0	4,0	0,8	4,0	0,0	0,0	0,0	0,0	0,6	0,0	🟡
0,2	14,0	27,8	48,0	16,0	0,5	4,0	0,0	0,0	0,1	0,0	24,3	22,0	🟡
0,2	14,0	30,6	48,0	16,0	0,4	5,0	0,0	0,0	0,1	0,0	4,3	20,0	🟡
0,3	5,5	1,7	13,5	5,0	0,6	1,9	0,5	0,6	0,3	51,5	22,9	6,5	🔴
0,5	30,0	61,7	86,0	30,0	0,8	4,2	0,1	0,1	0,1	0,0	8,7	42,0	🟡
0,0	0,7	6,8	8,0	1,1	0,0	0,1	0,0	0,0	0,0	0,0	0,4	1,5	🔴
0,0	3,8	7,5	9,0	3,0	0,2	2,0	0,0	0,0	0,0	0,0	23,0	3,0	🔴
0,1	2,5	2,3	15,5	2,7	0,4	0,0	0,0	0,0	0,0	0,0	0,1	0,8	🟢
0,0	0,0	0,0	15,8	2,7	0,4	0,1	0,0	0,0	0,1	0,0	0,1	1,7	🟡
0,0	1,3	0,0	3,4	3,0	0,1	0,2	0,1	0,1	0,0	0,2	2,8	1,0	🔴
3,0	71,5	17,1	82,5	148,5	6,8	79,2	14,6	25,5	5,8	214,5	1,7	434,5	🔴
0,4	124,5	39,0	60,0	16,5	0,9	0,5	0,1	0,1	0,2	0,0	0,4	37,5	🟢
0,7	19,5	0,6	81,0	16,5	1,2	6,9	6,8	4,1	0,9	129,0	23,4	15,0	🔴
0,3	25,5	6,8	81,0	27,0	1,3	6,8	0,0	0,0	0,1	0,0	1,4	51,0	🟢
0,3	45,0	13,5	75,0	39,0	1,5	6,0	0,0	0,0	0,1	0,0	1,8	45,0	🟢

Lebensmittel	Menge	Portionsgröße in Gramm	kcal je Portion	Eiweiß g je Portion	Fett g je Portion	Kohlenhydrate g je Portion	Broteinheiten je Portion	Ballaststoffe g je Portion
Palmenherz Konserve netto	Portion/en	150,0	45,0	3,5	0,1	7,1	0,6	6,0
Palmfett Palmöl	Portion/en	20,0	174,4	0,0	19,7	0,0	0,0	0,0
Pampelmuse netto	Stück/e	125,0	57,5	0,9	0,1	11,8	1,0	0,9
Pampelmusennektar	Glas/Gläser	200,0	124,0	0,7	0,0	28,8	2,4	0,1
Pampelmusensaft	Glas/Gläser	200,0	86,0	1,4	0,1	17,8	1,5	0,1
Paniermehl	EL	8,0	28,6	0,8	0,2	5,9	0,5	0,4
Papaya gegart	Portion/en	125,0	17,5	0,7	0,1	3,2	0,3	2,6
Papaya getrocknet	Portion/en	25,0	46,5	1,9	0,3	8,7	0,7	6,9
Papaya Konserve netto	Portion/en	125,0	75,0	0,5	0,1	17,6	1,5	2,0
Papaya netto	Portion/en	80,0	10,4	0,4	0,1	1,9	0,2	1,5
Papayanektar	Glas/Gläser	200,0	90,0	0,2	0,0	21,7	1,8	0,0
Paprika edelsüß	TL	1,0	3,2	0,1	0,1	0,3	0,0	0,2
Paprikabutter	Portion/en	20,0	145,0	0,2	16,2	0,3	0,0	0,1
Paprikahuhn mit Soße	Portion/en	250,0	412,5	38,4	27,6	3,1	0,3	0,8
Paprikaschote gefüllt mit Hack	Portion/en	300,0	231,0	17,0	8,8	20,2	1,7	4,1
Paprikaschote gesäuert	Portion/en	50,0	5,5	0,3	0,1	0,7	0,1	0,9
Paprikaschote gegart	Portion/en	150,0	30,0	1,8	0,5	4,4	0,4	5,6
Paprikaschote Konserve netto	Portion/en	150,0	25,5	1,6	0,4	3,4	0,3	5,1
Paprikaschote netto	Portion/en	150,0	30,0	1,8	0,5	4,4	0,4	5,4
Paranuss netto	Portion/en	20,0	132,0	2,7	13,4	0,7	0,1	1,6
Parmesan 30% F. i. Tr.	Portion/en	30,0	106,8	11,6	6,8	0,0	0,0	0,0
Parmesan 40% F. i. Tr.	Portion/en	30,0	122,1	10,3	9,1	0,0	0,0	0,0
Parmesan 45% F. i. Tr.	Portion/en	30,0	132,0	9,7	10,4	0,0	0,0	0,0
Passionsfrucht Konserve netto	Portion/en	125,0	132,5	2,5	0,4	25,7	2,1	1,6
Passionsfrucht net.	Portion/en	125,0	100,0	3,0	0,5	16,8	1,4	1,8
Passionsfruchtnektar	Glas/Gläser	200,0	120,0	1,1	0,2	26,8	2,2	0,0
Pastinake gegart	Portion/en	150,0	25,5	1,7	0,5	3,0	0,2	5,8
Pastinake netto	Portion/en	150,0	33,0	2,0	0,6	4,4	0,4	6,5
Pecannuss	Portion/en	20,0	138,4	1,9	14,4	0,9	0,1	1,9
Pecannuss geröstet	Portion/en	20,0	143,2	1,4	14,2	2,9	0,2	0,3
Perlgraupeneintopf	Teller	400,0	324,0	23,2	8,3	39,1	3,3	4,4
Perlhuhn mit Haut	Portion/en	150,0	219,0	30,2	11,0	0,0	0,0	0,0
Perlzwiebel frisch	Stück/e	15,0	11,3	0,2	0,0	2,5	0,2	0,3
Perlzwiebel gesäuert	Portion/en	50,0	18,5	0,4	0,1	3,9	0,3	0,5
Perlzwiebel Konserve netto	Portion/en	50,0	31,0	0,7	0,1	6,6	0,6	0,9
Persipan	Portion/en	15,0	68,6	1,0	2,0	11,6	1,0	0,0
Persipan Rohmasse	Portion/en	15,0	80,3	2,4	4,9	6,5	0,5	0,1
Petersilie	Portion/en	5,0	2,7	0,2	0,0	0,4	0,0	0,2
Petersilie getrocknet	TL	1,0	2,6	0,2	0,0	0,4	0,0	0,2
Petersilienkartoffeln	Portion/en	250,0	170,0	5,0	0,3	35,1	2,9	5,8
Pfälzer Saumagen	Portion/en	30,0	47,4	5,1	2,0	2,1	0,2	0,3
Pfannkuchen	Portion/en	250,0	427,5	15,6	15,4	56,4	4,7	2,8
Pfannkuchen gefüllt mit Blattspinat	Portion/en	250,0	360,0	11,5	29,0	13,3	1,1	3,2
Pfannkuchen mit Heidelbeeren	Stück/e	250,0	382,5	12,0	16,0	46,5	3,9	4,9

Vitamin E mg je Portion	Folsäure gesamt µg je Port.	Vitamin C mg je Portion	Kalzium mg je Portion	Magnesium mg je Portion	Eisen mg je Portion	Jod µg je Portion	gesätt. FS g je Portion	einf. unges. FS g je Port.	mehrf. unges. FS g je Port.	Cholesterin mg je Port.	Saccharose g je Portion	Harnsäure mg je Portion	Slimfaktor
0,3	9,0	3,5	70,5	30,0	1,1	7,1	0,0	0,0	0,1	0,0	1,4	46,5	
1,9	0,0	0,0	0,2	0,2	0,0	0,0	9,2	7,8	1,9	0,2	0,0	0,0	
0,3	15,0	76,3	5,0	7,5	0,1	1,6	0,0	0,0	0,0	0,0	4,7	18,8	
0,3	8,0	33,4	8,0	6,0	0,2	4,0	0,0	0,0	0,0	0,0	24,2	16,0	
0,5	14,0	74,3	8,0	12,0	0,2	2,0	0,0	0,0	0,0	0,0	8,5	30,0	
0,0	3,1	0,0	4,0	1,8	0,1	0,2	0,0	0,0	0,1	0,0	0,4	4,8	
1,0	1,3	62,4	28,8	53,8	0,5	2,8	0,0	0,0	0,0	0,0	1,4	21,3	
2,3	7,3	237,7	76,0	148,5	1,5	7,3	0,1	0,1	0,1	0,0	3,7	54,3	
0,8	1,3	22,5	25,0	42,5	0,5	3,9	0,0	0,0	0,0	0,0	16,8	16,3	
0,6	1,6	65,6	16,8	32,8	0,3	1,3	0,0	0,0	0,0	0,0	0,8	12,0	
0,4	0,0	22,3	18,0	22,0	0,3	4,0	0,0	0,0	0,0	0,0	21,1	8,0	
0,0	0,0	0,0	1,8	1,9	0,2	0,1	0,0	0,0	0,1	0,0	0,0	1,8	
0,4	0,6	0,0	3,8	1,8	0,2	0,9	9,8	4,9	0,6	46,4	0,0	1,2	
0,5	17,5	8,4	65,0	47,5	1,8	22,5	9,8	11,1	5,2	167,5	0,2	230,0	
2,6	18,0	97,2	30,0	51,0	2,5	3,3	3,4	3,9	0,9	36,0	0,3	114,0	
0,6	2,5	24,2	4,5	3,5	0,2	1,0	0,0	0,0	0,0	0,0	0,0	2,5	
4,2	15,0	115,7	16,5	18,0	1,1	3,3	0,1	0,0	0,3	0,0	0,2	16,5	
3,9	6,0	53,3	21,0	13,5	0,8	4,7	0,1	0,0	0,2	0,0	0,1	16,5	
3,8	27,0	208,5	16,5	18,0	1,1	3,5	0,1	0,0	0,3	0,0	0,2	15,0	
1,5	8,0	0,1	26,4	32,0	0,7	0,0	3,4	4,4	5,0	0,0	0,3	4,4	
0,2	2,1	0,0	420,0	13,2	0,2	12,0	4,1	2,0	0,2	15,9	0,0	3,0	
0,3	2,1	0,0	360,0	13,2	0,2	12,0	5,5	2,7	0,3	21,3	0,0	3,0	
0,3	2,1	0,0	360,0	13,2	0,2	12,0	6,3	3,1	0,4	24,6	0,0	3,0	
0,5	5,0	6,9	22,5	0,0	1,3	4,1	0,1	0,1	0,2	0,0	19,7	16,3	
0,5	25,0	30,0	21,3	0,0	1,6	1,6	0,1	0,1	0,2	0,0	5,4	18,8	
0,2	6,0	6,6	16,0	2,0	0,7	4,0	0,0	0,0	0,1	0,0	22,6	8,0	
1,3	43,5	15,8	70,5	19,5	0,8	4,4	0,1	0,0	0,3	0,0	1,7	43,5	
1,3	88,5	27,0	76,5	33,0	0,9	5,4	0,1	0,0	0,4	0,0	2,5	45,0	
0,6	7,8	0,4	11,0	28,0	0,5	1,0	1,2	8,9	3,6	0,0	0,4	0,0	
0,7	7,8	0,4	6,8	26,0	0,4	0,9	1,2	8,8	3,6	0,0	1,3	0,0	
0,7	24,0	7,1	60,0	64,0	3,8	11,2	3,4	3,5	0,7	52,0	1,6	168,0	
0,2	12,0	0,0	16,5	45,0	2,3	0,6	3,7	5,0	1,7	112,5	0,0	240,0	
0,0	1,8	2,3	6,0	1,5	0,2	0,3	0,0	0,0	0,0	0,0	0,5	2,3	
0,0	2,0	2,6	11,0	3,0	0,2	1,0	0,0	0,0	0,0	0,0	0,8	3,5	
0,1	1,0	2,0	20,0	5,0	0,4	1,6	0,0	0,0	0,0	0,0	1,3	8,0	
0,2	2,1	0,2	1,2	9,2	0,4	0,1	0,2	1,1	0,6	0,0	11,1	0,0	
0,4	5,4	0,5	2,6	22,8	0,9	0,2	0,4	2,8	1,5	0,0	5,3	0,0	
0,2	5,8	8,3	12,3	2,1	0,3	0,8	0,0	0,0	0,0	0,0	0,0	2,0	
0,2	3,0	3,4	11,3	1,9	0,2	0,7	0,0	0,0	0,0	0,0	0,0	2,0	
0,4	42,5	39,5	32,5	47,5	1,3	10,8	0,1	0,0	0,1	0,0	0,7	40,0	
0,1	4,5	0,5	4,2	9,6	0,3	0,8	0,7	0,9	0,2	15,0	0,1	37,8	
2,0	30,0	1,4	192,5	35,0	1,8	14,0	5,8	5,8	2,5	142,5	0,2	30,0	
2,6	67,5	26,9	287,5	55,0	4,4	24,8	16,3	9,0	1,6	207,5	0,3	70,0	
3,5	25,0	18,4	152,5	30,0	1,7	11,3	5,4	6,3	3,1	107,5	0,3	32,5	

Lebensmittel	Menge	Portionsgröße in Gramm	kcal je Portion	Eiweiß g je Portion	Fett g je Portion	Kohlenhydrate g je Portion	Broteinheiten je Portion	Ballaststoffe g je Portion
Pfannkuchen mit Quark	Portion/en	250,0	542,5	18,7	24,0	62,0	5,2	2,7
Pfannkuchen mit Konfitüre	Stück/e	250,0	455,0	17,7	22,5	45,3	3,8	1,6
Pfeffer schwarz	TL	1,0	2,9	0,1	0,0	0,5	0,0	0,1
Pfeffer weiß	TL	1,0	3,2	0,1	0,0	0,6	0,1	0,0
Pfefferkuchen	Stück/e	50,0	190,0	3,3	4,7	33,2	2,8	1,3
Pfefferminz Bonbon	Stück/e	5,0	20,3	0,0	0,0	4,9	0,4	0,0
Pfefferminze	TL	1,0	0,4	0,0	0,0	0,1	0,0	0,0
Pfefferminztee	Tasse/n	125,0	1,3	0,0	0,0	0,3	0,0	0,0
Pfeffernüsse	Stück/e	24,0	95,0	1,7	1,3	18,9	1,6	0,7
Pfefferschote getrocknet	Portion/en	2,0	5,3	0,2	0,0	1,0	0,1	0,5
Pfefferschote gesäuert	Portion/en	50,0	9,5	0,4	0,1	1,7	0,1	0,9
Pfefferschote Konserve netto	Portion/en	50,0	15,5	0,7	0,1	2,7	0,2	1,7
Pfefferschote netto	Portion/en	2,0	0,8	0,0	0,0	0,1	0,0	0,1
Pfefferschote Pulv.	TL	1,0	2,7	0,1	0,0	0,5	0,0	0,3
Pfeffersteak mit Soße	Stück/e	250,0	372,5	43,2	21,7	1,2	0,1	0,2
Pferdefleisch gegart i.D.	Portion/en	150,0	231,0	44,7	5,3	0,9	0,1	0,0
Pfifferling frisch	Portion/en	100,0	11,0	1,6	0,5	0,2	0,0	5,6
Pfifferling gedünstet	Portion/en	200,0	118,0	4,4	7,0	9,4	0,8	8,8
Pfifferling getrocknet	Portion/en	25,0	30,0	4,1	1,3	0,5	0,0	14,6
Pfifferling Konserve netto	Portion/en	100,0	11,0	1,5	0,5	0,2	0,0	5,5
Pfifferlinge in Sahnesoße	Portion/en	200,0	208,0	3,4	20,8	2,4	0,2	8,1
Pfifferlinge mit Speck	Portion/en	200,0	142,0	5,0	12,4	3,1	0,3	9,2
Pfirsich Konserve netto	Portion/en	125,0	95,0	0,8	0,1	22,2	1,9	2,5
Pfirsich netto	Stück/e	115,0	47,2	0,9	0,1	10,2	0,9	2,6
Pfirsichkompott	Portion/en	250,0	135,0	1,5	0,2	31,4	2,6	4,2
Pfirsichkonfitüre	Portion/en	25,0	67,8	0,1	0,0	16,6	1,4	0,2
Pfirsichnektar	Glas/Gläser	200,0	120,0	0,7	0,1	28,6	2,4	0,0
Pfirsichsaft	Glas/Gläser	200,0	86,0	1,5	0,2	19,1	1,6	0,0
Pfitzauf	Portion/en	250,0	467,5	17,4	21,0	51,5	4,3	2,4
Pflaume getrocknet	Stück/e	25,0	65,3	0,8	0,3	14,1	1,2	2,4
Pflaume netto	Portion/en	125,0	58,8	0,8	0,3	12,8	1,1	2,1
Pflaumen Konserve netto	Portion/en	125,0	101,3	0,6	0,2	23,2	1,9	1,9
Pflaumenkompott	Portion/en	250,0	147,5	1,1	0,4	33,8	2,8	3,1
Pflaumenkonfitüre	Portion/en	25,0	68,3	0,1	0,0	16,7	1,4	0,2
Pflaumenmus	Portion/en	25,0	48,8	0,2	0,1	12,0	1,0	0,6
Pflaumensaft	Glas/Gläser	200,0	98,0	1,1	0,3	21,4	1,8	0,0
Pflaumenstreuselkuchen Fertigmischung	Stück/e	150,0	318,0	3,3	20,0	31,0	2,6	1,9
Pichelsteiner	Teller	450,0	279,0	15,8	8,3	34,2	2,8	8,7
Pichelsteiner Konserve	Portion/en	150,0	111,0	13,9	4,6	3,4	0,3	1,4
Pickles süß sauer	Portion/en	50,0	18,0	0,6	0,1	3,0	0,3	0,6
Pilaw Reis	Portion/en	250,0	605,0	12,8	25,3	81,3	6,8	2,5
Pilgermuschel gegart brutto	Portion/en	180,0	63,0	12,2	0,6	1,9	0,2	0,0
Pilsbier hell	Glas/Gläser	330,0	138,6	1,7	0,0	10,3	0,9	0,0
Pilz chinesisch getrocknet	Portion/en	25,0	59,3	2,2	0,3	17,3	1,4	2,8

Vitamin E mg je Portion	Folsäure gesamt µg je Port.	Vitamin C mg je Portion	Kalzium mg je Portion	Magnesium mg je Portion	Eisen mg je Portion	Jod µg je Portion	gesätt. FS g je Portion	einf. unges. FS g je Port.	mehrf. unges. FS g je Port.	Cholesterin mg je Port.	Saccharose g je Portion	Harnsäure mg je Portion	Slimfaktor
1,7	37,5	1,0	172,5	32,5	1,8	14,3	9,5	9,1	3,7	165,0	9,8	32,5	
1,6	55,0	1,9	170,0	30,0	2,3	16,5	10,6	7,6	1,9	370,0	14,5	20,0	
0,0	0,0	0,0	4,3	1,9	0,1	0,1	0,0	0,0	0,0	0,0	0,0	0,5	
0,0	0,0	0,0	2,7	0,9	0,1	0,1	0,0	0,0	0,0	0,0	0,0	0,5	
1,8	4,5	0,6	27,0	16,5	0,8	1,1	0,5	3,3	0,6	17,5	10,7	10,5	
0,0	0,0	0,0	0,4	0,2	0,0	0,0	0,0	0,0	0,0	0,0	4,9	0,0	
0,1	1,1	0,3	2,1	0,3	0,1	0,0	0,0	0,0	0,0	0,0	0,0	0,2	
0,0	1,3	0,0	2,5	1,3	0,1	6,3	0,0	0,0	0,0	0,0	0,0	0,0	
0,5	2,2	0,2	9,8	6,7	0,4	0,2	0,2	0,7	0,3	11,0	5,1	5,8	
0,4	3,8	11,6	1,9	2,6	0,1	0,3	0,0	0,0	0,0	0,0	0,0	1,4	
0,7	8,0	34,9	5,0	5,5	0,2	1,0	0,0	0,0	0,0	0,0	0,1	2,5	
1,5	5,5	25,8	8,0	8,0	0,4	1,6	0,0	0,0	0,1	0,0	0,1	5,5	
0,1	1,0	4,0	0,3	0,4	0,0	0,0	0,0	0,0	0,0	0,0	0,0	0,2	
0,2	1,9	5,9	1,0	1,3	0,1	0,2	0,0	0,0	0,0	0,0	0,0	0,7	
1,5	20,0	0,5	15,0	50,0	4,9	2,0	10,1	9,1	1,1	165,0	0,1	227,5	
0,4	12,0	0,0	18,0	31,5	6,2	2,3	2,4	2,2	0,3	97,5	0,0	417,0	
0,1	25,0	6,0	8,0	14,0	6,5	3,3	0,1	0,0	0,3	0,0	0,0	30,0	
1,1	30,0	8,7	24,0	26,0	9,7	5,2	1,9	2,9	1,8	4,0	0,2	54,0	
0,2	33,8	6,2	20,8	33,8	14,4	7,8	0,3	0,0	0,7	0,0	0,0	78,0	
0,1	6,0	1,3	15,0	13,0	5,5	5,5	0,1	0,0	0,3	0,0	0,0	31,0	
0,6	32,0	7,3	52,0	28,0	9,2	8,4	12,4	6,1	1,1	60,0	0,1	44,0	
0,4	34,0	9,3	26,0	30,0	10,6	6,0	6,3	4,1	1,1	30,0	0,1	62,0	
1,1	1,3	2,8	12,5	10,0	0,5	2,0	0,0	0,0	0,0	0,0	20,2	20,0	
1,1	3,5	11,5	8,1	10,4	0,6	1,2	0,0	0,0	0,0	0,0	6,6	20,7	
1,8	2,5	10,0	15,0	17,5	0,9	3,5	0,0	0,1	0,1	0,0	25,6	32,5	
0,0	0,0	0,1	0,8	0,8	0,1	0,0	0,0	0,0	0,0	0,0	16,3	1,8	
0,9	2,0	5,0	12,0	10,0	0,5	4,0	0,0	0,0	0,0	0,0	25,9	18,0	
2,0	4,0	12,2	14,0	18,0	0,9	2,0	0,0	0,1	0,1	0,0	13,3	38,0	
3,0	45,0	1,2	190,0	35,0	2,2	16,5	7,1	8,4	3,7	247,5	2,6	27,5	
1,1	2,8	5,5	19,5	13,8	0,6	1,5	0,0	0,0	0,1	0,0	4,7	27,8	
1,1	2,5	6,3	17,5	12,5	0,6	1,3	0,0	0,0	0,1	0,0	4,2	25,0	
1,0	1,3	1,4	17,5	12,5	0,5	2,0	0,0	0,0	0,1	0,0	18,8	22,5	
1,6	2,5	5,0	27,5	20,0	0,9	3,5	0,1	0,0	0,2	0,0	21,3	37,5	
0,0	0,0	0,0	1,5	1,0	0,1	0,0	0,0	0,0	0,0	0,0	16,1	1,8	
0,0	0,3	0,2	7,5	0,8	0,0	0,1	0,0	0,0	0,0	0,0	7,9	0,0	
1,8	2,0	6,1	28,0	20,0	0,9	2,0	0,1	0,0	0,2	0,0	8,9	42,0	
1,7	4,5	3,2	33,0	15,0	0,9	3,2	8,4	4,7	4,0	61,5	3,7	28,5	
0,9	63,0	38,6	94,5	76,5	3,9	24,3	4,1	2,8	0,7	36,0	2,5	130,5	
0,4	16,5	7,9	28,5	22,5	1,7	3,0	1,9	2,1	0,2	36,0	0,3	87,0	
0,0	5,0	5,1	10,5	9,0	0,3	1,0	0,0	0,0	0,1	0,0	0,4	8,0	
0,9	37,5	4,2	40,0	80,0	1,6	7,0	14,6	7,9	1,2	80,0	0,5	130,0	
0,4	9,0	0,3	19,8	46,8	1,5	97,4	0,2	0,1	0,2	84,6	0,0	106,2	
0,0	16,5	0,0	13,2	33,0	0,0	5,0	0,0	0,0	0,0	0,0	0,0	33,0	
0,1	18,3	1,1	4,3	18,3	0,5	14,0	0,1	0,0	0,2	0,0	0,5	70,5	

Lebensmittel	Menge	Portionsgröße in Gramm	kcal je Portion	Eiweiß g je Portion	Fett g je Portion	Kohlenhydrate g je Portion	Broteinheiten je Portion	Ballaststoffe g je Portion
Pilzragout überbacken	Portion/en	250,0	402,5	20,4	34,4	3,7	0,3	2,5
Pilzsoße von dunkler Soße	Portion/en	60,0	35,4	1,3	1,9	3,6	0,3	0,5
Pilzsoße von heller Soße	Portion/en	60,0	46,8	1,5	2,9	3,6	0,3	0,4
Pilzsuppe	Teller	320,0	118,4	5,1	7,7	7,9	0,7	6,1
Piment	TL	1,0	3,1	0,1	0,1	0,5	0,0	0,2
Pimpinelle frisch	Portion/en	5,0	2,1	0,2	0,0	0,3	0,0	0,2
Pinienkern	Portion/en	20,0	115,0	4,8	10,1	1,5	0,1	1,4
Pistazie geröstet	Portion/en	20,0	125,4	3,6	11,1	3,2	0,3	1,2
Pistazie geröstet und gesalzen	Portion/en	20,0	123,0	3,5	10,9	3,1	0,3	1,2
Pistazie netto	Portion/en	20,0	114,8	3,5	10,3	2,3	0,2	2,1
Pizza al formaggio	Portion/en	250,0	710,0	35,0	32,5	68,9	5,7	4,3
Pizza al funghi	Portion/en	250,0	520,0	13,1	22,8	65,4	5,5	6,5
Pizza frutti di mare	Portion/en	250,0	420,0	20,0	10,0	61,5	5,1	4,0
Pizza margherita	Portion/en	250,0	645,0	20,3	13,2	109,9	9,2	7,0
Pizza napolitana	Portion/en	250,0	617,5	20,3	29,3	67,5	5,6	4,9
Pizza quattro Stagioni	Portion/en	250,0	540,0	19,7	12,7	85,2	7,1	6,9
Pizza salami	Portion/en	250,0	660,0	20,5	35,0	65,7	5,5	4,7
Pizza siciliana Anchovis Oliven	Portion/en	250,0	427,5	20,7	22,4	35,5	3,0	3,1
Pizza tonno	Portion/en	250,0	502,5	13,2	25,4	54,8	4,6	4,9
Plätzchen gefüllt	Portion/en	50,0	197,5	4,4	9,0	22,9	1,9	1,1
Plätzchen Mürbeteig	Portion/en	50,0	244,5	3,9	12,8	28,4	2,4	1,6
Plätzchen Rührteig	Portion/en	50,0	157,5	2,7	4,4	26,3	2,2	0,7
Plockwurst	Portion/en	30,0	129,6	7,7	11,1	0,1	0,0	0,0
Plumpudding	Portion/en	250,0	660,0	12,1	31,2	80,6	6,7	4,8
Plunder Kranz	Stück/e	100,0	393,0	6,3	22,3	40,5	3,4	3,6
Pökelfleisch	Portion/en	30,0	40,5	5,0	2,2	0,3	0,0	0,0
Polenta	Portion/en	250,0	347,5	9,1	22,8	26,9	2,2	1,1
Pommes frites	Portion/en	150,0	186,0	3,4	7,7	24,9	2,1	3,8
Pommes frites mit Mayonnaise	Portion/en	150,0	277,5	2,8	21,2	18,7	1,6	2,8
Pommes frites mit Ketchup	Portion/en	150,0	159,0	2,9	5,7	22,9	1,9	3,0
Pommes frites roh	Portion/en	150,0	106,5	3,1	0,2	22,2	1,9	3,4
Porree gegart	Portion/en	150,0	34,5	3,4	0,5	3,8	0,3	3,4
Porree netto	Portion/en	150,0	39,0	3,4	0,5	4,8	0,4	3,3
Portulak gegart	Portion/en	150,0	34,5	2,2	0,5	5,0	0,4	3,9
Portulak gesäuert	Portion/en	50,0	7,0	0,4	0,1	1,0	0,1	0,6
Portulak Konserve netto	Portion/en	150,0	33,0	2,1	0,5	5,0	0,4	3,6
Portulak netto	Portion/en	150,0	40,5	2,2	0,5	6,4	0,5	3,8
Portwein	Glas/Gläser	50,0	76,5	0,1	0,0	6,0	0,5	0,0
Pottasche	TL	1,0	1,6	0,0	0,0	0,4	0,0	0,0
Poularde	Portion/en	150,0	360,0	28,5	27,6	0,0	0,0	0,0
Pralinen gefüllt alkoholfrei flüssig	Stück/e	12,0	48,6	0,2	0,7	10,2	0,8	0,3
Pralinen gefüllt mit Alkohol	Stück/e	12,0	46,4	0,2	0,7	8,2	0,7	0,3
Pralinen mit Fruchtcreme	Stück/e	12,0	41,8	0,2	0,7	8,5	0,7	0,3
Pralinen mit Marzipan	Stück/e	12,0	60,2	1,3	3,9	5,1	0,4	1,2

Vitamin E mg je Portion	Folsäure gesamt µg je Port.	Vitamin C mg je Portion	Kalzium mg je Portion	Magnesium mg je Portion	Eisen mg je Portion	Jod µg je Portion	gesätt. FS g je Portion	einf. unges. FS g je Port.	mehrf. unges. FS g je Port.	Cholesterin mg je Port.	Saccharose g je Portion	Harnsäure mg je Portion	Slimfaktor
1,4	52,5	5,2	145,0	37,5	3,2	31,3	17,9	10,7	2,8	257,5	0,6	117,5	●
0,1	2,4	1,0	10,2	6,6	0,4	1,6	0,8	0,6	0,3	1,8	0,2	7,8	●
0,4	2,4	0,9	24,6	7,2	0,3	2,9	1,0	1,2	0,5	2,4	0,1	7,2	●
1,6	19,2	6,6	54,4	19,2	2,0	15,7	2,0	3,4	1,9	0,0	0,1	76,8	●
0,0	0,0	0,0	6,6	1,3	0,1	0,1	0,0	0,0	0,0	0,0	0,0	0,3	●
0,1	1,5	2,3	7,5	1,5	0,1	0,2	0,0	0,0	0,0	0,0	0,0	0,8	●
2,7	11,4	0,4	5,2	47,0	1,8	0,4	1,2	3,9	4,5	0,0	0,0	0,0	●
0,8	11,8	1,5	18,0	26,0	0,6	0,9	1,5	7,5	1,6	0,0	0,6	0,0	●
0,8	11,6	1,4	18,6	26,0	0,6	1,0	1,4	7,3	1,6	0,0	0,6	0,0	●
1,0	11,6	1,4	27,0	32,0	1,5	1,0	1,4	7,0	1,5	0,0	0,5	0,0	●
1,9	102,5	0,0	745,0	55,0	2,8	34,0	15,6	12,2	2,3	192,5	0,3	85,0	●
3,3	87,5	14,9	55,0	42,5	3,5	24,0	3,4	15,6	2,6	0,0	0,8	135,0	●
2,4	92,5	14,9	65,0	67,5	7,8	151,8	1,5	5,8	1,6	145,0	0,7	187,5	●
1,7	115,0	4,6	115,0	45,0	3,0	6,8	3,9	6,7	1,6	10,0	0,5	117,5	●
2,9	95,0	7,2	197,5	42,5	2,8	14,0	8,1	16,8	2,7	20,0	0,5	125,0	●
1,6	97,5	4,3	107,5	42,5	2,9	9,8	3,6	6,7	1,5	15,0	0,6	130,0	●
3,4	95,0	7,0	190,0	42,5	2,7	10,0	9,9	19,9	3,3	30,0	1,1	107,5	●
5,4	70,0	21,1	537,5	50,0	1,7	25,0	9,5	6,4	5,1	50,0	0,3	72,5	●
4,4	82,5	19,0	100,0	57,5	2,7	14,8	6,3	12,3	5,2	17,5	0,9	107,5	●
1,4	6,5	2,5	25,0	16,0	0,9	3,1	3,9	3,5	0,8	80,0	13,1	8,5	●
1,6	5,5	0,1	24,5	16,5	0,9	1,2	6,2	4,8	1,0	48,5	12,0	11,5	●
0,8	3,0	0,1	21,5	5,5	0,4	1,6	1,2	1,9	1,0	25,0	14,0	6,5	●
0,2	0,9	0,0	6,3	10,2	0,6	0,5	4,1	5,2	1,2	28,5	0,0	48,6	●
1,4	25,0	1,3	100,0	32,5	2,1	8,0	10,7	10,6	2,1	175,0	20,9	80,0	●
3,8	12,0	0,3	60,0	37,0	1,1	3,1	9,7	9,3	2,0	60,0	13,6	32,0	●
0,1	0,6	0,0	7,8	7,5	0,6	0,7	0,9	1,0	0,1	15,3	0,3	26,7	●
1,1	5,0	0,0	242,5	30,0	1,0	15,0	13,3	6,8	1,3	60,0	0,5	12,5	●
4,8	39,0	25,8	12,0	34,5	0,7	6,9	0,9	1,7	4,7	0,0	0,5	27,0	●
9,9	40,5	21,4	12,0	27,0	0,6	5,1	4,2	5,5	10,5	19,5	0,4	21,0	●
0,4	37,5	21,8	13,5	30,0	0,7	5,1	2,3	2,0	1,2	0,0	0,5	34,5	●
0,1	45,0	25,5	9,0	30,0	0,6	5,7	0,0	0,0	0,1	0,0	0,4	24,0	●
0,9	46,5	18,1	139,5	18,0	1,3	1,7	0,1	0,0	0,3	0,0	0,6	67,5	●
0,8	84,0	36,0	130,5	27,0	1,5	2,0	0,1	0,0	0,3	0,0	0,8	60,0	●
0,8	13,5	16,7	151,5	153,0	4,5	6,8	0,1	0,0	0,3	0,0	1,0	51,0	●
0,1	2,5	3,8	23,5	34,5	0,8	1,5	0,0	0,0	0,0	0,0	0,2	7,5	●
0,8	4,5	8,5	130,5	168,0	3,8	7,1	0,1	0,0	0,3	0,0	1,0	46,5	●
0,8	24,0	33,0	142,5	226,5	5,4	6,0	0,1	0,0	0,3	0,0	1,3	45,0	●
0,0	0,5	0,0	3,5	4,5	0,2	5,0	0,0	0,0	0,0	0,0	0,0	0,0	●
0,0	0,0	0,0	11,3	0,1	0,0	0,0	0,0	0,0	0,0	0,0	0,0	0,0	●
0,4	12,0	0,0	16,5	45,0	2,3	0,6	9,3	12,6	4,2	112,5	0,0	240,0	●
0,0	0,4	0,0	1,7	3,6	0,2	0,0	0,4	0,2	0,0	0,0	8,2	0,6	●
0,0	0,4	0,0	1,0	3,4	0,1	0,0	0,4	0,2	0,0	0,0	8,2	0,6	●
0,0	0,4	0,2	1,2	3,5	0,1	0,1	0,4	0,2	0,0	0,0	8,3	1,0	●
1,5	5,9	0,0	15,6	16,2	0,4	0,1	0,7	2,4	0,6	0,0	5,1	2,9	●

Lebensmittel	Menge	Portionsgröße in Gramm	kcal je Portion	Eiweiß g je Portion	Fett g je Portion	Kohlenhydrate g je Portion	Broteinheiten je Portion	Ballaststoffe g je Portion
Pralinen mit Nüssen	Stück/e	12,0	54,6	0,8	1,9	8,4	0,7	0,5
Pralinen mit Trüffel	Stück/e	12,0	62,3	0,5	3,9	6,4	0,5	0,9
Preiselbeere gegart	Portion/en	125,0	51,3	0,4	0,7	9,3	0,8	3,9
Preiselbeere Konserve netto	Portion/en	125,0	95,0	0,3	0,5	20,9	1,7	3,2
Preiselbeere netto	Portion/en	125,0	48,8	0,4	0,6	8,9	0,7	3,6
Preiselbeerkompott	Portion/en	250,0	307,5	0,5	0,8	71,8	6,0	4,4
Preiselbeerkonfitüre	Portion/en	25,0	67,5	0,0	0,0	16,4	1,4	0,3
Preiselbeersaft	Glas/Gläser	200,0	82,0	0,6	0,8	15,9	1,3	0,0
Preiselbeersoße	Portion/en	60,0	35,4	0,0	0,0	8,5	0,7	0,1
Presssäckel	Portion/en	30,0	85,5	5,4	7,1	0,1	0,0	0,0
Printen	Stück/e	20,0	93,0	1,6	4,3	12,0	1,0	1,1
Prinzregententorte	Stück/e	100,0	386,0	4,2	25,9	34,5	2,9	0,5
Provolone 45% F. i. Tr.	Portion/en	30,0	102,0	7,7	8,0	0,0	0,0	0,0
Puddingpulver i.D.	TL	3,0	11,5	0,0	0,0	2,8	0,2	0,0
Puffreis	Portion/en	50,0	195,0	3,8	1,2	41,8	3,5	1,0
Puffreis mit Zucker und Honig	Portion/en	50,0	191,5	3,4	1,0	41,5	3,5	0,9
Pumpernickel	Scheibe/n	40,0	75,2	2,6	0,4	15,0	1,3	3,5
Punschbowle	Glas/Gläser	200,0	216,0	0,4	0,1	33,5	2,8	0,9
Pute gegart brutto	Portion/en	150,0	321,0	30,5	22,2	0,0	0,0	0,0
Pute mit Haut gegart	Portion/en	150,0	379,5	40,6	24,4	0,0	0,0	0,0
Putenbrust	Portion/en	150,0	160,5	36,2	1,5	0,0	0,0	0,0
Putenbrust gebraten mit Gemüsesoße	Portion/en	250,0	170,0	26,3	4,0	6,9	0,6	2,0
Putenragout	Portion/en	350,0	483,0	37,4	33,1	9,3	0,8	1,7
Putenschenkel gegart	Portion/en	150,0	283,5	38,0	14,6	0,0	0,0	0,0
Quark 10% F. i. Tr.	Portion/en	30,0	24,9	3,5	0,6	1,1	0,1	0,0
Quark 20% F. i. Tr.	Portion/en	30,0	30,0	3,2	1,3	1,1	0,1	0,0
Quark 30% F. i. Tr.	Portion/en	30,0	36,6	3,0	2,2	1,0	0,1	0,0
Quark 40% F. i. Tr.	Portion/en	30,0	42,9	2,7	3,1	1,0	0,1	0,0
Quark Apfel Torte	Stück/e	120,0	204,0	8,7	6,5	26,9	2,2	1,1
Quark Magerstufe	Portion/en	30,0	22,5	4,1	0,1	1,2	0,1	0,0
Quark mit Früchten 40% Fett	Portion/en	100,0	129,0	4,3	4,6	17,2	1,4	0,8
Quark mit Früchten 20% Fett	Portion/en	100,0	112,0	4,9	2,3	17,3	1,4	0,8
Quark mit Früchten 10% Fett	Portion/en	100,0	106,0	5,3	1,4	17,4	1,5	0,8
Quark mit Früchten Magerstufe	Portion/en	100,0	103,0	6,0	0,7	17,5	1,5	0,8
Quarkklöße	Portion/en	150,0	354,0	11,9	14,5	43,2	3,6	1,4
Quarkklöße Zucker Zimt Kirschkompott	Portion/en	300,0	222,0	10,5	5,9	30,6	2,5	1,8
Quarkknödel	Portion/en	250,0	467,5	25,1	29,6	24,2	2,0	1,2
Quarkkrapfen	Portion/en	250,0	777,5	16,2	51,2	63,1	5,3	3,0
Quarkplinsen	Stück/e	200,0	436,0	22,5	23,1	33,9	2,8	1,4
Quarkpudding	Portion/en	250,0	542,5	25,3	27,3	48,1	4,0	2,3
Quarkspeise mit Erdbeeren	Portion/en	250,0	250,0	19,7	1,7	36,7	3,1	1,1
Quarkstrudel	Stück/e	150,0	336,0	14,3	11,9	41,8	3,5	1,8
Quarktasche	Stück/e	50,0	125,5	4,4	2,6	20,4	1,7	0,8
Quarktasche Quarkölteig	Stück/e	80,0	233,6	7,8	10,4	26,8	2,2	1,8

Vitamin E mg je Portion	Folsäure gesamt µg je Port.	Vitamin C mg je Portion	Kalzium mg je Portion	Magnesium mg je Portion	Eisen mg je Portion	Jod µg je Portion	gesätt. FS g je Portion	einf. unges. FS g je Port.	mehrf. unges. FS g je Port.	Cholesterin mg je Port.	Saccharose g je Portion	Harnsäure mg je Portion	Slimfaktor
0,3	4,6	0,0	2,0	7,4	0,2	0,3	0,7	0,8	0,4	0,0	8,3	2,4	rot
0,1	1,0	0,0	3,0	10,8	0,3	0,1	2,3	1,3	0,1	0,1	6,4	1,8	rot
1,4	2,5	9,1	18,8	8,8	0,6	6,9	0,0	0,1	0,4	0,0	0,2	17,5	grün
1,1	1,3	3,3	17,5	7,5	0,5	8,0	0,0	0,1	0,3	0,0	16,5	13,8	grün
1,2	3,8	15,0	17,5	7,5	0,6	6,3	0,0	0,1	0,4	0,0	0,2	16,3	grün
1,5	2,5	10,1	25,0	10,0	0,9	8,8	0,0	0,1	0,5	0,0	61,2	20,0	gelb
0,0	0,0	0,1	1,5	0,5	0,1	0,5	0,0	0,0	0,0	0,0	15,8	1,3	rot
2,0	4,0	14,8	30,0	12,0	1,0	10,4	0,0	0,1	0,5	0,0	3,1	28,0	gelb
0,0	0,0	0,2	3,0	1,8	0,1	2,2	0,0	0,0	0,0	0,0	6,8	0,0	gelb
0,1	0,9	8,0	3,6	9,6	0,4	0,5	2,6	3,3	0,8	22,5	0,0	45,3	rot
1,2	2,2	0,1	24,2	15,4	0,5	0,6	1,1	2,6	0,4	2,8	5,3	5,0	rot
0,8	6,0	0,3	56,0	12,0	0,7	5,2	15,3	7,9	1,1	115,0	20,9	8,0	rot
0,2	3,0	0,0	226,8	8,4	0,2	12,0	4,8	2,4	0,3	20,7	0,0	3,0	rot
0,0	0,0	0,0	0,5	0,2	0,0	0,0	0,0	0,0	0,0	0,0	0,0	0,0	rot
0,2	9,5	0,0	3,0	12,5	0,5	1,0	0,3	0,3	0,4	0,0	0,0	48,0	rot
0,2	4,5	0,1	3,0	11,5	0,5	1,0	0,2	0,3	0,4	0,0	0,2	43,0	rot
0,4	14,4	0,0	8,4	22,4	1,1	1,8	0,1	0,0	0,2	0,0	0,2	22,8	grün
0,1	4,0	12,6	24,0	20,0	0,9	11,8	0,0	0,0	0,1	0,0	26,9	14,0	rot
0,6	15,0	0,0	37,5	39,0	2,1	1,8	7,4	6,2	7,4	108,0	0,0	250,5	rot
0,8	19,5	0,0	36,0	39,0	2,0	2,1	8,1	6,8	8,1	127,5	0,0	328,5	rot
1,4	10,5	0,0	19,5	30,0	1,5	2,3	0,5	0,4	0,5	90,0	0,0	180,0	rot
1,6	22,5	9,5	60,0	37,5	2,0	8,5	2,8	0,5	0,5	62,5	1,7	155,0	grün
2,1	35,0	35,4	73,5	66,5	2,7	6,0	11,4	10,7	8,9	126,0	0,3	283,5	rot
2,0	31,5	0,0	25,5	25,5	2,9	2,1	4,8	4,1	4,9	132,0	0,0	235,5	rot
0,0	9,0	0,2	36,0	3,3	0,0	3,0	0,4	0,2	0,0	2,1	0,0	0,0	rot
0,0	9,0	0,2	36,0	3,3	0,0	3,0	0,8	0,4	0,0	4,8	0,0	0,0	rot
0,1	8,4	0,0	36,0	3,0	0,0	2,9	1,3	0,7	0,1	6,6	0,0	0,0	rot
0,1	8,1	0,0	33,0	3,0	0,0	2,7	1,9	0,9	0,1	9,3	0,0	0,0	rot
1,4	12,0	1,2	74,4	12,0	0,7	6,4	1,7	2,8	1,5	40,8	14,5	12,0	rot
0,0	9,0	0,2	36,0	3,3	0,1	3,0	0,0	0,0	0,0	0,3	0,0	0,0	rot
0,2	17,0	8,0	67,0	12,0	0,2	5,0	2,8	1,4	0,2	14,0	12,1	7,0	rot
0,2	18,0	8,2	71,0	12,0	0,2	6,0	1,4	0,7	0,1	8,0	12,1	7,0	rot
0,2	18,0	8,2	71,0	12,0	0,2	6,0	0,8	0,4	0,1	5,0	12,1	7,0	rot
0,1	18,0	8,2	71,0	12,0	0,3	6,0	0,4	0,2	0,1	2,0	12,1	7,0	rot
0,9	25,5	0,2	87,0	16,5	1,1	9,2	7,8	4,6	1,0	127,5	20,3	18,0	rot
1,3	21,0	2,4	78,0	15,0	0,9	6,9	1,6	2,5	1,3	66,0	11,3	21,0	gelb
1,8	60,0	0,0	232,5	30,0	1,9	21,8	15,8	9,5	1,9	302,5	0,4	17,5	rot
1,8	37,5	1,5	125,0	27,5	1,8	13,0	29,7	15,6	2,5	265,0	13,5	35,0	rot
0,7	48,0	1,2	152,0	24,0	1,5	14,6	14,6	5,1	1,8	126,0	4,7	16,0	rot
3,3	55,0	1,2	210,0	42,5	1,9	17,8	17,6	5,9	1,7	172,5	30,0	20,0	rot
0,1	50,0	36,4	217,5	27,5	1,1	16,5	0,9	0,5	0,2	5,0	27,3	12,5	rot
2,4	16,5	0,4	105,0	19,5	1,3	9,5	3,1	5,2	2,8	73,5	8,7	22,5	rot
0,5	4,0	0,1	33,0	6,5	0,3	2,6	0,7	1,1	0,6	7,0	7,1	10,5	rot
5,1	10,4	0,2	72,8	20,0	0,9	4,2	1,5	3,8	4,5	45,6	5,7	14,4	rot

Lebensmittel	Menge	Portionsgröße in Gramm	kcal je Portion	Eiweiß g je Portion	Fett g je Portion	Kohlenhydrate g je Portion	Broteinheiten je Portion	Ballaststoffe g je Portion
Quiche lorraine	Portion/en	250,0	725,0	22,8	53,4	39,4	3,3	2,8
Quitte gegart	Portion/en	125,0	51,3	0,5	0,7	9,6	0,8	7,7
Quitte netto	Stück/e	125,0	48,8	0,5	0,6	9,2	0,8	7,3
Quittenkompott	Portion/en	250,0	95,0	0,5	0,6	20,7	1,7	7,1
Quittenkonfitüre	Portion/en	25,0	67,5	0,0	0,0	16,4	1,4	0,5
Radicchio netto	Portion/en	50,0	7,0	0,6	0,1	0,8	0,1	0,8
Radieschen netto	Portion/en	100,0	15,0	1,1	0,1	2,1	0,2	1,6
Ragout fin	Portion/en	180,0	268,2	26,6	16,2	3,8	0,3	0,7
Ragout fin Konserve	Portion/en	150,0	199,5	22,3	11,0	2,8	0,2	0,0
Rahmeis	Portion/en	75,0	186,8	1,3	15,8	10,4	0,9	0,0
Rahmsoße Salat-Soße	Portion/en	60,0	76,2	1,6	5,9	4,3	0,4	0,1
Rahmspinat	Portion/en	150,0	118,5	3,6	10,6	1,9	0,2	3,0
Rahmwirsingkohl mit Soße	Portion/en	250,0	180,0	7,1	13,7	7,3	0,6	5,4
Rapsöl	EL	12,0	105,0	0,0	11,9	0,0	0,0	0,0
Raquelette 50% F. i. Tr.	Portion/en	30,0	102,9	6,8	8,4	0,0	0,0	0,0
Ratatouille	Portion/en	350,0	119,0	4,1	7,0	9,7	0,8	6,5
Rauchfleisch	Portion/en	30,0	38,7	5,1	1,9	0,3	0,0	0,0
Ravioli mit Gemüsekäsefüllung	Portion/en	200,0	434,0	11,9	27,3	35,3	2,9	2,0
Ravioli mit Gemüse	Portion/en	250,0	342,5	16,6	16,3	32,1	2,7	7,8
Rebhuhn	Portion/en	150,0	333,0	52,5	13,5	0,0	0,0	0,0
Regenbogenforelle geräuchert	Portion/en	75,0	90,0	16,3	2,7	0,0	0,0	0,0
Regenbogenforelle	Portion/en	150,0	169,5	30,8	5,0	0,0	0,0	0,0
Reh gegart i.D.	Portion/en	150,0	240,0	45,5	6,3	0,0	0,0	0,0
Rehkeule mit Preiselbeersoße	Portion/en	350,0	619,5	66,0	29,6	21,9	1,8	1,1
Rehpfeffer	Portion/en	400,0	788,0	50,7	56,9	19,5	1,6	6,4
Rehrücken	Stück/e	100,0	427,0	7,2	23,8	46,0	3,8	2,3
Rehrücken mit Soße und Birne	Portion/en	300,0	546,0	38,2	25,0	41,4	3,4	2,3
Reibekuchen	Portion/en	200,0	290,0	7,1	14,9	31,0	2,6	4,4
Reineclaude gegart	Portion/en	125,0	82,5	1,0	0,1	17,6	1,5	3,1
Reineclaude Konserve netto	Portion/en	125,0	113,8	0,8	0,1	25,7	2,1	2,6
Reineclaude netto	Portion/en	125,0	78,8	1,0	0,1	16,9	1,4	2,9
Reineclaudenkonfitüre	Portion/en	25,0	69,8	0,1	0,0	17,0	1,4	0,2
Reis geschält	Portion/en	60,0	209,4	4,1	0,4	46,6	3,9	0,8
Reis geschält gegart	Portion/en	180,0	167,4	3,6	0,3	36,9	3,1	0,8
Reis Kaiserin Art	Portion/en	250,0	322,5	5,8	2,7	63,5	5,3	1,4
Reis parboiled	Portion/en	60,0	210,6	3,9	0,3	47,3	3,9	0,8
Reis parboiled gegart	Portion/en	180,0	194,4	4,0	0,3	43,1	3,6	0,9
Reis Trauttmansdorf	Portion/en	150,0	273,0	6,3	9,8	39,2	3,3	0,4
Reis ungeschält gegart	Portion/en	180,0	201,6	4,6	1,4	42,0	3,5	1,5
Reis ungeschält	Portion/en	60,0	209,4	4,3	1,3	44,4	3,7	1,3
Reisauflauf mit Käse und Schinken	Portion/en	350,0	714,0	36,4	29,1	75,4	6,3	1,2
Reisbrei	Portion/en	250,0	310,0	9,4	10,9	42,9	3,6	0,7
Reiscrispies	Portion/en	50,0	188,5	3,1	0,5	42,4	3,5	1,0
Reisfleisch	Portion/en	550,0	682,0	37,3	19,9	87,7	7,3	2,3

	Vitamin E mg je Portion	Folsäure gesamt µg je Port.	Vitamin C mg je Portion	Kalzium mg je Portion	Magnesium mg je Portion	Eisen mg je Portion	Jod µg je Portion	gesätt. FS g je Portion	einf. unges. FS g je Port.	mehrf. unges. FS g je Port.	Cholesterin mg je Port.	Saccharose g je Portion	Harnsäure mg je Portion	Slimfaktor
	2,2	52,5	4,8	325,0	40,0	2,6	21,3	29,2	17,2	3,1	370,0	0,5	42,5	🔴
	0,6	6,3	9,8	13,8	11,3	0,7	2,8	0,0	0,2	0,3	0,0	0,5	41,3	🟢
	0,5	10,0	16,3	12,5	10,0	0,8	2,0	0,0	0,2	0,3	0,0	0,4	37,5	🟢
	0,5	5,0	8,7	17,5	10,0	0,8	6,3	0,0	0,2	0,3	0,0	12,1	37,5	🟢
	0,0	0,0	0,1	1,0	0,8	0,1	0,3	0,0	0,0	0,0	0,0	15,8	2,8	🔴
	0,3	17,0	14,0	20,0	5,5	0,8	1,7	0,0	0,0	0,1	0,0	0,1	5,0	🟢
	0,0	24,0	29,0	34,0	8,0	1,5	8,0	0,0	0,0	0,1	0,0	0,1	10,0	🟢
	0,8	23,4	10,4	68,4	36,0	2,7	8,5	7,6	5,0	1,2	226,8	0,0	480,6	🔴
	0,3	9,0	0,5	24,0	27,0	2,0	6,0	4,1	4,3	1,6	108,0	0,0	150,0	🔴
	0,5	5,3	0,5	43,5	5,3	0,1	5,3	9,6	4,7	0,6	47,3	8,7	0,0	🔴
	0,2	2,4	0,5	51,6	6,0	0,1	3,7	3,5	1,8	0,2	18,0	0,1	0,6	🔴
	1,8	90,0	58,4	168,0	69,0	4,7	16,4	6,3	3,1	0,6	30,0	0,3	64,5	🟢
	5,2	127,5	78,0	130,0	32,5	1,9	13,3	8,0	3,9	0,9	37,5	1,4	82,5	🟢
	2,7	0,0	0,0	0,1	0,1	0,0	0,0	0,9	6,6	3,8	0,2	0,0	0,0	🔴
	0,3	9,9	0,0	225,0	10,2	0,1	9,0	5,1	2,5	0,3	19,5	0,0	3,0	🔴
	6,3	73,5	86,6	91,0	52,5	2,8	7,0	0,9	1,5	4,2	0,0	0,9	49,0	🟢
	0,1	0,6	0,0	8,4	7,8	0,6	0,7	0,8	0,9	0,1	17,7	0,3	28,8	🔴
	1,2	20,0	0,9	220,0	20,0	1,2	10,8	15,6	8,4	1,4	160,0	0,2	32,0	🔴
	0,9	70,0	13,7	272,5	70,0	3,3	11,3	9,1	4,9	1,1	85,0	1,8	122,5	🟢
	1,1	12,0	0,0	67,5	54,0	12,0	0,6	3,4	6,2	3,2	120,0	0,0	225,0	🔴
	1,3	3,8	1,8	9,8	19,5	0,5	2,5	0,7	0,8	0,9	44,3	0,0	236,3	🔴
	2,5	10,5	5,4	18,0	39,0	1,0	4,8	1,3	1,5	1,7	84,0	0,0	445,5	🔴
	1,3	7,5	0,0	39,0	31,5	4,6	0,0	2,8	2,7	0,3	132,0	0,0	231,0	🔴
	3,1	17,5	1,4	126,0	73,5	9,8	9,5	13,7	10,9	3,1	227,5	16,7	325,5	🔴
	4,4	16,0	4,7	120,0	64,0	15,4	10,4	28,0	9,2	13,7	160,0	4,5	232,0	🔴
	4,5	14,0	0,0	85,0	49,0	1,7	4,5	8,0	10,7	3,6	109,0	36,6	18,0	🔴
	3,3	27,0	5,0	138,0	63,0	5,5	11,7	8,5	8,2	7,0	129,0	31,9	183,0	🔴
	2,9	54,0	16,1	26,0	44,0	1,3	10,4	3,9	6,6	3,4	88,0	0,6	32,0	🟡
	1,0	2,5	4,5	17,5	13,8	1,4	1,4	0,0	0,0	0,1	0,0	5,2	27,5	🟢
	0,8	1,3	1,7	18,8	12,5	1,1	2,0	0,0	0,0	0,0	0,0	19,4	22,5	🟢
	0,9	3,8	7,5	16,3	12,5	1,4	1,3	0,0	0,0	0,1	0,0	5,0	25,0	🟢
	0,0	0,0	0,1	1,3	1,0	0,1	0,0	0,0	0,0	0,0	0,0	16,1	1,8	🔴
	0,1	17,4	0,0	3,6	38,4	0,4	1,3	0,1	0,1	0,1	0,0	0,0	52,2	🔴
	0,1	12,6	0,0	3,6	37,8	0,3	1,3	0,1	0,1	0,1	0,0	0,0	52,2	🔴
	0,3	7,5	4,0	107,5	27,5	0,8	8,3	1,6	0,8	0,2	10,0	48,4	25,0	🔴
	0,2	6,6	0,0	14,4	16,8	1,7	1,3	0,1	0,1	0,1	0,0	0,0	49,8	🔴
	0,2	5,4	0,0	16,2	19,8	2,0	1,4	0,1	0,1	0,1	0,0	0,0	57,6	🔴
	0,4	9,0	1,4	88,5	21,0	0,3	7,2	5,9	3,0	0,4	30,0	22,0	16,5	🔴
	0,5	7,2	0,0	16,2	111,6	1,8	1,4	0,4	0,3	0,5	0,0	0,0	95,4	🔴
	0,4	9,6	0,0	13,8	94,2	1,6	1,3	0,3	0,3	0,5	0,0	0,0	80,4	🔴
	1,3	73,5	1,4	598,5	112,0	2,3	41,0	17,9	7,3	1,6	224,0	0,4	129,5	🔴
	0,3	17,5	2,0	262,5	50,0	0,7	15,5	6,5	3,3	0,5	37,5	4,3	32,5	🔴
	0,3	6,0	0,0	3,5	15,0	0,5	0,4	0,1	0,1	0,2	0,0	3,7	39,0	🔴
	2,9	49,5	7,3	181,5	115,5	3,0	8,3	6,6	7,3	3,3	104,5	0,4	297,0	🔴

Lebensmittel	Menge	Portionsgröße in Gramm	kcal je Portion	Eiweiß g je Portion	Fett g je Portion	Kohlenhydrate g je Portion	Broteinheiten je Portion	Ballaststoffe g je Portion
Reismehl	EL	10,0	34,8	0,7	0,1	7,8	0,6	0,2
Reispudding	TL	3,0	11,8	0,0	0,0	2,9	0,2	0,0
Reispudding englisch	Portion/en	350,0	479,5	13,8	16,6	67,3	5,6	0,5
Reissalat mit Äpfeln und Curry	Portion/en	170,0	163,2	3,0	2,4	31,6	2,6	1,4
Reissalat mit Mayonnaise	Portion/en	170,0	178,5	6,1	7,3	21,4	1,8	2,8
Reissalat mit Thunfisch und Tomaten	Portion/en	200,0	208,0	11,7	6,6	24,5	2,0	1,1
Reisstärke	EL	20,0	69,6	0,2	0,0	17,0	1,4	0,0
Reissuppe mit Fleisch und Gemüse	Teller	400,0	172,0	9,1	5,9	20,5	1,7	2,8
Reissuppe mit Curry	Teller	350,0	203,0	8,9	7,3	25,1	2,1	1,3
Reisvollkornbrot	Scheibe/n	50,0	108,0	3,3	0,6	22,0	1,8	2,4
Remoulade 65% Fett	EL	15,0	96,2	0,2	9,8	2,3	0,2	0,1
Remouladensoße	Portion/en	60,0	383,4	1,9	41,7	1,8	0,1	0,2
Rettich gegart	Portion/en	150,0	16,5	1,5	0,2	2,1	0,2	3,7
Rettich Trunk	Glas/Gläser	200,0	10,0	0,7	0,1	1,2	0,1	0,2
Rettich weiß, rot, schwarz	Portion/en	150,0	21,0	1,6	0,2	2,8	0,2	3,8
Rhabarber gegart	Portion/en	150,0	21,0	0,9	0,2	2,1	0,2	3,7
Rhabarbercreme	Portion/en	150,0	96,0	1,6	1,2	18,7	1,6	1,1
Rhabarbergrütze	Portion/en	250,0	157,5	0,6	0,1	37,1	3,1	2,2
Rhabarberkaltschale	Teller	350,0	273,0	1,1	0,5	64,3	5,4	5,1
Rhabarberkompott	Portion/en	250,0	235,0	1,0	0,2	54,7	4,6	3,8
Rhabarberkuchen mit Baiser	Stück/e	120,0	217,2	2,8	11,6	24,5	2,0	2,4
Rhabarbernektar	Glas/Gläser	200,0	104,0	0,3	0,0	24,8	2,1	0,0
Rhabarbersaft	Glas/Gläser	200,0	92,0	1,0	0,2	19,2	1,6	0,0
Rheinische Bratwurst	Stück/e	150,0	408,0	18,3	37,6	0,4	0,0	0,1
Ricotta 30% F.i.Tr.	Portion/en	30,0	36,3	3,4	2,4	0,2	0,0	0,0
Ricotta 45% F.i.Tr.	Portion/en	30,0	49,2	3,4	3,9	0,2	0,0	0,0
Ricotta 60% F.i.Tr.	Portion/en	30,0	52,2	2,9	4,5	0,1	0,0	0,0
Riesengarnelen gegrillt	Portion/en	300,0	426,0	65,8	15,6	5,2	0,4	0,3
Riesenscampi vom Grill	Portion/en	300,0	444,0	66,2	18,3	3,4	0,3	0,2
Rind Kochfleisch mager gegart	Portion/en	125,0	283,8	34,5	16,2	0,0	0,0	0,0
Rind Kochfleisch mit Fett gegart	Portion/en	125,0	331,3	32,7	22,5	0,0	0,0	0,0
Rinderbierschinken	Portion/en	30,0	58,2	6,4	3,6	0,1	0,0	0,0
Rinderbraten gegart	Portion/en	125,0	196,3	35,5	5,9	0,0	0,0	0,0
Rinderbraten mit Soße	Portion/en	350,0	514,5	37,2	39,2	4,5	0,4	0,6
Rinderbrust Spannrippe fett gegart	Portion/en	125,0	342,5	30,7	24,7	0,0	0,0	0,0
Rinderfilet gegart	Portion/en	125,0	190,0	37,0	4,5	0,0	0,0	0,0
Rinderfilet mit Soße	Portion/en	200,0	196,0	24,9	9,5	2,6	0,2	0,4
Rindergulasch Konserve	Portion/en	150,0	187,5	23,1	9,2	3,2	0,3	0,4
Rindergulasch mit Fett gegart	Portion/en	150,0	270,0	41,4	11,6	0,0	0,0	0,0
Rindergulasch mit Soße	Portion/en	400,0	400,0	35,9	24,0	9,7	0,8	1,5
Rindergulasch ungarisch	Portion/en	400,0	464,0	34,9	31,5	10,7	0,9	2,8
Rinderherz gegart	Portion/en	125,0	127,5	24,0	3,0	0,9	0,1	0,0
Rinderkeule mager gegart	Portion/en	150,0	226,5	43,3	5,7	0,0	0,0	0,0
Rinderkeule mit Fett gegart	Portion/en	150,0	261,0	42,1	10,2	0,0	0,0	0,0

Vitamin E mg je Portion	Folsäure gesamt µg je Port.	Vitamin C mg je Portion	Kalzium mg je Portion	Magnesium mg je Portion	Eisen mg je Portion	Jod µg je Portion	gesätt. FS g je Portion	einf. unges. FS g je Port.	mehrf. unges. FS g je Port.	Cholesterin mg je Port.	Saccharose g je Portion	Harnsäure mg je Portion	Slimfaktor
0,0	1,0	0,0	0,7	2,3	0,0	0,1	0,0	0,0	0,0	0,0	0,0	8,5	● (rot)
0,0	0,0	0,0	0,5	0,2	0,0	0,0	0,0	0,0	0,0	0,0	0,0	0,0	● (rot)
0,8	28,0	3,9	339,5	52,5	1,1	21,7	9,1	5,3	1,0	150,5	34,0	24,5	● (rot)
1,6	11,9	6,9	10,2	30,6	0,6	1,9	0,3	0,5	1,4	0,0	2,6	42,5	● (rot)
3,9	15,3	4,4	56,1	37,4	1,7	6,0	1,2	1,7	3,9	17,0	1,8	85,0	● (gelb)
1,0	28,0	13,9	32,0	48,0	1,3	22,6	2,0	1,7	2,2	28,0	2,0	100,0	● (rot)
0,0	0,0	0,0	4,0	4,0	0,0	0,0	0,0	0,0	0,0	0,0	0,0	0,0	● (rot)
0,6	24,0	11,8	56,0	56,0	1,2	5,2	2,6	2,3	0,4	0,0	1,3	52,0	● (grün)
0,3	21,0	10,5	38,5	52,5	1,0	1,4	3,8	2,4	0,4	0,0	0,2	31,5	● (gelb)
0,4	9,0	0,0	12,0	34,0	0,9	1,7	0,1	0,1	0,3	0,0	0,1	30,0	● (gelb)
1,1	1,1	0,3	2,1	0,5	0,1	0,8	4,3	3,7	1,3	15,0	0,0	1,8	● (rot)
24,9	11,4	0,6	25,8	7,8	0,6	1,7	5,3	9,8	24,4	87,6	1,0	1,8	● (rot)
0,0	19,5	25,8	49,5	15,0	1,1	11,1	0,0	0,0	0,1	0,0	0,1	16,5	● (grün)
0,0	8,0	8,7	32,0	14,0	0,6	10,2	0,0	0,0	0,0	0,0	0,1	8,0	● (grün)
0,0	36,0	40,5	49,5	22,5	1,2	12,0	0,0	0,0	0,1	0,0	0,1	15,0	● (dunkelgrün)
0,4	3,0	9,1	84,0	19,5	0,7	1,7	0,0	0,0	0,1	0,0	0,5	9,0	● (grün)
0,3	6,0	2,8	33,0	9,0	0,6	4,5	0,4	0,5	0,2	46,5	11,7	3,0	● (grün)
0,2	2,5	5,0	50,0	12,5	0,6	3,3	0,0	0,0	0,0	0,0	28,7	5,0	● (grün)
0,3	3,5	5,9	199,5	24,5	5,0	9,1	0,1	0,1	0,1	0,0	54,8	10,5	● (gelb)
0,4	2,5	9,9	90,0	22,5	1,0	2,8	0,0	0,0	0,1	0,0	52,9	7,5	● (gelb)
0,6	3,6	4,8	52,8	14,4	0,7	2,5	6,9	3,5	0,6	44,4	14,0	8,4	● (gelb)
0,1	2,0	2,5	32,0	8,0	0,3	4,0	0,0	0,0	0,0	0,0	24,3	2,0	● (gelb)
0,5	4,0	11,3	98,0	24,0	0,9	2,0	0,0	0,0	0,1	0,0	17,4	10,0	● (gelb)
0,4	3,0	0,1	16,5	27,0	1,1	3,2	13,5	17,7	4,3	76,5	0,0	120,0	● (rot)
0,2	5,4	0,0	81,6	4,5	0,1	3,0	1,4	0,7	0,1	9,3	0,0	1,5	● (rot)
0,2	5,4	0,0	62,1	3,3	0,1	3,0	2,4	1,2	0,1	15,3	0,0	1,5	● (rot)
0,2	5,4	0,0	82,2	4,2	0,1	3,0	2,7	1,4	0,2	17,7	0,0	1,5	● (rot)
13,2	21,0	10,4	189,0	114,0	5,1	282,9	2,4	8,2	2,9	504,0	0,4	210,0	● (rot)
13,7	21,0	11,0	189,0	114,0	5,1	286,2	2,8	10,1	3,1	510,0	0,0	213,0	● (rot)
0,5	3,8	0,0	3,8	23,8	3,3	0,0	6,9	7,7	0,6	107,5	0,0	162,5	● (rot)
0,5	2,5	0,0	3,8	22,5	3,1	0,0	9,6	10,8	0,8	105,0	0,0	147,5	● (rot)
0,1	0,6	7,1	3,6	8,1	0,6	0,4	1,4	1,7	0,4	19,5	0,0	41,7	● (rot)
0,7	3,8	0,0	5,0	22,5	4,2	0,0	2,6	2,5	0,3	78,8	0,0	193,8	● (rot)
7,7	7,0	0,7	24,5	42,0	4,6	6,3	15,8	13,5	7,7	147,0	0,2	199,5	● (rot)
0,5	2,5	0,0	6,3	18,8	3,5	0,0	10,5	12,0	0,9	80,0	0,0	147,5	● (rot)
0,7	12,5	0,0	3,8	26,3	4,1	0,0	2,0	1,9	0,2	91,3	0,0	192,5	● (rot)
1,3	10,0	1,2	24,0	32,0	2,9	4,0	3,6	4,0	1,2	84,0	0,2	128,0	● (rot)
0,4	3,0	0,5	19,5	28,5	2,5	1,5	3,9	4,4	0,4	64,5	0,1	133,5	● (rot)
0,8	4,5	0,0	6,0	27,0	4,8	0,0	5,0	5,3	0,5	94,5	0,0	222,0	● (rot)
0,8	12,0	7,2	44,0	44,0	4,7	6,0	10,4	10,2	1,9	120,0	0,7	196,0	● (rot)
1,0	20,0	11,3	60,0	52,0	4,7	5,2	13,7	12,9	3,0	132,0	1,4	200,0	● (rot)
0,5	5,0	5,5	11,3	30,0	6,3	36,8	1,5	0,8	0,1	171,3	0,0	372,5	● (rot)
0,9	4,5	0,0	10,5	31,5	4,6	0,0	2,5	2,4	0,3	109,5	0,0	252,0	● (rot)
0,8	4,5	0,0	10,5	31,5	4,5	0,0	4,4	4,7	0,4	109,5	0,0	240,0	● (rot)

Lebensmittel	Menge	Portionsgröße in Gramm	kcal je Portion	Eiweiß g je Portion	Fett g je Portion	Kohlenhydrate g je Portion	Broteinheiten je Portion	Ballaststoffe g je Portion
Rinderkotelett mager gegart	Stück/e	150,0	241,5	46,8	5,9	0,0	0,0	0,0
Rinderkotelett mf. gegart	Stück/e	150,0	274,5	40,3	12,6	0,0	0,0	0,0
Rinderkutteln sauer mit Soße	Portion/en	350,0	185,5	21,6	6,9	9,1	0,8	2,7
Rinderleber gegart	Portion/en	125,0	183,8	27,7	4,4	8,0	0,7	0,0
Rinderleberragout mit Äpfeln	Portion/en	300,0	360,0	26,0	20,1	18,8	1,6	1,4
Rinderlende gegart	Portion/en	125,0	190,0	37,0	4,5	0,0	0,0	0,0
Rindermark	Portion/en	125,0	1046,3	1,9	117,5	0,0	0,0	0,0
Rindernacken Kamm mit Fett gegart	Portion/en	150,0	274,5	40,3	12,6	0,0	0,0	0,0
Rindernacken Kamm mager	Portion/en	150,0	223,5	28,9	12,1	0,0	0,0	0,0
Rinderroulade Konserve	Stück/e	150,0	186,0	20,8	10,2	2,6	0,2	0,3
Rinderroulade mager gegart	Stück/e	150,0	226,5	43,3	5,7	0,0	0,0	0,0
Rinderroulade mit Fett gegart	Stück/e	150,0	261,0	42,1	10,2	0,0	0,0	0,0
Rinderroulade mit Soße	Stück/e	400,0	496,0	40,2	34,7	6,5	0,5	2,6
Rinderrücken Roastbeef gegart	Portion/en	125,0	201,3	39,0	4,9	0,0	0,0	0,0
Rinderrücken Roastbeef	Portion/en	125,0	162,5	28,1	5,6	0,0	0,0	0,0
Rinderschmorbraten mit Soße	Portion/en	350,0	378,0	35,6	23,1	7,0	0,6	1,9
Rinderschulter Bug mager gegart	Portion/en	125,0	196,3	35,5	5,9	0,0	0,0	0,0
Rinderspiess mit Zwiebeln	Portion/en	350,0	570,5	71,5	28,9	5,6	0,5	2,1
Rindersteak mager gegart	Stück/e	150,0	241,5	46,8	5,9	0,0	0,0	0,0
Rindersteak mit Fett gegart	Stück/e	150,0	262,5	46,0	8,6	0,0	0,0	0,0
Rindersteak mit Kräuterbutter	Stück/e	250,0	712,5	60,3	52,2	1,7	0,1	0,4
Rindertalg	EL	15,0	129,2	0,1	14,6	0,0	0,0	0,0
Rinderzunge gegart	Portion/en	125,0	235,0	21,2	14,3	5,4	0,5	0,0
Rindfleisch gegart	Portion/en	150,0	270,0	41,4	11,6	0,0	0,0	0,0
Rindfleisch Konserve	Portion/en	150,0	225,0	29,6	11,5	0,9	0,1	0,0
Rindfleisch mit Möhren Schalotten	Portion/en	400,0	308,0	30,1	16,1	9,9	0,8	3,3
Rindfleischbrühe mit Ei	Teller	330,0	244,2	24,1	15,4	2,6	0,2	1,9
Rindfleischsalat mit Öl	Portion/en	100,0	244,0	17,6	18,2	2,6	0,2	0,6
Rindfleischsülze	Portion/en	30,0	42,3	7,9	1,1	0,1	0,0	0,0
Rindfleischsuppe Brühwürfel	Stück/e	5,0	7,5	0,9	0,2	0,6	0,0	0,0
Rindfleischsuppe m. Nudeln Trockenprod.	Portion/en	50,0	101,5	6,9	3,5	10,4	0,9	0,9
Rippchen gekocht	Portion/en	250,0	415,0	48,7	23,3	2,6	0,2	0,0
Risi Pisi Erbsenreis	Portion/en	250,0	227,5	6,2	2,7	43,8	3,6	2,6
Risotto mit Butter und Parmesankäse	Portion/en	250,0	510,0	16,7	24,6	55,5	4,6	2,1
Roastbeef englisch	Portion/en	250,0	517,5	74,2	24,4	0,2	0,0	0,0
Roastbeef gebraten mit Speck	Portion/en	300,0	603,0	76,4	32,7	1,0	0,1	0,4
Rodonkuchen	Stück/e	70,0	251,3	3,9	11,8	31,8	2,6	0,9
Roggen Vollkorn gegart	Portion/en	180,0	169,2	5,7	1,1	33,6	2,8	9,2
Roggen Vollkorn	Portion/en	40,0	117,6	3,6	0,7	23,9	2,0	5,6
Roggenbrötchen	Stück/e	60,0	133,8	3,8	0,6	27,8	2,3	3,6
Roggenflocken	Portion/en	40,0	118,0	3,6	0,7	24,0	2,0	5,6
Roggenkeime	EL	10,0	34,1	3,9	1,1	2,1	0,2	1,2
Roggenmehl Typ 1150	EL	10,0	31,8	0,8	0,1	6,7	0,6	0,9
Roggenmehl Typ 815	EL	10,0	32,4	0,6	0,1	7,1	0,6	0,7

Vitamin E mg je Portion	Folsäure gesamt µg je Port.	Vitamin C mg je Portion	Kalzium mg je Portion	Magnesium mg je Portion	Eisen mg je Portion	Jod µg je Portion	gesätt. FS g je Port.	einf. unges. FS g je Port.	mehrf. unges. FS g je Port.	Cholesterin mg je Port.	Saccharose g je Portion	Harnsäure mg je Portion	Slimfaktor
0,9	4,5	0,0	4,5	33,0	4,2	0,0	2,6	2,5	0,3	108,0	0,0	229,5	🔴
0,8	4,5	0,0	7,5	25,5	4,4	0,0	5,5	5,5	0,6	94,5	0,0	250,5	🔴
0,5	24,5	8,1	77,0	24,5	3,5	15,4	2,9	2,4	0,5	112,0	0,8	217,0	🟢
0,9	282,5	22,5	8,8	21,3	8,5	15,1	1,6	0,7	0,9	427,5	0,0	365,0	🔴
1,2	174,0	20,2	21,0	33,0	8,2	15,6	14,3	2,3	1,3	393,0	1,2	294,0	🔴
0,7	12,5	0,0	3,8	26,3	4,1	0,0	2,0	1,9	0,2	91,3	0,0	192,5	🔴
0,0	0,0	0,0	1,3	1,3	0,2	0,4	49,7	58,6	3,7	80,0	0,0	0,0	🔴
0,8	4,5	0,0	7,5	25,5	4,4	0,0	5,5	5,5	0,6	94,5	0,0	250,5	🔴
0,7	4,5	0,0	6,0	25,5	3,1	0,2	5,3	5,2	0,6	90,0	0,0	180,0	🔴
0,3	4,5	0,8	13,5	25,5	2,1	1,5	3,9	4,6	0,9	61,5	0,2	132,0	🔴
0,9	4,5	0,0	10,5	31,5	4,6	0,0	2,5	2,4	0,3	109,5	0,0	252,0	🔴
0,8	4,5	0,0	10,5	31,5	4,5	0,0	4,4	4,7	0,4	109,5	0,0	240,0	🔴
6,6	24,0	8,4	124,0	72,0	5,2	14,4	15,0	11,1	6,5	176,0	1,1	240,0	🔴
0,7	3,8	0,0	3,8	27,5	3,5	0,0	2,2	2,1	0,2	90,0	0,0	191,3	🔴
0,6	3,8	0,0	3,8	28,8	2,5	0,1	2,4	2,4	0,3	87,5	0,0	137,5	🔴
1,0	10,5	5,1	38,5	52,5	4,5	3,5	10,1	9,9	1,7	112,0	0,8	189,0	🔴
0,7	3,8	0,0	5,0	22,5	4,2	0,0	2,6	2,5	0,3	78,8	0,0	193,8	🔴
4,7	21,0	6,9	49,0	77,0	6,8	2,8	10,6	12,0	4,5	196,0	1,1	350,0	🔴
0,9	4,5	0,0	4,5	33,0	4,2	0,0	2,6	2,5	0,3	108,0	0,0	229,5	🔴
0,8	4,5	0,0	4,5	31,5	4,1	0,0	3,7	3,9	0,4	109,5	0,0	223,5	🔴
2,0	15,0	5,3	30,0	57,5	5,6	3,0	29,3	17,7	2,1	277,5	0,2	290,0	🔴
0,2	0,0	0,2	0,0	0,5	0,0	0,0	6,2	7,3	0,5	15,0	0,0	0,0	🔴
0,3	8,8	2,9	13,8	22,5	3,7	3,0	5,2	6,6	1,2	127,5	0,0	223,8	🔴
0,8	4,5	0,0	6,0	27,0	4,8	0,0	5,0	5,3	0,5	94,5	0,0	222,0	🔴
0,4	3,0	0,1	13,5	33,0	2,9	1,5	4,9	5,5	0,4	82,5	0,0	168,0	🔴
1,8	28,0	22,1	100,0	64,0	7,3	24,0	5,9	8,2	1,0	84,0	1,4	172,0	🟡
2,2	59,4	10,0	99,0	36,3	3,8	15,8	5,4	6,3	1,6	363,0	0,6	95,7	🟡
8,2	4,0	1,9	40,0	27,0	2,4	0,8	3,8	5,3	8,0	39,0	0,5	95,0	🔴
0,1	0,9	0,0	4,8	7,8	0,6	0,4	0,5	0,5	0,1	16,2	0,0	37,5	🔴
0,0	0,0	0,0	11,5	2,5	0,1	0,2	0,1	0,1	0,0	0,0	0,0	7,0	🔴
0,1	3,0	0,6	9,5	16,5	0,7	0,5	1,6	1,3	0,4	28,5	0,1	39,5	🔴
0,6	5,0	0,0	65,0	95,0	4,3	9,8	8,3	10,8	2,6	147,5	2,6	345,0	🔴
0,6	17,5	4,4	15,0	52,5	0,9	3,8	0,7	1,1	0,7	0,0	1,7	110,0	🟡
1,3	30,0	5,0	200,0	65,0	1,7	12,3	12,6	9,2	1,3	70,0	0,6	112,5	🔴
1,2	10,0	0,0	15,0	67,5	6,5	0,3	10,5	11,4	1,0	207,5	0,0	352,5	🔴
1,2	12,0	1,2	21,0	72,0	6,6	1,5	13,4	15,2	1,9	219,0	0,2	372,0	🔴
0,6	5,6	0,4	25,9	7,0	0,7	2,9	6,6	3,7	0,7	79,8	11,3	8,4	🔴
1,3	27,0	0,0	45,0	84,6	3,4	4,9	0,1	0,1	0,5	0,0	0,5	48,6	🟢
0,8	22,4	0,0	25,6	48,0	1,9	2,9	0,1	0,1	0,3	0,0	0,4	28,0	🟡
0,4	13,8	0,0	12,0	30,0	1,3	1,9	0,1	0,1	0,3	0,0	0,4	34,8	🟢
0,7	22,4	0,0	25,6	48,0	1,5	2,9	0,1	0,1	0,3	0,0	0,4	28,0	🟡
1,3	10,0	0,0	4,0	11,0	0,9	0,7	0,2	0,1	0,5	0,0	0,0	123,0	🟡
0,1	7,0	0,0	2,0	6,7	0,3	0,3	0,0	0,0	0,1	0,0	0,1	6,6	🟡
0,1	5,1	0,0	2,2	2,6	0,2	0,2	0,0	0,0	0,0	0,0	0,1	5,0	🔴

Lebensmittel	Menge	Portionsgröße in Gramm	kcal je Portion	Eiweiß g je Portion	Fett g je Portion	Kohlenhydrate g je Portion	Broteinheiten je Portion	Ballaststoffe g je Portion
Roggenmehl Typ 997	EL	10,0	31,6	0,7	0,1	6,9	0,6	0,8
Roggenmischbrot	Scheibe/n	45,0	94,5	2,5	0,4	20,0	1,7	2,1
Roggenmischbrot mit Leinsamen	Scheibe/n	45,0	97,7	2,9	1,0	19,1	1,6	2,7
Roggenmischbrot mit Sonnenblumenk.	Scheibe/n	45,0	101,7	2,9	1,3	19,3	1,6	2,2
Roggenschrot Typ1800	Portion/en	40,0	117,2	4,0	0,6	23,6	2,0	5,5
Roggenvollkornschrotbrot	Scheibe/n	50,0	93,0	2,8	0,4	19,1	1,6	3,6
Roggenvollkornbrot	Scheibe/n	50,0	94,0	3,2	0,5	18,8	1,6	4,3
Rohkost mit Weizenkeimlingen	Portion/en	250,0	225,0	18,6	6,2	22,6	1,9	11,3
Rohkostsalat mit Sahne	Portion/en	150,0	75,0	1,8	5,9	3,6	0,3	3,1
Rohkostsalat mit Dressing	Portion/en	150,0	34,5	2,0	1,2	3,7	0,3	3,0
Rohkostsalat mit Joghurt	Portion/en	150,0	33,0	2,0	1,0	3,7	0,3	3,0
Rohkostsalat mit Öl	Portion/en	150,0	46,5	1,8	2,7	3,4	0,3	3,0
Rohrnudeln	Stück/e	150,0	699,0	7,6	59,1	35,7	3,0	2,0
Rollmöpse	Stück/e	80,0	107,2	7,1	8,0	1,6	0,1	0,2
Romadur 20% F. i. Tr.	Portion/en	30,0	53,7	7,2	2,7	0,0	0,0	0,0
Romadur 30% F. i. Tr.	Portion/en	30,0	66,9	7,2	4,2	0,0	0,0	0,0
Romadur 40% F. i. Tr.	Portion/en	30,0	81,6	6,9	6,0	0,0	0,0	0,0
Romadur 45% F. i. Tr.	Portion/en	30,0	87,9	6,5	6,9	0,0	0,0	0,0
Romadur 50% F. i. Tr.	Portion/en	30,0	93,9	6,0	7,8	0,0	0,0	0,0
Romadur 60% F. i. Tr.	Portion/en	30,0	113,1	5,1	10,4	0,0	0,0	0,0
Romanosalat netto	Portion/en	50,0	8,0	0,8	0,1	0,9	0,1	0,7
Roquefort	Portion/en	30,0	108,3	6,3	9,3	0,0	0,0	0,0
Roquefort Dressing	Portion/en	60,0	249,0	4,3	24,9	1,7	0,1	0,1
Rosenkohl gedünstet	Portion/en	250,0	162,5	10,2	9,2	8,8	0,7	9,8
Rosenkohl gegart	Portion/en	150,0	42,0	5,6	0,4	3,2	0,3	5,8
Rosenkohl netto	Portion/en	150,0	54,0	6,7	0,5	4,9	0,4	6,6
Rosenkohlgemüse mit Käsesoße	Portion/en	250,0	235,0	13,9	16,7	6,8	0,6	7,5
Rosenkuchen Hefeteig	Stück/e	100,0	374,0	5,9	16,3	50,2	4,2	2,9
Rosenpaprika	TL	1,0	3,2	0,1	0,1	0,3	0,0	0,2
Rosine	Portion/en	25,0	74,5	0,6	0,1	16,6	1,4	1,4
Rosinenbrot	Scheibe/n	30,0	72,3	2,0	0,4	14,9	1,2	1,0
Rosinenbrötchen	Stück/e	45,0	113,9	3,2	0,6	23,4	2,0	1,5
Rosinenkuchen	Stück/e	70,0	214,2	4,4	6,0	34,9	2,9	1,4
Rosmarin frisch	Portion/en	5,0	2,9	0,0	0,1	0,4	0,0	0,1
Rosmarin getrocknet	TL	1,0	3,4	0,0	0,2	0,5	0,0	0,2
Rostbratwurst	Stück/e	150,0	493,5	24,8	44,2	0,4	0,0	0,1
Röstbrotwürfel	Portion/en	20,0	55,0	1,9	0,3	11,0	0,9	0,9
Röstgemüse	TL	5,0	19,7	0,3	1,7	1,0	0,1	0,5
Rösti	Portion/en	250,0	312,5	6,2	17,3	31,8	2,6	5,1
Rotbarsch gegart brutto	Portion/en	180,0	100,8	17,4	3,4	0,0	0,0	0,0
Rotbarsch geräuchert	Portion/en	75,0	85,5	14,8	2,9	0,0	0,0	0,0
Rotbarsch in Dillsoße	Portion/en	250,0	302,5	36,8	14,4	6,1	0,5	0,5
Rotbarsch paniert	Portion/en	200,0	360,0	35,3	17,8	14,6	1,2	0,9
Rotbarschfilet	Portion/en	150,0	160,5	27,9	5,4	0,0	0,0	0,0

Vitamin E mg je Portion	Folsäure gesamt µg je Port.	Vitamin C mg je Portion	Kalzium mg je Portion	Magnesium mg je Portion	Eisen mg je Portion	Jod µg je Portion	gesätt. FS g je Portion	einf. unges. FS g je Port.	mehrf. unges. FS g je Port.	Cholesterin mg je Port.	Saccharose g je Portion	Harnsäure mg je Portion	Slimfaktor
0,1	6,0	0,0	3,1	5,6	0,2	0,3	0,0	0,0	0,1	0,0	0,1	5,4	gelb
0,3	10,4	0,0	10,4	17,1	0,7	1,5	0,1	0,0	0,2	0,0	0,3	18,9	gelb
0,4	10,4	0,0	14,4	23,4	0,8	1,6	0,1	0,2	0,6	0,0	0,2	20,3	grün
1,1	11,7	0,0	11,7	24,3	0,8	1,7	0,2	0,3	0,8	0,0	0,3	21,2	gelb
0,6	31,2	0,0	9,2	33,2	1,6	1,8	0,1	0,1	0,3	0,0	0,4	32,0	gelb
0,4	11,0	0,0	10,0	24,5	1,1	2,3	0,1	0,0	0,2	0,0	0,3	22,5	grün
0,5	18,0	0,0	10,5	28,0	1,3	2,2	0,1	0,1	0,2	0,0	0,3	28,5	grün
12,3	255,0	45,7	145,0	127,5	4,6	14,8	2,0	1,2	1,8	7,5	6,9	355,0	grün
4,0	43,5	36,9	49,5	22,5	1,5	10,4	0,7	1,3	3,6	0,0	0,7	22,5	dunkelgrün
0,5	43,5	37,0	54,0	22,5	1,5	11,0	0,6	0,3	0,2	3,0	0,6	22,5	grün
0,5	43,5	36,6	55,5	22,5	1,5	10,8	0,5	0,2	0,2	3,0	0,6	22,5	grün
2,0	43,5	36,6	48,0	21,0	1,5	10,4	0,3	0,5	1,6	0,0	0,6	22,5	grün
1,7	66,0	0,4	51,0	18,0	1,3	6,2	35,1	17,9	2,5	226,5	4,3	46,5	rot
0,6	7,2	1,3	67,2	20,0	0,5	13,9	2,9	3,4	1,1	41,6	0,1	70,4	rot
0,1	15,0	0,0	120,0	7,5	0,1	6,0	1,6	0,8	0,1	6,3	0,0	3,0	rot
0,1	15,0	0,0	111,0	6,0	0,1	6,0	2,5	1,3	0,2	9,9	0,0	3,0	rot
0,2	15,0	0,0	105,0	6,0	0,1	6,0	3,6	1,8	0,2	13,8	0,0	3,0	rot
0,2	24,0	0,0	105,0	6,0	0,1	6,0	4,2	2,1	0,3	16,2	0,0	3,0	rot
0,2	15,0	0,0	90,0	6,0	0,1	6,0	4,7	2,4	0,3	18,3	0,0	3,0	rot
0,3	12,0	0,0	90,0	6,0	0,1	6,0	6,3	3,1	0,4	24,3	0,0	3,0	rot
0,3	27,5	12,0	18,0	3,0	0,6	1,0	0,0	0,0	0,1	0,0	0,2	5,0	dunkelgrün
0,2	12,0	0,0	198,6	9,0	0,2	12,0	6,0	2,4	0,4	21,6	0,0	0,0	rot
9,3	9,0	1,4	136,2	9,6	0,2	9,2	8,2	6,1	9,3	27,6	0,8	1,2	rot
1,4	120,0	185,8	77,5	52,5	2,5	3,3	7,1	0,9	0,6	5,0	2,4	135,0	grün
0,8	55,5	71,0	40,5	18,0	1,2	1,4	0,1	0,0	0,2	0,0	1,1	84,0	grün
0,8	117,0	168,0	46,5	33,0	1,7	1,1	0,1	0,0	0,3	0,0	1,6	90,0	grün
1,4	97,5	142,9	290,0	50,0	2,0	12,8	9,9	4,9	0,9	45,0	1,9	105,0	dunkelgrün
3,3	22,0	0,3	36,0	22,0	1,0	2,1	4,9	7,2	3,2	40,0	16,7	49,0	rot
0,0	0,0	0,0	1,8	1,9	0,2	0,1	0,0	0,0	0,1	0,0	0,0	1,8	gelb
0,2	1,0	0,3	7,8	3,8	0,1	0,5	0,1	0,0	0,0	0,0	0,3	26,8	rot
0,1	4,8	0,0	4,8	6,0	0,4	0,7	0,1	0,1	0,1	0,0	0,3	14,1	gelb
0,2	3,6	0,0	7,7	9,5	0,6	0,9	0,1	0,1	0,2	0,0	0,4	22,1	rot
0,4	4,9	0,2	28,0	9,1	0,7	2,2	3,2	1,8	0,4	50,4	11,0	18,9	rot
0,0	0,0	0,0	10,6	1,8	0,2	0,1	0,0	0,0	0,1	0,0	0,1	6,2	grün
0,0	0,0	0,0	12,8	2,2	0,3	0,1	0,0	0,0	0,1	0,0	0,1	7,5	gelb
0,5	3,0	0,1	13,5	36,0	1,5	1,7	15,9	20,8	5,0	99,0	0,0	159,0	rot
0,1	4,2	0,0	24,0	4,8	0,3	1,4	0,0	0,0	0,1	0,0	0,0	8,0	rot
0,0	0,4	0,1	3,0	0,8	0,0	0,1	0,3	0,1	0,9	0,0	0,2	0,0	gelb
0,5	35,0	26,7	20,0	45,0	1,0	10,0	9,7	5,7	1,0	47,5	0,6	45,0	gelb
1,0	9,0	0,4	21,6	27,0	0,6	93,2	0,7	0,8	0,9	39,6	0,0	120,6	gelb
0,9	8,3	0,4	18,8	21,8	0,5	82,9	0,6	0,7	0,7	33,8	0,0	103,5	rot
3,7	22,5	2,9	70,0	62,5	1,6	192,3	3,8	4,8	3,4	85,0	0,1	252,5	rot
4,1	30,0	3,4	58,0	56,0	1,6	113,4	4,3	6,5	4,2	142,0	1,9	230,0	rot
1,9	21,0	1,2	33,0	43,5	1,0	148,5	1,1	1,3	1,4	63,0	0,0	195,0	rot

Lebensmittel	Menge	Portionsgröße in Gramm	kcal je Portion	Eiweiß g je Portion	Fett g je Portion	Kohlenhydrate g je Portion	Broteinheiten je Portion	Ballaststoffe g je Portion
Rotbarschfilet gegart	Portion/en	150,0	187,5	32,3	6,5	0,0	0,0	0,0
Rotbarschfilet in Soße	Portion/en	250,0	292,5	30,9	16,3	5,2	0,4	0,5
Rote Bete gedünstet	Portion/en	250,0	147,5	2,9	6,1	19,8	1,6	4,7
Rote Bete gegart	Portion/en	150,0	48,0	2,1	0,1	9,2	0,8	3,6
Rote Bete Konserve netto	Portion/en	150,0	51,0	2,1	0,1	9,9	0,8	3,6
Rote Bete netto	Portion/en	150,0	63,0	2,3	0,2	12,6	1,0	3,8
Rote Bete Salat gegart mit Öl	Portion/en	150,0	72,0	2,0	2,2	10,3	0,9	3,4
Rote Bete sauer	Portion/en	50,0	15,0	0,5	0,0	2,8	0,2	0,8
Rote Betetrunk	Glas/Gläser	200,0	28,0	1,1	0,1	5,4	0,5	0,2
Rote Grütze aus Fruchtsaft	Portion/en	250,0	247,5	0,6	0,1	59,3	4,9	0,1
Rotkappe frisch	Portion/en	100,0	14,0	1,5	0,8	0,3	0,0	4,7
Rotkohl gegart	Portion/en	150,0	27,0	2,1	0,2	3,8	0,3	3,5
Rotkohl gesäuert	Portion/en	50,0	6,0	0,4	0,0	0,9	0,1	0,6
Rotkohl Konserve netto	Portion/en	150,0	28,5	2,1	0,2	4,1	0,3	3,6
Rotkohl mit Äpfeln	Portion/en	200,0	112,0	2,3	5,8	12,3	1,0	4,5
Rotkohl netto	Portion/en	150,0	34,5	2,3	0,3	5,3	0,4	3,8
Rotwein Punsch	Glas/Gläser	200,0	300,0	1,0	0,2	42,6	3,6	0,7
Rotwein Qualitätswein	Glas/Gläser	130,0	85,8	0,3	0,0	3,1	0,3	0,0
Rotwein schwer	Glas/Gläser	130,0	101,4	0,3	0,0	3,3	0,3	0,0
Rotweinmarinade Salatsoße	Portion/en	45,0	181,8	0,1	18,6	1,5	0,1	0,1
Rotweinsoße	Portion/en	60,0	33,6	1,2	1,7	3,3	0,3	0,6
Rotweinsoße süß	Portion/en	60,0	43,8	0,1	0,0	10,5	0,9	0,0
Rotwurst	Portion/en	30,0	51,9	6,0	3,1	0,1	0,0	0,0
Rückenspeck Schwein	Portion/en	30,0	209,1	1,4	23,0	0,0	0,0	0,0
Rührei	Portion/en	120,0	196,8	13,3	15,3	1,9	0,2	0,0
Rührei mit Käse und Schinken	Portion/en	170,0	324,7	24,7	24,8	1,2	0,1	0,0
Rührei mit Pfifferlingen	Portion/en	120,0	148,8	10,4	11,2	2,0	0,2	1,9
Rührei mit Räucherfisch	Portion/en	250,0	345,0	38,7	20,0	2,5	0,2	0,1
Rührei mit Speck	Portion/en	200,0	364,0	22,9	29,3	2,8	0,2	0,4
Rührei mit Steinpilz	Portion/en	290,0	333,5	26,7	24,2	3,2	0,3	7,7
Rum	Glas/Gläser	20,0	46,2	0,0	0,0	0,0	0,0	0,0
Rumkugeln	Stück/e	20,0	80,6	0,4	2,1	13,8	1,1	0,7
Rumpsteak mit Zwiebeln	Stück/e	300,0	429,0	78,6	11,5	2,1	0,2	0,8
Rumsoße	Portion/en	60,0	61,2	1,9	2,5	6,6	0,5	0,0
Rumtopf	Portion/en	250,0	407,5	1,0	0,4	53,2	4,4	3,4
Russisch Brot	Stück/e	5,0	19,1	0,4	0,0	4,2	0,3	0,1
Russische Creme mit Schlagsahne	Portion/en	150,0	322,5	6,2	13,9	32,5	2,7	0,0
Saccharin Cyclamat Tabletten	Stück/e	0,5	1,3	0,0	0,0	0,0	0,0	0,0
Saccharin Tabletten	Stück/e	0,5	1,3	0,0	0,0	0,0	0,0	0,0
Sachertorte	Stück/e	120,0	404,4	7,0	17,4	54,8	4,6	2,2
Saflorsaat	Portion/en	10,0	53,5	1,6	3,8	3,2	0,3	0,2
Safran	TL	1,0	3,5	0,1	0,1	0,6	0,1	0,0
Sago	EL	10,0	34,1	0,1	0,0	8,3	0,7	0,0
Sahne 30% Fett	Portion/en	25,0	72,0	0,6	7,5	0,8	0,1	0,0

Vitamin E mg je Portion	Folsäure gesamt µg je Port.	Vitamin C mg je Portion	Kalzium mg je Portion	Magnesium mg je Portion	Eisen mg je Portion	Jod µg je Portion	gesätt. FS g je Portion	einf. unges. FS g je Port.	mehrf. unges. FS g je Port.	Cholesterin mg je Port.	Saccharose g je Portion	Harnsäure mg je Portion	Slimfaktor
2,0	18,0	0,9	39,0	46,5	1,1	114,5	1,4	1,5	1,7	75,0	0,0	225,0	🔴
2,4	22,5	4,1	72,5	55,0	1,4	161,5	7,6	4,5	1,9	100,0	0,1	212,5	🔴
0,2	115,0	13,8	65,0	50,0	1,8	2,5	2,4	2,7	0,7	5,0	14,8	37,5	🟢
0,1	72,0	9,4	43,5	24,0	1,2	0,0	0,0	0,0	0,1	0,0	8,4	31,5	🟢
0,1	28,5	3,9	45,0	28,5	1,0	2,4	0,0	0,0	0,1	0,0	9,1	30,0	🔴
0,1	139,5	15,0	43,5	37,5	1,4	0,6	0,0	0,0	0,1	0,0	11,6	30,0	🟢
1,4	66,0	8,8	43,5	24,0	1,2	0,3	0,3	0,5	1,3	0,0	9,3	28,5	🟢
0,0	15,0	1,6	11,5	10,5	0,3	0,5	0,0	0,0	0,0	0,0	2,5	6,5	🟢
0,0	30,0	3,2	30,0	20,0	0,7	4,0	0,0	0,0	0,0	0,0	5,0	16,0	🟡
0,4	2,5	7,0	22,5	7,5	0,7	3,3	0,0	0,0	0,1	0,0	46,5	7,5	🔴
0,1	25,0	5,0	30,0	9,0	1,0	10,0	0,2	0,0	0,4	0,0	0,0	50,0	🟢
2,6	30,0	34,3	51,0	16,5	0,6	7,7	0,0	0,0	0,1	0,0	0,4	61,5	🟢
0,4	5,5	8,7	10,0	5,0	0,1	2,0	0,0	0,0	0,0	0,0	0,1	10,0	🟢
2,6	12,0	19,2	51,0	24,0	0,5	9,3	0,0	0,0	0,1	0,0	0,4	61,5	🟢
2,6	38,0	56,3	58,0	30,0	1,0	8,6	2,2	2,4	0,8	4,0	3,0	62,0	⚫
2,6	58,5	75,0	52,5	27,0	0,8	7,8	0,0	0,0	0,2	0,0	0,5	60,0	🟢
0,1	8,0	11,8	28,0	28,0	1,4	12,4	0,0	0,0	0,1	0,0	35,8	12,0	🔴
0,0	1,3	2,3	11,7	13,0	0,8	13,0	0,0	0,0	0,0	0,0	0,0	0,0	🟡
0,0	1,3	2,6	10,4	10,4	0,9	13,0	0,0	0,0	0,0	0,0	0,0	0,0	🔴
11,6	0,0	0,4	5,9	5,0	0,2	2,0	2,2	4,2	11,4	0,0	0,6	0,5	🔴
0,1	1,8	1,1	10,8	7,2	0,5	1,3	0,7	0,7	0,2	1,8	0,2	4,2	⚫
0,0	0,6	0,8	4,8	6,0	0,4	5,5	0,0	0,0	0,0	0,0	9,1	0,6	🟡
0,1	3,0	0,1	2,7	7,8	2,2	0,7	1,1	1,4	0,3	24,3	0,0	49,5	🔴
0,2	0,0	0,0	1,2	1,2	0,1	0,3	8,3	10,9	2,6	17,1	0,0	0,0	🔴
1,5	56,4	0,2	80,4	15,6	1,9	11,6	5,9	5,7	1,6	397,2	0,0	4,8	🔴
2,1	78,2	0,0	246,5	27,2	2,9	20,4	10,3	9,0	2,4	554,2	0,2	28,9	🔴
1,3	52,8	11,5	79,2	18,0	3,7	10,4	4,3	4,1	1,3	285,6	0,0	14,4	🟡
3,0	80,0	2,0	125,0	50,0	3,0	266,8	5,9	8,0	3,2	570,0	0,0	200,0	🔴
2,1	80,0	3,4	120,0	30,0	3,0	16,0	11,0	11,7	3,1	534,0	0,0	38,0	🔴
2,2	84,1	5,2	113,1	43,5	3,9	26,4	9,7	8,9	2,6	519,1	0,3	147,9	🟢
0,0	0,0	0,0	0,0	0,0	0,0	0,0	0,0	0,0	0,0	0,0	0,0	0,0	🔴
0,0	0,8	0,0	3,4	8,6	0,3	0,1	1,2	0,7	0,1	0,0	10,6	1,4	🔴
1,3	39,0	2,3	27,0	75,0	8,5	1,2	5,0	4,9	0,6	225,0	0,4	411,0	🔴
0,2	4,8	0,3	53,4	5,4	0,3	3,3	1,2	0,8	0,2	46,2	3,2	0,0	🔴
0,7	12,5	15,5	20,0	15,0	0,9	1,0	0,1	0,1	0,2	0,0	44,5	22,5	🔴
0,0	0,3	0,0	3,7	1,7	0,1	0,3	0,0	0,0	0,0	0,0	1,9	0,8	🔴
0,9	19,5	4,8	52,5	13,5	1,1	9,5	7,6	4,5	0,8	144,0	30,5	3,0	🔴
0,0	0,0	0,0	0,0	0,0	0,0	0,0	0,0	0,0	0,0	0,0	0,0	0,0	🔴
0,0	0,0	0,0	0,0	0,0	0,0	0,0	0,0	0,0	0,0	0,0	0,0	0,0	🔴
1,1	13,2	0,1	36,0	27,6	1,8	4,9	9,1	5,7	1,1	174,0	38,3	10,8	🔴
0,0	10,0	0,0	7,8	30,0	0,7	0,2	0,3	0,5	2,9	0,0	0,1	8,0	🔴
0,0	0,0	0,0	1,1	2,0	0,1	0,1	0,0	0,0	0,0	0,0	0,1	0,5	🔴
0,0	0,0	0,0	3,5	0,6	0,2	0,1	0,0	0,0	0,0	0,0	0,0	0,4	🔴
0,2	2,5	0,3	20,0	2,3	0,0	2,3	4,6	2,3	0,3	22,5	0,0	0,0	🔴

Lebensmittel	Menge	Portionsgröße in Gramm	kcal je Portion	Eiweiß g je Portion	Fett g je Portion	Kohlenhydrate g je Portion	Broteinheiten je Portion	Ballaststoffe g je Portion
Sahne Dressing	Portion/en	60,0	88,2	1,6	7,5	3,3	0,3	0,2
Sahnefruchteis	Portion/en	100,0	186,0	2,3	9,5	22,4	1,9	0,4
Sahnekaramellen	Stück/e	5,0	17,8	0,0	0,2	4,0	0,3	0,0
Sahnemokkaeis	Portion/en	100,0	222,0	3,7	15,0	18,2	1,5	0,0
Sahneschokoladeneis	Portion/en	100,0	258,0	4,2	17,2	22,0	1,8	0,6
Sahnesoße hell	Portion/en	60,0	52,2	3,1	3,2	2,6	0,2	0,3
Sahnesoße süß	Portion/en	60,0	183,0	1,3	15,5	10,0	0,8	0,0
Sahnestandmittel	TL	1,0	3,5	0,0	0,0	0,9	0,1	0,0
Sahnevanilleeis mit Schokoladensoße	Portion/en	130,0	345,8	5,2	25,0	25,6	2,1	0,2
Sahnevanilleeis mit Curacao	Portion/en	100,0	225,0	3,1	14,4	17,6	1,5	0,0
Salami	Portion/en	30,0	108,0	5,9	9,2	0,6	0,0	0,1
Salami italienisch	Portion/en	30,0	99,3	6,3	8,3	0,1	0,0	0,0
Salami ungarisch	Portion/en	30,0	109,8	5,9	9,6	0,1	0,0	0,0
Salanaise Salatcreme 25% Fett	EL	15,0	41,1	0,2	3,8	1,8	0,2	0,0
Salatmayonnaise	Portion/en	48,0	189,1	1,5	18,6	4,5	0,4	0,2
Salatmayonnaise 50% Fett	EL	15,0	72,3	0,1	7,8	0,8	0,1	0,0
Salbei frisch	Portion/en	5,0	2,7	0,1	0,1	0,3	0,0	0,1
Salbei getrocknet	TL	1,0	3,3	0,1	0,1	0,4	0,0	0,2
Salzburger Nockerln	Portion/en	200,0	422,0	18,4	22,9	35,4	2,9	0,7
Salzgebäck	Portion/en	25,0	86,8	2,3	0,1	18,8	1,6	0,2
Salzkartoffeln	Portion/en	250,0	170,0	4,9	0,3	35,5	3,0	5,7
Salzstangen	Portion/en	30,0	104,1	2,7	0,2	22,6	1,9	0,2
Sambal Oelek	Portion/en	20,0	28,2	1,3	0,5	4,5	0,4	0,8
Sanddornbeere netto	Portion/en	125,0	117,5	1,8	8,9	6,5	0,5	3,8
Sanddornbeere gegart	Portion/en	125,0	122,5	1,8	9,3	6,8	0,6	4,0
Sanddornbeere Konzentrat	TL	5,0	20,1	0,3	1,5	1,1	0,1	0,0
Sanddornkonfitüre	Portion/en	25,0	72,5	0,1	0,7	16,2	1,4	0,3
Sanddornsaft	Glas/Gläser	200,0	174,0	2,6	11,8	12,5	1,0	0,0
Sandkuchen	Stück/e	70,0	308,0	3,7	18,8	31,2	2,6	0,5
Sandwich mit Geflügelsalat	Portion/en	50,0	120,5	3,8	3,4	18,5	1,5	1,2
Sandwich mit Geflügel und Tomate	Portion/en	70,0	164,5	6,0	12,0	8,2	0,7	0,7
Sandwich mit Krabbensalat	Portion/en	50,0	114,0	3,5	3,0	18,0	1,5	1,2
Sandwich mit Thunfisch und Salat	Portion/en	70,0	186,2	8,8	10,5	14,1	1,2	1,0
Sandwich mit Tomate und Mozzarella	Portion/en	70,0	127,4	7,2	6,4	10,0	0,8	0,8
Sardelle gesalzen	Portion/en	75,0	71,3	13,9	1,7	0,0	0,0	0,0
Sardelle Konserve netto	Portion/en	65,0	65,7	12,9	1,5	0,0	0,0	0,0
Sardellenpaste	EL	15,0	29,3	2,3	1,7	1,2	0,1	0,0
Sardine gegart brutto	Portion/en	180,0	138,6	22,6	5,3	0,0	0,0	0,0
Sardine geräuchert	Portion/en	75,0	94,5	15,4	3,6	0,0	0,0	0,0
Sardine Konserve in Öl netto	Portion/en	60,0	99,6	10,2	6,5	0,0	0,0	0,0
Sardinenfilet gegart	Portion/en	150,0	207,0	33,5	8,1	0,0	0,0	0,0
Sauce Béarnaise	Portion/en	60,0	251,4	1,4	27,4	0,7	0,1	0,1
Sauce Hollandaise Konserve	Portion/en	50,0	56,0	2,5	3,9	2,9	0,2	0,0
Sauerampfer	Portion/en	150,0	33,0	3,5	0,6	3,0	0,3	3,9

Vitamin E mg je Portion	Folsäure gesamt µg je Port.	Vitamin C mg je Portion	Kalzium mg je Portion	Magnesium mg je Portion	Eisen mg je Portion	Jod µg je Portion	gesätt. FS g je Portion	einf. unges. FS g je Port.	mehrf. unges. FS g je Port.	Cholesterin mg je Port.	Saccharose g je Portion	Harnsäure mg je Portion	Slimfaktor
0,3	8,4	5,1	57,0	9,0	0,2	5,7	4,5	2,3	0,3	24,6	1,0	2,4	●
0,5	12,0	12,0	59,0	9,0	0,6	4,6	5,3	3,0	0,5	74,0	18,3	6,0	●
0,0	0,1	0,0	1,1	0,3	0,0	0,1	0,1	0,1	0,0	0,6	2,2	0,0	●
0,7	14,0	1,0	92,0	21,0	0,7	7,8	8,5	4,7	0,8	118,0	13,2	3,0	●
0,7	14,0	0,9	102,0	24,0	0,9	7,0	9,8	5,4	0,8	106,0	18,2	8,0	●
0,3	2,4	1,0	90,6	8,4	0,2	3,4	1,5	1,2	0,4	4,8	0,2	3,0	●
0,5	5,4	0,5	41,4	4,8	0,1	4,6	9,4	4,7	0,6	46,2	8,3	0,0	●
0,0	0,0	0,0	0,0	0,0	0,0	0,0	0,0	0,0	0,0	0,0	0,0	0,0	●
0,9	16,9	1,2	133,9	24,7	0,9	9,5	14,5	7,8	1,1	135,2	20,4	10,4	●
0,7	13,0	1,0	83,0	9,0	0,5	6,9	8,1	4,5	0,7	114,0	14,5	0,0	●
0,1	0,6	0,0	8,7	9,9	0,5	0,4	3,4	4,3	1,0	21,6	0,0	38,1	●
0,1	0,6	0,0	5,1	8,7	0,5	0,4	3,0	3,9	0,9	22,2	0,0	41,4	●
0,1	0,6	0,0	4,2	8,7	0,3	0,8	3,5	4,6	1,1	22,8	0,0	41,7	●
0,3	1,1	0,0	0,6	0,3	0,0	0,5	1,7	1,4	0,5	3,8	0,0	1,8	●
10,5	10,1	0,4	19,7	6,2	0,8	1,6	2,6	4,6	10,3	97,4	1,5	1,9	●
0,8	1,1	0,0	1,5	0,3	0,0	0,5	3,5	2,9	1,0	7,8	0,0	1,8	●
0,0	0,0	0,0	13,3	3,5	0,2	0,1	0,1	0,0	0,0	0,0	0,1	1,4	●
0,0	0,0	0,0	16,5	4,3	0,3	0,1	0,1	0,0	0,0	0,0	0,1	1,7	●
2,0	68,0	0,7	128,0	24,0	3,7	14,6	9,5	8,2	2,3	574,0	21,8	8,0	●
0,1	0,0	0,0	36,8	0,0	0,2	0,0	0,0	0,0	0,1	0,0	0,1	25,0	●
0,1	37,5	30,0	17,5	45,0	1,0	10,0	0,1	0,0	0,1	0,0	0,7	37,5	●
0,1	0,0	0,0	44,1	0,0	0,2	0,0	0,0	0,0	0,1	0,0	0,1	30,0	●
0,6	6,4	6,0	13,8	9,6	0,8	0,6	0,1	0,1	0,2	0,0	2,1	16,6	●
0,6	12,5	562,5	52,5	37,5	0,6	1,3	0,5	1,1	5,5	0,0	0,6	18,8	●
0,7	7,5	339,8	56,3	40,0	0,5	1,4	0,6	1,1	5,7	0,0	0,6	20,0	●
0,1	2,5	70,7	11,1	7,7	0,1	0,3	0,1	0,2	0,9	0,0	0,1	4,0	●
0,0	0,0	4,1	4,0	2,8	0,1	0,0	0,0	0,1	0,4	0,0	15,8	1,5	●
1,0	12,0	561,0	86,0	62,0	0,9	2,2	0,7	1,5	7,3	0,0	3,7	32,0	●
0,7	6,3	0,0	28,7	9,8	0,7	2,9	11,0	5,7	0,9	105,7	17,1	8,4	●
0,6	10,5	0,7	15,5	6,5	0,5	2,2	1,3	1,1	0,8	7,5	0,8	25,0	●
1,0	14,7	4,7	16,1	12,6	0,6	3,0	5,6	4,3	1,5	42,0	0,3	38,5	●
0,6	10,5	1,1	17,5	8,5	0,5	6,8	1,2	1,0	0,6	10,0	0,7	25,0	●
1,9	13,3	0,7	151,9	15,4	0,6	12,6	4,6	3,3	2,0	31,5	0,4	38,5	●
0,7	16,1	4,7	62,3	12,6	0,6	3,6	3,1	2,2	0,8	21,0	0,5	34,3	●
0,4	3,0	0,4	93,0	46,5	2,5	25,7	0,6	0,4	0,6	9,8	0,0	230,3	●
0,2	1,3	0,2	48,8	24,7	1,8	17,2	0,5	0,3	0,5	8,5	0,0	192,4	●
1,0	0,5	0,1	11,1	5,6	0,4	3,6	0,3	0,4	1,0	1,5	0,0	34,4	●
0,5	3,6	0,3	99,0	27,0	2,8	37,4	1,8	1,2	1,9	18,0	0,0	403,2	●
0,4	2,3	0,2	71,3	18,8	1,7	26,8	1,2	0,8	1,3	12,0	0,0	273,8	●
4,5	1,2	0,1	43,2	12,6	1,1	15,5	1,0	1,5	3,8	8,4	0,0	191,4	●
0,8	4,5	0,4	151,5	39,0	3,6	37,4	2,7	1,8	2,9	27,0	0,0	595,5	●
1,0	9,0	0,5	18,0	4,8	0,7	3,5	15,9	8,5	1,2	163,2	0,3	1,2	●
0,2	4,0	0,0	11,5	4,0	0,6	1,5	1,9	1,3	0,3	67,5	0,0	10,5	●
2,9	52,5	70,5	81,0	61,5	12,8	4,5	0,1	0,0	0,3	0,0	0,3	82,5	●

Lebensmittel	Menge	Portionsgröße in Gramm	kcal je Portion	Eiweiß g je Portion	Fett g je Portion	Kohlenhydrate g je Portion	Broteinheiten je Portion	Ballaststoffe g je Portion
Sauerampfer getrocknet	TL	1,0	2,4	0,3	0,0	0,2	0,0	0,3
Sauerbraten mit Soße und Gemüse	Portion/en	350,0	399,0	28,1	25,8	12,5	1,0	4,2
Sauerbraten rheinisch mit Soße	Portion/en	350,0	325,5	45,1	12,9	5,1	0,4	1,4
Sauerkirschkompott	Portion/en	250,0	202,5	2,0	0,9	43,2	3,6	2,3
Sauerkraut frisch gegart	Portion/en	150,0	25,5	2,3	0,5	0,9	0,1	5,4
Sauerkraut frisch netto	Portion/en	150,0	25,5	2,3	0,5	1,2	0,1	5,3
Sauerkraut Konserve netto	Portion/en	150,0	24,0	2,1	0,4	0,9	0,1	5,0
Sauerkrauteintopf mit Schwein	Teller	450,0	234,0	15,6	7,8	22,6	1,9	8,1
Sauerkrautpirogge mit gekochten Eiern	Portion/en	200,0	340,0	12,0	16,7	34,9	2,9	4,3
Sauerkrautsuppe mit Paprikaschoten	Teller	350,0	119,0	3,7	8,4	5,4	0,5	5,9
Sauerkrauttrunk	Glas/Gläser	200,0	12,0	1,0	0,2	0,5	0,0	0,3
Sauermilchkäse Magerstufe	Portion/en	30,0	39,3	9,0	0,2	0,0	0,0	0,0
Sauermolke	Glas/Gläser	200,0	46,0	1,2	0,4	8,4	0,7	0,0
Saure Sahne 10% F.	Portion/en	25,0	29,3	0,8	2,5	0,8	0,1	0,0
Savarin	Portion/en	150,0	379,5	10,6	15,8	48,4	4,0	2,2
Scampi in Tomatensoße	Portion/en	200,0	182,0	22,2	8,2	4,4	0,4	1,2
Schaf Innereien gegart	Portion/en	125,0	126,3	22,7	3,5	0,8	0,1	0,0
Schaffleisch mager gegart	Portion/en	150,0	270,0	40,5	11,9	0,0	0,0	0,0
Schaffleisch mit Fett gegart	Portion/en	150,0	405,0	34,9	29,8	0,0	0,0	0,0
Schafsherz gegart	Portion/en	125,0	202,5	23,2	11,5	1,5	0,1	0,0
Schafsleber gegart	Portion/en	125,0	168,8	28,7	4,5	3,0	0,3	0,0
Schafsmilch	Glas/Gläser	150,0	144,0	10,5	8,3	7,1	0,6	0,0
Schafszunge gegart	Portion/en	125,0	228,8	18,3	16,4	2,2	0,2	0,0
Schalerbse netto	Portion/en	150,0	123,0	9,8	0,7	18,5	1,5	7,5
Schalotte	Stück/e	30,0	6,6	0,5	0,1	1,0	0,1	0,5
Schaschlik Grillsoße	Portion/en	20,0	15,0	0,6	0,4	2,0	0,2	0,6
Schaschlik mit Pommes frites Ketchup	Portion/en	270,0	361,8	26,9	16,1	26,8	2,2	3,6
Schaumdessert Pulver Vanille	TL	3,0	11,5	0,0	0,0	2,8	0,2	0,0
Schaumdessert Pulver Schokolade	TL	3,0	11,5	0,0	0,0	2,8	0,2	0,0
Scheiblette	Portion/en	30,0	81,3	5,2	5,9	1,9	0,2	0,0
Schellfisch gegart brutto	Portion/en	180,0	88,2	20,2	0,7	0,0	0,0	0,0
Schellfisch gekocht	Portion/en	200,0	180,0	41,1	1,4	0,1	0,0	0,0
Schellfischfilet gegart	Portion/en	150,0	136,5	31,3	1,1	0,0	0,0	0,0
Schellfischfilet	Portion/en	150,0	117,0	26,9	0,9	0,0	0,0	0,0
Schichtkäse 10% F. i. Tr.	Portion/en	30,0	25,8	3,5	0,7	1,1	0,1	0,0
Schichtkäse 20% F. i. Tr.	Portion/en	30,0	30,0	3,2	1,3	1,1	0,1	0,0
Schichtkäse 30% F. i. Tr.	Portion/en	30,0	33,9	3,2	1,8	1,1	0,1	0,0
Schichtkäse 40% F. i. Tr.	Portion/en	30,0	43,8	2,9	3,1	1,0	0,1	0,0
Schillerlocke geräuchert	Portion/en	75,0	121,5	14,7	7,1	0,0	0,0	0,0
Schinken gekocht geräuchert	Portion/en	30,0	36,3	5,8	1,3	0,3	0,0	0,0
Schinken gekocht	Portion/en	30,0	33,9	5,5	1,2	0,3	0,0	0,0
Schinken Käse Toast	Portion/en	100,0	230,0	15,7	14,1	10,2	0,9	0,7
Schinken roh geräuchert	Portion/en	30,0	34,8	5,5	1,3	0,3	0,0	0,0
Schinkenfleckerln	Portion/en	350,0	906,5	38,4	48,1	79,6	6,6	4,4

Vitamin E mg je Portion	Folsäure gesamt µg je Port.	Vitamin C mg je Portion	Kalzium mg je Portion	Magnesium mg je Portion	Eisen mg je Portion	Jod µg je Portion	gesätt. FS g je Portion	einf. unges. FS g je Port.	mehrf. unges. FS g je Port.	Cholesterin mg je Port.	Saccharose g je Portion	Harnsäure mg je Portion	Slimfaktor
0,2	2,0	2,1	5,4	4,1	0,8	0,3	0,0	0,0	0,0	0,0	0,0	6,1	grün
3,9	17,5	8,5	126,0	63,0	5,5	15,4	11,2	10,1	3,0	112,0	7,5	157,5	rot
2,1	17,5	7,4	56,0	70,0	5,4	5,6	4,5	5,7	1,8	119,0	0,5	276,5	rot
0,3	10,0	14,5	17,5	17,5	1,4	0,3	0,2	0,2	0,3	0,0	20,0	32,5	gelb
0,3	13,5	15,0	76,5	13,5	0,8	1,7	0,1	0,0	0,2	0,0	0,2	33,0	grün
0,2	24,0	30,0	72,0	21,0	0,9	1,5	0,1	0,0	0,2	0,0	0,3	30,0	grün
0,2	4,5	7,7	70,5	16,5	0,6	4,7	0,1	0,0	0,2	0,0	0,2	30,0	grün
0,5	49,5	41,6	103,5	67,5	2,5	12,2	2,7	3,3	1,1	36,0	1,5	130,5	grün
2,7	68,0	9,7	80,0	30,0	2,1	7,2	4,7	7,1	3,4	142,0	0,8	60,0	gelb
1,6	21,0	67,8	112,0	38,5	2,2	14,7	4,7	2,4	0,8	24,5	0,5	31,5	grün
0,1	4,0	6,5	44,0	14,0	0,5	4,0	0,0	0,0	0,1	0,0	0,1	16,0	grün
0,0	0,9	0,0	54,0	4,5	0,1	3,0	0,1	0,1	0,0	0,9	0,0	5,7	rot
0,0	4,0	2,0	200,0	20,0	0,2	16,0	0,2	0,1	0,0	4,0	0,0	0,0	gelb
0,1	3,0	0,3	27,5	3,0	0,0	3,0	1,5	0,8	0,1	9,3	0,0	0,0	rot
2,8	75,0	0,1	49,5	22,5	2,2	8,4	4,3	6,7	3,3	183,0	12,5	46,5	rot
5,2	30,0	19,7	88,0	56,0	3,1	141,8	2,1	4,0	1,2	168,0	0,3	80,0	rot
0,5	40,0	11,9	15,0	21,3	9,2	6,1	1,2	0,8	0,5	460,0	0,0	320,0	rot
0,4	33,0	0,0	31,5	34,5	3,5	2,3	4,7	5,1	0,6	130,5	0,0	268,5	rot
0,4	28,5	0,0	30,0	30,0	3,2	2,1	13,2	13,0	1,4	136,5	0,0	264,0	rot
0,4	2,5	5,0	5,0	20,0	7,5	12,3	4,4	3,4	1,2	196,3	0,0	351,3	rot
0,6	361,3	30,3	5,0	23,8	15,1	4,5	1,5	1,2	0,7	365,0	0,0	432,5	rot
0,3	9,0	6,8	285,0	27,0	0,1	15,0	5,3	2,1	0,4	16,5	0,0	0,0	rot
0,2	5,0	6,5	23,8	38,8	3,8	1,5	5,4	6,7	1,0	118,8	0,0	168,8	rot
0,4	49,5	37,5	36,0	49,5	2,8	6,3	0,3	0,2	0,1	0,0	7,4	225,0	grün
0,1	5,1	3,9	11,1	1,2	0,4	0,9	0,0	0,0	0,0	0,0	0,2	4,5	grün
0,3	4,0	3,2	18,0	9,0	0,5	0,6	0,2	0,1	0,1	0,0	0,2	8,2	grün
1,1	59,4	27,0	32,4	59,4	6,6	9,7	5,5	6,8	2,4	237,6	0,8	270,0	rot
0,0	0,0	0,0	0,5	0,2	0,0	0,0	0,0	0,0	0,0	0,0	0,0	0,0	rot
0,0	0,0	0,0	0,5	0,2	0,0	0,0	0,0	0,0	0,0	0,0	0,0	0,0	rot
0,1	0,9	0,0	180,0	13,5	0,3	10,5	3,6	1,8	0,2	13,5	0,0	6,0	rot
0,4	9,0	1,4	19,8	43,2	0,7	275,4	0,1	0,1	0,2	63,0	0,0	158,4	gelb
0,9	20,0	3,4	46,0	84,0	1,2	374,4	0,3	0,2	0,5	136,0	0,0	322,0	rot
0,6	13,5	2,2	33,0	63,0	0,9	285,0	0,2	0,2	0,4	103,5	0,0	244,5	rot
0,6	16,5	3,0	27,0	58,5	0,9	364,5	0,2	0,1	0,3	85,5	0,0	210,0	rot
0,0	9,0	0,0	36,0	3,3	0,0	3,0	0,4	0,2	0,0	2,4	0,0	0,0	rot
0,0	9,0	0,0	36,0	3,3	0,0	3,0	0,8	0,4	0,0	4,8	0,0	0,0	rot
0,0	8,7	0,0	35,4	3,3	0,0	3,0	1,1	0,5	0,1	6,6	0,0	0,0	rot
0,1	8,1	0,0	33,0	3,0	0,0	2,7	1,9	0,9	0,1	11,4	0,0	0,0	rot
0,5	1,5	0,5	28,5	17,3	0,4	21,7	1,3	2,5	2,6	58,5	0,0	102,8	rot
0,1	0,6	0,0	6,6	6,6	0,3	1,1	0,5	0,6	0,1	15,9	0,3	41,4	rot
0,1	0,6	0,0	5,7	5,7	0,3	1,0	0,4	0,5	0,1	14,7	0,3	39,3	rot
0,4	10,0	0,0	180,0	24,0	0,9	9,3	7,8	4,6	0,8	52,0	0,9	78,0	rot
0,1	0,6	0,0	9,6	17,4	0,5	1,0	0,5	0,6	0,1	15,3	0,3	38,1	rot
2,7	73,5	0,5	150,5	56,0	4,9	20,7	24,4	15,8	3,6	560,0	1,5	143,5	rot

Lebensmittel	Menge	Portionsgröße in Gramm	kcal je Portion	Eiweiß g je Portion	Fett g je Portion	Kohlenhydrate g je Portion	Broteinheiten je Portion	Ballaststoffe g je Portion
Schinkenhörnchen	Stück/e	70,0	373,1	7,5	29,2	20,8	1,7	1,3
Schinkenmettwurst	Portion/en	30,0	106,8	5,3	9,6	0,1	0,0	0,0
Schinkenplockwurst	Portion/en	30,0	118,8	8,4	9,6	0,1	0,0	0,0
Schinkenröllchen in Aspik	Portion/en	30,0	32,7	5,3	1,1	0,4	0,0	0,1
Schinkenspeck	Portion/en	30,0	45,6	6,2	2,3	0,0	0,0	0,0
Schinkenspeck roh ungeräuchert	Portion/en	30,0	45,6	6,2	2,3	0,0	0,0	0,0
Schinkenwurst Krakauer Art roh	Stück/e	150,0	456,0	25,2	39,8	0,3	0,0	0,1
Schinkenwurst roh	Stück/e	150,0	439,5	25,9	37,7	0,4	0,0	0,1
Schlachteplatte mit Sauerkraut	Portion/en	500,0	615,0	38,2	48,3	3,5	0,3	11,5
Schlehe	Portion/en	125,0	86,3	0,9	1,3	14,7	1,2	11,3
Schleie gegart brutto	Portion/en	180,0	61,2	13,7	0,6	0,0	0,0	0,0
Schleie gekocht	Portion/en	200,0	162,0	36,6	1,2	0,5	0,0	0,4
Schleie paniert	Portion/en	200,0	332,0	33,0	13,6	18,9	1,6	1,4
Schleienfilet gebraten	Portion/en	150,0	133,5	30,9	1,0	0,0	0,0	0,0
Schlesisches Himmelreich	Teller	400,0	504,0	17,0	23,6	51,0	4,3	11,8
Schlüterbrot	Scheibe/n	45,0	84,6	2,9	0,4	16,9	1,4	3,9
Schmand 20% Fett	Portion/en	25,0	51,3	0,7	5,0	0,9	0,1	0,0
Schmelzkäse 10% F. i. Tr.	Portion/en	30,0	38,4	5,4	1,1	1,6	0,1	0,0
Schmelzkäse 20% F. i. Tr.	Portion/en	30,0	56,7	5,1	3,0	2,3	0,2	0,0
Schmelzkäse 30% F. i. Tr.	Portion/en	30,0	62,7	4,5	4,2	1,7	0,1	0,0
Schmelzkäse 40% F. i. Tr.	Portion/en	30,0	75,3	4,5	5,7	1,5	0,1	0,0
Schmelzkäse 45% F. i. Tr.	Portion/en	30,0	86,4	4,7	6,7	1,9	0,2	0,0
Schmelzkäse mit Pilzen 30% F. i. Tr.	Portion/en	30,0	55,8	4,7	3,3	1,8	0,1	0,0
Schmierwurst fette Mettwurst	Portion/en	30,0	114,6	4,0	11,1	0,1	0,0	0,0
Schmorgurken gefüllt mit Hack	Portion/en	250,0	142,5	7,9	8,1	8,9	0,7	1,6
Schmorgurkengemüse	Portion/en	250,0	67,5	1,9	4,0	5,5	0,5	1,5
Schnecken Burgunder Art	Portion/en	180,0	412,2	7,9	41,2	3,6	0,3	0,8
Schnecken gegart	Portion/en	50,0	32,0	6,4	0,2	1,1	0,1	0,0
Schnittkäse 30% F. i. Tr.	Portion/en	30,0	76,8	8,2	4,8	0,0	0,0	0,0
Schnittkäse 40% F. i. Tr.	Portion/en	30,0	93,9	7,9	6,9	0,0	0,0	0,0
Schnittkäse 45% F. i. Tr.	Portion/en	30,0	103,2	7,6	8,1	0,0	0,0	0,0
Schnittkäse 50% F. i. Tr.	Portion/en	30,0	106,8	6,6	9,0	0,0	0,0	0,0
Schnittlauch frisch	Portion/en	5,0	1,4	0,2	0,0	0,1	0,0	0,3
Schnittlauch getrocknet	TL	1,0	1,9	0,2	0,0	0,1	0,0	0,4
Schnittlauchquark	Portion/en	90,0	102,6	6,5	7,1	3,0	0,2	0,6
Schnittlauchquark mager	Portion/en	90,0	61,2	9,4	0,8	3,5	0,3	0,6
Schnittsalat netto	Portion/en	50,0	10,0	0,7	0,2	1,4	0,1	0,8
Schokolade	Portion/en	20,0	107,2	1,8	6,3	10,8	0,9	0,3
Schokolade Blätterkrokant	Portion/en	20,0	100,6	1,5	6,0	10,2	0,8	1,4
Schokolade Crunch	Portion/en	20,0	104,2	1,8	6,5	9,7	0,8	1,1
Schokolade Erdnuss	Portion/en	20,0	103,8	1,8	6,4	9,8	0,8	1,1
Schokolade Fruchtcreme	Portion/en	20,0	69,6	0,3	1,2	14,1	1,2	0,5
Schokolade Joghurt	Portion/en	20,0	70,2	0,4	1,4	13,9	1,2	0,4
Schokolade Kokosnuss	Portion/en	20,0	82,4	0,4	2,8	13,9	1,2	0,8

Vitamin E mg je Portion	Folsäure gesamt µg je Port.	Vitamin C mg je Portion	Kalzium mg je Portion	Magnesium mg je Portion	Eisen mg je Portion	Jod µg je Portion	gesätt. FS g je Portion	einf. unges. FS g je Port.	mehrf. unges. FS g je Port.	Cholesterin mg je Port.	Saccharose g je Portion	Harnsäure mg je Portion	Slimfaktor
1,5	7,0	1,5	25,2	13,3	1,0	4,1	16,1	9,4	1,9	126,0	0,3	33,6	
0,1	0,6	0,0	4,2	7,8	0,3	0,7	3,5	4,5	1,1	21,6	0,0	36,3	
0,1	1,5	0,0	6,0	12,0	0,6	0,5	3,5	4,5	1,1	29,7	0,0	55,8	
0,1	6,3	0,3	7,2	6,6	0,3	1,6	0,4	0,5	0,1	12,6	0,3	35,4	
0,1	0,9	0,0	0,6	6,9	0,3	0,3	0,8	1,1	0,2	21,0	0,0	43,8	
0,1	0,9	0,0	0,6	7,2	0,3	0,3	0,8	1,1	0,2	21,0	0,0	43,8	
0,5	3,0	0,0	21,0	37,5	1,8	1,7	14,4	18,7	4,4	88,5	0,0	153,0	
0,5	3,0	0,0	21,0	37,5	1,4	3,3	13,6	17,9	4,3	99,0	0,1	180,0	
1,3	40,0	35,3	185,0	60,0	8,4	8,0	17,4	21,9	5,7	140,0	0,7	285,0	
0,6	12,5	10,0	25,0	31,3	1,9	1,3	0,1	0,2	0,8	0,0	1,2	18,8	
0,1	10,8	0,5	45,0	39,6	0,7	2,0	0,1	0,3	0,1	54,0	0,0	61,2	
0,3	36,0	2,2	134,0	94,0	1,7	3,8	0,2	0,5	0,3	154,0	0,1	166,0	
0,8	42,0	5,3	124,0	80,0	2,0	5,4	6,9	4,4	1,1	240,0	0,8	138,0	
0,2	27,0	1,1	108,0	76,5	1,3	1,8	0,2	0,5	0,2	130,5	0,0	139,5	
3,0	12,0	16,7	92,0	72,0	3,9	6,4	8,2	10,8	2,7	48,0	22,2	188,0	
0,5	16,2	0,0	9,5	25,2	1,2	2,0	0,1	0,0	0,2	0,0	0,3	25,7	
0,2	2,8	0,3	25,0	2,8	0,0	2,8	3,0	1,5	0,2	16,3	0,0	0,0	
0,0	0,9	0,0	330,0	13,5	0,3	10,5	0,7	0,3	0,0	2,4	0,0	7,8	
0,1	5,4	0,0	180,0	9,0	0,3	10,5	1,8	0,9	0,1	6,9	0,0	8,7	
0,1	5,4	0,0	180,0	9,0	0,3	10,5	2,5	1,3	0,2	9,6	0,0	7,2	
0,2	5,4	0,0	150,0	9,0	0,3	10,5	3,5	1,7	0,2	13,2	0,0	6,6	
0,2	5,4	0,0	150,0	9,0	0,3	10,5	4,1	2,0	0,2	15,6	0,0	4,2	
0,1	5,7	0,0	186,3	9,3	0,3	10,8	2,0	1,0	0,1	7,5	0,0	7,5	
0,1	0,6	0,0	3,0	6,3	0,3	0,3	4,0	5,2	1,2	17,1	0,0	23,4	
0,5	35,0	14,3	45,0	27,5	1,7	7,3	4,3	2,6	0,7	35,0	0,3	52,5	
0,8	32,5	16,1	45,0	22,5	1,4	7,5	1,2	1,6	1,0	0,0	0,3	20,0	
1,1	10,8	6,7	57,6	37,8	2,2	8,8	24,2	12,7	2,0	145,8	0,3	61,2	
0,0	5,5	5,4	30,0	45,5	1,8	2,2	0,0	0,0	0,1	44,5	0,0	58,0	
0,1	12,0	0,0	261,6	12,0	0,1	9,0	2,9	1,4	0,2	11,1	0,0	3,0	
0,2	10,8	0,0	241,2	11,1	0,1	9,0	4,2	2,1	0,3	15,3	0,0	3,0	
0,1	10,8	0,0	244,5	11,1	0,1	10,8	4,9	2,4	0,3	16,8	0,0	3,0	
0,3	9,6	0,0	218,1	9,9	0,1	9,0	5,5	2,7	0,3	21,0	0,0	3,0	
0,1	4,0	2,4	6,5	2,2	0,1	0,2	0,0	0,0	0,0	0,0	0,0	1,5	
0,1	5,6	1,8	8,1	2,8	0,1	0,3	0,0	0,0	0,0	0,0	0,0	2,1	
0,3	26,1	5,0	103,5	13,5	0,3	7,4	4,3	2,1	0,3	21,6	0,0	2,7	
0,2	27,9	5,5	109,8	13,5	0,5	8,0	0,4	0,2	0,1	2,7	0,0	2,7	
0,3	25,0	9,0	34,0	5,5	0,7	1,8	0,0	0,0	0,1	0,0	0,3	5,0	
0,1	2,0	0,0	42,8	17,2	0,5	1,1	3,8	2,0	0,2	1,8	8,9	12,0	
2,4	7,2	0,3	22,6	22,2	0,6	0,2	0,7	4,5	0,6	0,0	9,7	5,0	
0,3	3,2	0,3	40,8	18,6	0,5	2,4	3,6	2,4	0,3	1,8	7,5	3,2	
0,2	4,0	0,3	39,2	18,4	0,5	2,4	3,6	2,2	0,3	1,8	8,3	2,8	
0,0	0,8	0,5	2,0	5,8	0,2	0,1	0,7	0,4	0,0	0,0	13,7	1,6	
0,0	0,8	0,1	6,8	6,2	0,2	0,4	0,8	0,5	0,0	0,6	13,6	1,0	
0,0	1,8	0,1	2,6	7,2	0,3	0,1	2,1	0,5	0,1	0,0	13,8	1,0	

Lebensmittel	Menge	Portionsgröße in Gramm	kcal je Portion	Eiweiß g je Portion	Fett g je Portion	Kohlenhydrate g je Portion	Broteinheiten je Portion	Ballaststoffe g je Portion
Schokolade Mandel	Portion/en	20,0	103,8	1,8	6,4	9,8	0,8	1,2
Schokolade Mandel-Nougat	Portion/en	20,0	104,0	1,9	6,7	9,1	0,8	1,4
Schokolade Marzipan	Portion/en	20,0	100,4	2,1	6,5	8,5	0,7	1,9
Schokolade mit Alkohol	Portion/en	20,0	69,2	0,3	1,2	13,8	1,1	0,4
Schokolade Mokka-Sahne	Portion/en	20,0	108,8	0,9	6,8	11,1	0,9	0,7
Schokolade Mokka	Portion/en	20,0	104,0	1,6	6,3	10,4	0,9	1,0
Schokolade Noisette	Portion/en	20,0	109,2	0,8	6,8	11,3	0,9	0,6
Schokolade Nougat	Portion/en	20,0	103,0	1,6	6,1	10,3	0,9	1,1
Schokolade Nuss	Portion/en	20,0	87,2	0,6	2,5	15,3	1,3	0,7
Schokolade Sahne	Portion/en	20,0	98,4	1,1	4,9	12,4	1,0	1,0
Schokolade Traubennuss	Portion/en	20,0	87,2	0,6	2,5	15,3	1,3	0,7
Schokolade Trüffel	Portion/en	20,0	103,8	0,9	6,4	10,7	0,9	1,4
Schokolade Vollmilch Nuss	Portion/en	20,0	104,2	1,7	6,5	9,8	0,8	1,1
Schokolade weiß	Portion/en	20,0	108,4	1,0	6,0	12,5	1,0	0,0
Schokoladenbuttercremetorte	Stück/e	100,0	315,0	5,7	17,9	32,9	2,7	0,8
Schokoladencreme	Portion/en	200,0	352,0	10,7	18,9	34,6	2,9	0,4
Schokoladendragees	Portion/en	25,0	93,0	1,0	1,2	19,2	1,6	1,6
Schokoladeneis	Portion/en	100,0	191,0	4,4	9,6	21,7	1,8	0,1
Schokoladenflammeri	Portion/en	250,0	177,5	6,2	5,4	25,8	2,1	2,4
Schokoladenguss	Portion/en	15,0	68,0	1,3	3,2	8,5	0,7	1,3
Schokoladenhonigkuchen	Stück/e	70,0	266,0	3,8	4,0	52,5	4,4	1,9
Schokoladenkuchen	Stück/e	70,0	251,3	4,8	12,8	28,7	2,4	2,4
Schokoladennusstorte Rührteig	Stück/e	100,0	412,0	5,9	25,2	40,8	3,4	1,6
Schokoladenpudding	Portion/en	250,0	392,5	11,3	22,4	36,4	3,0	0,4
Schokoladensahnetorte	Stück/e	100,0	323,0	5,1	22,6	25,3	2,1	0,5
Schokoladensoße Trockenprodukt	EL	10,0	16,1	0,4	0,8	1,9	0,2	0,1
Schokoladensoße	Portion/en	60,0	46,8	1,1	1,3	7,6	0,6	0,1
Schokoladenstreusel	EL	10,0	44,2	0,6	2,0	5,9	0,5	1,0
Schokoladentorte französisch	Stück/e	120,0	512,4	8,9	32,1	47,3	3,9	5,1
Schokomüsli	Portion/en	40,0	156,0	3,9	4,7	24,2	2,0	2,7
Schokoquarkspeise	Portion/en	250,0	300,0	21,1	4,3	42,3	3,5	1,4
Scholle gegart brutto	Portion/en	180,0	99,0	19,8	2,1	0,0	0,0	0,0
Scholle geräuchert	Portion/en	75,0	71,3	14,3	1,5	0,0	0,0	0,0
Scholle paniert	Portion/en	200,0	352,0	32,1	20,4	9,9	0,8	1,0
Schollenfilet	Portion/en	150,0	135,0	26,9	2,9	0,0	0,0	0,0
Schollenfilet gebraten	Portion/en	200,0	326,0	37,7	16,8	6,2	0,5	0,3
Schollenfilet gegart	Portion/en	150,0	157,5	31,2	3,4	0,0	0,0	0,0
Schorle Weinschorle	Glas/Gläser	200,0	74,0	0,1	0,0	2,6	0,2	0,0
Schupfnudeln	Portion/en	200,0	254,0	10,0	4,0	43,2	3,6	4,4
Schwartenmagen	Portion/en	30,0	54,3	5,9	3,3	0,2	0,0	0,0
Schwarz-Weiß-Gebäck	Portion/en	50,0	234,0	3,3	10,5	31,6	2,6	1,3
Schwarzbrotpudding	Portion/en	250,0	580,0	14,2	25,5	72,1	6,0	8,9
Schwarzwaldbecher mit Quark	Portion/en	350,0	462,0	21,3	10,6	58,0	4,8	4,1
Schwarzwälder Kirschtorte	Stück/e	120,0	296,4	4,7	19,3	25,7	2,1	1,1

Vitamin E mg je Portion	Folsäure gesamt µg je Port.	Vitamin C mg je Portion	Kalzium mg je Portion	Magnesium mg je Portion	Eisen mg je Portion	Jod µg je Portion	gesätt. FS g je Portion	einf. unges. FS g je Port.	mehrf. unges. FS g je Port.	Cholesterin mg je Port.	Saccharose g je Portion	Harnsäure mg je Portion	Slimfaktor
0,3	3,4	0,3	41,0	18,8	0,5	2,3	3,6	2,3	0,3	1,8	8,3	2,6	🔴
0,4	3,8	0,3	42,2	21,4	0,6	2,4	3,7	2,4	0,3	1,8	7,6	3,0	🔴
2,6	9,8	0,1	26,0	27,0	0,6	0,2	1,2	4,0	1,0	0,0	8,5	4,8	🔴
0,0	0,8	0,0	1,8	6,0	0,2	0,1	0,7	0,4	0,0	0,0	13,6	1,4	🔴
0,1	2,4	0,2	19,8	9,8	0,3	1,8	4,0	2,2	0,2	3,2	10,5	1,6	🔴
0,1	2,6	0,3	41,2	15,2	0,4	2,5	3,7	2,0	0,2	2,0	8,8	2,0	🔴
0,2	2,6	0,2	19,6	9,6	0,3	1,7	3,9	2,3	0,2	3,2	10,7	1,4	🔴
0,2	2,8	0,3	39,6	17,4	0,5	2,3	3,6	2,1	0,2	1,8	8,8	2,4	🔴
0,6	2,4	0,4	8,0	9,8	0,3	0,2	0,8	1,4	0,2	0,0	13,8	3,6	🔴
0,1	3,0	0,2	22,4	14,4	0,4	2,0	2,9	1,6	0,2	3,6	11,6	2,2	🔴
0,6	2,4	0,4	8,0	9,8	0,3	0,2	0,8	1,4	0,2	0,0	13,8	3,6	🔴
0,1	1,6	0,0	5,0	18,0	0,6	0,1	3,8	2,1	0,2	0,2	10,6	3,0	🔴
0,3	3,2	0,3	40,8	18,4	0,5	2,3	3,6	2,3	0,2	1,8	8,3	2,6	🔴
0,1	1,6	0,4	37,0	4,0	0,1	2,4	3,6	2,0	0,2	4,0	11,0	0,0	🔴
0,9	11,0	0,1	58,0	20,0	1,2	5,2	10,3	5,3	0,9	150,0	20,7	10,0	🔴
0,9	22,0	1,2	192,0	30,0	1,3	13,6	10,4	6,1	1,0	176,0	20,0	8,0	🔴
0,0	2,0	0,0	7,5	21,3	0,8	0,2	0,7	0,4	0,0	0,0	14,2	3,5	🔴
0,6	17,0	1,0	94,0	13,0	0,8	6,8	5,0	3,2	0,6	121,0	17,2	3,0	🔴
0,3	10,0	0,9	140,0	35,0	0,8	8,0	3,1	1,7	0,3	30,0	11,3	15,0	🟢
0,1	2,3	0,1	23,7	18,8	0,5	1,2	2,4	0,6	0,1	0,0	7,6	2,9	🔴
1,2	3,5	0,4	32,9	20,3	1,0	0,8	1,1	2,1	0,6	0,7	20,8	14,7	🔴
2,8	6,3	0,1	42,0	28,0	1,1	2,2	3,4	5,9	2,7	34,3	11,9	13,3	🔴
5,2	10,0	0,3	76,0	34,0	1,3	4,1	7,9	12,5	3,4	68,0	28,6	17,0	🔴
0,7	27,5	1,8	270,0	40,0	1,3	18,8	12,5	7,2	1,1	157,5	16,8	12,5	🔴
0,7	7,0	0,3	86,0	20,0	0,7	7,4	13,3	7,0	0,9	87,0	14,7	12,0	🔴
0,1	0,6	0,1	11,9	2,6	0,0	0,6	0,3	0,3	0,1	1,0	1,0	0,6	🔴
0,0	1,8	0,2	26,4	3,6	0,1	1,7	0,7	0,4	0,1	9,6	2,1	1,2	🔴
0,0	1,2	0,0	3,7	13,2	0,4	0,1	1,2	0,7	0,1	0,0	5,9	2,3	🟡
3,1	15,6	0,1	56,4	64,8	2,5	3,7	16,1	11,8	2,2	154,8	33,1	19,2	🔴
0,8	12,4	0,3	29,2	41,6	1,3	1,4	1,8	1,9	0,7	0,8	5,0	34,4	🔴
0,1	42,5	1,6	262,5	42,5	1,3	19,0	2,6	1,3	0,2	12,5	27,1	2,5	🔴
0,8	9,0	1,0	57,6	23,4	1,0	57,2	0,4	0,6	0,5	46,8	0,0	144,0	🟡
0,6	6,8	0,8	42,8	16,5	0,6	44,5	0,3	0,4	0,4	33,8	0,0	103,5	🔴
10,0	42,0	14,5	124,0	44,0	2,7	55,0	3,4	5,5	9,2	232,0	0,5	194,0	🔴
1,2	16,5	2,3	76,5	33,0	1,4	78,8	0,5	0,8	0,7	63,0	0,0	195,0	🔴
1,6	16,0	2,1	112,0	46,0	1,8	72,4	6,3	5,9	2,8	114,0	0,2	270,0	🔴
1,3	13,5	1,6	91,5	36,0	1,4	61,2	0,6	1,0	0,9	75,0	0,0	226,5	🔴
0,0	2,0	0,0	50,0	20,0	0,5	10,6	0,0	0,0	0,0	0,0	0,0	0,0	🟡
0,8	40,0	16,1	32,0	34,0	1,5	8,8	1,2	1,5	0,7	124,0	0,5	36,0	🟡
0,1	5,4	0,0	12,0	22,2	1,2	2,0	1,2	1,4	0,3	48,6	0,0	113,1	🔴
0,4	3,5	0,0	14,5	11,5	0,7	1,2	6,0	3,2	0,5	48,0	15,6	10,5	🔴
4,2	45,0	1,4	90,0	105,0	4,6	13,5	10,8	10,1	2,5	240,0	37,0	60,0	🟡
0,3	52,5	14,9	227,5	66,5	2,4	16,5	6,1	3,4	0,5	7,0	39,0	24,5	🔴
0,9	7,2	1,0	56,4	15,6	0,9	6,4	11,1	6,0	0,9	105,6	10,4	13,2	🔴

Lebensmittel	Menge	Portionsgröße in Gramm	kcal je Portion	Eiweiß g je Portion	Fett g je Portion	Kohlenhydrate g je Portion	Broteinheiten je Portion	Ballaststoffe g je Portion
Schwarzwurzel gesäuert	Portion/en	50,0	4,5	0,4	0,1	0,4	0,0	1,1
Schwarzwurzel gegart	Portion/en	150,0	22,5	2,0	0,6	1,8	0,2	6,4
Schwarzwurzel Konserve netto	Portion/en	150,0	22,5	1,9	0,6	1,9	0,2	6,1
Schwarzwurzel netto	Portion/en	150,0	25,5	2,1	0,6	2,4	0,2	6,5
Schwarzwurzeln in Sauce Hollandaise	Portion/en	250,0	122,5	4,2	7,2	9,9	0,8	6,1
Schwedenmilch 3.5% Fett	Portion/en	150,0	99,0	5,1	5,3	7,1	0,6	0,0
Schweinebacke gegart	Portion/en	150,0	478,5	35,8	37,8	0,0	0,0	0,0
Schweinebauch fe. gegart	Portion/en	150,0	607,5	30,1	54,9	0,0	0,0	0,0
Schweinebauch gefüllt	Portion/en	100,0	317,0	17,5	27,3	1,0	0,1	0,3
Schweinebauch mit Fett gegart	Portion/en	150,0	508,5	34,4	41,7	0,0	0,0	0,0
Schweinebraten gepökelt geräuchert	Portion/en	125,0	173,8	21,6	9,3	1,1	0,1	0,0
Schweinebraten gepökelt	Portion/en	125,0	171,3	21,7	8,9	1,1	0,1	0,0
Schweinebraten Konserve	Portion/en	150,0	205,5	22,2	12,0	2,4	0,2	0,2
Schweinebraten mit Fett gegart	Portion/en	125,0	271,3	35,0	14,7	0,0	0,0	0,0
Schweinefilet gegart	Portion/en	125,0	182,5	38,9	2,7	0,0	0,0	0,0
Schweinefleisch fe. gegart	Portion/en	150,0	384,0	40,1	25,1	0,0	0,0	0,0
Schweinefleisch im eig. Saft Konserve	Portion/en	150,0	232,5	29,2	12,7	0,3	0,0	0,0
Schweinefleisch in Aspik	Portion/en	30,0	45,9	4,8	2,8	0,3	0,0	0,0
Schweinefleisch mager gegart	Portion/en	150,0	262,5	44,8	9,2	0,0	0,0	0,0
Schweinefleisch mit Fett gepökelt geräu.	Portion/en	150,0	229,5	25,3	13,8	1,3	0,1	0,0
Schweinefleisch mit Fett gepökelt	Portion/en	150,0	225,0	25,5	13,2	1,3	0,1	0,0
Schweinefleisch mit Fett gegart	Portion/en	150,0	325,5	41,9	17,6	0,0	0,0	0,0
Schweineflomen	Portion/en	30,0	238,8	0,9	26,6	0,0	0,0	0,0
Schweinegulasch mit Tomate u. Zwiebel	Portion/en	350,0	364,0	29,5	19,6	17,3	1,4	3,5
Schweinegulasch mit Fett gegart	Portion/en	150,0	325,5	41,9	17,6	0,0	0,0	0,0
Schweineherz gegart	Portion/en	125,0	135,0	23,3	4,3	0,6	0,1	0,0
Schweinekeule gegart i.D.	Portion/en	125,0	233,8	36,7	9,6	0,0	0,0	0,0
Schweinekeule mit Kruste	Portion/en	250,0	362,5	39,6	21,4	3,0	0,2	0,8
Schweinekopf gegart	Portion/en	150,0	478,5	35,8	37,8	0,0	0,0	0,0
Schweinekotelettnatur	Stück/e	200,0	434,0	54,3	19,7	9,8	0,8	0,7
Schweinekotelettpaniert	Stück/e	200,0	524,0	41,0	28,0	27,1	2,3	1,8
Schweinekotelett mager gegart	Stück/e	150,0	259,5	45,6	8,4	0,0	0,0	0,0
Schweinekotelett mit Fett gegart	Stück/e	150,0	315,0	43,1	15,9	0,0	0,0	0,0
Schweineleber gegart	Portion/en	125,0	153,8	26,6	3,8	3,2	0,3	0,0
Schweinelende mager gegart	Portion/en	150,0	219,0	46,6	3,3	0,0	0,0	0,0
Schweinelende mit Fett gegart	Portion/en	150,0	313,5	42,5	16,0	0,0	0,0	0,0
Schweinemagen gegart	Portion/en	125,0	190,0	22,9	11,0	0,0	0,0	0,0
Schweinenacken Kamm mit Fett gegart	Portion/en	150,0	360,0	41,2	21,8	0,0	0,0	0,0
Schweineniere gegart	Portion/en	125,0	143,8	22,7	5,2	1,2	0,1	0,0
Schweinenieren süßsauer mit Soße	Portion/en	250,0	175,0	21,5	8,7	2,4	0,2	0,3
Schweineragout mit Kräutern	Portion/en	350,0	311,5	21,6	18,5	15,0	1,2	4,8
Schweineroulade gegart	Stück/e	150,0	262,5	44,8	9,2	0,0	0,0	0,0
Schweineroulade mit Sauerkrautfüllung	Stück/e	300,0	381,0	34,9	24,1	5,8	0,5	1,9
Schweinerücken mit Fett gegart	Stück/e	150,0	315,0	43,1	15,9	0,0	0,0	0,0

Vitamin E mg je Portion	Folsäure gesamt µg je Port.	Vitamin C mg je Portion	Kalzium mg je Portion	Magnesium mg je Portion	Eisen mg je Portion	Jod µg je Portion	gesätt. FS g je Portion	einf. unges. FS g je Port.	mehrf. unges. FS g je Port.	Cholesterin mg je Port.	Saccharose g je Portion	Harnsäure mg je Portion	Slimfaktor
1,5	8,5	0,7	14,0	6,5	0,7	1,0	0,0	0,0	0,1	0,0	0,1	17,5	🟢
9,5	45,0	3,8	79,5	22,5	4,5	3,2	0,1	0,0	0,3	0,0	0,5	111,0	🟢
9,2	18,0	1,5	75,0	25,5	3,4	4,7	0,1	0,0	0,3	0,0	0,5	108,0	🟢
9,0	85,5	6,0	79,5	34,5	5,0	3,8	0,1	0,0	0,3	0,0	0,6	105,0	🟢
8,2	57,5	4,8	132,5	40,0	4,6	9,5	4,1	2,0	0,6	25,0	0,9	97,5	🟢
0,2	13,5	3,0	186,0	18,0	0,1	10,5	3,2	1,6	0,2	18,0	0,0	0,0	🟡
0,8	3,0	0,0	1,5	27,0	1,7	2,3	14,2	17,6	4,1	105,0	0,0	262,5	🔴
0,9	3,0	0,0	1,5	27,0	1,8	2,3	19,6	25,6	6,1	99,0	0,0	166,5	🔴
0,4	10,0	1,2	18,0	25,0	1,4	3,6	10,2	12,4	2,8	75,0	0,4	106,0	🔴
0,8	4,5	0,0	1,5	31,5	2,1	2,3	14,8	19,3	4,5	100,5	0,0	205,5	🔴
0,3	2,5	0,0	38,8	37,5	2,0	4,0	3,3	4,2	1,0	73,8	1,1	158,8	🔴
0,3	2,5	0,0	37,5	36,3	1,9	3,9	3,1	4,1	0,9	71,3	1,1	160,0	🔴
0,4	3,0	0,5	15,0	30,0	1,3	3,0	4,3	5,6	1,4	70,5	0,1	165,0	🔴
0,6	3,8	0,0	8,8	28,8	3,0	1,8	5,2	6,7	1,6	107,5	0,0	256,3	🔴
0,6	3,8	0,0	1,3	28,8	1,9	1,9	1,0	1,2	0,3	108,8	0,0	265,0	🔴
0,8	3,0	0,0	10,5	73,5	3,2	2,1	9,0	11,8	2,8	109,5	0,0	267,0	🔴
0,4	3,0	0,1	18,0	37,5	2,6	1,5	4,5	5,8	1,3	100,5	0,0	214,5	🔴
0,0	2,1	0,0	9,3	7,8	0,7	0,8	0,9	0,9	0,2	17,7	0,2	30,6	🔴
0,7	4,5	0,0	1,5	34,5	2,3	2,3	3,2	4,2	0,9	129,0	0,0	316,5	🔴
0,3	3,0	0,0	46,5	43,5	2,4	4,8	4,9	6,3	1,5	88,5	1,3	186,0	🔴
0,3	3,0	0,0	45,0	42,0	2,3	4,7	4,7	6,0	1,4	85,5	1,3	187,5	🔴
0,7	4,5	0,0	10,5	34,5	3,6	2,1	6,2	8,1	1,9	129,0	0,0	307,5	🔴
0,2	0,0	0,0	0,3	0,3	0,0	0,1	10,1	12,4	2,9	17,1	0,0	0,0	🔴
2,1	35,0	18,0	73,5	63,0	3,5	6,3	9,5	6,8	1,8	91,0	1,5	234,5	🔴
0,7	4,5	0,0	10,5	34,5	3,6	2,1	6,2	8,1	1,9	129,0	0,0	307,5	🔴
0,8	5,0	5,3	7,5	25,0	5,3	3,1	1,2	1,1	1,1	160,0	0,0	262,5	🔴
0,6	3,8	0,0	1,3	28,8	1,9	1,9	3,4	4,4	1,0	107,5	0,0	258,8	🔴
0,7	7,5	1,2	30,0	55,0	3,9	5,5	7,5	9,8	2,3	137,5	0,3	290,0	🔴
0,8	3,0	0,0	1,5	27,0	1,7	2,3	14,2	17,6	4,1	105,0	0,0	262,5	🔴
0,8	6,0	0,0	34,0	126,0	4,6	3,0	7,0	9,1	2,2	136,0	0,1	368,0	🔴
0,8	16,0	0,2	60,0	94,0	3,6	5,0	11,1	11,5	3,5	154,0	1,2	264,0	🔴
0,7	3,0	0,0	13,5	85,5	3,7	2,3	3,0	3,8	0,9	111,0	0,0	316,5	🔴
0,8	3,0	0,0	13,5	78,0	3,5	2,1	5,7	7,4	1,7	111,0	0,0	294,0	🔴
0,7	176,3	22,7	12,5	26,3	19,2	3,0	1,2	0,6	1,0	413,8	0,0	361,3	🔴
0,7	4,5	0,0	1,5	34,5	2,3	2,3	1,2	1,5	0,3	130,5	0,0	318,0	🔴
0,8	4,5	0,0	1,5	33,0	2,1	2,1	5,8	7,5	1,8	127,5	0,0	282,0	🔴
0,6	12,5	4,4	12,5	7,5	2,7	6,1	5,2	3,4	0,2	237,5	0,0	220,0	🔴
0,8	3,0	0,0	10,5	75,0	3,3	2,1	7,8	10,2	2,4	109,5	0,0	279,0	🔴
0,6	121,3	13,9	8,8	21,3	12,3	6,1	1,7	1,4	0,8	447,5	0,0	487,5	🔴
0,7	95,0	12,3	20,0	35,0	11,7	5,0	3,0	2,9	1,3	420,0	0,2	390,0	🟡
7,8	45,5	60,0	241,5	56,0	6,2	11,6	4,4	6,2	6,7	59,5	0,9	150,5	🟡
0,7	4,5	0,0	1,5	34,5	2,3	2,3	3,2	4,2	0,9	129,0	0,0	316,5	🔴
1,1	12,0	5,3	45,0	54,0	2,2	5,7	13,8	7,1	1,6	126,0	0,3	246,0	🔴
0,8	3,0	0,0	13,5	78,0	3,5	2,1	5,7	7,4	1,7	111,0	0,0	294,0	🔴

Lebensmittel	Menge	Portionsgröße in Gramm	kcal je Portion	Eiweiß g je Portion	Fett g je Portion	Kohlenhydrate g je Portion	Broteinheiten je Portion	Ballaststoffe g je Portion
Schweineschmalz	EL	15,0	132,3	0,0	15,0	0,0	0,0	0,0
Schweineschnitzel natur	Stück/e	160,0	278,4	47,4	9,7	0,0	0,0	0,0
Schweineschnitzel paniert	Stück/e	180,0	428,4	38,5	18,9	25,7	2,1	1,7
Schweineschulter Bug fe. gegart	Portion/en	150,0	342,0	41,2	19,8	0,0	0,0	0,0
Schweineschwarte gekocht	Portion/en	30,0	49,2	11,1	0,5	0,0	0,0	0,0
Schweinespiess mit Zwiebeln	Portion/en	150,0	222,0	18,4	15,4	2,5	0,2	1,2
Schweinesteak	Stück/e	150,0	217,5	46,2	3,3	0,2	0,0	0,0
Schweinesteak mit Fett gegart	Stück/e	150,0	315,0	43,1	15,9	0,0	0,0	0,0
Schweinezunge gegart	Portion/en	125,0	246,3	20,2	18,2	0,7	0,1	0,0
Schweinsohren	Stück/e	70,0	350,7	3,9	20,7	37,3	3,1	1,6
Schwertfisch	Portion/en	150,0	174,0	29,7	6,0	0,0	0,0	0,0
Seehecht gegart brutto	Portion/en	180,0	106,2	19,8	2,9	0,0	0,0	0,0
Seehechtfilet	Portion/en	150,0	138,0	25,8	3,8	0,0	0,0	0,0
Seehechtfilet gegart	Portion/en	150,0	162,0	30,0	4,6	0,0	0,0	0,0
Seelachs gegart brutto	Portion/en	180,0	108,0	23,9	1,2	0,0	0,0	0,0
Seelachs Konserve in Öl netto	Portion/en	60,0	88,2	9,4	5,6	0,0	0,0	0,0
Seelachsfilet	Portion/en	150,0	123,0	27,5	1,3	0,0	0,0	0,0
Seelachsfilet gegart	Portion/en	150,0	144,0	32,0	1,6	0,0	0,0	0,0
Seeteufel	Portion/en	150,0	111,0	22,4	2,3	0,0	0,0	0,0
Seezunge gebraten	Portion/en	200,0	294,0	36,4	15,4	2,5	0,2	0,6
Seezunge gegart brutto	Portion/en	180,0	120,6	25,2	2,0	0,0	0,0	0,0
Seezunge gegrillt	Portion/en	200,0	224,0	38,7	6,9	1,0	0,1	0,2
Seezunge geräuchert	Portion/en	75,0	66,0	14,0	1,1	0,0	0,0	0,0
Seezunge paniert	Portion/en	200,0	316,0	35,8	14,4	10,5	0,9	0,7
Seezungenfilet	Portion/en	150,0	124,5	26,3	2,1	0,0	0,0	0,0
Seezungenfilet gegart	Portion/en	150,0	145,5	30,6	2,5	0,0	0,0	0,0
Seezungenfilet mit Soße	Portion/en	200,0	226,0	34,0	9,6	0,7	0,1	0,1
Sekt	Glas/Gläser	100,0	79,0	0,2	0,0	3,5	0,3	0,0
Sellerie Apfelsalat Zitronenmarinade	Portion/en	150,0	112,5	5,3	4,2	12,8	1,1	3,1
Sellerieblätter frisch	Portion/en	5,0	1,3	0,1	0,0	0,2	0,0	0,1
Sellerieblätter getrocknet	TL	1,0	2,6	0,1	0,0	0,4	0,0	0,2
Selleriecremesuppe	Teller	350,0	66,5	2,3	5,1	3,0	0,3	4,0
Sellerieknolle gesäuert	Portion/en	50,0	5,5	0,4	0,1	0,5	0,0	1,0
Sellerieknolle gegart	Portion/en	150,0	22,5	2,3	0,4	2,3	0,2	5,8
Sellerieknolle Konserve netto	Portion/en	150,0	24,0	2,3	0,4	2,6	0,2	6,0
Sellerieknolle netto	Portion/en	150,0	28,5	2,6	0,5	3,4	0,3	6,3
Sellerieknollensaft	Glas/Gläser	200,0	32,0	3,0	0,5	3,8	0,3	0,9
Selleriesalat gegart mit Dressing	Portion/en	150,0	51,0	2,3	3,0	3,1	0,3	5,3
Selleriesalat sauer	Portion/en	50,0	8,0	0,6	0,1	0,8	0,1	1,4
Selleriesalz	TL	0,5	0,0	0,0	0,0	0,0	0,0	0,0
Selleriescheiben ausgebacken	Portion/en	250,0	207,5	7,1	13,1	15,5	1,3	9,1
Selleriesuppe	Teller	350,0	126,0	3,4	8,1	10,0	0,8	3,9
Semmelauflauf	Portion/en	300,0	726,0	18,4	35,4	82,6	6,9	4,5
Semmelbrösel	EL	15,0	53,7	1,5	0,3	11,0	0,9	0,8

Vitamin E mg je Portion	Folsäure gesamt µg je Port.	Vitamin C mg je Portion	Kalzium mg je Portion	Magnesium mg je Portion	Eisen mg je Portion	Jod µg je Portion	gesätt. FS g je Portion	einf. unges. FS g je Port.	mehrf. unges. FS g je Port.	Cholesterin mg je Port.	Saccharose g je Portion	Harnsäure mg je Portion	Slimfaktor
0,2	0,0	0,0	0,2	0,2	0,0	1,5	5,9	6,8	1,6	12,9	0,0	0,0	
0,7	6,4	0,0	6,4	48,0	2,4	2,4	3,4	4,4	1,0	137,6	0,0	336,0	
2,7	28,8	0,0	37,8	43,2	2,7	5,9	5,5	8,2	3,4	217,8	1,1	239,4	
0,7	4,5	0,0	10,5	34,5	3,6	2,1	7,0	9,1	2,1	127,5	0,0	300,0	
0,0	0,0	0,0	1,2	2,4	0,0	0,0	0,2	0,2	0,0	0,0	0,0	0,0	
0,8	18,0	5,8	210,0	31,5	1,4	14,7	6,1	7,0	1,3	52,5	0,7	108,0	
0,6	6,0	0,0	9,0	45,0	2,3	2,4	1,1	1,5	0,3	127,5	0,0	313,5	
0,8	3,0	0,0	13,5	78,0	3,5	2,1	5,7	7,4	1,7	111,0	0,0	294,0	
0,7	10,0	4,2	12,5	22,5	4,1	1,5	6,4	8,7	2,1	120,0	0,0	197,5	
1,1	5,6	0,0	39,9	8,4	0,7	0,0	5,2	3,3	7,5	14,0	13,2	15,4	
1,5	3,0	1,2	15,0	30,0	1,4	75,0	1,3	1,4	1,6	58,5	0,0	210,0	
0,6	10,8	1,0	46,8	27,0	0,8	138,8	0,7	0,7	1,1	57,6	0,0	138,6	
0,9	21,0	2,3	61,5	37,5	1,1	180,0	0,9	0,9	1,5	75,0	0,0	180,0	
1,0	18,0	1,6	73,5	42,0	1,1	140,3	1,0	1,1	1,8	90,0	0,0	210,0	
0,4	9,0	0,8	18,0	32,4	0,7	261,0	0,1	0,3	0,4	91,8	0,0	212,4	
4,3	3,6	0,3	9,6	13,2	0,2	92,0	0,7	1,3	3,4	39,0	0,0	88,8	
0,5	15,0	1,5	21,0	37,5	0,8	300,0	0,2	0,3	0,4	106,5	0,0	244,5	
0,6	12,0	1,1	25,5	42,0	0,8	234,2	0,2	0,4	0,5	127,5	0,0	285,0	
1,5	18,0	1,5	30,0	45,0	0,5	15,0	0,4	0,5	0,7	37,5	0,0	195,0	
1,9	18,0	5,4	102,0	106,0	1,9	24,8	7,8	4,4	1,5	140,0	0,4	272,0	
1,0	10,8	0,0	43,2	70,2	1,2	24,3	0,3	0,4	0,7	73,8	0,0	189,0	
2,1	16,0	2,1	76,0	104,0	2,0	25,4	1,0	3,4	1,4	114,0	0,2	290,0	
0,6	6,0	0,0	24,0	36,8	0,6	14,3	0,2	0,2	0,4	39,8	0,0	104,3	
1,9	24,0	0,0	72,0	90,0	1,8	23,4	6,9	4,2	1,6	182,0	0,3	252,0	
1,2	15,0	0,0	43,5	73,5	1,2	25,5	0,3	0,4	0,7	75,0	0,0	196,5	
1,3	12,0	0,0	52,5	79,5	1,2	19,8	0,3	0,5	0,9	90,0	0,0	229,5	
1,6	16,0	0,6	72,0	98,0	1,7	34,4	4,5	2,7	1,2	128,0	0,2	250,0	
0,0	1,0	0,0	10,0	8,0	0,5	10,0	0,0	0,0	0,0	0,0	0,0	0,0	
1,2	21,0	15,2	52,5	28,5	1,0	5,0	1,2	1,7	1,0	10,5	3,3	42,0	
0,0	0,5	0,4	2,5	1,4	0,0	0,2	0,0	0,0	0,0	0,0	0,0	0,8	
0,0	1,1	0,4	4,9	2,6	0,0	0,3	0,0	0,0	0,0	0,0	0,1	1,6	
0,7	10,5	6,5	101,5	14,0	0,6	13,0	2,9	1,5	0,4	14,0	1,6	28,0	
0,1	2,0	1,4	17,0	3,0	0,1	1,5	0,0	0,0	0,0	0,0	0,4	7,5	
0,8	9,0	7,3	96,0	7,5	0,7	4,5	0,1	0,0	0,2	0,0	1,7	45,0	
0,8	3,0	3,2	96,0	12,0	0,6	7,1	0,1	0,0	0,2	0,0	1,9	46,5	
0,8	18,0	12,4	102,0	13,5	0,8	4,2	0,1	0,0	0,2	0,0	2,5	45,0	
1,1	10,0	6,9	138,0	20,0	1,0	6,2	0,1	0,0	0,2	0,0	2,8	62,0	
2,0	9,0	7,8	99,0	9,0	0,7	5,1	0,7	0,7	1,4	3,0	2,2	40,5	
0,2	2,0	1,3	24,5	5,0	0,2	1,5	0,0	0,0	0,0	0,0	0,5	9,5	
0,0	0,0	0,0	1,3	0,6	0,0	0,1	0,0	0,0	0,0	0,0	0,0	0,0	
1,5	27,5	12,7	167,5	25,0	1,6	10,0	5,0	5,5	1,7	67,5	3,4	67,5	
0,7	10,5	5,9	108,5	17,5	0,7	11,9	6,5	0,8	0,3	3,5	1,7	28,0	
5,3	42,0	1,9	186,0	57,0	3,2	15,0	14,0	15,1	3,7	288,0	25,5	60,0	
0,1	5,9	0,0	7,5	3,5	0,2	0,4	0,1	0,0	0,1	0,0	0,7	9,0	

Lebensmittel	Menge	Portionsgröße in Gramm	kcal je Portion	Eiweiß g je Portion	Fett g je Portion	Kohlenhydrate g je Portion	Broteinheiten je Portion	Ballaststoffe g je Portion
Semmelknödel	Portion/en	200,0	338,0	12,9	13,0	41,8	3,5	2,5
Senf extra scharf	TL	5,0	3,9	0,3	0,2	0,2	0,0	0,1
Senf mild	TL	5,0	4,3	0,3	0,2	0,3	0,0	0,1
Senf mittelscharf	TL	5,0	4,3	0,3	0,2	0,3	0,0	0,1
Senf scharf	TL	5,0	4,0	0,3	0,2	0,2	0,0	0,1
Senf süß	TL	5,0	4,4	0,3	0,2	0,3	0,0	0,1
Senfbutter	Portion/en	20,0	115,4	0,4	12,7	0,4	0,0	0,1
Senfgurke sauer	Portion/en	50,0	7,0	0,3	0,1	0,8	0,1	0,2
Senfkorn gelb	TL	1,0	4,8	0,2	0,3	0,3	0,0	0,1
Senfpulver	TL	1,0	3,5	0,2	0,1	0,5	0,0	0,1
Senfsoße	Portion/en	60,0	45,0	1,4	3,0	3,3	0,3	0,4
Serbische Bohnensuppe Konserve	Teller	250,0	152,5	8,4	6,4	14,8	1,2	8,3
Serbische Bohnensuppe	Teller	400,0	260,0	13,7	10,5	27,4	2,3	13,1
Serbisches Reisfleisch	Portion/en	350,0	301,0	18,8	9,6	34,2	2,8	0,9
Serviettenkloß	Portion/en	200,0	388,0	14,8	20,5	35,8	3,0	2,0
Sesam	Portion/en	10,0	55,9	1,8	5,0	1,0	0,1	1,1
Sesam geröstet	Portion/en	10,0	58,8	1,6	5,5	0,9	0,1	1,0
Sesam Krokant	Portion/en	20,0	87,2	0,7	2,0	16,4	1,4	0,4
Sesamöl	EL	12,0	105,6	0,0	11,9	0,0	0,0	0,0
Sheabutter	Portion/en	20,0	175,4	0,0	19,8	0,0	0,0	0,0
Sherry	Glas/Gläser	50,0	58,5	0,1	0,0	0,7	0,1	0,0
Sherry sweet / cream	Glas/Gläser	50,0	69,5	0,2	0,0	3,5	0,3	0,0
Shiitakepilz frisch	Portion/en	100,0	42,0	1,6	0,2	12,3	1,0	2,0
Shiitakepilz getrocknet	Portion/en	25,0	59,3	2,2	0,3	17,3	1,4	2,8
Shiitakepilz Konserve netto	Portion/en	100,0	38,0	1,5	0,2	11,2	0,9	1,9
Shrimps	Portion/en	100,0	91,0	18,6	1,4	0,7	0,1	0,0
Shrimps gegart netto	Portion/en	100,0	93,0	18,9	1,5	0,8	0,1	0,0
Shrimps Konserve netto	Portion/en	65,0	58,5	11,9	0,9	0,5	0,0	0,0
Simonsbrot	Scheibe/n	45,0	84,6	2,9	0,4	16,9	1,4	3,9
Sirup	Portion/en	25,0	80,5	0,1	0,0	19,8	1,6	0,0
Sirupprinten	Stück/e	20,0	78,2	1,2	1,5	14,8	1,2	0,6
Softeis	Portion/en	75,0	96,8	1,6	1,6	18,6	1,6	0,0
Soja Bolognese Konserve	Portion/en	100,0	87,0	13,4	2,2	3,0	0,2	4,2
Sojaaufschnitt	Portion/en	30,0	79,5	4,7	6,4	0,9	0,1	0,5
Sojabohne geröstet	Portion/en	25,0	89,8	9,3	5,8	0,1	0,0	4,3
Sojabohne getrocknet	Portion/en	50,0	208,0	17,6	8,7	14,6	1,2	4,4
Sojabohne Konserve netto	Portion/en	150,0	196,5	17,1	8,5	12,6	1,1	4,4
Sojabohnen Pulver	TL	1,0	4,3	0,4	0,2	0,3	0,0	0,1
Sojabrot	Scheibe/n	45,0	162,0	16,7	10,5	0,2	0,0	7,7
Sojadrink ungesüßt	Portion/en	150,0	228,0	23,6	14,8	0,3	0,0	11,2
Sojaeiweiß	EL	10,0	28,5	6,9	0,0	0,0	0,0	1,7
Sojafleisch Trockenprodukt roh	Portion/en	30,0	91,5	12,9	0,3	8,9	0,7	3,0
Sojafleisch in Soße Konserve	Portion/en	200,0	384,0	28,8	28,9	2,5	0,2	0,8
Sojagulasch in Soße Konserve	Portion/en	200,0	204,0	10,8	12,6	11,5	1,0	2,4

Vitamin E mg je Portion	Folsäure gesamt µg je Port.	Vitamin C mg je Portion	Kalzium mg je Portion	Magnesium mg je Portion	Eisen mg je Portion	Jod µg je Portion	gesätt. FS g je Portion	einf. unges. FS g je Port.	mehrf. unges. FS g je Port.	Cholesterin mg je Port.	Saccharose g je Portion	Harnsäure mg je Portion	Slimfaktor
2,1	30,0	2,6	126,0	30,0	1,7	11,0	4,4	5,1	2,3	156,0	0,7	36,0	●
0,0	0,0	0,2	6,3	5,0	0,1	0,1	0,0	0,1	0,0	0,0	0,1	1,5	●
0,0	0,0	0,0	6,0	5,0	0,1	0,1	0,0	0,1	0,0	0,0	0,1	1,5	●
0,0	0,0	0,2	6,5	5,5	0,1	0,1	0,0	0,1	0,0	0,0	0,1	1,5	●
0,0	0,0	0,2	6,2	5,0	0,1	0,1	0,0	0,1	0,0	0,0	0,1	1,5	●
0,0	0,0	0,2	6,0	5,0	0,1	0,1	0,0	0,1	0,0	0,0	0,1	1,5	●
0,3	0,4	0,0	8,0	5,4	0,1	0,8	7,6	3,9	0,5	36,0	0,1	1,4	●
0,0	3,5	1,3	8,5	5,5	0,2	1,5	0,0	0,0	0,0	0,0	0,2	3,0	●
0,0	0,0	0,0	5,2	3,0	0,2	0,1	0,0	0,2	0,1	0,0	0,1	1,2	●
0,0	0,6	0,0	1,8	1,9	0,3	0,1	0,0	0,0	0,0	0,0	0,2	1,2	●
0,4	1,8	0,7	11,4	9,6	0,3	0,7	0,8	1,3	0,6	0,0	0,2	4,2	●
1,7	52,5	24,9	110,0	60,0	2,8	11,3	2,1	3,1	0,8	7,5	1,0	85,0	●
2,5	148,0	59,1	168,0	104,0	5,1	16,8	3,5	5,0	1,3	12,0	1,9	124,0	●
1,2	17,5	0,9	115,5	52,5	1,4	8,4	3,5	3,1	1,7	56,0	0,2	136,5	●
1,8	40,0	0,6	120,0	28,0	1,8	12,4	10,0	6,8	1,7	280,0	0,6	32,0	●
0,3	9,7	0,0	73,8	34,7	1,0	1,0	0,7	1,9	2,2	0,0	0,0	8,0	●
0,4	4,4	0,0	67,2	31,6	0,9	0,9	0,7	2,2	2,3	0,0	0,0	7,3	●
0,1	3,8	0,0	29,6	13,8	0,4	0,4	0,3	0,8	0,9	0,0	16,0	3,2	●
0,4	0,0	0,0	1,2	0,0	0,0	0,0	1,5	4,8	5,1	0,1	0,0	0,0	●
0,2	0,0	0,0	6,0	10,0	0,0	0,6	9,3	8,7	1,0	0,0	0,0	0,0	●
0,0	0,5	0,0	3,5	6,5	0,2	5,0	0,0	0,0	0,0	0,0	0,0	13,0	●
0,0	0,5	0,0	3,5	5,5	0,2	5,0	0,0	0,0	0,0	0,0	0,0	13,0	●
0,1	25,0	2,0	3,0	14,0	0,4	10,0	0,1	0,0	0,1	0,0	0,4	50,0	●
0,1	18,3	1,1	4,3	18,3	0,5	14,0	0,1	0,0	0,2	0,0	0,5	70,5	●
0,1	6,0	0,4	9,0	13,0	0,4	13,0	0,1	0,0	0,1	0,0	0,3	54,0	●
4,0	7,0	1,9	92,0	67,0	1,8	130,0	0,2	0,3	0,5	138,0	0,0	147,0	●
3,8	5,0	1,2	91,0	67,0	1,8	89,0	0,2	0,3	0,5	145,0	0,0	149,0	●
1,3	2,6	0,7	54,0	38,4	1,0	71,9	0,1	0,2	0,3	88,4	0,0	94,3	●
0,5	16,2	0,0	9,5	25,2	1,2	2,0	0,1	0,0	0,2	0,0	0,3	25,7	●
0,0	0,0	0,0	6,5	2,5	0,4	0,0	0,0	0,0	0,0	0,0	0,0	0,0	●
0,6	1,2	0,0	9,8	6,4	0,4	0,2	0,1	1,1	0,2	0,0	2,4	4,6	●
0,0	3,0	0,6	63,8	8,3	0,1	7,5	1,0	0,5	0,1	6,8	16,3	0,0	●
1,0	64,0	2,1	66,0	62,0	2,8	10,0	1,0	0,3	0,7	0,0	0,9	82,0	●
2,2	8,7	0,7	17,7	4,8	0,5	9,2	1,0	1,6	3,5	0,0	0,1	14,7	●
0,3	31,3	0,0	62,5	62,5	2,5	1,5	0,8	1,3	3,3	0,0	0,1	47,5	●
0,4	32,5	17,1	173,0	32,5	3,9	4,5	1,0	1,8	4,2	0,0	0,9	61,5	●
0,5	15,0	11,6	183,0	28,5	3,4	7,2	1,0	1,7	4,1	0,0	0,8	67,5	●
0,0	0,7	0,3	3,5	0,7	0,1	0,1	0,0	0,0	0,1	0,0	0,0	1,3	●
0,6	45,0	0,0	113,0	113,0	4,5	2,7	1,5	2,3	6,0	0,0	0,2	86,0	●
1,1	88,5	0,0	159,0	151,5	6,0	4,2	2,1	3,2	8,5	0,0	0,3	121,5	●
0,0	34,0	0,0	28,0	30,0	1,3	0,1	0,0	0,0	0,0	0,0	0,0	36,0	●
0,1	64,2	0,4	47,4	47,1	2,0	11,0	0,1	0,0	0,1	0,0	0,4	70,2	●
9,7	34,0	0,3	82,0	20,0	2,0	56,0	4,3	7,4	15,9	0,0	0,1	54,0	●
3,7	18,0	2,5	56,0	22,0	1,6	36,0	2,8	5,0	4,2	0,0	0,8	46,0	●

Lebensmittel	Menge	Portionsgröße in Gramm	kcal je Portion	Eiweiß g je Portion	Fett g je Portion	Kohlenhydrate g je Portion	Broteinheiten je Portion	Ballaststoffe g je Portion
Sojaklößе Konserve	Portion/en	200,0	580,0	79,6	5,0	52,1	4,3	17,6
Sojalecithin	EL	10,0	88,4	0,0	10,0	0,0	0,0	0,0
Sojamehl entfettet	EL	10,0	19,7	4,5	0,1	0,1	0,0	2,8
Sojamehl halbfett	EL	10,0	27,4	4,5	1,0	0,1	0,0	2,3
Sojamehl vollfett	EL	10,0	34,2	4,0	2,0	0,0	0,0	1,7
Sojamilch flüssig	Portion/en	150,0	228,0	23,6	14,8	0,3	0,0	11,2
Sojamilch milchsauer	Portion/en	150,0	228,0	23,6	14,8	0,3	0,0	11,2
Sojanudeln roh	Portion/en	60,0	195,0	9,8	3,1	31,5	2,6	6,9
Sojaöl	EL	12,0	104,5	0,0	11,8	0,0	0,0	0,0
Sojapaste	EL	20,0	11,6	2,5	0,1	0,2	0,0	1,6
Sojaragout mit Soße Konserve	Portion/en	200,0	168,0	24,4	4,5	5,3	0,4	7,0
Sojaschnitzel Trockenprodukt roh	Portion/en	30,0	91,5	12,9	0,3	8,9	0,7	3,0
Sojaschrot	Portion/en	40,0	98,0	14,4	4,4	0,1	0,0	12,9
Sojasoße	Portion/en	20,0	14,0	1,7	0,0	1,7	0,1	0,0
Sojasprossen	Portion/en	100,0	52,0	5,3	1,2	4,7	0,4	2,3
Sojasprossen gegart	Portion/en	150,0	69,0	7,7	1,7	5,3	0,4	3,4
Sojasprossen Konserve netto	Portion/en	150,0	61,5	6,9	1,6	4,7	0,4	3,1
Sojasteak Trockenprodukt roh	Portion/en	30,0	91,5	12,9	0,3	8,9	0,7	3,0
Sojawurst Konserve	Stück/e	100,0	292,0	11,4	25,4	5,3	0,4	1,0
Sonnenblumenkern geröstet	Portion/en	20,0	120,4	4,1	10,7	2,2	0,2	1,1
Sonnenblumenkern	Portion/en	20,0	114,8	4,5	9,8	2,5	0,2	1,3
Sonnenblumenöl	EL	12,0	105,8	0,0	12,0	0,0	0,0	0,0
Soße dunkel	Portion/en	60,0	70,2	3,0	4,9	3,7	0,3	0,5
Soße hell	Portion/en	60,0	44,4	1,3	3,0	3,2	0,3	0,4
Spaghetti alla carbonara	Portion/en	250,0	515,0	12,9	31,2	45,7	3,8	3,4
Spaghetti Bolognese	Portion/en	250,0	337,5	20,9	13,3	33,2	2,8	3,1
Spaghetti mit Aubergine und Ricotta	Portion/en	250,0	385,0	9,4	19,9	41,9	3,5	3,8
Spaghetti mit Ei	Portion/en	120,0	422,4	14,8	3,3	81,9	6,8	6,0
Spaghetti mit Gorgonzola	Portion/en	250,0	400,0	12,0	17,4	48,2	4,0	3,6
Spaghetti mit Tomatensoße aus T.mark	Portion/en	250,0	300,0	10,0	5,3	52,2	4,4	4,2
Spaghetti Napoli	Portion/en	250,0	310,0	13,0	9,6	42,6	3,5	3,9
Spargel gegart	Portion/en	150,0	24,0	2,9	0,2	2,4	0,2	2,2
Spargel Konserve netto	Portion/en	150,0	22,5	2,6	0,2	2,4	0,2	2,0
Spargel mit Sauce Hollandaise	Portion/en	250,0	342,5	4,8	34,7	3,7	0,3	2,7
Spargel netto	Portion/en	150,0	27,0	2,9	0,2	3,1	0,3	2,1
Spargelcremesuppe	Teller	300,0	252,0	12,0	16,0	15,4	1,3	1,0
Spargelsalat mit Essigmarinade	Portion/en	150,0	93,0	2,6	8,1	2,3	0,2	2,0
Spätzle	Portion/en	50,0	176,0	6,2	1,4	34,1	2,8	2,5
Speck durchwachsen roh geräuchert	Portion/en	30,0	96,0	4,8	8,7	0,0	0,0	0,0
Speck durchwachsen	Portion/en	30,0	43,5	5,2	2,4	0,3	0,0	0,0
Speck roh	Portion/en	30,0	96,0	4,8	8,7	0,0	0,0	0,0
Speckkartoffeln	Portion/en	250,0	217,5	7,5	5,4	33,3	2,8	5,3
Speckpfannkuchen	Portion/en	250,0	562,5	23,4	23,8	63,0	5,3	3,3
Speckscholle	Portion/en	250,0	272,5	42,1	7,4	8,3	0,7	1,2

Vitamin E mg je Portion	Folsäure gesamt µg je Port.	Vitamin C mg je Portion	Kalzium mg je Portion	Magnesium mg je Portion	Eisen mg je Portion	Jod µg je Portion	gesätt. FS g je Portion	einf. unges. FS g je Port.	mehrf. unges. FS g je Port.	Cholesterin mg je Port.	Saccharose g je Portion	Harnsäure mg je Portion	Slimfaktor
1,4	324,0	0,9	290,0	278,0	12,0	72,0	0,8	1,0	2,5	0,0	2,2	418,0	
0,0	0,0	0,0	0,0	0,0	0,0	0,0	1,5	1,5	4,9	0,0	0,0	0,0	
0,0	30,3	0,0	22,5	30,0	1,2	0,1	0,0	0,0	0,1	0,0	0,1	34,5	
0,1	25,0	0,0	22,5	29,0	1,3	0,1	0,1	0,2	0,6	0,0	0,0	39,6	
0,2	25,0	0,0	25,0	25,0	1,5	0,1	0,3	0,4	1,2	0,0	0,0	38,0	
1,1	88,5	0,0	159,0	151,5	6,0	4,2	2,1	3,2	8,5	0,0	0,3	121,5	
1,1	88,5	0,0	159,0	151,5	6,0	4,2	2,1	3,2	8,5	0,0	0,3	121,5	
0,9	39,6	0,0	40,8	89,4	3,2	2,4	0,5	0,5	1,7	0,0	0,4	79,2	
2,0	0,0	0,0	0,0	0,0	0,0	0,0	1,7	2,9	6,8	0,2	0,0	0,0	
0,0	17,0	0,0	13,6	17,2	0,7	4,5	0,0	0,0	0,0	0,0	0,1	19,6	
1,6	108,0	3,0	118,0	108,0	5,0	14,0	2,1	0,7	1,5	0,0	0,3	138,0	
0,1	64,2	0,4	47,4	47,1	2,0	11,0	0,1	0,0	0,1	0,0	0,4	70,2	
0,6	136,0	0,0	80,0	100,0	4,0	2,3	0,6	0,8	2,7	0,0	0,1	40,0	
0,0	2,2	0,0	3,8	8,6	0,5	0,0	0,0	0,0	0,0	0,0	0,0	8,2	
0,1	160,0	19,6	32,0	19,0	0,9	2,0	0,1	0,1	0,7	0,0	2,4	15,0	
0,1	129,0	14,2	48,0	18,0	1,1	3,2	0,2	0,2	1,0	0,0	2,7	21,0	
0,1	97,5	6,0	51,0	18,0	1,0	4,4	0,2	0,2	0,9	0,0	2,4	19,5	
0,1	64,2	0,4	47,4	47,1	2,0	11,0	0,1	0,0	0,1	0,0	0,4	70,2	
3,8	13,0	0,4	25,0	18,0	0,8	21,0	9,5	9,8	4,9	1,0	0,5	30,0	
6,6	9,2	0,0	18,2	71,8	1,1	2,6	1,2	3,0	6,1	0,0	0,0	29,0	
7,6	20,0	0,0	20,0	79,0	1,3	2,8	1,1	2,2	6,0	0,0	0,0	32,0	
7,5	0,0	0,0	0,1	0,1	0,0	0,0	1,4	2,7	7,4	0,1	0,0	0,0	
0,2	2,4	1,2	9,0	5,4	0,4	1,4	3,7	0,7	0,1	7,2	0,1	18,6	
0,5	1,8	0,8	7,2	6,6	0,2	0,6	0,9	1,3	0,6	0,0	0,1	3,0	
0,9	15,0	0,2	147,5	47,5	1,4	8,0	15,0	11,0	2,9	187,5	0,2	40,0	
1,2	22,5	10,5	110,0	52,5	2,5	5,0	5,9	5,1	1,2	102,5	0,3	100,0	
2,5	27,5	14,4	50,0	45,0	1,3	4,0	4,9	11,4	2,3	70,0	0,3	40,0	
0,3	13,2	0,0	32,4	80,4	1,9	0,7	0,5	0,4	1,5	112,8	0,3	72,0	
0,6	15,0	0,5	140,0	47,5	1,0	10,5	9,7	4,9	1,4	115,0	0,2	42,5	
2,5	12,5	4,3	30,0	52,5	1,1	1,5	0,8	1,1	2,7	67,5	1,3	52,5	
0,7	17,5	8,8	107,5	50,0	1,5	6,3	4,8	2,7	1,1	85,0	0,4	62,5	
3,4	72,0	15,0	42,0	18,0	0,8	10,1	0,1	0,0	0,1	0,0	0,4	42,0	
3,1	25,5	7,6	39,0	24,0	0,7	11,7	0,0	0,0	0,1	0,0	0,4	37,5	
5,3	42,5	10,4	67,5	35,0	1,4	18,0	20,3	10,6	1,6	172,5	0,7	50,0	
3,0	129,0	29,8	39,0	27,0	1,0	10,5	0,1	0,0	0,1	0,0	0,5	37,5	
0,9	21,0	4,9	114,0	36,0	1,2	8,1	8,8	5,3	0,8	90,0	0,1	39,0	
8,0	64,5	15,3	42,0	18,0	0,8	9,3	1,0	1,8	5,0	0,0	0,4	37,5	
0,1	5,5	0,0	13,5	33,5	0,8	0,3	0,2	0,2	0,6	47,0	0,1	30,0	
0,1	0,9	0,0	0,3	6,3	0,3	0,3	3,1	4,0	0,9	18,0	0,0	28,5	
0,1	0,6	0,0	9,3	15,6	0,4	0,9	0,8	1,1	0,3	14,7	0,3	36,0	
0,1	0,9	0,0	0,3	6,6	0,3	0,3	3,1	4,0	0,9	18,0	0,0	28,5	
0,2	35,0	28,2	17,5	45,0	1,1	9,8	1,9	2,4	0,7	10,0	0,7	52,5	
1,5	50,0	0,7	132,5	40,0	3,0	13,3	11,5	7,4	2,3	307,5	0,2	60,0	
1,7	22,5	12,3	135,0	72,5	2,7	67,5	1,9	2,7	1,4	102,5	0,8	305,0	

Lebensmittel	Menge	Portionsgröße in Gramm	kcal je Portion	Eiweiß g je Portion	Fett g je Portion	Kohlenhydrate g je Portion	Broteinheiten je Portion	Ballaststoffe g je Portion
Specksoße	Portion/en	60,0	43,2	1,7	2,6	3,3	0,3	0,6
Speiseeis	Portion/en	75,0	63,8	1,7	1,8	9,9	0,8	0,0
Speisesalz	TL	0,5	0,0	0,0	0,0	0,0	0,0	0,0
Spekulatius	Portion/en	50,0	244,5	3,9	12,8	28,4	2,4	1,6
Spiegelei mit Schinkenspeck	Portion/en	160,0	259,2	25,9	17,0	0,8	0,1	0,0
Spinat gegart	Portion/en	150,0	28,5	4,2	0,5	0,7	0,1	4,5
Spinat Konserve netto	Portion/en	150,0	24,0	3,5	0,4	0,6	0,1	3,7
Spinat mit Sahne	Portion/en	100,0	38,0	2,5	2,0	2,0	0,2	2,4
Spinat netto	Portion/en	150,0	25,5	3,8	0,5	0,8	0,1	3,9
Spinatauflauf mit Schinken	Portion/en	300,0	315,0	17,3	16,3	24,1	2,0	4,8
Spinatauflauf mit Fisch	Portion/en	300,0	267,0	30,4	12,4	7,3	0,6	4,6
Spinatauflauf mit Käse	Portion/en	300,0	240,0	15,3	15,3	8,8	0,7	7,5
Spinatnocken	Portion/en	200,0	256,0	13,6	10,6	25,5	2,1	4,7
Spinatpüreesuppe	Teller	350,0	182,0	6,9	10,0	15,6	1,3	3,7
Spinattrunk	Glas/Gläser	200,0	12,0	1,7	0,2	0,4	0,0	0,2
Spitzbuben	Portion/en	50,0	284,0	3,4	19,7	23,6	2,0	1,9
Spitzkohl netto	Portion/en	150,0	34,5	3,2	0,5	4,1	0,3	3,8
Springerle	Portion/en	50,0	168,0	3,4	1,5	34,7	2,9	1,0
Spritzgebäck	Portion/en	50,0	265,5	3,2	16,2	26,8	2,2	1,8
Sprotte geräuchert	Portion/en	75,0	168,8	13,2	13,1	0,0	0,0	0,0
Sprotte Konserve netto	Portion/en	65,0	137,8	10,7	10,6	0,0	0,0	0,0
Stachelbeere gegart	Portion/en	125,0	57,5	1,0	0,3	11,1	0,9	3,9
Stachelbeere Konserve netto	Portion/en	125,0	98,8	0,8	0,2	22,0	1,8	3,2
Stachelbeere netto	Portion/en	125,0	55,0	1,0	0,3	10,6	0,9	3,6
Stachelbeergrütze mit Sahne	Portion/en	250,0	300,0	1,3	6,1	58,1	4,8	3,0
Stachelbeerkaltschale	Teller	350,0	227,5	0,8	0,2	53,8	4,5	3,0
Stachelbeerkompott	Portion/en	250,0	237,5	1,2	0,3	54,9	4,6	4,4
Stachelbeerkonfitüre	Portion/en	25,0	68,0	0,1	0,0	16,5	1,4	0,3
Stangenbohne grün netto	Portion/en	150,0	37,5	3,6	0,4	4,8	0,4	4,5
Starkbier	Glas/Gläser	330,0	198,0	2,3	0,0	15,2	1,3	0,0
Stärke	EL	10,0	35,1	0,0	0,0	8,6	0,7	0,1
Steckrüben in Soße	Portion/en	250,0	95,0	4,0	2,4	13,9	1,2	4,3
Steckrüben mit Speck in Soße	Portion/en	250,0	102,5	4,5	3,5	12,6	1,0	5,0
Steckrübeneintopf mit Schweinebauch	Teller	450,0	261,0	13,2	10,6	26,7	2,2	6,8
Steinbutt gebraten	Portion/en	200,0	240,0	36,3	9,2	2,6	0,2	0,6
Steinbutt gegart brutto	Portion/en	180,0	73,8	14,9	1,5	0,0	0,0	0,0
Steinbutt paniert	Portion/en	200,0	340,0	31,6	15,3	18,6	1,5	1,3
Steinbuttfilet gebraten	Portion/en	150,0	145,5	29,2	3,1	0,0	0,0	0,0
Steinofenbrot	Scheibe/n	45,0	94,5	2,5	0,4	20,0	1,7	2,1
Steinpilz frisch	Portion/en	100,0	20,0	3,6	0,4	0,5	0,0	6,9
Steinpilz gedünstet	Portion/en	200,0	142,0	6,5	11,2	4,2	0,4	11,7
Steinpilz getrocknet	Portion/en	25,0	37,3	6,8	0,8	1,0	0,1	12,9
Steinpilz Konserve netto	Portion/en	100,0	19,0	3,4	0,4	0,5	0,0	6,8
Steinpilze in Sahnesoße	Portion/en	200,0	218,0	6,3	20,5	2,9	0,2	9,8

Vitamin E mg je Portion	Folsäure gesamt µg je Port.	Vitamin C mg je Portion	Kalzium mg je Portion	Magnesium mg je Portion	Eisen mg je Portion	Jod µg je Portion	gesätt. FS g je Portion	einf. unges. FS g je Port.	mehrf. unges. FS g je Port.	Cholesterin mg je Port.	Saccharose g je Portion	Harnsäure mg je Portion	Slimfaktor
0,1	2,4	1,1	10,8	7,2	0,5	0,8	1,1	1,1	0,3	3,6	0,2	7,2	grün
0,0	2,3	0,9	63,0	6,8	0,0	4,4	1,1	0,5	0,1	6,8	7,4	0,0	rot
0,0	0,0	0,0	1,3	0,6	0,0	0,1	0,0	0,0	0,0	0,0	0,0	0,0	gelb
1,6	5,5	0,1	24,5	16,5	0,9	1,2	6,2	4,8	1,0	48,5	12,0	11,5	rot
1,8	67,2	0,0	62,4	27,2	2,9	12,0	5,3	7,0	2,2	491,2	0,0	86,4	rot
2,5	72,0	43,5	223,5	64,5	5,7	20,4	0,1	0,0	0,3	0,0	0,3	106,5	grün
2,1	30,0	15,9	169,5	64,5	4,3	16,4	0,0	0,0	0,3	0,0	0,3	85,5	grün
1,4	49,0	34,2	115,0	52,0	3,6	11,0	0,8	0,7	0,4	3,0	0,2	51,0	grün
2,1	117,0	78,0	189,0	87,0	6,2	18,0	0,1	0,0	0,3	0,0	0,3	85,5	dunkel
4,5	81,0	48,8	189,0	96,0	6,4	20,1	4,4	7,1	3,7	75,0	1,1	153,0	gelb
3,1	81,0	42,5	291,0	102,0	6,2	284,4	8,1	2,2	1,0	108,0	0,9	318,0	gelb
4,5	126,0	66,3	516,0	108,0	9,1	42,0	10,0	3,0	1,1	78,0	0,8	168,0	grün
2,9	84,0	30,1	248,0	62,0	5,5	21,2	4,4	3,6	1,3	230,0	0,9	92,0	gelb
0,6	38,5	26,2	59,5	59,5	2,1	10,9	5,6	3,0	0,7	3,5	0,8	35,0	grün
1,1	26,0	16,8	104,0	46,0	3,0	12,2	0,0	0,0	0,1	0,0	0,1	46,0	dunkel
11,8	4,0	0,0	20,0	19,0	0,6	0,5	2,2	6,0	10,6	0,0	7,7	11,5	rot
0,2	109,5	90,0	75,0	13,5	0,8	7,5	0,1	0,0	0,2	0,0	1,0	30,0	grün
0,3	4,0	0,0	17,0	7,0	1,0	1,0	0,4	0,6	0,3	38,0	20,2	9,5	rot
1,8	4,0	0,0	19,0	18,0	0,6	1,1	8,3	5,9	1,1	38,0	11,8	11,0	rot
1,1	3,0	0,1	70,5	22,5	1,3	45,7	3,7	5,6	2,5	86,3	0,0	347,3	rot
0,5	2,0	0,1	50,7	18,2	1,0	30,2	3,0	4,5	2,0	69,6	0,0	282,1	rot
0,9	6,3	26,5	40,0	18,8	0,8	0,0	0,0	0,0	0,2	0,0	1,1	21,3	grün
0,7	1,3	9,8	36,3	17,5	0,7	2,0	0,0	0,0	0,1	0,0	17,0	16,3	grün
0,8	10,0	43,8	37,5	18,8	0,8	0,1	0,0	0,0	0,2	0,0	1,1	18,8	grün
0,8	5,0	19,0	45,0	17,5	0,8	2,5	3,6	1,8	0,3	17,5	39,9	15,0	rot
0,6	3,5	19,2	42,0	17,5	0,8	6,7	0,0	0,0	0,1	0,0	36,4	14,0	grün
0,9	5,0	29,7	50,0	22,5	1,1	1,8	0,0	0,0	0,2	0,0	43,4	22,5	gelb
0,0	0,0	0,3	3,0	1,5	0,1	0,0	0,0	0,0	0,0	0,0	15,8	1,5	grün
0,2	66,0	30,0	85,5	37,5	1,2	4,5	0,1	0,0	0,2	0,0	0,3	63,0	rot
0,0	16,5	0,0	13,2	39,6	0,0	5,0	0,0	0,0	0,0	0,0	0,0	42,9	gelb
0,0	0,0	0,0	0,0	0,2	0,1	0,3	0,0	0,0	0,0	0,0	0,0	0,0	rot
0,4	35,0	43,4	117,5	25,0	1,0	10,3	1,0	0,9	0,3	5,0	1,1	40,0	grün
0,4	40,0	52,9	110,0	30,0	1,2	9,8	1,1	1,5	0,5	7,5	1,4	52,5	dunkel
0,6	63,0	61,0	99,0	63,0	1,9	16,2	3,7	4,7	1,3	27,0	1,5	108,0	grün
1,5	18,0	7,1	78,0	104,0	1,4	52,0	3,6	2,6	1,5	146,0	0,4	260,0	rot
0,5	5,4	0,0	16,2	41,4	0,4	31,1	0,2	0,4	0,5	54,0	0,0	106,2	gelb
1,6	28,0	4,3	54,0	78,0	1,6	40,4	7,0	4,6	1,8	218,0	0,8	202,0	rot
1,0	10,5	0,0	30,0	73,5	0,8	41,4	0,5	0,7	1,0	108,0	0,0	210,0	rot
0,3	10,4	0,0	10,4	17,1	0,7	1,5	0,1	0,0	0,2	0,0	0,3	18,9	gelb
0,2	25,0	2,5	23,0	12,0	1,0	10,0	0,1	0,0	0,2	0,0	0,0	80,0	grün
0,6	34,0	6,1	52,0	26,0	1,9	17,4	6,5	3,2	0,8	30,0	0,5	134,0	grün
0,3	24,5	1,9	41,3	20,8	1,6	18,8	0,2	0,0	0,4	0,0	0,0	150,3	grün
0,2	6,0	0,6	28,0	11,0	0,9	12,9	0,1	0,0	0,2	0,0	0,0	85,0	grün
0,7	32,0	3,3	74,0	24,0	1,5	18,4	12,2	6,0	1,1	58,0	0,1	112,0	grün

Lebensmittel	Menge	Portionsgröße in Gramm	kcal je Portion	Eiweiß g je Portion	Fett g je Portion	Kohlenhydrate g je Portion	Broteinheiten je Portion	Ballaststoffe g je Portion
Steinpilzsuppe Trockenprodukt	Portion/en	25,0	94,3	2,6	5,6	12,7	1,1	0,1
Steppenkäse 30% F. i. Tr.	Portion/en	30,0	75,6	8,0	4,8	0,0	0,0	0,0
Steppenkäse 45% F. i. Tr.	Portion/en	30,0	97,8	7,2	7,6	0,0	0,0	0,0
Stilton 60% F. i. Tr.	Portion/en	30,0	138,3	7,8	12,0	0,0	0,0	0,0
Stint gegart brutto	Portion/en	180,0	82,8	17,0	1,6	0,0	0,0	0,0
Stint geräuchert	Portion/en	75,0	70,5	14,3	1,4	0,0	0,0	0,0
Stockfisch TK	Portion/en	150,0	499,5	113,5	4,4	0,0	0,0	0,0
Stout extra	Glas/Gläser	330,0	132,0	1,0	0,0	6,9	0,6	0,0
Stout Porter	Glas/Gläser	330,0	171,6	1,0	0,0	13,9	1,2	0,0
Streichmettwurst	Portion/en	30,0	111,0	5,2	10,1	0,1	0,0	0,0
Streichrahm 22% Fett	Portion/en	20,0	44,0	0,6	4,4	0,7	0,1	0,0
Streuselkuchen Hefeteig	Stück/e	100,0	376,0	5,9	14,9	54,4	4,5	2,2
Streuselteig Fertigmischung	Portion/en	60,0	310,8	4,3	19,6	29,6	2,5	0,1
Studentenfutter	Portion/en	25,0	120,8	3,8	8,3	7,6	0,6	2,2
Stutenmilch	Glas/Gläser	200,0	96,0	4,4	3,0	12,4	1,0	0,0
Sultaninen	Portion/en	25,0	74,5	0,6	0,1	16,6	1,4	1,4
Sülzkotelett	Portion/en	30,0	35,7	5,7	1,3	0,3	0,0	0,0
Suppe hell gebunden	Teller	350,0	178,5	7,3	5,9	23,5	2,0	0,2
Suppe klar mit Ei	Teller	350,0	206,5	20,7	11,9	3,9	0,3	1,9
Suppenfond Konserve	Portion/en	250,0	60,0	4,5	3,6	2,4	0,2	1,1
Suppengrün getrocknet gegart	Portion/en	50,0	33,0	2,3	0,4	4,7	0,4	4,8
Suppengrün gegart	Portion/en	50,0	10,5	0,7	0,1	1,5	0,1	1,5
Suppengrün getrocknez	Portion/en	5,0	11,3	0,7	0,1	1,7	0,1	1,5
Suppengrün netto	Portion/en	100,0	24,0	1,5	0,3	3,6	0,3	3,0
Suppenhuhn gegart brutto	Portion/en	150,0	334,5	24,8	26,5	0,0	0,0	0,0
Suppenklöße aus Mark	Portion/en	50,0	210,0	4,2	16,6	11,5	1,0	0,9
Suppenklöße aus Leber	Stück/e	50,0	97,5	5,3	3,0	12,2	1,0	0,8
Suppenwürze	TL	1,0	2,2	0,3	0,1	0,2	0,0	0,0
Süßkirschkompott	Portion/en	250,0	215,0	2,0	0,7	48,2	4,0	3,3
Süßmolke	Glas/Gläser	200,0	50,0	1,6	0,5	9,4	0,8	0,0
Süßwein	Glas/Gläser	50,0	76,0	0,1	0,0	11,3	0,9	0,0
Szegediner Gulasch	Portion/en	350,0	283,5	19,9	18,2	8,7	0,7	5,8
Tabasco	Portion/en	0,1	0,1	0,0	0,0	0,0	0,0	0,0
Tafelspitz mit Meerrettichsoße	Portion/en	400,0	628,0	50,8	40,0	16,1	1,3	2,6
Tafelwasser mit Kohlensäure	Glas/Gläser	200,0	0,0	0,0	0,0	0,0	0,0	0,0
Tagliatelle grün mit Muscheln	Portion/en	250,0	282,5	15,7	7,7	37,1	3,1	2,9
Tagliatelle mit Pilzsoße	Portion/en	250,0	340,0	11,6	13,5	42,7	3,6	5,7
Tagliatelle mit Schinken	Portion/en	250,0	442,5	20,2	18,5	48,8	4,1	2,7
Tahini aus rohem Sesam	EL	20,0	116,6	3,6	9,6	4,2	0,4	1,0
Tapioka	Portion/en	50,0	174,5	0,3	0,1	42,5	3,5	0,9
Tatar gegart	Portion/en	100,0	145,0	29,9	2,7	0,0	0,0	0,0
Tatar roh	Portion/en	100,0	113,0	21,4	3,0	0,0	0,0	0,0
Taube gegart brutto	Portion/en	150,0	330,0	24,0	26,4	0,0	0,0	0,0
Tee grün	Tasse/n	125,0	0,0	0,1	0,0	0,0	0,0	0,0

Vitamin E mg je Portion	Folsäure gesamt µg je Port.	Vitamin C mg je Portion	Kalzium mg je Portion	Magnesium mg je Portion	Eisen mg je Portion	Jod µg je Portion	gesätt. FS g je Portion	einf. unges. FS g je Port.	mehrf. unges. FS g je Port.	Cholesterin mg je Port.	Saccharose g je Portion	Harnsäure mg je Portion	Slimfaktor
0,0	3,8	0,5	75,0	15,0	0,3	0,5	1,3	0,1	3,1	0,0	0,4	25,0	●
0,1	5,4	0,0	270,0	12,0	0,2	9,0	2,9	1,4	0,2	11,1	0,0	3,0	●
0,2	9,0	0,0	225,0	10,8	0,1	9,0	4,6	2,3	0,3	17,7	0,0	3,0	●
0,3	23,1	0,0	108,0	6,0	0,1	13,8	7,3	3,6	0,4	36,0	0,0	3,0	●
0,1	25,2	1,7	27,0	23,4	0,8	4,0	0,4	0,5	0,5	66,6	0,0	255,6	●
0,1	21,8	1,5	25,5	18,8	0,6	2,6	0,3	0,4	0,4	56,3	0,0	215,3	●
2,6	58,5	9,1	105,0	208,5	2,9	108,7	0,8	0,5	1,7	325,5	0,0	717,0	●
0,0	19,8	0,0	16,5	29,7	0,1	3,3	0,0	0,0	0,0	0,0	0,0	46,2	●
0,0	13,2	0,0	26,4	26,4	0,2	3,3	0,0	0,0	0,0	0,0	0,0	46,2	●
0,1	0,6	0,0	3,6	7,2	0,3	0,7	3,7	4,8	1,2	20,7	0,0	35,7	●
0,1	2,2	0,2	20,0	2,2	0,0	2,2	2,7	1,3	0,2	14,0	0,0	0,0	●
0,5	6,0	0,2	31,0	13,0	0,9	2,0	8,8	4,4	0,8	42,0	16,1	25,0	●
0,8	2,4	0,0	30,0	6,0	0,3	0,3	2,9	2,3	9,0	0,0	0,1	17,4	●
2,1	18,0	0,2	20,3	33,0	0,5	1,9	1,3	4,7	1,9	0,0	0,9	18,3	●
0,2	8,0	30,0	220,0	18,0	0,1	4,0	1,8	0,9	0,1	10,0	0,0	0,0	●
0,2	1,0	0,3	7,8	3,8	0,1	0,5	0,1	0,0	0,0	0,0	0,3	26,8	●
0,0	0,6	0,0	8,7	15,6	0,4	0,8	0,5	0,6	0,1	14,1	0,2	33,0	●
0,0	3,5	1,2	17,5	31,5	0,9	0,7	2,6	2,6	0,3	0,0	0,0	3,5	●
1,1	28,0	8,6	101,5	35,0	3,0	13,3	5,0	4,9	0,9	154,0	0,7	112,0	●
0,2	10,0	8,3	37,5	27,5	0,6	2,5	1,5	1,5	0,2	0,0	0,4	10,0	●
0,7	19,5	5,4	90,0	21,5	1,2	7,7	0,1	0,0	0,2	0,0	1,5	42,5	●
0,2	6,0	3,1	31,5	7,5	0,4	2,7	0,0	0,0	0,1	0,0	0,5	13,5	●
0,2	11,3	3,1	27,4	7,8	0,4	2,5	0,0	0,0	0,1	0,0	0,5	12,2	●
0,4	23,0	11,6	62,0	18,0	1,0	5,5	0,1	0,0	0,1	0,0	1,2	25,0	●
0,3	7,5	0,0	15,0	40,5	1,8	1,8	8,9	12,1	4,1	123,0	0,0	207,0	●
0,5	16,5	1,2	21,0	6,5	0,6	2,5	6,7	7,9	0,8	82,5	0,7	10,5	●
0,3	22,5	2,5	10,0	8,0	2,7	1,4	1,6	0,7	0,3	77,5	0,1	43,5	●
0,0	0,0	0,0	2,3	0,1	0,2	0,0	0,0	0,0	0,0	0,0	0,0	1,4	●
0,3	7,5	18,1	37,5	25,0	0,9	2,5	0,1	0,2	0,2	0,0	19,5	32,5	●
0,0	2,0	2,0	120,0	16,0	0,2	16,0	0,3	0,1	0,0	4,0	0,0	0,0	●
0,0	0,5	0,0	5,0	4,0	0,3	5,0	0,0	0,0	0,0	0,0	0,0	0,0	●
1,0	21,0	22,7	94,5	52,5	3,2	8,4	6,9	7,8	2,3	70,0	1,8	164,5	●
0,0	0,0	0,0	0,1	0,1	0,0	0,0	0,0	0,0	0,0	0,0	0,0	0,0	●
1,2	16,0	27,8	192,0	64,0	4,8	10,0	20,4	15,7	1,6	192,0	1,2	220,0	●
0,0	0,0	0,0	20,0	2,0	0,0	2,0	0,0	0,0	0,0	0,0	0,0	0,0	●
1,8	40,0	10,4	52,5	70,0	5,9	131,3	1,2	4,0	1,5	170,0	0,2	140,0	●
1,2	15,0	2,5	130,0	47,5	1,3	8,8	5,1	5,7	1,6	77,5	0,2	65,0	●
1,4	27,5	0,0	172,5	27,5	2,0	10,3	9,1	6,2	1,5	210,0	0,2	62,5	●
0,8	18,0	0,0	84,0	20,0	0,5	1,0	1,3	3,6	4,2	0,0	0,1	16,0	●
0,0	0,0	0,0	6,0	1,5	0,5	0,0	0,0	0,0	0,0	0,0	0,0	15,0	●
0,5	3,0	0,0	6,0	19,0	3,0	4,5	1,2	1,1	0,1	60,0	0,0	181,0	●
0,5	3,0	0,0	6,0	22,0	2,2	3,0	1,3	1,3	0,1	58,0	0,0	130,0	●
0,6	7,5	0,0	66,0	58,5	2,9	0,0	7,9	10,5	3,5	132,0	0,0	234,0	●
0,0	6,3	0,0	10,0	3,8	0,0	1,3	0,0	0,0	0,0	0,0	0,0	0,0	●

Lebensmittel	Menge	Portionsgröße in Gramm	kcal je Portion	Eiweiß g je Portion	Fett g je Portion	Kohlenhydrate g je Portion	Broteinheiten je Portion	Ballaststoffe g je Portion
Tee schwarz	Tasse/n	125,0	0,0	0,1	0,0	0,0	0,0	0,0
Tee schwarz mit Sahne und Zucker	Tasse/n	125,0	21,3	0,2	1,2	2,5	0,2	0,0
Tee schwarz mit Alkohol	Tasse/n	125,0	18,8	0,1	0,0	0,2	0,0	0,0
Tee schwarz mit Zucker und Zitrone	Tasse/n	125,0	13,8	0,1	0,0	3,2	0,3	0,0
Tee schwarz mit Milch und Zucker	Tasse/n	125,0	12,5	0,2	0,1	2,6	0,2	0,0
Tee schwarz mit Sahne	Tasse/n	125,0	12,5	0,2	1,2	0,1	0,0	0,0
Tee schwarz mit Zucker	Tasse/n	125,0	10,0	0,1	0,0	2,4	0,2	0,0
Tee schwarz mit Milch	Tasse/n	125,0	2,5	0,3	0,1	0,2	0,0	0,0
Teegebäck	Portion/en	50,0	241,0	3,6	12,2	29,2	2,4	1,1
Teewurst	Portion/en	30,0	110,1	4,3	10,4	0,1	0,0	0,0
Teewurst Rügenwalder Art	Portion/en	30,0	88,5	5,4	7,5	0,1	0,0	0,0
Teltower Rübchen frisch	Portion/en	150,0	63,0	2,3	0,2	12,6	1,0	3,8
Tempeh	Portion/en	20,0	30,4	3,8	1,5	0,4	0,0	1,3
Teufelssoße	Portion/en	45,0	69,3	0,5	5,8	3,8	0,3	0,7
Thousand Island Dressing	Portion/en	25,0	117,0	0,8	12,0	1,7	0,1	0,1
Thunfisch gegart netto	Portion/en	150,0	379,5	36,9	25,9	0,0	0,0	0,0
Thunfisch geräuchert	Portion/en	75,0	174,8	17,3	11,8	0,0	0,0	0,0
Thunfisch Konserve in Öl netto	Portion/en	60,0	133,2	12,3	9,4	0,0	0,0	0,0
Thunfisch netto	Portion/en	150,0	333,0	33,0	22,5	0,0	0,0	0,0
Thunfisch paniert	Portion/en	150,0	409,5	29,1	26,7	13,5	1,1	1,0
Thunfisch vom Grill	Portion/en	200,0	522,0	47,2	36,1	2,8	0,2	0,5
Thunfischsalat mit Mayonnaise	Portion/en	100,0	144,0	11,8	9,7	2,4	0,2	0,7
Thunfischsteak gebraten	Portion/en	140,0	354,2	34,4	24,2	0,0	0,0	0,0
Thüringer Rotwurst Konserve	Portion/en	30,0	72,3	7,3	4,8	0,1	0,0	0,0
Thüringer Rotwurst fettarm	Portion/en	30,0	51,9	6,0	3,1	0,1	0,0	0,0
Thymian frisch	Portion/en	5,0	2,4	0,1	0,1	0,4	0,0	0,2
Thymian getrocknet	TL	1,0	2,9	0,1	0,1	0,5	0,0	0,2
Tilsiter 20% F. i. Tr.	Portion/en	30,0	63,3	8,9	3,0	0,0	0,0	0,0
Tilsiter 30% F. i. Tr.	Portion/en	30,0	81,3	8,6	5,2	0,0	0,0	0,0
Tilsiter 40% F. i. Tr.	Portion/en	30,0	90,0	7,4	6,7	0,0	0,0	0,0
Tilsiter 45% F. i. Tr.	Portion/en	30,0	106,2	7,9	8,3	0,0	0,0	0,0
Tintenfisch ganz fritiert	Portion/en	180,0	129,6	25,4	1,6	3,3	0,3	0,0
Tintenfisch gegart	Portion/en	150,0	142,5	27,7	1,7	3,7	0,3	0,0
Tintenfisch im eigenen Saft	Portion/en	300,0	387,0	39,9	21,2	9,6	0,8	0,8
Tintenfisch in Öl netto	Portion/en	60,0	87,6	8,2	5,6	1,1	0,1	0,0
Tintenfisch paniert	Portion/en	280,0	313,6	40,9	5,8	23,1	1,9	1,0
Toast Hawaii	Portion/en	110,0	282,7	12,6	16,3	21,3	1,8	1,4
Toast mit Spargel Schinken und Käse	Portion/en	130,0	206,7	8,4	14,1	11,8	1,0	1,2
Toastbrot Vollkorn	Scheibe/n	30,0	72,3	2,5	1,1	12,9	1,1	2,3
Toastbrot weiß	Scheibe/n	30,0	75,9	2,2	1,0	14,3	1,2	0,9
Toastschnitten mit Schinkencreme	Portion/en	90,0	156,6	6,5	8,0	14,6	1,2	1,0
Toffees	Stück/e	5,0	22,5	0,1	0,9	3,6	0,3	0,0
Tofu fest	Portion/en	100,0	144,0	15,8	8,7	0,6	0,1	0,6
Tofu Seiden	Portion/en	100,0	52,0	5,5	3,2	0,4	0,0	0,4

Vitamin E mg je Portion	Folsäure gesamt µg je Port.	Vitamin C mg je Portion	Kalzium mg je Portion	Magnesium mg je Portion	Eisen mg je Portion	Jod µg je Portion	gesätt. FS g je Portion	einf. unges. FS g je Port.	mehrf. unges. FS g je Port.	Cholesterin mg je Port.	Saccharose g je Portion	Harnsäure mg je Portion	Slimfaktor
0,0	6,3	0,0	10,0	3,8	0,0	1,3	0,0	0,0	0,0	0,0	0,0	0,0	gelb
0,0	6,3	0,0	12,5	3,8	0,0	1,5	0,7	0,4	0,0	3,8	2,4	0,0	gelb
0,0	6,3	0,0	10,0	3,8	0,0	1,1	0,0	0,0	0,0	0,0	0,0	0,0	gelb
0,0	6,3	1,1	10,0	5,0	0,0	1,1	0,0	0,0	0,0	0,0	3,0	1,3	gelb
0,0	6,3	0,1	13,8	3,8	0,0	1,5	0,1	0,0	0,0	0,0	2,4	0,0	gelb
0,0	6,3	0,0	12,5	3,8	0,0	1,6	0,7	0,4	0,0	3,8	0,0	0,0	gelb
0,0	6,3	0,0	10,0	3,8	0,0	1,3	0,0	0,0	0,0	0,0	2,4	0,0	gelb
0,0	6,3	0,1	15,0	3,8	0,0	1,5	0,1	0,0	0,0	0,0	0,0	0,0	gelb
2,5	4,0	0,0	13,5	8,0	0,6	1,2	3,1	5,5	2,9	27,5	9,3	11,5	rot
0,1	0,6	0,0	3,0	6,6	0,3	0,3	3,8	4,9	1,2	18,0	0,0	25,8	rot
0,1	0,6	0,0	3,3	7,2	0,4	0,3	2,7	3,5	0,8	19,8	0,0	36,6	rot
0,1	139,5	15,0	43,5	37,5	1,4	0,6	0,0	0,0	0,1	0,0	11,6	30,0	grün
0,2	31,2	0,0	28,4	46,0	1,0	0,5	0,2	0,3	0,9	0,0	0,4	22,0	grün
4,0	2,7	10,0	8,6	5,4	0,3	0,7	0,7	1,3	3,6	0,0	0,4	11,7	gelb
7,6	2,3	3,1	6,0	3,8	0,1	0,3	1,4	2,7	7,4	0,0	0,8	1,3	rot
1,9	18,0	1,0	49,5	54,0	1,5	57,0	7,9	6,7	8,7	121,5	0,0	252,0	rot
0,9	9,0	0,5	24,0	25,5	0,7	41,4	3,6	3,0	4,0	54,8	0,0	117,8	rot
5,0	6,0	0,4	18,0	18,6	0,5	25,6	1,8	2,2	4,8	41,4	0,0	88,8	rot
1,8	22,5	1,5	43,5	51,0	1,5	75,0	6,9	5,8	7,6	105,0	0,0	225,0	rot
1,8	25,5	3,8	54,0	45,0	1,6	41,3	10,1	7,4	6,5	171,0	0,6	181,5	rot
4,6	26,0	7,5	100,0	86,0	2,6	107,0	10,4	9,3	13,0	148,0	0,5	320,0	rot
1,1	11,0	3,4	37,0	24,0	0,8	27,0	3,3	2,7	2,7	37,0	0,6	93,0	rot
1,7	16,8	1,0	46,2	50,4	1,4	53,2	7,4	6,3	8,1	113,4	0,0	235,2	rot
0,1	3,6	0,1	3,3	9,0	2,2	0,8	1,8	2,2	0,5	28,2	0,0	58,5	rot
0,1	3,0	0,1	2,7	7,8	2,2	0,7	1,1	1,4	0,3	24,3	0,0	49,5	rot
0,0	0,0	0,0	15,4	1,8	1,0	0,1	0,0	0,0	0,0	0,0	0,1	1,1	grün
0,0	0,0	0,0	18,9	2,2	1,2	0,1	0,0	0,0	0,0	0,0	0,1	1,3	gelb
0,1	5,4	0,0	300,0	12,0	0,2	9,0	1,8	0,9	0,1	7,2	0,0	3,0	rot
0,1	10,2	0,0	255,0	12,0	0,1	9,0	3,1	1,6	0,2	11,1	0,0	3,0	rot
0,2	9,0	0,0	240,0	12,0	0,1	9,0	4,1	2,0	0,2	15,6	0,0	3,0	rot
0,2	9,0	0,0	225,0	11,1	0,1	9,0	5,0	2,5	0,3	28,5	0,0	3,0	rot
3,5	16,2	4,8	63,0	55,8	3,5	32,9	0,5	0,2	0,6	201,6	0,0	176,4	gelb
3,9	18,0	5,4	72,0	55,5	3,3	23,4	0,6	0,2	0,6	225,0	0,0	192,0	rot
7,7	30,0	12,1	123,0	93,0	5,8	52,5	3,7	13,5	2,7	309,0	0,5	279,0	rot
4,9	4,8	1,6	21,6	17,4	1,0	9,7	0,7	1,2	3,4	67,8	0,0	59,4	rot
6,0	39,2	11,5	112,0	86,8	5,1	33,0	2,4	1,2	1,3	366,8	0,1	266,0	rot
0,5	8,8	3,7	206,8	23,1	0,8	10,3	9,5	5,0	0,8	47,3	2,1	47,3	rot
1,5	19,5	4,3	61,1	27,3	1,3	7,2	7,6	4,5	0,9	104,0	1,2	50,7	rot
0,5	17,7	0,0	13,5	25,2	0,9	1,3	0,4	0,3	0,3	0,0	0,5	22,8	dunkelgrün
0,2	7,5	0,0	9,9	3,9	0,3	1,0	0,3	0,3	0,3	0,0	0,4	14,4	rot
1,3	11,7	0,7	32,4	12,6	1,0	2,7	2,4	3,4	1,6	73,8	0,5	32,4	rot
0,0	0,0	0,0	4,8	1,3	0,1	0,0	0,5	0,3	0,0	0,0	3,6	0,0	rot
0,6	84,0	0,0	159,0	50,0	2,5	1,3	1,3	1,6	5,3	0,0	0,6	65,0	rot
0,4	44,0	0,0	94,0	30,0	1,2	0,7	0,5	0,6	1,9	0,0	0,4	35,0	gelb

Lebensmittel	Menge	Portionsgröße in Gramm	kcal je Portion	Eiweiß g je Portion	Fett g je Portion	Kohlenhydrate g je Portion	Broteinheiten je Portion	Ballaststoffe g je Portion
Tokayer	Glas/Gläser	50,0	76,0	0,1	0,0	11,3	0,9	0,0
Tomate brutto	Stück/e	60,0	9,6	0,5	0,1	1,5	0,1	0,5
Tomate gegart	Portion/en	150,0	30,0	1,6	0,4	4,4	0,4	1,6
Tomate Konservenetto	Portion/en	150,0	22,5	1,3	0,3	3,0	0,3	1,4
Tomaten Chutney	Portion/en	20,0	21,0	0,2	0,0	4,7	0,4	0,2
Tomaten gefüllt mit Hackfleisch	Portion/en	250,0	315,0	24,6	18,2	13,1	1,1	2,0
Tomaten gefüllt mit Schafskäse u. Oliven	Portion/en	250,0	300,0	14,8	24,5	5,1	0,4	2,0
Tomaten Gurkensalat mit Joghurtsoße	Portion/en	120,0	44,4	1,2	2,7	3,3	0,3	0,9
Tomaten Thunfisch Salat	Portion/en	100,0	144,0	6,5	11,8	2,9	0,2	0,9
Tomatencremesuppe	Teller	300,0	198,0	11,7	13,0	8,5	0,7	3,1
Tomatengemüse mitKräutern	Portion/en	250,0	95,0	2,5	6,0	7,3	0,6	2,6
Tomatenketchup	Portion/en	20,0	22,0	0,4	0,1	4,8	0,4	0,2
Tomatenmark	EL	15,0	11,1	0,7	0,0	1,9	0,2	0,4
Tomatenpaprika	Portion/en	50,0	14,5	0,5	0,2	2,4	0,2	1,2
Tomatenpüree	EL	15,0	11,1	0,7	0,0	1,9	0,2	0,4
Tomatenreis	Portion/en	250,0	307,5	6,4	16,0	34,1	2,8	1,8
Tomatensaft	Glas/Gläser	200,0	30,0	1,6	0,3	4,2	0,4	0,2
Tomatensalat mit Dressing	Portion/en	130,0	72,8	1,2	5,3	4,6	0,4	1,3
Tomatensoße italienisch	Portion/en	60,0	45,0	1,6	2,5	3,8	0,3	0,9
Tomatensuppe gebunden	Teller	350,0	196,0	10,1	7,0	22,4	1,9	1,8
Tomatensuppe klar	Teller	300,0	75,0	5,7	5,0	1,8	0,1	0,3
Tomatensuppe mit Reis	Teller	350,0	290,5	7,8	19,6	20,8	1,7	2,1
Topfenpalatschinken	Stück/e	250,0	487,5	14,2	23,1	54,9	4,6	1,0
Topfenstrudel	Portion/en	250,0	540,0	20,2	17,0	74,8	6,2	3,4
Topinambur	Portion/en	200,0	62,0	4,9	0,8	8,0	0,7	25,0
Tortenboden Mürbeteig	Stück/e	120,0	610,8	7,8	33,7	69,3	5,8	2,5
Tortencremepulver Schokolade	TL	2,0	7,6	0,0	0,0	1,8	0,2	0,0
Tortengusspulver	TL	2,0	7,0	0,0	0,0	1,7	0,1	0,0
Trappisten 45% F. i. Tr.	Portion/en	30,0	101,4	7,3	8,0	0,0	0,0	0,0
Traubenkernöl	EL	12,0	105,5	0,0	11,9	0,0	0,0	0,0
Traubennektar rot, weiß	Glas/Gläser	200,0	150,0	0,6	0,2	35,5	3,0	0,0
Traubensaft i.D.	Glas/Gläser	200,0	140,0	1,3	0,5	31,1	2,6	0,0
Traubentorte Sandteig	Stück/e	120,0	186,0	3,3	7,4	26,0	2,2	0,9
Traubenzucker	TL	5,0	20,3	0,0	0,0	5,0	0,4	0,0
Trockenhefe	TL	1,0	2,9	0,4	0,0	0,3	0,0	0,2
Trüffel frisch	Portion/en	100,0	48,0	5,5	0,6	7,4	0,6	16,5
Trüffel getrocknet	TL	5,0	7,0	0,8	0,1	1,1	0,1	2,4
Trüffel Konserve netto	Portion/en	100,0	46,0	5,4	0,6	6,8	0,6	16,6
Trüffelleberwurst	Portion/en	30,0	96,3	4,5	8,6	0,5	0,0	0,2
Trüffeltorte	Stück/e	100,0	371,0	6,6	16,6	48,5	4,0	3,7
Tutti Frutti mit Flammeri	Portion/en	250,0	270,0	7,8	6,2	40,7	3,4	2,2
Tzatziki	Portion/en	150,0	72,0	3,2	4,2	4,5	0,4	0,2
Vanillecreme	Portion/en	200,0	274,0	6,1	8,9	41,6	3,5	0,1
Vanilleeis	Portion/en	100,0	178,0	4,2	8,7	20,5	1,7	0,0

Vitamin E mg je Portion	Folsäure gesamt µg je Port.	Vitamin C mg je Portion	Kalzium mg je Portion	Magnesium mg je Portion	Eisen mg je Portion	Jod µg je Portion	gesätt. FS g je Portion	einf. unges. FS g je Port.	mehrf. unges. FS g je Port.	Cholesterin mg je Port.	Saccharose g je Portion	Harnsäure mg je Portion	Slimfaktor
0,0	0,5	0,0	5,0	4,0	0,3	5,0	0,0	0,0	0,0	0,0	0,0	0,0	
0,5	22,2	14,0	7,8	7,2	0,3	1,0	0,0	0,0	0,1	0,0	0,1	6,0	
1,5	36,0	22,8	24,0	22,5	0,8	3,8	0,1	0,1	0,2	0,0	0,2	18,0	
1,2	12,0	9,4	24,0	16,5	0,5	4,7	0,1	0,0	0,1	0,0	0,1	16,5	
0,1	3,6	2,3	3,4	2,6	0,1	0,2	0,0	0,0	0,0	0,0	3,8	2,4	
1,6	42,5	24,6	40,0	47,5	2,7	5,5	7,5	7,8	1,7	95,0	0,5	157,5	
2,4	65,0	29,0	385,0	42,5	1,8	23,0	10,7	10,7	1,8	35,0	0,3	42,5	
2,0	31,2	17,4	31,2	14,4	0,6	3,0	0,3	0,6	1,6	0,0	0,6	9,6	
1,6	22,0	13,1	29,0	18,0	0,7	15,6	2,4	6,5	2,1	19,0	0,7	49,0	
1,3	33,0	22,8	78,0	36,0	2,6	12,6	6,9	4,5	0,7	54,0	2,4	81,0	
2,7	50,0	43,9	45,0	35,0	1,4	5,8	0,9	3,9	0,8	0,0	0,5	30,0	
0,1	0,2	0,4	5,0	3,8	0,2	0,2	0,0	0,0	0,0	0,0	0,2	15,6	
0,8	8,1	5,7	7,2	7,2	0,2	0,6	0,0	0,0	0,0	0,0	0,1	13,7	
0,9	8,0	22,5	5,5	7,0	0,2	0,5	0,0	0,0	0,1	0,0	0,3	5,0	
0,8	8,1	5,7	7,2	7,2	0,2	0,6	0,0	0,0	0,0	0,0	0,1	13,7	
6,9	30,0	17,5	115,0	42,5	1,0	6,5	4,9	4,0	6,3	15,0	0,3	47,5	
1,6	32,0	19,8	28,0	26,0	0,9	4,0	0,1	0,1	0,2	0,0	0,2	20,0	
4,0	42,9	26,5	22,1	16,9	0,6	2,2	0,6	1,2	3,2	0,0	1,3	13,0	
0,8	10,2	6,8	27,6	14,4	1,0	1,0	0,6	1,4	0,3	0,6	0,8	15,0	
1,9	28,0	17,1	129,5	52,5	1,0	7,4	3,5	2,5	0,4	10,5	1,9	38,5	
0,2	6,0	3,7	15,0	30,0	0,2	0,6	2,2	2,1	0,3	0,0	0,0	3,0	
2,0	49,0	30,3	59,5	49,0	1,2	6,7	12,9	4,6	0,8	31,5	0,3	38,5	
1,1	42,5	1,2	200,0	25,0	1,3	17,8	12,5	7,4	1,4	225,0	34,0	17,5	
2,0	50,0	1,1	137,5	30,0	2,4	14,3	7,7	5,4	2,2	230,0	16,2	42,5	
0,4	70,0	8,0	20,0	40,0	7,4	0,2	0,2	0,0	0,4	0,0	2,0	28,0	
6,7	10,8	0,0	31,2	18,0	1,8	2,4	8,6	15,1	8,0	127,2	25,0	25,2	
0,0	0,0	0,0	0,3	0,1	0,0	0,0	0,0	0,0	0,0	0,0	0,0	0,0	
0,0	0,0	0,0	0,0	0,0	0,0	0,0	0,0	0,0	0,0	0,0	0,0	0,0	
0,2	9,0	0,0	225,0	11,1	0,1	9,0	4,9	2,4	0,3	18,6	0,0	3,0	
3,8	0,0	0,0	0,0	0,0	0,0	0,0	1,1	1,9	8,4	0,0	0,0	0,0	
0,7	4,0	2,2	22,0	10,0	0,6	4,0	0,1	0,0	0,1	0,0	21,7	22,0	
1,3	6,0	4,9	36,0	18,0	1,0	2,0	0,2	0,0	0,2	0,0	3,5	42,0	
1,3	8,4	2,1	38,4	13,2	0,9	3,8	3,6	2,6	0,6	73,2	8,1	19,2	
0,0	0,0	0,0	0,1	0,0	0,0	0,0	0,0	0,0	0,0	0,0	0,0	0,0	
0,0	40,0	0,0	0,8	2,3	0,2	0,0	0,0	0,0	0,0	0,0	0,0	12,0	
0,1	25,0	5,0	24,0	24,0	3,5	45,0	0,1	0,0	0,3	0,0	0,2	50,0	
0,0	1,9	0,3	3,3	3,2	0,4	6,2	0,0	0,0	0,0	0,0	0,0	7,2	
0,1	6,0	1,1	28,0	24,0	3,1	47,1	0,1	0,0	0,3	0,0	0,2	55,0	
0,1	15,6	6,7	3,9	6,3	2,1	1,0	3,1	3,9	1,0	46,5	0,0	41,1	
0,8	11,0	0,0	52,0	52,0	2,2	4,1	9,1	5,4	0,9	119,0	34,7	16,0	
1,0	22,5	26,5	132,5	32,5	1,5	9,3	2,6	2,1	0,7	132,5	15,7	25,0	
0,4	16,5	4,3	120,0	15,0	0,3	7,8	1,2	2,4	0,4	4,5	0,1	3,0	
0,3	10,0	1,4	196,0	20,0	0,5	12,0	5,2	2,7	0,4	50,0	20,9	0,0	
0,7	17,0	1,1	89,0	10,0	0,7	6,9	4,4	2,9	0,6	125,0	16,1	1,0	

Lebensmittel	Menge	Portionsgröße in Gramm	kcal je Portion	Eiweiß g je Portion	Fett g je Portion	Kohlenhydrate g je Portion	Broteinheiten je Portion	Ballaststoffe g je Portion
Vanilleeis mit heißen Himbeeren	Portion/en	200,0	228,0	3,3	11,2	27,4	2,3	3,0
Vanilleflammeri	Portion/en	250,0	310,0	9,2	10,6	43,6	3,6	0,2
Vanillekipferl	Portion/en	50,0	245,5	3,6	15,6	22,9	1,9	1,8
Vanillemürbchen	Portion/en	50,0	265,0	2,7	17,6	24,2	2,0	0,9
Vanillepudding	Portion/en	250,0	315,0	7,8	8,0	52,2	4,4	0,1
Vanillequarkspeise	Portion/en	250,0	310,0	17,8	4,0	49,0	4,1	0,0
Vanilleschote	TL	1,0	2,7	0,0	0,0	0,6	0,0	0,2
Vanillesoße	Portion/en	60,0	57,6	2,3	2,2	6,9	0,6	0,0
Vanillesuppe	Teller	320,0	345,6	9,5	10,2	52,8	4,4	0,2
Vanillezucker	TL	5,0	20,3	0,0	0,0	5,0	0,4	0,0
Vanillin natürlich / naturidentisch	TL	1,0	0,2	0,0	0,0	0,0	0,0	0,0
Vanillinzucker	TL	5,0	20,3	0,0	0,0	5,0	0,4	0,0
Vegetarische Bratlinge Trockenprodukt	Portion/en	30,0	89,4	5,6	0,6	15,1	1,3	3,5
Vegetarische Pastete mit Pilzen	Portion/en	25,0	47,8	1,4	3,0	3,8	0,3	0,7
Vegetarische Pastete	Portion/en	20,0	42,4	2,3	2,3	3,2	0,3	0,7
Vegetarische Ravioli	Portion/en	150,0	288,0	29,3	4,4	32,0	2,7	7,5
Vegetarisches Schmalz	Portion/en	20,0	145,8	0,4	15,9	0,8	0,1	0,4
Vegetarisches Gulasch Konserve	Portion/en	200,0	156,0	20,1	5,1	7,1	0,6	6,1
Venusmuschel	Portion/en	100,0	77,0	11,1	0,9	5,9	0,5	0,0
Venusmuschel Konserve netto	Portion/en	65,0	49,4	7,1	0,6	3,8	0,3	0,0
Vogelbeere gegart	Portion/en	125,0	128,8	1,9	2,6	26,2	2,2	7,9
Vogelbeere netto	Portion/en	125,0	123,8	1,9	2,5	25,4	2,1	7,5
Vogelbeerkonfitüre	Portion/en	25,0	73,3	0,1	0,2	17,6	1,5	0,6
Vollkornbrot	Scheibe/n	50,0	94,0	3,2	0,5	18,8	1,6	4,3
Vollkornbrot mit Leinsamen	Scheibe/n	50,0	97,5	3,6	1,1	18,0	1,5	4,9
Vollkornbrot mit Ölsamen	Scheibe/n	50,0	102,0	3,6	1,5	18,3	1,5	4,3
Vollkornbrot mit Sesam	Scheibe/n	50,0	101,5	3,5	1,5	18,2	1,5	4,4
Vollkornbrötchen mit Rosinen	Stück/e	60,0	136,8	4,5	0,9	27,1	2,3	3,9
Vollkornbrötchen	Stück/e	60,0	133,2	4,8	0,9	26,0	2,2	4,0
Vollkornbrötchen mit Zwiebeln	Stück/e	60,0	129,0	4,6	0,9	25,2	2,1	3,9
Vollkornbrötchen mit Ölsamen	Stück/e	60,0	142,2	5,2	2,2	25,1	2,1	4,0
Vollkornkeks	Portion/en	50,0	235,5	5,7	12,1	25,9	2,2	4,2
Vollkornkeks mit Nüssen	Portion/en	50,0	243,5	5,9	15,9	19,7	1,6	4,5
Vollkornnudeln mit Ei gegart	Portion/en	125,0	173,8	7,2	1,3	32,6	2,7	6,5
Vollkornnudeln mit Ei roh	Portion/en	50,0	166,5	6,3	2,1	30,2	2,5	5,1
Vollkornnudeln roh	Portion/en	60,0	193,8	8,0	1,5	36,4	3,0	6,9
Vollkornpizza Tomaten Zwiebeln Oliven	Portion/en	250,0	392,5	7,8	24,2	35,2	2,9	6,2
Vorzugsmilch	Glas/Gläser	200,0	134,0	6,6	7,6	9,6	0,8	0,0
Wacholder frisch	Portion/en	5,0	2,1	0,2	0,0	0,3	0,0	0,2
Wacholderschnaps	Glas/Gläser	20,0	42,0	0,0	0,0	0,0	0,0	0,0
Wachsbohne gegart	Portion/en	150,0	48,0	2,5	0,3	8,2	0,7	4,6
Wachsbohne gesäuert	Portion/en	50,0	8,0	0,4	0,1	1,3	0,1	0,7
Wachsbohne Konserve netto	Portion/en	150,0	39,0	2,4	0,3	6,5	0,5	4,3
Wachsbohne netto	Portion/en	150,0	48,0	2,6	0,3	8,3	0,7	4,5

Vitamin E mg je Portion	Folsäure gesamt µg je Port.	Vitamin C mg je Portion	Kalzium mg je Portion	Magnesium mg je Portion	Eisen mg je Portion	Jod µg je Portion	gesätt. FS g je Portion	einf. unges. FS g je Port.	mehrf. unges. FS g je Port.	Cholesterin mg je Port.	Saccharose g je Portion	Harnsäure mg je Portion	Slimfaktor
0,7	8,0	4,3	120,0	24,0	0,6	10,2	6,7	3,4	0,5	34,0	19,0	8,0	
0,6	15,0	1,7	245,0	27,5	0,8	16,0	5,6	3,4	0,6	125,0	19,3	0,0	
2,5	7,0	0,1	30,5	21,0	0,9	1,0	6,9	6,4	1,4	75,5	12,0	9,5	
0,5	2,0	0,1	17,0	6,0	0,4	1,8	10,6	5,3	0,7	50,5	7,6	9,0	
0,3	10,0	1,7	250,0	25,0	0,6	14,8	4,6	2,5	0,4	55,0	25,2	0,0	
0,1	35,0	1,6	255,0	25,0	0,7	18,0	2,4	1,2	0,2	15,0	31,6	0,0	
0,0	0,0	0,0	12,3	0,6	0,4	0,1	0,0	0,0	0,0	0,0	0,1	0,4	
0,2	4,2	0,4	52,2	6,0	0,2	3,5	1,1	0,8	0,2	37,2	3,8	0,0	
0,2	9,6	2,4	339,2	35,2	0,4	20,2	6,1	3,1	0,4	51,2	22,5	0,0	
0,0	0,0	0,0	0,1	0,0	0,0	0,0	0,0	0,0	0,0	0,0	5,0	0,0	
0,0	0,0	0,0	0,0	0,0	0,0	0,0	0,0	0,0	0,0	0,0	0,0	0,0	
0,0	0,0	0,0	0,1	0,0	0,0	0,0	0,0	0,0	0,0	0,0	5,0	0,0	
0,3	25,2	1,8	26,7	38,7	1,7	26,7	0,1	0,1	0,2	0,0	0,7	43,2	
0,5	4,3	0,6	36,8	5,3	0,2	5,4	2,1	0,3	0,5	0,0	0,0	9,0	
1,0	5,2	0,2	14,8	12,6	0,9	2,5	0,8	0,3	1,0	0,0	0,1	77,8	
1,1	78,0	0,9	105,0	97,5	4,7	41,0	0,7	1,3	1,8	0,0	0,5	127,5	
2,5	2,4	0,4	14,4	7,4	0,2	2,1	5,4	6,6	3,3	0,8	0,1	2,8	
1,8	92,0	9,9	106,0	92,0	4,2	22,0	2,4	1,0	1,4	4,0	1,3	108,0	
0,5	17,0	0,6	69,0	50,0	7,5	120,0	0,3	0,1	0,3	150,0	0,0	330,0	
0,2	7,2	0,2	41,6	29,3	4,1	66,2	0,2	0,1	0,2	96,9	0,0	211,9	
0,7	6,3	73,3	56,3	21,3	2,4	1,4	0,2	0,3	1,6	0,0	0,5	20,0	
0,6	10,0	122,5	52,5	21,3	2,5	1,3	0,2	0,3	1,5	0,0	0,5	18,8	
0,0	0,0	0,9	4,0	1,5	0,2	0,0	0,0	0,0	0,1	0,0	15,8	1,5	
0,5	18,0	0,0	10,5	28,0	1,3	2,2	0,1	0,1	0,2	0,0	0,3	28,5	
0,5	17,5	0,0	15,0	34,0	1,4	2,3	0,1	0,2	0,6	0,0	0,3	29,5	
1,3	19,5	0,0	12,0	35,0	1,4	2,4	0,2	0,3	0,8	0,0	0,3	30,5	
0,5	19,5	0,0	25,5	34,0	1,5	2,3	0,2	0,4	0,7	0,0	0,3	29,0	
0,7	12,6	0,0	18,6	52,8	1,5	2,0	0,1	0,1	0,4	0,0	0,3	40,2	
0,8	13,8	0,0	18,6	57,0	1,6	2,1	0,1	0,1	0,4	0,0	0,3	37,8	
0,7	13,8	0,2	18,6	55,2	1,6	2,0	0,1	0,1	0,4	0,0	0,3	36,6	
1,8	15,6	0,0	20,4	64,8	1,7	2,4	0,3	0,4	1,2	0,0	0,3	40,2	
7,8	12,0	0,2	20,0	43,0	2,1	8,5	1,4	2,6	7,3	0,0	0,3	27,5	
9,2	13,5	0,1	35,0	44,0	1,5	1,6	1,7	6,2	7,2	0,0	0,7	28,0	
0,1	16,3	0,0	17,5	57,5	1,7	1,1	0,2	0,2	0,6	0,0	0,3	42,5	
0,8	23,0	0,0	20,5	63,5	1,9	2,0	0,4	0,5	0,7	37,0	0,3	41,5	
0,2	24,0	0,0	20,4	72,0	2,3	1,1	0,2	0,2	0,7	0,0	0,4	48,0	
4,7	65,0	23,3	92,5	90,0	2,9	8,0	4,0	16,2	2,7	2,5	0,7	57,5	
0,3	12,0	3,4	240,0	24,0	0,1	15,0	4,6	2,3	0,3	28,0	0,0	0,0	
0,1	1,5	2,3	7,5	1,5	0,1	0,2	0,0	0,0	0,0	0,0	0,0	0,8	
0,0	0,0	0,0	0,0	0,0	0,0	0,0	0,0	0,0	0,0	0,0	0,0	0,0	
0,8	28,5	19,2	75,0	40,5	1,6	1,7	0,1	0,0	0,2	0,0	0,5	70,5	
0,1	5,0	3,7	12,0	7,0	0,2	1,0	0,0	0,0	0,0	0,0	0,1	10,5	
0,7	10,5	8,1	67,5	33,0	1,2	2,4	0,1	0,0	0,1	0,0	0,4	66,0	
0,7	51,0	31,5	67,5	40,5	1,7	0,9	0,1	0,0	0,2	0,0	0,5	63,0	

Lebensmittel	Menge	Portionsgröße in Gramm	kcal je Portion	Eiweiß g je Portion	Fett g je Portion	Kohlenhydrate g je Portion	Broteinheiten je Portion	Ballaststoffe g je Portion
Wachtel	Portion/en	150,0	262,5	33,6	14,3	0,0	0,0	0,0
Waffelkekse	Stück/e	50,0	277,0	3,1	20,4	20,8	1,7	0,4
Waffeln gebacken	Portion/en	150,0	631,5	7,2	46,3	47,5	4,0	1,0
Waldorfsalat mit Mayonnaise	Portion/en	100,0	101,0	1,6	7,2	7,2	0,6	2,8
Waldpilz	Portion/en	100,0	15,0	2,1	0,7	0,1	0,0	7,6
Walnuss netto	Portion/en	20,0	130,8	2,9	12,5	2,1	0,2	1,2
Walnussöl	EL	12,0	105,5	0,0	11,9	0,0	0,0	0,0
Wasserkastanie	Portion/en	60,0	38,4	0,8	0,1	8,4	0,7	2,2
Wassermelone netto	Portion/en	125,0	47,5	0,8	0,3	10,4	0,9	0,3
Weichkaramellen Bonbons	Stück/e	5,0	22,5	0,1	0,9	3,6	0,3	0,0
Weichkäse 30% F. i. Tr.	Portion/en	30,0	62,7	6,9	3,9	0,0	0,0	0,0
Weichkäse 40% F. i. Tr.	Portion/en	30,0	80,1	6,6	6,0	0,0	0,0	0,0
Weichkäse 45% F. i. Tr.	Portion/en	30,0	82,5	6,0	6,5	0,0	0,0	0,0
Weichkäse 50% F. i. Tr.	Portion/en	30,0	93,6	6,3	7,7	0,0	0,0	0,0
Weichkäse 60% F. i. Tr.	Portion/en	30,0	108,6	5,0	10,0	0,0	0,0	0,0
Weichkäse 70% F. i. Tr.	Portion/en	30,0	122,4	4,0	12,0	0,0	0,0	0,0
Weihnachtsgewürzmischung	TL	1,0	3,3	0,1	0,1	0,5	0,0	0,1
Weinbrand	Glas/Gläser	20,0	47,4	0,0	0,0	0,4	0,0	0,0
Weinbrandbohne	Stück/e	12,0	46,4	0,2	0,7	8,2	0,7	0,3
Weinbrandkirsche	Stück/e	12,0	40,2	0,2	0,7	7,3	0,6	0,3
Weincreme	Portion/en	200,0	292,0	5,1	15,2	32,7	2,7	0,7
Weingelee	Portion/en	250,0	340,0	6,7	0,0	76,0	6,3	0,0
Weingelee mit Früchten	Portion/en	250,0	265,0	4,7	0,2	53,4	4,4	1,6
Weingelee mit Ananas	Portion/en	250,0	272,5	7,5	0,1	50,7	4,2	0,6
Weinkäse 45% F. i. Tr.	Portion/en	30,0	86,7	6,2	6,9	0,0	0,0	0,0
Weinkäse 50% F. i. Tr.	Portion/en	30,0	92,7	5,8	7,8	0,0	0,0	0,0
Weinkäse 60% F. i. Tr.	Portion/en	30,0	113,1	5,1	10,4	0,0	0,0	0,0
Weinkraut geschmort	Portion/en	250,0	125,0	2,5	5,8	15,0	1,3	6,2
Weinsauerkraut frisch	Portion/en	150,0	25,5	2,3	0,5	1,2	0,1	5,3
Weinschaumsoße	Portion/en	60,0	77,4	1,4	2,5	6,6	0,6	0,0
Weinsoße	Portion/en	60,0	113,4	2,2	7,2	9,6	0,8	0,0
Weinsoße von weißer Grundsoße	Portion/en	60,0	41,4	1,2	2,8	3,0	0,3	0,4
Weinsuppe	Teller	300,0	99,0	0,6	0,3	22,4	1,9	1,5
Weintraube	Portion/en	125,0	88,8	0,9	0,4	19,5	1,6	1,0
Weißbrot	Scheibe/n	30,0	70,5	2,1	0,4	14,4	1,2	0,9
Weißbrot mit Ölsamen	Scheibe/n	30,0	75,3	2,3	1,0	13,9	1,2	0,9
Weißbrotwürfel geröstet	Portion/en	30,0	113,1	1,6	7,3	10,5	0,9	0,7
Weiße Bohnen in Tomatensoße	Portion/en	250,0	145,0	9,1	3,2	19,3	1,6	7,1
Weiße Rübe gegart	Portion/en	150,0	31,5	1,4	0,3	5,2	0,4	5,2
Weiße Rübe netto	Portion/en	150,0	39,0	1,5	0,3	7,0	0,6	5,2
Weißherbst	Glas/Gläser	130,0	114,4	0,1	0,0	3,2	0,3	0,0
Weißkohl gegart	Portion/en	150,0	30,0	1,9	0,3	4,5	0,4	4,3
Weißkohl Möhrensalat mit Dressing	Portion/en	120,0	54,0	2,5	2,4	5,0	0,4	3,0
Weißkohl netto	Portion/en	150,0	37,5	2,1	0,3	6,2	0,5	4,4

Vitamin E mg je Portion	Folsäure gesamt µg je Port.	Vitamin C mg je Portion	Kalzium mg je Portion	Magnesium mg je Portion	Eisen mg je Portion	Jod µg je Portion	gesätt. FS g je Portion	einf. unges. FS g je Port.	mehrf. unges. FS g je Port.	Cholesterin mg je Port.	Saccharose g je Portion	Harnsäure mg je Portion	Slimfaktor
1,1	12,0	0,0	22,5	46,5	6,0	0,6	3,6	6,1	3,8	66,0	0,0	225,0	🔴
0,8	5,5	0,1	29,5	5,5	0,6	3,5	11,8	6,3	1,0	120,0	7,1	3,5	🔴
1,6	22,5	0,4	57,0	12,0	1,5	7,4	26,7	14,3	2,2	279,0	15,6	9,0	🔴
1,3	12,0	9,0	48,0	14,0	0,8	3,6	3,0	2,8	1,0	18,0	2,3	21,0	🟢
0,1	25,0	5,0	4,0	13,0	0,9	10,0	0,2	0,0	0,4	0,0	0,0	50,0	🟢
1,2	15,4	0,5	17,4	26,0	0,5	0,6	1,3	2,0	8,5	0,0	1,4	5,0	🔴
0,4	0,0	0,0	0,0	0,0	0,0	0,0	1,3	1,9	8,2	0,1	0,0	0,0	🔴
0,1	30,0	2,7	4,8	13,2	0,4	0,5	0,0	0,1	0,0	0,0	1,7	0,0	🟢
0,1	6,3	7,5	13,8	3,8	0,5	1,3	0,1	0,0	0,1	0,0	2,9	25,0	🟡
0,0	0,0	0,0	4,8	1,3	0,1	0,0	0,5	0,3	0,0	0,0	3,6	0,0	🔴
0,1	26,1	0,0	180,0	6,0	0,1	6,0	2,4	1,2	0,1	10,5	0,0	3,0	🔴
0,1	25,5	0,0	135,0	6,0	0,1	6,0	3,6	1,8	0,2	13,8	0,0	3,0	🔴
0,1	15,0	0,0	120,0	6,0	0,1	6,0	4,0	2,0	0,2	16,2	0,0	3,0	🔴
0,2	24,0	0,0	105,0	6,0	0,1	6,0	4,6	2,3	0,3	21,6	0,0	3,0	🔴
0,3	18,0	0,0	84,0	4,8	0,1	6,0	6,0	3,0	0,4	27,9	0,0	3,0	🔴
0,4	15,0	0,0	75,0	3,9	0,1	6,0	7,3	3,6	0,4	33,6	0,0	3,0	🔴
0,0	0,0	0,2	5,1	1,7	0,3	0,1	0,0	0,1	0,0	0,0	0,1	0,5	🟡
0,0	0,0	0,0	0,0	0,2	0,0	0,0	0,0	0,0	0,0	0,0	0,1	0,0	🔴
0,0	0,4	0,0	1,0	3,4	0,1	0,0	0,4	0,2	0,0	0,0	8,2	0,6	🔴
0,0	0,5	0,4	1,4	3,6	0,1	0,0	0,4	0,2	0,0	0,0	7,0	1,0	🔴
1,0	16,0	11,7	66,0	20,0	1,3	12,6	8,5	4,8	0,9	124,0	22,4	10,0	🔴
0,0	2,5	2,2	22,5	22,5	1,4	18,8	0,0	0,0	0,0	0,0	75,2	2,5	🔴
0,3	12,5	16,3	22,5	17,5	0,7	8,3	0,0	0,0	0,1	0,0	47,0	15,0	🔴
0,0	2,5	2,3	17,5	12,5	0,6	9,5	0,0	0,0	0,0	0,0	48,8	10,0	🔴
0,2	15,0	0,0	105,0	6,0	0,1	6,0	4,2	2,1	0,3	16,2	0,0	3,0	🔴
0,2	15,0	0,0	90,0	6,0	0,1	6,0	4,7	2,4	0,3	18,3	0,0	3,0	🔴
0,3	15,0	0,0	90,0	6,0	0,1	6,0	6,3	3,1	0,4	24,3	0,0	3,0	🔴
3,2	95,0	60,9	85,0	45,0	1,2	11,5	2,2	2,4	0,9	5,0	2,9	42,5	🟢
0,2	24,0	30,0	72,0	21,0	0,9	1,5	0,1	0,0	0,2	0,0	0,3	30,0	🟢
0,2	5,4	0,3	12,6	5,4	0,4	4,6	1,2	0,9	0,2	39,6	5,4	0,6	🔴
0,5	9,6	3,4	25,8	7,8	0,4	3,5	3,9	2,3	0,4	69,0	8,1	6,0	🔴
0,4	1,8	0,7	7,8	6,6	0,2	1,1	0,8	1,2	0,6	0,0	0,1	3,0	🟡
0,1	3,0	2,2	96,0	24,0	3,2	19,5	0,1	0,0	0,1	0,0	11,5	6,0	⚫
0,8	6,3	5,0	22,5	11,3	0,6	1,3	0,1	0,0	0,1	0,0	0,5	25,0	🟢
0,1	5,1	0,0	4,5	6,0	0,4	0,7	0,1	0,1	0,1	0,0	0,3	12,6	🟡
0,6	6,3	0,0	5,7	11,1	0,4	0,8	0,2	0,2	0,5	0,0	0,3	14,1	🔴
1,5	2,1	0,0	4,2	5,4	0,3	0,6	1,8	3,3	1,8	0,6	0,2	9,3	🔴
0,9	100,0	3,6	62,5	62,5	2,6	6,8	0,7	1,2	1,0	0,0	0,5	77,5	🟢
0,0	16,5	19,2	76,5	7,5	0,6	11,3	0,0	0,0	0,2	0,0	0,5	31,5	⚫
0,0	30,0	30,0	75,0	12,0	0,7	11,3	0,0	0,0	0,2	0,0	0,7	30,0	🟢
0,0	1,3	2,5	15,6	9,1	1,2	13,0	0,0	0,0	0,0	0,0	0,0	0,0	🔴
2,6	61,5	32,0	69,0	22,5	0,6	7,8	0,1	0,0	0,2	0,0	0,4	31,5	🟢
2,4	56,4	31,8	64,8	24,0	1,1	9,5	0,4	0,5	1,3	1,2	0,8	18,0	🟢
2,6	118,5	68,7	69,0	34,5	0,8	7,8	0,1	0,0	0,2	0,0	0,5	30,0	🟢

Lebensmittel	Menge	Portionsgröße in Gramm	kcal je Portion	Eiweiß g je Portion	Fett g je Portion	Kohlenhydrate g je Portion	Broteinheiten je Portion	Ballaststoffe g je Portion
Weißkohlgemüse	Portion/en	200,0	162,0	2,5	13,3	8,1	0,7	5,0
Weißkohlsalat mit Joghurtsoße	Portion/en	150,0	33,0	2,1	0,5	4,6	0,4	4,1
Weißwein halb-trocken	Glas/Gläser	130,0	96,2	0,1	0,0	3,4	0,3	0,0
Weißwein lieblich	Glas/Gläser	130,0	127,4	0,3	0,0	7,7	0,6	0,0
Weißwein trocken	Glas/Gläser	130,0	93,6	0,3	0,0	0,1	0,0	0,0
Weißwurst hannov.	Stück/e	150,0	265,5	32,2	14,9	0,7	0,1	0,3
Weißwurst Münchner Art	Stück/e	125,0	337,5	18,1	29,7	0,4	0,0	0,1
Weizen Vollkorn gegart	Portion/en	180,0	181,8	7,4	1,3	34,4	2,9	6,7
Weizen Vollkorn	Portion/en	40,0	125,2	4,7	0,8	24,4	2,0	4,1
Weizenbier	Glas/Gläser	330,0	141,9	1,0	0,0	10,0	0,8	0,0
Weizenbier hell	Glas/Gläser	330,0	125,4	1,0	0,0	10,0	0,8	0,0
Weizenflocken	Portion/en	40,0	125,2	4,7	0,8	24,4	2,0	4,1
Weizenflocken Vollkorn	Portion/en	40,0	125,2	4,7	0,8	24,4	2,0	4,1
Weizengluten Trockenprodukt	Portion/en	30,0	117,9	24,3	1,2	2,1	0,2	0,3
Weizengrieß	Portion/en	40,0	130,4	3,8	0,3	27,6	2,3	2,8
Weizengrieß gegart	Portion/en	180,0	52,2	1,7	0,1	11,0	0,9	1,3
Weizengrütze roh	Portion/en	40,0	130,4	3,8	0,3	27,6	2,3	2,8
Weizenkeim	EL	10,0	31,4	2,7	0,9	3,1	0,3	1,8
Weizenkeimöl	EL	12,0	105,5	0,0	11,9	0,0	0,0	0,0
Weizenkleie	EL	5,0	8,6	0,7	0,2	0,9	0,1	2,3
Weizenmehl Typ 1050	EL	10,0	33,4	1,1	0,2	6,7	0,6	0,5
Weizenmehl Typ 1700	EL	10,0	32,1	1,1	0,2	6,3	0,5	0,9
Weizenmehl Typ 405	EL	10,0	33,7	1,0	0,1	7,1	0,6	0,4
Weizenmehl Typ 550	EL	10,0	33,7	1,0	0,1	7,1	0,6	0,4
Weizenmischbrot	Scheibe/n	45,0	98,6	3,2	0,4	20,2	1,7	1,9
Weizenstärke	EL	10,0	35,1	0,0	0,0	8,6	0,7	0,1
Weizentoastbrot	Scheibe/n	30,0	75,9	2,2	1,0	14,3	1,2	0,9
Weizenvollkornbrot	Scheibe/n	50,0	106,0	3,9	0,7	20,7	1,7	3,2
Welfencreme	Portion/en	250,0	400,0	10,8	14,7	54,8	4,6	1,1
Wels gegart brutto	Portion/en	180,0	192,6	18,3	13,5	0,0	0,0	0,0
Welsfilet	Portion/en	150,0	243,0	23,0	17,0	0,0	0,0	0,0
Welsfilet gegart	Portion/en	150,0	241,5	27,1	14,9	0,0	0,0	0,0
Wermutwein lieblich	Glas/Gläser	50,0	78,0	0,0	0,0	7,0	0,6	0,0
Wermutwein trocken	Glas/Gläser	50,0	63,0	0,1	0,0	5,0	0,4	0,0
Whisky	Glas/Gläser	20,0	50,0	0,0	0,0	0,0	0,0	0,0
Wiener Apfelstrudel	Stück/e	150,0	259,5	3,0	10,4	37,8	3,1	3,6
Wiener Hörnchen	Stück/e	50,0	206,5	3,1	11,6	22,5	1,9	0,8
Wiener Sandtorte	Stück/e	70,0	296,8	3,2	17,2	32,5	2,7	0,4
Wiener Schnitzel	Stück/e	150,0	316,5	27,1	11,4	25,9	2,2	1,6
Wiener Würstchen	Stück/e	70,0	212,8	10,1	19,4	0,1	0,0	0,0
Wildente gegart brutto	Portion/en	150,0	219,0	18,6	16,3	0,0	0,0	0,0
Wildente mit Haut gegart	Portion/en	150,0	337,5	34,3	22,5	0,0	0,0	0,0
Wildente Schenkel gegart	Portion/en	150,0	360,0	31,4	26,3	0,0	0,0	0,0
Wildgulasch Hirsch Konserve	Portion/en	150,0	144,0	22,9	4,2	2,1	0,2	0,2

Vitamin E mg je Portion	Folsäure gesamt µg je Port.	Vitamin C mg je Portion	Kalzium mg je Portion	Magnesium mg je Portion	Eisen mg je Portion	Jod µg je Portion	gesätt. FS g je Portion	einf. unges. FS g je Port.	mehrf. unges. FS g je Port.	Cholesterin mg je Port.	Saccharose g je Portion	Harnsäure mg je Portion	Slimfaktor
5,3	90,0	55,7	90,0	44,0	1,0	9,6	3,3	6,0	3,3	2,0	0,7	36,0	grün
2,5	58,5	30,9	78,0	24,0	0,6	8,1	0,2	0,1	0,2	1,5	0,4	30,0	grün
0,0	1,3	0,0	18,2	11,7	0,7	13,0	0,0	0,0	0,0	0,0	0,0	0,0	gelb
0,0	1,3	0,0	18,2	14,3	0,8	13,0	0,0	0,0	0,0	0,0	0,0	0,0	rot
0,0	1,3	0,0	13,0	13,0	0,8	13,0	0,0	0,0	0,0	0,0	0,0	0,0	gelb
0,8	12,0	0,2	28,5	87,0	3,3	3,3	5,3	7,0	1,7	196,5	0,1	495,0	rot
0,3	5,0	0,5	18,8	25,0	1,7	2,8	10,7	13,8	3,4	72,5	0,0	127,5	rot
0,9	23,4	0,0	27,0	90,0	2,3	2,2	0,2	0,1	0,6	0,0	0,3	63,0	grün
0,5	19,6	0,0	15,2	51,2	1,3	1,1	0,1	0,1	0,4	0,0	0,2	36,0	gelb
0,0	13,2	0,0	6,6	33,0	0,0	3,3	0,0	0,0	0,0	0,0	0,0	49,5	gelb
0,0	13,2	0,0	6,6	33,0	0,0	3,3	0,0	0,0	0,0	0,0	0,0	49,5	gelb
0,5	19,6	0,0	15,2	51,2	1,3	1,1	0,1	0,1	0,4	0,0	0,2	36,0	gelb
0,5	19,6	0,0	15,2	51,2	1,3	1,1	0,1	0,1	0,4	0,0	0,2	36,0	gelb
0,0	3,0	0,0	0,3	0,3	0,0	0,3	0,2	0,1	0,6	0,0	0,0	99,0	rot
0,3	8,8	0,0	6,8	12,0	0,4	0,1	0,0	0,0	0,1	0,0	0,3	32,0	rot
0,2	3,6	0,0	3,6	5,4	0,2	0,0	0,0	0,0	0,1	0,0	0,1	16,2	grün
0,3	8,8	0,0	6,8	12,0	0,4	0,1	0,0	0,0	0,1	0,0	0,3	32,0	rot
2,5	52,0	0,0	6,9	25,0	0,8	0,0	0,1	0,1	0,4	0,0	0,9	84,3	gelb
20,9	0,0	0,0	0,1	0,1	0,0	0,0	1,9	2,1	7,4	0,0	0,0	0,0	rot
0,1	16,5	0,0	3,8	29,5	0,6	0,1	0,0	0,0	0,1	0,0	0,1	7,1	grün
0,1	2,2	0,0	1,4	5,3	0,3	0,1	0,0	0,0	0,1	0,0	0,1	4,6	rot
0,2	5,0	0,0	4,1	14,0	0,4	0,2	0,0	0,0	0,1	0,0	0,1	8,1	gelb
0,0	1,0	0,0	1,5	2,0	0,2	0,1	0,0	0,0	0,0	0,0	0,0	4,0	rot
0,0	1,6	0,0	1,6	1,0	0,1	0,1	0,0	0,0	0,1	0,0	0,0	4,0	rot
0,3	17,1	0,0	9,9	18,0	0,8	1,0	0,1	0,0	0,2	0,0	0,2	22,1	gelb
0,0	0,0	0,0	0,0	0,4	0,0	0,0	0,0	0,0	0,0	0,0	0,0	0,0	rot
0,2	7,5	0,0	9,9	3,9	0,3	1,0	0,3	0,3	0,3	0,0	0,4	14,4	rot
0,6	17,0	0,0	15,0	45,5	1,3	1,7	0,1	0,1	0,3	0,0	0,2	32,0	grün
2,8	30,0	2,0	170,0	40,0	2,6	16,5	5,3	6,2	1,7	260,0	39,6	5,0	rot
0,5	21,6	0,9	32,4	36,0	0,7	4,0	2,8	6,4	2,9	181,8	0,0	131,4	rot
0,8	37,5	1,8	40,5	45,0	0,9	6,0	3,5	8,1	3,7	228,0	0,0	165,0	rot
0,8	33,0	1,4	51,0	45,0	0,9	5,7	3,1	7,1	3,2	286,5	0,0	195,0	rot
0,0	0,5	0,0	3,0	2,0	0,2	5,0	0,0	0,0	0,0	0,0	1,7	0,0	rot
0,0	0,5	0,0	3,5	2,5	0,2	5,0	0,0	0,0	0,0	0,0	1,5	5,0	rot
0,0	0,0	0,0	0,4	0,2	0,0	0,0	0,0	0,0	0,0	0,0	0,0	0,0	rot
1,5	7,5	2,7	19,5	19,5	0,9	3,2	5,0	3,8	1,0	22,5	12,1	30,0	gelb
2,3	7,5	0,1	10,5	7,0	0,5	1,1	3,0	5,2	2,8	32,5	8,4	13,0	rot
0,7	6,3	0,0	16,1	4,2	0,6	2,9	9,8	5,4	0,9	112,7	18,9	4,2	rot
0,6	24,0	1,3	52,5	36,0	3,0	3,3	7,5	1,8	0,7	93,0	1,0	175,5	rot
0,2	1,4	16,0	8,4	14,0	0,6	1,7	7,1	9,1	2,2	39,9	0,0	67,2	rot
0,1	6,0	0,0	6,0	21,0	4,5	0,0	4,5	8,9	2,0	85,5	0,0	160,5	rot
0,2	10,5	0,0	7,5	30,0	6,2	0,0	6,2	12,3	2,7	133,5	0,0	295,5	rot
0,2	10,5	0,0	12,0	24,0	6,2	0,0	7,3	14,4	3,2	135,0	0,0	297,0	rot
0,2	4,5	0,5	16,5	25,5	2,7	3,0	1,9	1,8	0,3	55,5	0,1	123,0	rot

Lebensmittel	Menge	Portionsgröße in Gramm	kcal je Portion	Eiweiß g je Portion	Fett g je Portion	Kohlenhydrate g je Portion	Broteinheiten je Portion	Ballaststoffe g je Portion
Wildkaninchen gegart i.D.	Portion/en	150,0	217,5	44,5	4,1	0,0	0,0	0,0
Wildpaste Brotaufstrich	Portion/en	30,0	96,6	3,6	9,0	0,5	0,0	0,2
Wildpilzmischung Konserve	Portion/en	100,0	59,0	2,5	3,2	7,4	0,6	0,1
Wildragout mit Pfifferlingen	Portion/en	300,0	273,0	31,9	13,1	6,8	0,6	3,5
Wildragout mit Soße	Portion/en	250,0	232,5	31,4	8,0	8,9	0,7	0,9
Wildschwein gebraten	Portion/en	125,0	181,3	35,2	4,4	0,0	0,0	0,0
Wildschweinkeule	Portion/en	125,0	136,3	24,4	4,2	0,0	0,0	0,0
Wildschweinschmorbraten	Portion/en	300,0	450,0	63,2	18,9	6,3	0,5	0,7
Wildsoße	Portion/en	60,0	43,8	1,3	2,6	3,8	0,3	0,8
Wilstermarschkäse 45% F. i. Tr.	Portion/en	30,0	95,7	7,0	7,5	0,0	0,0	0,0
Windbeutel	Stück/e	100,0	463,0	17,0	27,6	37,0	3,1	1,9
Windbeutel mit Sahne und Kirschen	Stück/e	100,0	315,0	8,0	19,6	26,7	2,2	1,0
Wirsingeintopf mit Räucherspeck	Teller	450,0	274,5	14,4	11,7	26,8	2,2	7,3
Wirsingeintopf mit Rindfleisch	Teller	450,0	225,0	18,9	7,9	18,7	1,6	6,5
Wirsingkohl gegart	Portion/en	150,0	33,0	4,1	0,5	2,6	0,2	3,6
Wirsingkohl netto	Portion/en	150,0	39,0	4,5	0,6	3,6	0,3	3,9
Wirsingkohlgemüse in heller Soße	Portion/en	250,0	97,5	6,5	4,5	7,5	0,6	4,3
Wirsingkohlgemüse gedünstet	Portion/en	250,0	102,5	6,7	5,2	6,7	0,6	5,6
Wodka	Glas/Gläser	20,0	46,2	0,0	0,0	0,0	0,0	0,0
Worcestersoße	TL	5,0	7,7	0,2	0,1	1,3	0,1	0,2
Würstchen fettarm	Stück/e	70,0	176,4	11,0	14,9	0,1	0,0	0,0
Würstchen Konserve	Stück/e	70,0	193,2	10,2	17,1	0,1	0,0	0,0
Wurstsalat bayerisch	Portion/en	100,0	305,0	12,3	28,5	0,6	0,0	0,3
Wurstsalat mit Öl	Portion/en	100,0	281,0	10,9	26,3	1,0	0,1	0,3
Wurstsülze	Portion/en	30,0	68,1	4,0	5,8	0,0	0,0	0,0
Wurzelpetersilie getrocknet	Portion/en	25,0	56,8	4,5	0,7	8,1	0,7	6,8
Wurzelpetersilie gegart	Portion/en	150,0	46,5	4,2	0,7	6,1	0,5	6,4
Wurzelpetersilie netto	Portion/en	150,0	55,5	4,3	0,7	8,1	0,7	6,5
Yamswurzel	Portion/en	200,0	202,0	4,0	0,3	44,8	3,7	11,1
Zander gegart brutto	Portion/en	180,0	82,8	18,9	0,7	0,0	0,0	0,0
Zander Müllerin Art	Portion/en	200,0	424,0	34,6	28,9	6,6	0,5	0,5
Zanderfilet	Portion/en	150,0	126,0	28,8	1,1	0,0	0,0	0,0
Zanderfilet gegart	Portion/en	150,0	144,0	33,4	0,9	0,0	0,0	0,0
Zanderfilet paniert	Portion/en	200,0	340,0	35,2	13,6	18,9	1,6	1,4
Zartbitterschokolade	Portion/en	20,0	99,2	1,4	6,5	8,8	0,7	2,4
Zichorienkaffee	Tasse/n	125,0	3,8	0,1	0,0	0,9	0,1	0,0
Zichorienkaffee trocken	TL	3,0	9,6	0,2	0,0	2,1	0,2	0,2
Ziegenfleisch gegart i.D.	Portion/en	150,0	286,5	40,6	13,8	0,0	0,0	0,0
Ziegenmilch	Glas/Gläser	150,0	103,5	5,1	6,3	6,6	0,6	0,0
Zigeuner Grillsoße	Portion/en	20,0	12,2	0,6	0,3	1,7	0,1	0,7
Zimt	TL	1,0	2,7	0,0	0,0	0,6	0,0	0,2
Zimtsterne	Stück/e	15,0	68,3	1,6	4,0	6,6	0,5	1,1
Zitronat	TL	5,0	14,6	0,0	0,0	3,5	0,3	0,1
Zitrone kandiert	Portion/en	25,0	65,5	0,1	0,1	15,6	1,3	0,1

Vitamin E mg je Portion	Folsäure gesamt µg je Port.	Vitamin C mg je Portion	Kalzium mg je Portion	Magnesium mg je Portion	Eisen mg je Portion	Jod µg je Portion	gesätt. FS g je Portion	einf. unges. FS g je Port.	mehrf. unges. FS g je Port.	Cholesterin mg je Port.	Saccharose g je Portion	Harnsäure mg je Portion	Slimfaktor
0,9	7,5	0,0	18,0	45,0	5,0	2,3	1,4	0,7	1,1	153,0	0,0	358,5	
0,3	1,8	0,4	9,3	4,8	0,5	1,4	5,4	2,8	0,4	34,2	0,1	21,6	
0,1	4,0	0,4	4,0	4,0	0,3	10,0	0,8	0,0	1,8	0,0	0,2	50,0	
1,0	15,0	2,9	51,0	42,0	7,6	7,5	7,7	3,7	0,8	96,0	0,1	171,0	
1,2	12,5	4,2	50,0	37,5	4,3	7,0	3,2	3,3	0,8	95,0	0,3	165,0	
0,3	7,5	0,0	12,5	27,5	2,4	7,4	2,0	1,9	0,2	96,3	0,0	262,5	
0,3	6,3	0,0	12,5	27,5	2,3	7,5	1,9	1,8	0,2	81,3	0,0	187,5	
0,7	15,0	3,7	57,0	84,0	6,8	24,3	11,8	5,1	0,7	207,0	3,7	486,0	
0,1	2,4	1,1	21,6	8,4	0,9	1,3	1,2	0,9	0,3	4,2	0,3	5,4	
0,2	9,0	0,0	225,0	12,0	0,2	9,0	4,6	2,3	0,3	17,4	0,0	3,0	
5,4	33,0	0,0	66,0	25,0	2,8	12,0	7,4	11,9	5,7	378,0	2,7	25,0	
2,5	17,0	1,3	51,0	15,0	1,3	8,0	7,9	7,4	2,7	183,0	8,2	14,0	
4,1	135,0	83,3	162,0	63,0	2,4	19,8	4,5	4,8	1,5	27,0	1,4	117,0	
4,2	126,0	78,0	103,5	54,0	3,4	16,2	3,3	3,2	0,9	40,5	1,4	144,0	
3,8	69,0	33,8	69,0	10,5	1,0	7,7	0,1	0,0	0,3	0,0	0,6	61,5	
3,8	135,0	74,1	70,5	18,0	1,4	7,5	0,1	0,1	0,3	0,0	0,9	60,0	
4,4	102,5	63,2	112,5	25,0	1,6	11,8	1,5	1,7	1,0	5,0	1,0	67,5	
6,0	135,0	84,0	110,0	30,0	2,0	12,0	1,6	1,9	1,3	2,5	1,4	87,5	
0,0	0,0	0,0	0,0	0,0	0,0	0,0	0,0	0,0	0,0	0,0	0,0	0,0	
0,1	1,0	0,6	4,5	3,7	0,3	0,2	0,0	0,0	0,0	0,0	0,3	3,3	
0,2	1,4	0,0	8,4	15,4	0,7	1,8	5,4	7,0	1,7	43,4	0,0	73,5	
0,2	1,4	15,5	7,7	15,4	0,6	1,6	6,2	8,1	1,9	39,2	0,0	70,0	
4,2	4,0	18,7	17,0	21,0	1,0	1,3	8,9	11,9	6,2	43,0	0,1	75,0	
2,7	3,0	19,1	15,0	18,0	0,7	2,3	8,5	11,4	5,0	41,0	0,2	71,0	
0,1	0,6	0,0	1,8	5,4	0,2	0,4	2,1	2,7	0,6	12,9	0,0	23,7	
2,4	17,3	25,9	55,0	36,3	1,1	1,5	0,1	0,1	0,4	0,0	4,0	47,3	
2,7	18,0	39,6	60,0	25,5	1,2	1,7	0,1	0,1	0,4	0,0	3,0	48,0	
2,6	33,0	61,5	58,5	39,0	1,3	1,5	0,1	0,1	0,4	0,0	4,0	45,0	
0,0	46,0	20,0	50,0	42,0	1,4	7,2	0,1	0,0	0,1	0,0	0,3	28,0	
1,3	7,2	0,6	27,0	28,8	0,7	4,0	0,2	0,2	0,2	68,4	0,0	108,0	
10,8	18,0	7,9	68,0	52,0	1,5	7,2	11,1	7,7	8,5	174,0	1,1	198,0	
2,2	15,0	1,5	40,5	45,0	1,1	6,0	0,2	0,3	0,3	105,0	0,0	165,0	
2,4	13,5	1,1	49,5	45,0	1,1	5,6	0,2	0,2	0,2	129,0	0,0	192,0	
2,9	30,0	5,3	72,0	52,0	1,9	8,6	6,9	4,2	1,1	238,0	0,8	186,0	
0,1	2,8	0,0	8,2	29,8	0,9	0,2	3,9	2,2	0,2	0,2	8,6	5,2	
0,0	0,0	0,0	3,8	3,8	0,1	0,0	0,0	0,0	0,0	0,0	0,0	0,0	
0,0	0,2	0,0	0,6	0,6	0,0	0,0	0,0	0,0	0,0	0,0	0,1	3,0	
1,8	7,5	0,0	13,5	27,0	2,6	2,3	6,2	5,9	0,7	130,5	0,0	271,5	
0,2	1,5	2,3	195,0	22,5	0,1	6,2	3,9	1,8	0,3	16,5	0,0	0,0	
0,3	4,0	2,6	9,2	8,0	0,6	0,8	0,0	0,0	0,2	0,0	0,1	9,6	
0,0	0,0	0,0	12,3	0,6	0,4	0,1	0,0	0,0	0,0	0,0	0,1	0,4	
1,9	3,6	0,1	18,9	16,5	0,3	0,3	0,3	2,7	0,8	0,0	6,5	3,0	
0,0	0,2	0,2	2,0	0,3	0,0	0,0	0,0	0,0	0,0	0,0	3,2	0,5	
0,0	0,5	4,6	2,8	3,0	0,2	0,1	0,0	0,0	0,0	0,0	10,1	1,8	

Lebensmittel	Menge	Portionsgröße in Gramm	kcal je Portion	Eiweiß g je Portion	Fett g je Portion	Kohlenhydrate g je Portion	Broteinheiten je Portion	Ballaststoffe g je Portion
Zitrone netto	Stück/e	125,0	70,0	0,9	0,8	10,1	0,8	1,6
Zitronencreme	Portion/en	200,0	440,0	12,0	11,7	70,6	5,9	0,0
Zitroneneis	Portion/en	100,0	134,0	0,8	0,1	31,3	2,6	0,0
Zitronenessenz	TL	1,0	0,2	0,0	0,0	0,0	0,0	0,0
Zitronenkuchen Fertigmischung	Stück/e	60,0	310,8	4,3	19,6	29,6	2,5	0,1
Zitronenlimonade	Glas/Gläser	200,0	58,0	0,0	0,0	14,0	1,2	0,0
Zitronenmarinade	Portion/en	45,0	148,1	0,2	14,9	2,8	0,2	0,1
Zitronenmelisse frisch	Portion/en	5,0	2,1	0,2	0,0	0,3	0,0	0,2
Zitronenmelisse getrocknet	TL	1,0	2,9	0,2	0,1	0,3	0,0	0,2
Zitronensaft	Glas/Gläser	200,0	200,0	1,1	0,9	39,7	3,3	0,2
Zitronenschale	TL	5,0	4,5	0,1	0,0	0,8	0,1	0,0
Zitronensorbet	Portion/en	75,0	105,8	0,1	0,1	23,9	2,0	0,2
Zitronenspeise	Portion/en	200,0	264,0	6,0	6,2	45,0	3,7	0,1
Zucchini gegart	Portion/en	150,0	28,5	2,4	0,6	3,1	0,3	1,7
Zucchini netto	Portion/en	150,0	28,5	2,4	0,6	3,1	0,3	1,7
Zucchinischeiben paniert gebraten	Portion/en	200,0	236,0	7,1	18,6	10,4	0,9	2,1
Zucker braun Rohzucker	TL	5,0	19,8	0,0	0,0	4,9	0,4	0,0
Zucker weiß	TL	5,0	20,3	0,0	0,0	5,0	0,4	0,0
Zuckererbse netto	Portion/en	150,0	88,5	6,0	0,3	15,0	1,3	7,5
Zuckererbsen in Butter geschwenkt	Portion/en	250,0	245,0	8,3	12,0	25,3	2,1	10,2
Zuckerguss	Portion/en	15,0	50,7	0,0	0,0	12,5	1,0	0,0
Zuckerkuchen Hefeteig	Stück/e	100,0	360,0	6,2	15,8	48,1	4,0	2,5
Zungenblutwurst	Portion/en	30,0	87,9	5,8	7,1	0,4	0,0	0,0
Zungenwurst hell	Portion/en	30,0	79,5	4,8	6,7	0,2	0,0	0,1
Zwetschge gegart	Portion/en	125,0	57,5	0,8	0,1	11,5	1,0	3,1
Zwetschge getrocknet	Stück/e	25,0	63,3	0,9	0,1	12,8	1,1	3,4
Zwetschge Konserve netto	Portion/en	125,0	98,8	0,6	0,1	22,2	1,8	2,5
Zwetschge netto	Stück/e	35,0	15,1	0,2	0,0	3,1	0,3	0,8
Zwetschgenknödel mit Zucker und Zimt	Portion/en	200,0	374,0	6,7	14,5	53,7	4,5	3,0
Zwetschgenkonfitüre	Portion/en	25,0	68,0	0,1	0,0	16,6	1,4	0,2
Zwetschgenkuchen Mürbeteig	Stück/e	100,0	212,0	3,3	9,5	27,3	2,3	2,4
Zwetschgenkuchen Hefeteig	Stück/e	150,0	252,0	6,3	5,9	42,0	3,5	3,7
Zwetschgennektar	Glas/Gläser	200,0	108,0	0,3	0,1	25,6	2,1	0,0
Zwetschgensaft	Glas/Gläser	200,0	92,0	1,1	0,2	18,9	1,6	0,0
Zwetschgenwasser	Glas/Gläser	20,0	48,4	0,0	0,0	0,0	0,0	0,0
Zwieback	Scheibe/n	10,0	36,5	0,9	0,4	7,1	0,6	0,5
Zwiebel gefüllt mit Soße	Portion/en	300,0	180,0	13,2	7,4	14,6	1,2	4,7
Zwiebel gegart	Stück/e	30,0	7,2	0,4	0,1	1,2	0,1	0,6
Zwiebel geröstet	Portion/en	50,0	48,0	1,1	2,6	5,1	0,4	1,3
Zwiebel gesäuert	Portion/en	30,0	4,5	0,2	0,0	0,7	0,1	0,3
Zwiebel getrocknet	Portion/en	25,0	73,3	3,4	0,7	12,7	1,1	4,9
Zwiebel netto	Stück/e	30,0	8,4	0,4	0,1	1,5	0,1	0,5
Zwiebel Pulver	TL	1,0	3,0	0,1	0,0	0,5	0,0	0,2
Zwiebel Würzflüssig	Portion/en	20,0	16,8	2,6	0,2	1,5	0,1	0,9

Vitamin E mg je Portion	Folsäure gesamt µg je Port.	Vitamin C mg je Portion	Kalzium mg je Portion	Magnesium mg je Portion	Eisen mg je Portion	Jod µg je Portion	gesätt. FS g je Portion	einf. unges. FS g je Port.	mehrf. unges. FS g je Port.	Cholesterin mg je Port.	Saccharose g je Portion	Harnsäure mg je Portion	Slimfaktor
0,5	7,5	66,3	13,8	35,0	0,6	0,6	0,2	0,0	0,4	0,0	1,3	25,0	●
1,8	38,0	3,8	120,0	20,0	2,5	9,8	4,1	4,4	1,4	380,0	61,2	4,0	●
0,1	2,0	6,1	5,0	6,0	0,2	1,7	0,0	0,0	0,0	0,0	30,2	4,0	●
0,0	0,0	0,0	0,0	0,0	0,0	0,0	0,0	0,0	0,0	0,0	0,0	0,0	●
0,8	2,4	0,0	30,0	6,0	0,3	0,3	2,9	2,3	9,0	0,0	0,1	17,4	●
0,0	0,0	0,0	40,0	4,0	0,8	4,0	0,0	0,0	0,0	0,0	0,6	0,0	●
9,4	1,4	4,5	8,6	7,2	0,2	0,4	1,7	3,3	9,2	0,0	2,0	2,3	●
0,1	1,5	2,3	7,5	1,5	0,1	0,2	0,0	0,0	0,0	0,0	0,0	0,8	●
0,1	2,1	1,8	9,6	1,9	0,1	0,3	0,0	0,0	0,0	0,0	0,1	1,1	●
0,7	6,0	56,3	20,0	48,0	0,9	0,0	0,2	0,1	0,4	0,0	29,7	36,0	●
0,0	0,7	6,5	6,7	0,8	0,0	0,1	0,0	0,0	0,0	0,0	0,2	1,5	●
0,1	0,8	8,0	4,5	5,3	0,2	1,7	0,0	0,0	0,0	0,0	22,6	3,0	●
0,3	10,0	4,2	186,0	22,0	0,5	11,2	3,4	1,9	0,4	48,0	23,6	2,0	●
0,8	40,5	13,3	48,0	33,0	2,1	3,3	0,1	0,0	0,3	0,0	0,5	33,0	●
0,8	72,0	24,0	45,0	33,0	2,3	3,5	0,1	0,0	0,3	0,0	0,5	30,0	●
2,9	68,0	17,6	66,0	40,0	3,0	7,0	3,3	11,8	2,1	116,0	0,5	34,0	●
0,0	0,0	0,0	2,8	0,7	0,0	0,0	0,0	0,0	0,0	0,0	4,8	0,0	●
0,0	0,0	0,0	0,1	0,0	0,0	0,0	0,0	0,0	0,0	0,0	5,0	0,0	●
0,8	49,5	37,5	30,0	45,0	3,0	6,0	0,1	0,0	0,1	0,0	6,0	225,0	●
1,4	52,5	46,1	60,0	65,0	4,2	10,5	7,1	3,5	0,6	32,5	12,6	300,0	●
0,0	0,0	0,0	0,3	0,0	0,0	0,1	0,0	0,0	0,0	0,0	12,5	0,0	●
2,2	18,0	0,3	46,0	23,0	1,0	3,1	7,0	6,1	1,8	29,0	16,2	34,0	●
0,1	1,5	0,1	6,0	6,0	3,4	0,7	2,5	3,4	0,8	21,0	0,2	25,2	●
0,1	0,9	0,0	4,8	7,2	0,5	0,7	2,4	3,2	0,8	20,4	0,1	35,1	●
0,8	2,5	3,0	17,5	11,3	0,5	0,0	0,0	0,0	0,1	0,0	3,3	27,5	●
0,8	3,0	4,7	19,0	11,8	0,6	0,0	0,0	0,0	0,1	0,0	3,6	29,3	●
0,7	1,3	1,1	17,5	10,0	0,4	2,0	0,0	0,0	0,0	0,0	18,1	22,5	●
0,2	1,1	1,4	4,6	2,8	0,1	0,0	0,0	0,0	0,0	0,0	0,9	7,0	●
0,9	18,0	5,4	24,0	18,0	1,1	4,2	8,0	4,4	0,9	98,0	20,3	28,0	●
0,0	0,0	0,0	1,3	0,8	0,1	0,0	0,0	0,0	0,0	0,0	16,0	1,8	●
0,8	4,0	1,6	18,0	11,0	0,7	1,1	5,4	2,9	0,5	45,0	7,8	22,0	●
0,8	15,0	2,2	45,0	19,5	1,2	3,2	3,1	1,7	0,5	33,0	5,4	45,0	●
0,4	2,0	1,3	14,0	6,0	0,3	4,0	0,0	0,0	0,0	0,0	22,2	12,0	●
1,2	4,0	4,9	26,0	16,0	0,8	0,0	0,0	0,0	0,1	0,0	7,3	42,0	●
0,0	0,0	0,0	0,4	0,0	0,0	0,0	0,0	0,0	0,0	0,0	0,0	0,0	●
0,0	0,0	0,0	4,2	1,6	0,2	0,4	0,1	0,1	0,2	0,0	0,0	6,0	●
0,8	36,0	16,4	93,0	45,0	2,7	7,8	3,1	2,8	0,9	60,0	2,2	102,0	●
0,0	3,0	1,2	9,9	2,4	0,1	0,7	0,0	0,0	0,0	0,0	0,2	5,1	●
1,4	7,0	2,8	17,0	9,0	0,7	1,0	0,3	0,5	1,6	0,0	0,5	11,0	●
0,0	1,5	0,9	5,4	2,1	0,1	0,6	0,0	0,0	0,0	0,0	0,1	2,1	●
0,2	24,5	8,9	76,0	27,3	1,2	5,5	0,2	0,1	0,3	0,0	2,5	40,8	●
0,0	5,1	2,4	9,3	3,3	0,2	0,6	0,0	0,0	0,0	0,0	0,3	4,5	●
0,0	1,0	0,4	3,1	1,1	0,0	0,2	0,0	0,0	0,0	0,0	0,1	1,7	●
0,0	0,6	0,3	12,4	1,4	0,4	0,4	0,1	0,1	0,0	0,0	0,0	3,4	●

Lebensmittel	Menge	Portionsgröße in Gramm	kcal je Portion	Eiweiß g je Portion	Fett g je Portion	Kohlenhydrate g je Portion	Broteinheiten je Portion	Ballaststoffe g je Portion
Zwiebelbrot	Scheibe/n	30,0	68,4	2,1	0,4	14,0	1,2	0,9
Zwiebelbrötchen	Stück/e	45,0	108,5	3,3	0,6	22,1	1,8	1,4
Zwiebelfleisch mit Soße	Portion/en	400,0	472,0	45,0	29,5	6,8	0,6	1,2
Zwiebelgemüse mit Sahne	Portion/en	50,0	29,5	0,8	1,9	2,3	0,2	0,8
Zwiebelgemüse mit Speck	Portion/en	50,0	17,0	0,9	0,2	2,6	0,2	0,8
Zwiebelkuchen	Portion/en	250,0	492,5	13,3	36,4	28,4	2,4	3,2
Zwiebelleberwurst einfach	Portion/en	30,0	99,0	3,7	9,4	0,2	0,0	0,0
Zwiebeln überbacken	Portion/en	100,0	103,0	3,2	8,1	4,5	0,4	1,5
Zwiebelsoße	Portion/en	60,0	37,8	0,5	2,7	3,0	0,2	0,4
Zwiebelsuppe klar	Teller	300,0	234,0	16,1	13,2	12,6	1,0	3,1
Zwiebelwurst	Portion/en	30,0	79,8	3,8	7,0	0,6	0,1	0,1

	Vitamin E mg je Portion	Folsäure gesamt µg je Port.	Vitamin C mg je Portion	Kalzium mg je Portion	Magnesium mg je Portion	Eisen mg je Portion	Jod µg je Portion	gesätt. FS g je Portion	einf. unges. FS g je Port.	mehrf. unges. FS g je Port.	Cholesterin mg je Port.	Saccharose g je Portion	Harnsäure mg je Portion	Slimfaktor
	0,1	5,1	0,1	4,8	6,0	0,4	0,7	0,1	0,1	0,1	0,0	0,3	12,3	🟡
	0,2	4,1	0,1	7,7	9,5	0,6	0,9	0,1	0,1	0,2	0,0	0,4	19,4	🟡
	1,2	12,0	3,4	40,0	60,0	5,1	6,8	12,0	13,0	2,7	168,0	0,6	264,0	🔴
	0,1	6,0	3,4	22,5	6,0	0,2	1,8	1,4	0,3	0,1	2,5	0,4	6,5	🟢
	0,0	5,0	2,5	14,0	5,5	0,3	1,1	0,1	0,1	0,1	1,0	0,4	9,0	🟢
	1,2	37,5	7,0	95,0	32,5	1,9	10,5	18,1	13,0	2,7	185,0	1,2	50,0	🔴
	0,1	4,8	0,3	4,5	4,5	1,2	1,1	3,5	4,2	1,0	36,6	0,0	39,3	🔴
	0,4	15,0	3,1	55,0	10,0	0,6	4,6	5,2	1,9	0,4	51,0	0,6	14,0	🟡
	0,1	1,8	0,8	7,8	3,0	0,1	1,6	2,2	0,2	0,1	0,6	0,2	3,0	🟡
	0,7	21,0	10,5	207,0	36,0	2,2	15,0	7,0	4,5	0,8	48,0	1,5	84,0	🟡
	0,1	10,8	0,7	6,3	6,9	1,5	0,7	2,5	3,1	0,8	176,4	0,1	33,0	🔴

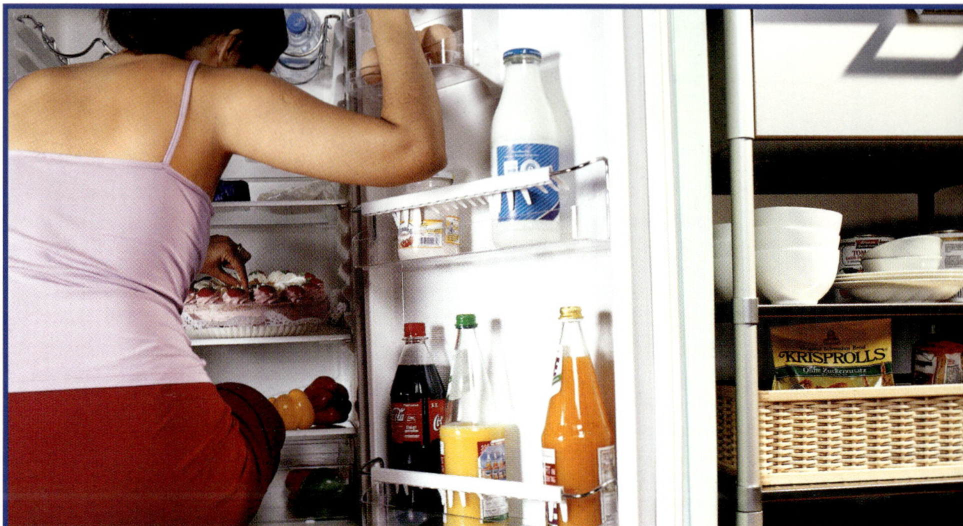

Mit Erdbeersahnetorte zum Wunschgewicht

Wie viel Kilo weniger hat Ihr Wunschgewicht? 5, 10, 15 oder sogar 50? Dann fangen Sie an, zu essen. Essen Sie sich morgens, mittags, abends oder zwischendurch richtig satt – und nehmen Sie gleichzeitig jeden Monat ein, zwei oder sogar vier Kilo ab.

Mit mealus können Sie Ihre Esslust organisieren und Essfrust vermeiden: Sogar Ihre Lieblingsgerichte sind weiterhin auf dem Teller – auch wenn es sich um scheinbar Ungesundes wie Sahnetorte, Currywurst, Pizza und Co. handelt. Denn beim Abnehmen kommt es nicht auf reines Kalorienzählen an. Wichtiger ist, täglich eine ausgewogene Menge an Eiweiß, Fett und Kohlenhydraten zu essen.

mealus hilft Ihnen: Der kleine Ernährungs-Organizer begleitet Sie durch den Tag und speichert Ihre Mahlzeiten, Snacks und Getränke. Als „digitale Nährwert-tabelle" zeigt mealus Ihnen auf Knopfdruck die inneren Werte von 4.598

Fast Food und Markenprodukte

Lebensmittel	Menge	kcal je Portion	kcal pro 100 g	Eiweiß g je Portion	Fett g je Portion	Kohlenhydrate g je Portion	Broteinheiten je Portion
After Eight	Stück/e	33,8	423,0	0,2	1,0	5,9	0,5
Alberto Cannelloni Spinaci	Portion/en	720,0	180,0	28,0	48,0	44,0	3,7
Alberto Lasagne Bolognese	Portion/en	644,0	161,0	28,0	36,0	52,0	4,3
Alberto Lasagne Vegetale	Portion/en	764,0	191,0	20,0	44,0	72,0	6,0
Alberto Makkaroni al forno	Portion/en	756,0	189,0	32,0	36,0	76,0	6,3
Alberto Microssa Salami	Stück/e	600,0	240,0	27,5	30,0	55,0	4,6
Alberto Microssa 3 Formaggi	Stück/e	555,0	222,0	25,0	25,0	55,0	4,6
Alberto Microssa Spinaci e Prosciutto	Stück/e	502,5	201,0	22,5	22,5	52,5	4,4
Alberto Pizza Famiglia Speciale	Stück/e	777,6	243,0	41,6	35,2	73,6	6,1
Alberto Pizza Salami	Stück/e	892,8	279,0	41,6	48,0	73,6	6,1
Alberto Pizza Quattro Formaggi	Stück/e	806,4	252,0	41,6	38,4	73,6	6,1
Alberto Pizza Tonno	Stück/e	764,8	239,0	38,4	35,2	73,6	6,1
Alberto Pizza Speciale	Stück/e	736,0	230,0	38,4	32,0	73,6	6,1
Alberto Pizza Rucola	Stück/e	768,0	240,0	28,8	38,4	76,8	6,4
Alberto Pizza Mozzarella	Stück/e	723,2	226,0	35,2	32,0	73,6	6,1
Alberto Pizza Diavolo	Stück/e	694,4	217,0	35,2	28,8	73,6	6,1
Alberto Pizza Prosciutto	Stück/e	691,2	216,0	41,6	25,6	73,6	6,1
Alberto Pizza Spinaci	Stück/e	611,2	191,0	28,8	22,4	73,6	6,1
Alberto Pizza Hawaii	Stück/e	633,6	198,0	32,0	19,2	83,2	6,9
Alberto Pizza Vegetale	Stück/e	540,8	169,0	25,6	16,0	73,6	6,1
Alberto Pizza Famiglia Quattro Formaggi	Stück/e	790,4	247,0	41,6	35,2	76,8	6,4
Alberto Tortellini-Gratin	Portion/en	816,0	204,0	36,0	48,0	60,0	5,0
Amicelli	Stück/e	63,4	507,0	0,8	3,4	7,5	0,6
Apfel-Zwiebel Leberwurst von Du darfst	Portion/en	68,3	273,0	3,5	5,3	1,8	0,1
Apfeltasche von McDonalds	Stück/e	220,0	275,0	2,2	1,2	25,8	2,1
Balisto Getreide-Erdnuss	Stück/e	211,2	515,0	4,0	11,9	21,9	1,8
Balisto Getreide-Choco	Stück/e	208,7	509,0	3,5	11,4	22,9	1,9
Balisto Getreide-Joghurtcreme	Stück/e	198,9	485,0	2,6	9,5	25,8	2,1
Balisto Joghurt-Beeren-Mix	Stück/e	200,1	488,0	2,9	11,2	21,9	1,8
Balisto Schoko-Müsli-Mix	Stück/e	211,2	515,0	2,7	11,8	23,5	2,0
Balisto Schoko-Korn-Mix	Stück/e	206,2	503,0	2,7	11,2	23,7	2,0
Banjo	Stück/e	169,0	545,0	1,8	10,8	16,2	1,3
becel Diät-Pflanzencreme	Portion/en	65,0	650,0	0,0	7,0	0,0	0,0
becel Diätmargarine	Portion/en	72,0	720,0	0,0	8,0	0,0	0,0
Bi Fi	Stück/e	130,0	520,0	5,4	12,2	0,2	0,0
Big Americans Pizza Texas TK	Stück/e	1269,0	282,0	50,4	60,8	130,1	10,8
Big Americans Pizza California	Stück/e	1229,9	251,0	51,9	56,4	128,9	10,7
Big Americans Pizza Supreme TK	Stück/e	1156,5	257,0	44,6	50,9	129,2	10,8
Big Americans Pizza Country	Stück/e	1178,1	231,0	39,3	52,0	138,2	11,5
Big Americans Pizza Hawaii TK	Stück/e	1048,5	233,0	40,1	40,1	132,3	11,0
Big King von Burger King	Stück/e	590,8	280,0	29,5	38,0	29,5	2,5
Big King XXL von Burger King	Stück/e	860,7	232,0	55,7	63,1	48,2	4,0
Big Mäc von McDonalds	Stück/e	504,6	238,0	26,1	25,9	42,2	3,5
Big Sandwich von Schöller	Stück/e	155,0	217,0	3,0	7,0	19,7	1,6

Lebensmittel	Menge	kcal je Portion	kcal pro 100 g	Eiweiß g je Portion	Fett g je Portion	KH g je Portion	BE je Portion
BigXtra Barbecue von McDonalds	Stück/e	863,0	290,6	50,4	47,9	57,3	4,8
Bihunsuppe TK	Portion/en	130,0	52,0	11,5	2,3	15,8	1,3
Bounty	Stück/e	268,5	471,0	2,1	14,6	32,1	2,7
Bounty Miniatures	Stück/e	33,4	477,0	0,3	1,8	4,0	0,3
Bresso Feines Duo	Portion/en	55,5	185,0	2,8	4,5	0,9	0,1
Bresso Frischkäse 60% F. i. Tr.	Portion/en	72,3	241,0	2,4	6,6	0,8	0,1
Bresso Weichkäse 68% F. i. Tr.	Portion/en	126,3	421,0	4,5	12,0	0,1	0,0
Brunch Streichrahm	Portion/en	24,6	246,0	0,4	2,4	0,3	0,0
Bum Bum von Schöller	Stück/e	156,0	282,0	0,7	10,1	15,5	1,3
Café au lait von Burger King	Becher	42,0	21,0	4,0	2,0	4,0	0,3
Café Creme von Burger King	Becher	3,8	2,0	1,9	0,0	1,9	0,2
Calippo Cola	Stück/e	87,0	82,9	0,0	0,0	22,0	1,8
Campino Erdbeer	Stück/e	19,3	420,0	0,0	0,3	4,3	0,4
Cappuccino von Burger King	Becher	34,2	18,0	3,8	1,9	3,8	0,3
Capri Langnese	Stück/e	52,0	86,7	0,0	0,0	13,0	1,1
Caramac	Stück/e	168,3	561,0	1,8	10,8	16,2	1,4
Caretta Orange von Schöller	Stück/e	57,0	94,0	0,1	0,0	13,8	1,2
Caro Landkaffee Getränk	Tasse/n	2,0	1,3	0,0	0,0	1,0	0,1
Ceralisto Choco	Stück/e	191,0	516,2	3,0	10,0	21,0	1,8
Ceralisto Erdnuss	Stück/e	194,0	524,3	4,0	11,0	20,0	1,7
Ceralisto Joghurtcreme	Stück/e	181,0	489,2	2,0	8,0	24,0	2,0
Cheeseburger von McDonalds	Stück/e	301,9	258,0	15,8	12,6	31,4	2,6
Cheeseburger von Burger King	Stück/e	327,7	254,0	18,1	15,5	28,4	2,4
Chicken McNuggets von McDonalds	Portion/en	204,9	207,0	18,1	12,2	5,3	0,4
Chicken Supreme von Burger King	Stück/e	1400,7	591,0	56,9	75,8	123,2	10,3
Chicken Supreme mit Käse von Burger King	Stück/e	1585,0	634,0	67,5	87,5	130,0	10,8
Chio Chips Red Paprika	Portion/en	137,8	551,0	1,4	8,8	13,4	1,1
Chio Chips Salt and Vinegar	Portion/en	137,3	549,0	2,0	8,8	12,7	1,1
Chio Chips Sour Cream and Onion	Portion/en	137,8	551,0	1,4	8,8	13,4	1,1
Chio Flips Classic Peanut	Portion/en	122,3	489,0	3,4	5,9	13,9	1,2
Chio Jumbo Flips	Portion/en	120,8	483,0	3,5	5,4	14,5	1,2
Chio Tortilla Chips Nacho Cheese	Portion/en	125,3	501,0	1,1	6,0	16,8	1,4
Chio Tortilla Chips Original Salted	Portion/en	125,3	501,0	1,0	6,0	16,8	1,4
Choco Crossis	Stück/e	23,6	525,0	0,4	1,4	2,6	0,2
Coca Cola	Glas/Gläser	81,6	40,8	0,0	0,0	20,4	1,7
Coca Cola Cherry	Glas/Gläser	85,2	42,6	0,0	0,0	21,4	1,8
Coca Cola light	Glas/Gläser	2,0	1,0	0,0	0,0	0,2	0,0
Coco Pops	Portion/en	151,2	378,0	2,0	0,6	34,4	2,9
CocoCabana dunkel	Stück/e	40,6	489,0	0,4	2,5	4,2	0,3
CocoCabana hell	Stück/e	40,7	490,0	0,4	2,4	4,2	0,4
Colori Langnese	Stück/e	23,0	79,3	0,0	0,0	6,0	0,5
Cornetto Bottermelk-Zitrone	Stück/e	207,0	240,7	2,3	9,7	27,7	2,3
Cornetto Erdbeer	Stück/e	232,0	309,3	2,5	8,9	35,5	3,0
Cornetto Haselnuss	Stück/e	248,0	330,7	3,5	13,5	28,0	2,3

Lebensmittel	Menge	kcal je Portion	kcal pro 100 g	Eiweiß g je Portion	Fett g je Portion	Kohlenhydrate g je Portion	Broteinheiten je Portion
Country Burger von Burger King	Stück/e	760,2	420,0	21,7	38,0	86,9	7,2
Country Burger mit Käse von Burger King	Stück/e	898,2	463,0	29,1	46,6	93,1	7,8
Crema Puddingcreme Kokos	Becher	239,8	137,0	4,4	11,4	30,1	2,5
Crema Puddingcreme Schoko	Becher	229,3	131,0	4,7	10,2	29,6	2,5
Crema Puddingcreme Caramel	Becher	227,5	130,0	4,0	9,6	31,0	2,6
Cremissimo Amarena	Portion/en	144,2	206,0	1,9	5,3	22,1	1,8
Cremissimo Nocciolato	Portion/en	154,7	221,0	2,5	7,7	18,6	1,6
Cremissimo Stracciatella	Portion/en	168,7	241,0	2,3	7,9	22,0	1,8
Cremissimo Vanille	Portion/en	153,3	219,0	2,2	7,4	19,5	1,6
Cremissimo Walnuss	Portion/en	187,6	268,0	2,7	10,8	19,8	1,7
Crispy Chicken von Burger King	Stück/e	751,9	467,0	25,8	46,7	59,6	5,0
Crispy Chicken mit Käse von Burger King	Stück/e	901,3	518,0	33,1	55,7	64,4	5,4
Cuja Mara Split	Stück/e	96,0	137,1	1,0	3,0	16,0	1,3
Dickmanns	Stück/e	102,5	366,0	0,8	2,6	19,0	1,6
Die Ofenfrische Pizza Peperoni-Salami	Stück/e	908,0	227,0	38,0	36,0	108,4	9,0
Die Ofenfrische Pizza Vier-Käse	Stück/e	888,8	225,0	37,5	34,0	107,8	9,0
Die Ofenfrische Pizza Salami	Stück/e	874,0	230,0	35,3	34,2	106,4	8,9
Die Ofenfrische Pizza Speciale	Stück/e	878,9	217,0	37,7	33,2	107,3	8,9
Die Ofenfrische Pizza Spinat	Stück/e	835,2	192,0	31,3	30,9	107,4	9,0
Die Ofenfrische Pizza Thunfisch	Stück/e	848,4	202,0	37,8	29,0	109,6	9,1
Die Ofenfrische Pizza Paprika-Bolognese	Stück/e	788,0	197,0	35,6	24,0	106,4	8,9
Die Ofenfrische Pizza Gemüse	Stück/e	804,8	185,0	30,9	26,5	109,6	9,1
Die Ofenfrische Pizza Margherita	Stück/e	721,0	206,0	31,5	20,3	103,3	8,6
Die Ofenfrische Pizza Champignon	Stück/e	752,5	175,0	31,0	21,5	108,8	9,1
Die Ofenfrische Pizza Schinken-Zwiebel Spezial	Stück/e	714,1	193,0	26,6	20,0	106,9	8,9
Donuts mit Schoko von McDonalds	Stück/e	322,2	424,0	3,6	17,8	37,0	3,1
Donuts mit Zucker von McDonalds	Stück/e	295,8	435,0	3,4	17,4	31,5	2,6
Dr. Oetker Crème Double	EL	61,2	408,0	0,4	6,5	0,4	0,0
Dr. Oetker Crème Fraîche Classic	EL	44,6	297,0	0,4	4,5	0,6	0,0
Dr. Oetker Crème Légère	EL	25,5	170,0	0,5	2,3	0,7	0,1
Dr. Oetker Jobst Himbeer	Becher	145,2	96,8	3,3	3,8	23,9	2,0
Dr. Oetker Jobst Erdbeer	Becher	149,3	99,5	3,2	3,8	25,4	2,1
Dr. Oetker Jobst Kirsch	Becher	158,1	105,4	3,2	3,9	27,0	2,3
Dr. Oetker Jobst Pfirsich-Aprikose	Becher	153,9	102,6	3,2	3,8	26,6	2,2
Dr. Oetker Kirschgrütze mit Vanillecreme	Becher	180,8	113,0	2,7	2,6	36,0	3,0
Dr. Oetker Rote Grütze mit Vanillesauce	Becher	172,8	108,0	2,1	1,9	36,3	3,0
Dr. Oetker Waldbeer-Grütze m. Vanille-Creme	Becher	172,8	108,0	2,7	2,7	34,4	2,9
Du darfst Brotaufstrich 24% Fett	Portion/en	58,5	234,0	0,8	6,0	0,3	0,0
Du darfst Halbfettbutter	Portion/en	72,8	364,0	0,6	7,8	0,1	0,0
Duplo	Stück/e	98,0	544,4	1,2	6,0	9,7	0,8
Ed. V. Schleck	Stück/e	114,0	190,0	2,0	5,0	16,0	1,3
Egg McMuffin von McDonalds	Stück/e	415,5	277,0	24,8	22,2	29,0	2,4
Eistee von Burger King	Becher	80,0	32,0	0,0	0,0	20,0	1,7
Fanta Orange	Glas/Gläser	82,4	41,2	0,0	0,0	20,2	1,7

Lebensmittel	Menge	kcal je Portion	kcal pro 100 g	Eiweiß g je Portion	Fett g je Portion	KH g je Portion	BE je Portion
Fanta Orange light	Glas/Gläser	5,2	2,6	0,0	0,0	0,8	0,1
Ferrero Küsschen	Stück/e	53,0	588,9	0,8	4,1	3,3	0,3
ff-Chipsfrisch Oriental	Portion/en	140,0	560,0	2,1	8,8	13,3	1,1
ff-Chipsfrisch Peperoni	Portion/en	137,8	551,0	1,4	8,8	13,4	1,1
ff-Chipsfrisch ungarisch	Portion/en	137,8	551,0	1,4	8,8	13,4	1,1
ff-Erdnuss-Flippies	Portion/en	124,3	497,0	3,5	6,2	13,6	1,1
ff-Frit-Sticks ungarisch	Portion/en	131,0	524,0	1,4	6,8	16,2	1,3
ff-Riffel's Naturell	Portion/en	135,5	542,0	1,3	8,5	13,5	1,1
ff-Rustica	Portion/en	138,0	552,0	2,1	8,5	13,3	1,1
ff-Zwiebli-Ringe	Portion/en	126,5	506,0	1,6	7,0	14,3	1,2
Fisch Filegro in Kräutersauce TK	Portion/en	142,5	114,0	15,0	7,5	3,8	0,3
Fisch Filegro Müllerin Art TK	Portion/en	178,8	143,0	18,8	8,8	6,3	0,5
Fischmäc von McDonalds	Stück/e	381,6	265,0	14,3	19,7	36,6	3,0
Fish King von Burger King	Stück/e	744,5	423,0	26,4	38,7	102,1	8,5
Fish King mit Käse von Burger King	Stück/e	880,7	466,0	34,0	47,3	109,6	9,1
Frosties	Portion/en	150,0	375,0	1,9	0,2	35,2	2,9
Fruchtzwerg	Becher	74,0	148,0	3,1	3,8	7,0	0,6
Fruchtzwerge Multivitamin	Becher	60,5	121,0	3,3	1,8	7,9	0,7
Fürst Pückler Eis Langnese	Portion/en	127,4	182,0	2,9	5,7	15,9	1,3
Geflügel Dippers TK	Portion/en	323,8	259,0	16,3	18,8	22,5	1,9
Geflügel Sticks TK	Portion/en	272,5	218,0	20,0	12,5	21,3	1,8
Gemüse Mac von McDonalds	Stück/e	485,2	239,0	9,3	25,0	56,2	4,7
Gemüse Putenwurst von Du darfst	Portion/en	26,5	106,0	3,0	1,0	1,4	0,1
Giotto	Stück/e	28,0	622,2	0,6	2,2	1,4	0,1
goldfischli Original	Portion/en	115,4	461,7	2,4	5,2	14,7	1,2
goldfischli Paprika	Portion/en	117,0	468,0	2,5	5,6	14,2	1,2
goldfischli Sesam	Portion/en	121,0	483,9	2,8	6,6	12,7	1,1
Götterspeise Gelee	Portion/en	90,0	60,0	2,1	0,0	20,4	1,7
Grilled Chicken von McDonalds	Stück/e	402,0	212,7	27,8	15,4	37,9	3,2
Ham und Eggs von McDonalds	Portion/en	433,2	221,0	33,1	20,6	29,0	2,4
Hamburger von McDonalds	Stück/e	253,4	246,0	12,8	8,9	30,7	2,6
Hamburger von Burger King	Stück/e	285,4	246,0	15,1	11,6	27,8	2,3
Hamburger Royal von McDonalds	Stück/e	516,6	252,0	31,8	27,3	36,1	3,0
Hamburger Royal TS von McDonalds	Stück/e	560,7	227,0	28,9	34,1	34,6	2,9
Hanuta	Stück/e	121,0	526,1	2,2	7,5	11,2	0,9
Happen Langnese	Stück/e	92,0	219,0	2,0	4,0	12,0	1,0
Happy Hippo Snack	Stück/e	118,0	561,9	2,2	8,4	8,5	0,7
Haribo Color-Rado	Portion/en	85,5	342,0	0,9	0,5	19,0	1,6
Haribo Erdbeeren	Portion/en	92,5	370,0	0,6	0,0	22,0	1,8
Haribo Frucht-Kracher	Portion/en	95,5	382,0	0,2	1,1	21,0	1,8
Haribo Goldbären	Portion/en	85,0	340,0	1,7	0,0	19,5	1,6
Haribo Happy-Cola	Portion/en	85,0	340,0	1,7	0,0	19,5	1,6
Haribo Katinchen	Portion/en	80,0	320,0	0,0	0,0	19,8	1,6
Haribo Konfekt	Portion/en	88,5	354,0	0,6	0,9	18,8	1,6

Lebensmittel	Menge	kcal je Portion	kcal pro 100 g	Eiweiß g je Portion	Fett g je Portion	Kohlenhydrate g je Portion	Broteinheiten je Portion
Haribo Piratos	Portion/en	80,0	320,0	0,0	0,0	19,8	1,6
Haribo Salino	Portion/en	80,0	320,0	0,0	0,0	19,8	1,6
Haribo Salzbrezel	Portion/en	87,5	350,0	1,1	0,0	21,3	1,8
Haribo Saure Pommes	Portion/en	85,0	340,0	1,0	0,0	19,8	1,6
Haribo Schnecken	Portion/en	73,5	294,0	0,8	0,0	17,0	1,4
Haribo Stafetten	Portion/en	86,3	345,0	0,4	0,0	21,0	1,8
Haribo Tropi Frutti	Portion/en	87,5	350,0	1,0	0,0	18,8	1,6
Haribo Tutti Frutti	Portion/en	87,3	349,0	1,0	0,0	20,8	1,7
Haribo Weinland	Portion/en	85,0	340,0	1,7	0,0	19,5	1,6
Intermezzo Gemüse-Chili-Sauerrahm	Stück/e	432,3	262,0	10,7	22,8	45,7	3,8
Intermezzo Paprika-Hackfleisch-Sauerrahm	Stück/e	403,1	278,0	11,6	19,9	44,1	3,7
Intermezzo Salami-Cayenne-Sauerrahm	Stück/e	444,8	278,0	11,5	24,3	44,8	3,7
Intermezzo Schinken-Sauerrahm	Stück/e	393,3	276,0	10,3	20,2	42,6	3,6
Intermezzo Spinat-Sauerrahm	Stück/e	404,8	257,0	10,4	21,3	42,8	3,6
Intermezzo Thunfisch-Sauerrahm	Stück/e	439,4	279,0	11,8	23,8	44,1	3,7
Kaffeeweißer Coffee-mate	TL	20,0	666,7	1,0	1,0	2,0	0,2
Kelloggs All-Bran Plus	Portion/en	112,0	280,0	5,2	1,4	19,6	1,6
Kelloggs All-Bran Flakes	Portion/en	95,4	318,0	3,0	0,6	19,8	1,7
Kelloggs Choco Smacks	Portion/en	115,5	385,0	2,4	1,5	23,1	1,9
Kelloggs Choco Corn Flakes	Portion/en	114,9	383,0	1,8	0,8	25,2	2,1
Kelloggs Choco Krispies	Portion/en	114,9	383,0	1,5	0,8	25,5	2,1
Kelloggs Chocos	Portion/en	113,4	378,0	2,4	0,6	24,3	2,0
Kelloggs Chombos	Portion/en	115,8	386,0	1,8	1,0	24,9	2,1
Kelloggs Corn Flakes	Portion/en	110,4	368,0	2,3	0,3	24,6	2,1
Kelloggs Crunchy Nut Corn Flakes	Portion/en	114,9	383,0	1,8	0,8	25,2	2,1
Kelloggs Froot Loops	Portion/en	116,4	388,0	2,2	0,9	24,9	2,1
Kelloggs Frosties Spice	Portion/en	111,3	371,0	1,5	0,9	24,3	2,0
Kelloggs Frosties	Portion/en	111,9	373,0	1,5	0,2	26,1	2,2
Kelloggs Honey Loops	Portion/en	111,3	371,0	2,4	0,9	23,4	2,0
Kelloggs Just Right	Portion/en	105,3	351,0	2,2	0,8	22,5	1,9
Kelloggs Nutri-Grain Knusper Müsli	Portion/en	188,0	470,0	2,8	8,8	24,4	2,0
Kelloggs Nutri-Grain 7-Früchte Müsli	Portion/en	148,4	371,0	3,6	4,4	23,6	2,0
Kelloggs Nutri-Grain Mehrkorn Müsli	Portion/en	152,4	381,0	3,8	4,4	24,4	2,0
Kelloggs Nutri-Grain Schoko Müsli	Portion/en	154,8	387,0	3,6	4,4	25,2	2,1
Kelloggs Optima Nut Feast	Portion/en	146,4	366,0	4,8	2,4	26,4	2,2
Kelloggs Optima Fruit 'n Fibre	Portion/en	141,2	353,0	3,2	2,0	27,6	2,3
Kelloggs Pops	Portion/en	115,5	385,0	1,5	0,4	26,4	2,2
Kelloggs Rice Krispies	Portion/en	111,9	373,0	1,8	0,3	25,5	2,1
Kelloggs Smacks	Portion/en	110,7	369,0	2,1	0,3	24,9	2,1
Kelloggs Special K	Portion/en	110,7	369,0	4,5	0,3	22,5	1,9
Kelloggs Toppas Choco	Portion/en	160,0	400,0	3,6	4,8	25,6	2,1
Kelloggs Toppas	Portion/en	136,0	340,0	3,8	0,6	28,8	2,4
Kelloggs Toppas Traube	Portion/en	134,0	335,0	3,7	0,6	28,4	2,4
Kinder Bueno	Stück/e	123,0	572,1	1,8	8,3	10,2	0,8

Lebensmittel	Menge	kcal je Portion	kcal pro 100 g	Eiweiß g je Portion	Fett g je Portion	KH g je Portion	BE je Portion
Kinder Country	Stück/e	131,0	545,8	2,3	8,3	11,9	1,0
Kinder Maxi King	Stück/e	174,0	497,1	2,6	12,5	12,8	1,1
Kinder Pingui	Stück/e	136,0	453,3	2,2	9,2	11,2	0,9
Kinder Prof. Rino	Stück/e	118,0	564,6	1,5	8,8	8,3	0,7
Kinder Riegel	Stück/e	117,0	557,1	2,1	7,1	11,1	0,9
Kinder Überraschung	Stück/e	116,0	557,7	2,0	7,3	10,6	0,9
Kinderschokolade Riegel	Stück/e	70,0	560,0	1,3	4,3	6,6	0,6
King Nuggets 6 Stück von Burger King	Portion/en	245,7	273,0	14,4	16,2	10,8	0,9
King Pommes mittel von Burger King	Portion/en	400,2	345,0	3,5	16,2	42,9	3,6
King Sundae Erdbeer von Burger King	Portion/en	197,2	136,0	4,4	7,3	36,3	3,0
King Sundae Karamel von Burger King	Portion/en	232,0	160,0	4,4	8,7	36,3	3,0
King Sundae Schoko von Burger King	Portion/en	197,2	136,0	4,4	7,3	36,3	3,0
King Sundae Vanille von Burger King	Portion/en	183,3	141,0	5,2	6,5	26,0	2,2
King Wings 6 Stück von Burger King	Portion/en	435,2	253,0	39,6	29,2	3,4	0,3
Kinley Bitter Lemon	Glas/Gläser	82,0	41,0	0,0	0,0	19,8	1,7
Kinley Tonic Water	Glas/Gläser	74,2	37,1	0,0	0,0	17,8	1,5
KitKat	Stück/e	228,6	508,0	3,2	11,7	27,5	2,3
KitKat Chunky	Stück/e	283,3	515,0	3,3	15,4	33,6	2,8
Knoppers	Stück/e	132,0	528,0	2,0	8,0	13,0	0,9
Knorr Fix Bolognese Trockenprodukt	Beutel	175,0	350,0	5,0	8,0	20,5	1,7
Knorr Fix Brathähnchen Trockenprodukt	Beutel	86,4	270,0	2,6	1,0	17,0	1,4
Knorr Fix Chili con Carne Trockenprodukt	Beutel	105,2	263,0	5,2	3,6	12,4	1,0
Knorr Fix Stroganoff Trockenprodukt	Beutel	183,6	340,0	5,9	8,1	21,1	1,8
Kölln Cakes	Stück/e	122,3	489,0	1,6	6,3	14,7	1,2
Kölln Feinschmecker Müsli	Portion/en	142,8	357,0	4,0	2,8	25,4	2,1
Kölln Früchte Vollkorn Müsli	Portion/en	139,6	349,0	3,9	2,8	24,7	2,1
Kölln Joghurt Müsli	Portion/en	158,4	396,0	4,6	5,1	23,6	2,0
Kölln Knusper Müsli Schoko Krokant	Portion/en	181,2	453,0	3,8	7,7	24,1	2,0
Kölln Knusper Müsli Apfel und Zimt	Portion/en	173,2	433,0	3,4	6,3	25,7	2,1
Kölln Knusperflakes Müsli Zimt	Portion/en	177,6	444,0	2,7	6,4	27,3	2,3
Kölln Knusperflakes Müsli Schoko	Portion/en	166,4	416,0	3,5	5,3	26,2	2,2
Kölln Knusperflakes Müsli Honig	Portion/en	172,8	432,0	3,1	5,6	27,4	2,3
Kölln Knusperflakes Müsli Selection	Portion/en	157,2	393,0	3,2	3,3	28,6	2,4
Kölln Knusprige Haferfleks	Portion/en	154,4	386,0	4,1	2,2	29,6	2,5
Kölln Schoko Müsli	Portion/en	159,6	399,0	4,0	4,6	25,5	2,1
Konfekt Schöller	Stück/e	26,0	374,0	0,3	2,0	1,8	0,2
Königsrolle Langnese	Portion/en	128,1	183,0	2,2	5,6	17,2	1,4
Lätta Halbfettmargarine	Portion/en	37,6	376,0	0,0	3,9	0,6	0,0
Lift Apfelsaftschorle	Glas/Gläser	50,0	25,0	0,0	0,0	12,0	1,0
Lila Pause Alpenmilch	Stück/e	200,0	540,5	3,0	12,0	20,0	1,7
Lila Pause Cocos-Mandel	Stück/e	220,0	594,6	2,0	15,0	17,0	1,4
Lila Pause Erdbeer-Joghurt	Stück/e	200,0	540,5	3,0	14,0	19,0	1,6
Lila Pause Joghurt-Crisp	Stück/e	210,0	567,6	3,0	14,0	19,0	1,6
Lion	Stück/e	220,1	489,0	2,3	9,9	30,6	2,6

Lebensmittel	Menge	kcal je Portion	kcal pro 100 g	Eiweiß g je Portion	Fett g je Portion	Kohlenhydrate g je Portion	Broteinheiten je Portion
Lion Peanut	Stück/e	194,0	485,0	3,0	10,0	23,0	1,9
M und M Minis	Portion/en	220,1	489,0	2,6	10,5	28,8	2,4
M&M`s Choko	Portion/en	215,6	479,0	2,3	9,5	30,4	2,5
M&M`s Peanut	Portion/en	227,7	506,0	4,4	11,9	25,8	2,1
Maggi Fix f. Spaghetti Bolognese trocken	Portion/en	178,0	356,0	6,2	6,2	24,6	2,1
Magnum Classic	Stück/e	282,0	327,9	3,9	17,3	27,4	2,3
Magnum Double	Stück/e	389,0	422,8	4,7	26,0	34,0	2,8
Magnum Mandel	Stück/e	316,0	367,4	5,0	20,4	28,0	2,3
Magnum Weiß	Stück/e	285,0	331,4	3,9	17,1	28,8	2,4
Maltesers	Stück/e	10,1	483,0	0,2	0,5	1,3	0,1
Mamba	Stück/e	17,6	390,0	0,0	0,2	3,9	0,3
Maoam Soft Stangen	Stück/e	19,6	392,0	0,1	0,3	4,1	0,3
Maoam-Mini	Stück/e	18,3	416,0	0,1	0,3	3,8	0,3
Mars	Stück/e	260,4	449,0	2,2	10,2	40,0	3,3
Mars Miniatures	Stück/e	31,7	453,0	0,3	1,3	4,8	0,4
Maxi Brezli	Portion/en	93,6	374,5	2,9	1,7	16,6	1,4
McChicken von McDonalds	Stück/e	459,2	258,0	19,9	23,1	42,9	3,6
McCroissant von McDonalds	Stück/e	307,4	327,0	11,9	18,2	23,8	2,0
McRib von McDonalds	Stück/e	476,5	228,0	26,5	21,3	44,3	3,7
merci Crocant	Stück/e	22,1	552,0	0,2	1,3	2,2	0,2
merci Vielfalt	Stück/e	68,8	550,0	1,0	4,7	6,0	0,5
Mezzo Mix Orange	Glas/Gläser	85,8	42,9	0,0	0,0	21,2	1,8
Milchschnitte	Stück/e	117,0	417,9	2,5	7,4	10,1	0,8
Milchshake Erdbeer von McDonalds	Stück/e	290,4	121,0	9,6	7,7	45,8	3,8
Milchshake Schoko von McDonalds	Stück/e	302,4	126,0	10,3	7,9	47,8	4,0
Milchshake Vanille von McDonalds	Stück/e	292,8	122,0	9,6	7,7	46,6	3,9
Milky Way Brotaufstrich	Portion/en	135,3	541,0	0,8	8,4	14,1	1,2
Milky Way	Stück/e	112,5	450,0	0,9	4,2	17,9	1,5
Milky Way Miniatures	Stück/e	22,9	458,0	0,2	0,9	3,5	0,3
Mini Dickmann's weiß	Stück/e	35,4	427,0	0,4	1,4	5,2	0,4
Mini Dickmann's Vollmilch	Stück/e	35,1	423,0	0,4	1,4	5,3	0,4
Mini Dickmann's dunkel	Stück/e	35,2	424,0	0,2	1,4	5,4	0,5
Mini Milk Erdbeer	Stück/e	35,0	152,2	1,1	1,1	5,1	0,4
Mini Milk Vanille	Stück/e	33,0	143,5	1,3	0,7	5,4	0,4
Miracoli Spaghettigericht	Portion/en	325,0	130,0	12,0	7,3	52,5	4,4
Mister Long	Stück/e	78,0	83,9	0,0	0,0	19,0	1,6
Mon cheri	Stück/e	53,0	504,8	0,3	2,1	6,1	0,5
Mousse au Chocolat Premium-Mousse	Becher	180,0	180,0	5,0	9,0	20,0	1,7
Mövenpick Birne Helene	Portion/en	209,0	209,0	3,1	9,6	27,1	2,3
Mövenpick Blutorange Eis	Portion/en	123,9	177,0	1,1	4,3	20,0	1,7
Mövenpick Caramelita-Cream	Portion/en	237,0	237,0	3,9	10,0	32,5	2,7
Mövenpick Cassis Vanilla	Portion/en	188,0	188,0	2,3	7,3	28,4	2,4
Mövenpick Chocolat Chips	Portion/en	243,0	243,0	4,1	12,5	28,3	2,4
Mövenpick Cioccolata Stracciatella	Portion/en	303,0	303,0	3,8	20,0	26,9	2,2

Lebensmittel	Menge	kcal je Portion	kcal pro 100 g	Eiweiß g je Portion	Fett g je Portion	KH g je Portion	BE je Portion
Mövenpick Citronen Sorbet	Portion/en	123,0	123,0	0,1	0,3	29,0	2,4
Mövenpick Coffee Cream	Portion/en	233,0	233,0	4,0	12,9	24,6	2,1
Mövenpick Creme Vanilla	Portion/en	246,0	246,0	3,5	16,8	20,2	1,7
Mövenpick Gebrannte Mandel	Portion/en	251,0	251,0	4,6	14,0	26,7	2,2
Mövenpick La Crema Chocolat Chips	Stück/e	337,0	393,0	4,0	25,2	22,0	1,8
Mövenpick La Crema Caramelita	Stück/e	312,0	366,0	3,7	23,0	21,2	1,8
Mövenpick Mango Crème Fraîche	Portion/en	160,0	160,0	2,4	6,1	23,7	2,0
Mövenpick Maple Walnuts	Portion/en	274,0	274,0	4,1	17,1	26,0	2,2
Müller Diät Buttermilch Erdbeer	Glas/Gläser	70,0	35,0	6,0	0,8	9,8	0,8
Müller Diät Buttermilch Multivitamin	Glas/Gläser	84,0	42,0	6,2	1,0	12,6	1,1
Müller Grießbrei Pur	Becher	274,0	137,0	5,6	14,6	30,0	2,5
Müller Grießbrei Schoko	Becher	270,0	135,0	5,6	13,2	32,4	2,7
Müller Grießbrei Zimt	Becher	276,0	138,0	5,2	12,8	34,8	2,9
Müller Knusper Joghurt	Becher	239,8	137,0	10,9	10,5	25,6	2,1
Müller Milchreis Leicht Himbeer	Becher	224,0	112,0	6,8	1,8	25,6	2,1
Müller Milchreis Diät	Becher	174,0	87,0	6,8	5,2	24,8	2,1
Müller Milchreis Diät Himbeer	Becher	170,0	85,0	6,8	4,4	26,8	2,2
Müller Milchreis Leicht Schoko	Becher	146,0	73,0	8,0	2,0	24,0	2,0
Müller Milchreis Vanille	Becher	214,0	107,0	6,4	5,0	35,6	3,0
Müller Milchreis Schoko	Becher	224,0	112,0	6,4	5,2	38,0	3,2
Müller Milchreis Caramel	Becher	220,0	110,0	6,2	4,8	37,8	3,2
Müller Milchreis Leicht Apfel-Zimt	Becher	138,0	69,0	6,8	1,8	23,8	2,0
Müller Milchreis Zimt	Becher	222,0	111,0	6,0	4,8	38,6	3,2
Müller Milchreis Leicht Erdbeer	Becher	146,0	73,0	6,8	1,8	25,6	2,1
Müller Milchreis Himbeer	Becher	222,0	111,0	5,6	4,4	39,8	3,3
Müller Milchreis Kirsch	Becher	228,0	114,0	5,6	4,4	41,4	3,5
Müllermilch Banane	GlasGläser	146,0	73,0	7,2	2,6	23,6	2,0
Müllermilch Erdbeer	Glas/Gläser	150,0	75,0	7,8	2,6	24,0	2,0
Müllermilch Leicht und Fit Himbeer	Becher	104,0	52,0	7,0	3,0	12,6	1,1
Müllermilch Schoko	Glas/Gläser	154,0	77,0	7,6	3,2	23,6	2,0
Nescafe Cappuccissimo cremig zart	Tasse/n	49,0	40,8	1,0	2,0	7,0	0,6
Nescafe frappé Eiskaffee mit Milch	Glas/Gläser	186,0	93,0	7,0	7,0	23,0	1,9
Nesquik mit Milch 3,5% F.	Glas/Gläser	205,3	102,7	8,0	8,0	25,3	2,1
Nestea Eistee Zitrone	Glas/Gläser	78,1	39,0	0,0	0,0	19,8	1,7
nimm 2	Stück/e	22,7	376,0	0,0	0,0	5,6	0,5
nimm 2 Lachgummi	Portion/en	80,8	323,0	1,8	0,1	18,2	1,5
Nogger Original	Stück/e	225,0	288,5	2,6	15,9	17,8	1,5
Nucki Erdbeer Schöller	Stück/e	189,0	257,0	2,6	7,9	26,5	2,2
Nucki Nuss Schöller	Stück/e	257,0	351,0	3,4	15,5	26,1	2,2
Nutella	Portion/en	129,0	516,0	1,8	7,5	13,5	1,1
Nuts	Stück/e	260,0	472,7	3,0	11,0	36,0	3,0
Onion Rings 8 Stück von Burger King	Portion/en	305,8	294,0	4,2	18,7	29,1	2,4
Pamesello 35% F. i. Tr.	Portion/en	133,5	445,0	13,8	8,7	0,0	0,0
Pesto	Portion/en	142,8	571,0	3,5	14,1	0,4	0,0

Lebensmittel	Menge	kcal je Portion	kcal pro 100 g	Eiweiß g je Portion	Fett g je Portion	Kohlenhydrate g je Portion	Broteinheiten je Portion
Pizza Culinaria American Style	Stück/e	885,4	233,0	36,5	42,6	88,2	7,3
Pizza Culinaria Greek Style	Stück/e	843,2	248,0	31,6	41,5	85,3	7,1
Pizza Culinaria Indian Style	Stück/e	896,4	216,0	34,0	39,4	100,4	8,4
Pizza Culinaria Mexican Style	Stück/e	858,8	229,0	30,0	36,8	101,6	8,5
Pizza Culinaria Chinese Style	Stück/e	844,6	206,0	29,5	34,0	104,6	8,7
Pocket Coffee	Stück/e	51,0	408,0	0,6	2,3	6,9	0,6
PomBär Cheese	Portion/en	128,8	515,3	1,0	7,1	15,3	1,3
PomBär Ketchup	Portion/en	127,9	511,4	0,8	6,9	15,5	1,3
PomBär Original	Portion/en	132,5	529,9	0,8	7,6	15,2	1,3
PomBär Paprika	Portion/en	125,5	502,0	0,8	6,9	15,0	1,2
Pommes Frites mittel von McDonalds	Portion/en	306,0	306,0	3,1	15,8	37,8	3,2
Pringles Barbecue	Portion/en	143,0	572,0	1,3	9,5	13,0	1,1
Pringles Cheese and Onion	Portion/en	140,3	561,0	1,2	9,5	12,5	1,0
Pringles Original	Portion/en	139,3	557,0	1,1	9,5	12,0	1,0
Pringles Paprika	Portion/en	133,8	535,0	1,4	9,0	11,5	1,0
Pringles Sour Cream and Onion	Portion/en	137,5	550,0	1,3	9,3	12,0	1,0
ProCult Drink 0,1% Pfirsich	Glas/Gläser	76,0	38,0	6,4	0,2	10,6	0,9
ProCult Drink 0,1% Kirsch	Glas/Gläser	74,0	37,0	6,4	0,2	10,4	0,9
ProCult Joghurt mit Kräutern	Becher	147,0	98,0	6,8	4,4	20,3	1,7
Punica Fruchtig Rot	Glas/Gläser	30,0	15,0	0,6	0,2	6,8	0,6
Punica Melon Tropic	Glas/Gläser	28,0	14,0	0,6	0,2	5,4	0,5
Punica Orangen-Nektar	Glas/Gläser	90,0	45,0	1,0	0,2	21,0	1,8
Punica Tea and Fruit Pfirsich	Glas/Gläser	30,0	15,0	0,6	0,2	6,6	0,6
Quiche Lorraine	Stück/e	366,0	183,0	12,0	28,6	15,0	1,3
Raffaello	Stück/e	60,0	600,0	1,0	4,7	3,5	0,3
Rama	Portion/en	72,0	720,0	0,0	8,0	0,0	0,0
Red Bull	Glas/Gläser	112,5	45,0	0,0	0,0	28,3	2,4
Ristorante Pizza Calzone Speciale	Stück/e	756,9	261,0	33,4	46,4	64,1	5,3
Ristorante Pizza Mozzarella	Stück/e	897,0	276,0	38,4	47,5	79,3	6,6
Ristorante Pizza Quattro Formaggi	Stück/e	918,0	270,0	38,8	48,6	81,3	6,8
Ristorante Pizza Speciale	Stück/e	841,5	255,0	33,7	42,9	80,5	6,7
Ristorante Pizza Pollo	Stück/e	766,8	216,0	31,6	33,7	83,1	6,9
Ristorante Pizza Vegetale	Stück/e	793,1	206,0	28,1	35,8	88,6	7,4
Ristorante Pizza Pasta	Stück/e	897,9	219,0	32,8	36,5	109,1	9,1
Ristorante Pizza Tonno TK	Stück/e	972,7	274,0	34,8	54,3	85,9	7,2
Ristorante Pizza Salame TK	Stück/e	883,5	285,0	32,2	47,4	81,5	6,8
Ristorante Pizza Funghi TK	Stück/e	865,1	237,0	28,8	46,7	82,1	6,8
Ristorante Pizza Quattro Stagioni TK	Stück/e	854,7	231,0	32,6	44,4	81,8	6,8
Ristorante Pizza Spinaci TK	Stück/e	869,7	223,0	28,9	46,8	83,5	7,0
Ristorante Pizza Prosciutto TK	Stück/e	752,4	228,0	34,0	32,3	81,2	6,8
Ristorante Pizza Pomodori TK	Stück/e	745,2	216,0	29,0	33,5	82,1	6,8
Ristorante Pizza Hawaii TK	Stück/e	770,0	220,0	30,5	32,6	88,6	7,4
Rocher	Stück/e	70,0	560,0	1,1	5,0	5,1	0,4
Rolo Toffee	Stück/e	25,0	500,0	0,0	1,0	3,0	0,3

Lebensmittel	Menge	kcal je Portion	kcal pro 100 g	Eiweiß g je Portion	Fett g je Portion	KH g je Portion	BE je Portion
Rotwein Mousse Premium-Mousse	Becher	185,0	185,0	3,0	8,0	22,0	1,8
Sanella	Portion/en	72,0	720,0	0,0	8,0	0,0	0,0
Saure Pommes	Portion/en	170,0	340,0	2,0	0,0	40,0	3,3
Schlemmerbombe Fürst Pückler Art	Portion/en	198,0	198,0	3,3	10,6	22,2	1,9
Schlemmer-Filet Italiano TK	Portion/en	230,0	115,0	22,0	14,0	4,0	0,3
Schlemmer-Filet Blattspinat TK	Portion/en	288,0	144,0	26,0	16,0	10,0	0,8
Schlemmer-Filet Broccoli TK	Portion/en	218,0	109,0	24,0	10,0	8,0	0,7
Schlemmer-Filet Bordelaise TK	Portion/en	332,0	166,0	24,0	20,0	12,0	1,0
Schlemmer-Filet Champignon TK	Portion/en	440,0	220,0	20,0	32,0	18,0	1,5
Schlemmer-Filet Dreierlei Käse	Portion/en	174,0	87,0	24,0	6,0	6,0	0,5
Schlemmer-Pfanne Helgoland TK	Portion/en	224,0	112,0	14,0	16,0	6,0	0,5
Schoko-Bons	Stück/e	33,0	550,0	0,5	2,2	2,8	0,2
Schöller Heiß auf Eis Schokolade	Portion/en	124,6	178,0	2,3	5,5	16,2	1,3
Schöller Heiß auf Eis Himbeer	Portion/en	117,6	168,0	1,6	4,1	18,3	1,5
Schupfnudeln Pfanni	Beutel	564,0	346,0	17,9	6,5	107,6	9,0
Shake Cappuccino von Burger King klein	Becher	222,0	111,0	6,0	4,0	70,0	5,8
Shake Erdbeer von Burger King klein	Becher	222,0	111,0	6,0	4,0	38,0	3,2
Shake Schokolade von Burger King klein	Becher	234,0	117,0	6,0	4,0	42,0	3,5
Shake Vanilla von Burger King klein	Becher	200,0	100,0	6,0	6,0	32,0	2,7
Smacks	Portion/en	150,0	375,0	2,7	0,7	33,2	2,8
Smarties	Stück/e	5,0	100,0	0,0	0,0	1,0	0,1
Snickers	Stück/e	298,2	497,0	5,6	16,3	32,3	2,7
Snickers Miniatures	Stück/e	34,9	498,0	0,6	1,9	3,8	0,3
Solero Exotic	Stück/e	112,0	149,3	1,5	3,0	19,7	1,6
Solero Shots	Stück/e	22,0	25,9	0,0	0,0	5,0	0,4
Solero Shots Tropical	Stück/e	21,0	26,3	0,1	0,2	4,4	0,4
Sprite	Glas/Gläser	83,4	41,7	0,0	0,0	20,2	1,7
Sprite light	Glas/Gläser	2,4	1,2	0,0	0,0	0,0	0,0
Stickletti	Portion/en	89,2	356,9	3,0	1,1	16,9	1,4
Storck Riesen Erdnuss	Stück/e	39,0	433,0	0,6	1,7	5,2	0,4
Storck Riesen	Stück/e	40,7	452,0	0,3	1,7	6,2	0,5
Sundae Eis Erdbeer von McDonalds	Stück/e	225,0	150,0	5,3	3,9	42,0	3,5
Sundae Eis Karamel von McDonalds	Stück/e	281,5	184,0	6,0	5,8	51,4	4,3
Sundae Eis Schoko von McDonalds	Stück/e	279,0	186,0	6,3	8,4	44,6	3,7
Sundae Eis Waffeltüte von McDonalds	Stück/e	152,6	159,0	5,1	3,4	25,4	2,1
Suppen Drink Broccolicreme	Portion/en	90,0	60,0	2,0	6,0	6,0	0,5
Suppen Drink Tomatencreme	Portion/en	75,0	50,0	2,0	2,0	9,0	0,8
Suppen Drink mit Nudeln	Portion/en	20,0	13,3	1,0	1,0	3,0	0,3
Tartex Delikatess Pastete	Portion/en	55,0	220,0	2,0	4,0	2,0	0,2
Tartex Exquisit Pastete	Portion/en	70,0	280,0	2,0	5,0	2,0	0,2
Tartex Primabella	Portion/en	70,0	280,0	2,0	6,0	3,0	0,3
Tartex Tomabella	Portion/en	60,0	240,0	2,0	5,0	3,0	0,3
Teewurst von Du darfst	Portion/en	76,8	307,0	3,8	6,8	0,3	0,0
Thomy Rot Weiß	TL	20,8	415,0	0,1	1,9	1,0	0,1

Lebensmittel	Menge	kcal je Portion	kcal pro 100 g	Eiweiß g je Portion	Fett g je Portion	Kohlenhydrate g je Portion	Broteinheiten je Portion
tic tac	Stück/e	2,0	408,2	0,0	0,0	0,5	0,0
Toffifee	Stück/e	42,7	514,0	0,5	2,4	4,9	0,4
Twix	Stück/e	133,1	493,0	1,3	6,5	17,3	1,4
Twix Miniatures	Stück/e	39,4	493,0	0,4	1,9	5,1	0,4
Vienetta Erdbeer-Joghurt	Portion/en	177,8	254,0	2,3	11,2	16,8	1,4
Vienetta Schokolade	Portion/en	173,6	248,0	2,9	10,5	16,8	1,4
Vienetta Vanille	Portion/en	181,3	259,0	2,3	11,9	16,1	1,3
Vienetta Waldbeere	Portion/en	177,1	253,0	2,2	11,2	16,8	1,4
Vitalis Früchte Müsli	Portion/en	127,2	318,0	3,0	1,7	24,6	2,0
Vitalis Knusper Müsli	Portion/en	163,2	408,0	3,6	5,7	24,4	2,0
Vitalis Knusper Banane-Schokolade	Portion/en	179,2	448,0	4,0	6,1	27,1	2,3
Vitalis Knusper Schoko	Portion/en	166,8	417,0	3,4	5,6	25,8	2,1
Vitalis Knusper Honeys	Portion/en	164,0	410,0	3,0	5,2	26,4	2,2
Vitalis Knusper Flakes	Portion/en	162,4	406,0	2,5	4,7	27,4	2,3
Vitalis Knusperkissen Nuss-Nougat	Portion/en	176,8	442,0	3,9	5,9	27,0	2,2
Vitalis Knusperkissen Schoko	Portion/en	176,8	442,0	4,2	5,5	27,5	2,3
Vitalis Knusperkissen Vanille	Portion/en	177,6	444,0	3,8	5,4	28,4	2,4
Vitalis Knusperkissen Erdbeer-Joghurt	Portion/en	178,0	445,0	3,8	5,2	29,2	2,4
Vitalis Müsli Plus	Portion/en	124,8	312,0	3,9	2,8	21,1	1,8
Vitalis Schoko Müsli	Portion/en	163,6	409,0	3,9	5,1	25,6	2,1
Vivana Erdbeer Joghurt	Portion/en	125,0	140,0	3,0	5,8	16,9	1,4
Vivana Stieleis Joghurt Himbeere	Stück/e	67,0	115,0	1,8	3,8	6,2	0,5
Weißwein Mousse Premium-Mousse	Becher	185,0	185,0	3,0	8,0	22,0	1,8
Werthers Original	Stück/e	21,2	424,0	0,0	0,4	4,3	0,4
Whopper von Burger King	Stück/e	603,4	226,0	26,7	34,7	48,1	4,0
Whopper doppelt mit Käse von Burger King	Stück/e	872,0	240,9	49,0	53,0	50,7	4,2
Whopper doppelt von Burger King	Stück/e	830,6	238,0	45,4	48,9	48,9	4,1
Whopper mit Käse von Burger King	Stück/e	646,0	230,7	30,0	37,0	50,4	4,2
Yakult	Portion/en	50,1	77,0	0,8	0,1	11,7	1,0
Yakult Light	Portion/en	31,0	47,7	0,0	0,0	0,0	0,0
Yes	Stück/e	175,0	460,5	2,0	10,0	20,0	1,7
Yofresh Gurke Dill	Portion/en	45,0	150,0	0,4	3,0	3,9	0,3
Yogurette	Stück/e	69,0	552,0	0,6	4,4	6,7	0,6

Adressen

Hier finden Sie Anschriften verschiedener Institutionen, Firmen und Verbände, an die Sie und Ihre Angehörigen sich wenden können, wenn Sie Fragen zur Ernährung oder Ernährungsstörungen haben oder weitere Informationen dazu benötigen. Bei vielen Organisationen können Sie kostenlos Informationen anfordern.

Bundeszentrale für gesundheitliche Aufklärung (BZgA)

Ostermerheimer Straße 200, 51109 Köln
Telefon (02 21) 89 92 0
Fax (02 21) 89 92 300
http//www.bzga.de

Auswertungs- und Informationsdienst für Ernährung, Landwirtschaft und Forsten (AID) e.V.

Friedrich-Ebert-Straße 3, 53177 Bonn
Telefon (02 28) 84 99 0
Fax (02 28) 84 99 177
http://www.aid.de

Gütegemeinschaft Diätverpflegung e.V.

Moorenstraße 80, 40225 Düsseldorf
Telefon (02 11) 33 39 85
Fax (02 11) 31 76 91

Die Gesellschaft für Ernährungsmedizin und Diätetik e.V.

Kurbrunnenstraße 5, 52066 Bad Aachen
Telefon (02 41) 6 08 08 30
Fax (02 41) 6 08 08 34
http://www.ernaehrungsmed.de

Die Gesellschaft für Ernährungsmedizin und Diätetik e.V. ist eine gemeinnützige Einrichtung, die unter anderem telefonisch ernährungsmedizinische Beratung anbietet. Über die Homepage der Gesellschaft können Sie Ihren Body-Mass-Index und Ihren Energiebedarf berechnen. Die Ernährungsexperten der Gesellschaft beantworten gerne Ihre Fragen:

Ernährungsmedizinischer Beratungsdienst „Hilfe, ich bin zu dünn"
montags bis freitags
von 10.00 bis 15.00 Uhr
Telefon (02 41) 96 10 95 66

Ernährungsmedizinischer Beratungsdienst „Übergewicht"
montags bis freitags
von 9.00 bis 15.00 Uhr
Telefon (02 41) 44 50 600

Ernährungsmedizinischer Beratungsdienst „Ballaststoffe senken den Cholesterinspiegel"
montags bis freitags
von 9.00 bis 13.00 Uhr
Telefon (02 41) 44 50 230

Ernährungsmedizinischer Beratungsdienst „MCT-Fette in der Diätetik"
montags bis freitags
von 9.00 bis 15.00 Uhr
Telefon (02 41) 44 50 600

Gegen Einsendung eines mit 1,53 € frankierten DIN A5 Rückumschlages sind bei der Gesellschaft folgende Broschüren erhältlich:

- Nutzen und Anwendung von mittelkettigen Triglyzeriden (MCT-Fetten) zur Vorbeugung und Behandlung von Übergewicht
- Abnehmen kann nur wer satt i(s)st! – das wissenschaftliche Übergewichtsprogramm
- Natürlich den Cholesterinspiegel senken mit Plantago ovata-Samenschalen
- „Hilfe ... ich bin zu dünn!" Zunehmen „leicht" gemacht

Deutsche Gesellschaft für Ernährung (DGE) e.V.
Godesberger Allee 18, 53175 Bonn
Telefon (02 28) 3 77 66 00
Fax (02 28) 3 77 68 00
http://www.dge.de

Margarine Institut für gesunde Ernährung
Adenauer Allee 148, 53113 Bonn
Telefon (02 28) 2 61 81 48
Fax (02 28) 9 10 74 28

Reformhaus Information
Waldstraße 6, 61440 Oberursel
Telefon (0 61 72) 3 00 33 33
Fax (0 61 72) 3 00 33 03
http://www.Reformhaus.de

Buchtipps

Backen mit Genuss bei Diabetes
Midena Verlag, S.-D. Müller, 12,90 €
BE-Tabelle mit zuckerhaltigen Nahrungsmitteln
Insuliner Verlag, S.-D. Müller, 5 €
Cholesterin natürlich senken
Midena Verlag, S.-D. Müller und K. Raschke, 9,90 €
Die CM3-Diät
Midena Verlag, S.-D. Müller und S. Öttinger, 9,90 €
Einfach gesund zunehmen
Midena Verlag, S.-D. Müller und K. Pütz, 9,90 €
Genussvoll essen bei Diabetes
Midena Verlag, S.-D. Müller und C. Pfeuffer, 12,90 €
Genussvoll essen bei Gicht
Midena Verlag, S.-D. Müller und C. Pfeuffer, 12,90 €
Genussvoll essen bei Rheuma
Midena Verlag, S.-D. Müller, 12,90 €
Genussvoll essen für die Schilddrüse
Midena Verlag, 12,90 €
Genussvoll essen nach dem Herzinfarkt
Midena Verlag, S.-D. Müller, 12,90 €
MCT – das Fett, das nicht dick macht
Midena Verlag, S.-D. Müller und C. Bäumker, 9,90 €
Die Bikini-Diät
Midena Verlag, S.-D. Müller, Grafe und Unzer, 5,90 €

Autoreninfo

Sven-David Müller

ist Autor zahlreicher Ernährungsratgeber, Fit for Fun-Ernährungsexperte, hält Vorträge vor Medizinern und Apothekern und ist an Vorlesungen in Aachen und Bonn beteiligt. Der Ernährungsexperte ist regelmäßiger Gast in Hörfunk und Fernsehen. Er ist Vorstandsmitglied des Bonner Fördervereins für Diätetik (BFD) e.V. und Schriftleiter der führenden ernährungsmedizinischen Zeitschrift „Ernährung und Medizin". Der Diätassistent und Diabetesberater ist außerdem Gründer und langjähriger Vorsitzender des Verbandes für Ernährung und Diätetik (VFED) e.V. und Geschäftsführer bei der Gesellschaft für Ernährungsmedizin und Diätetik e.V. Zuvor war er zehn Jahre am Universitätsklinikum der RWTH Aachen beschäftigt und kann auf mehr als 30.000 Patientenkontakte zurückblicken.

Katrin Raschke

ist Diplom Oecotrophologin. Sie arbeitet bei der Gesellschaft für Ernährungsmedizin und Diätetik e.V. als ernährungswissenschaftliche Angestellte und ist Autorin mehrerer Ernährungsratgeber.

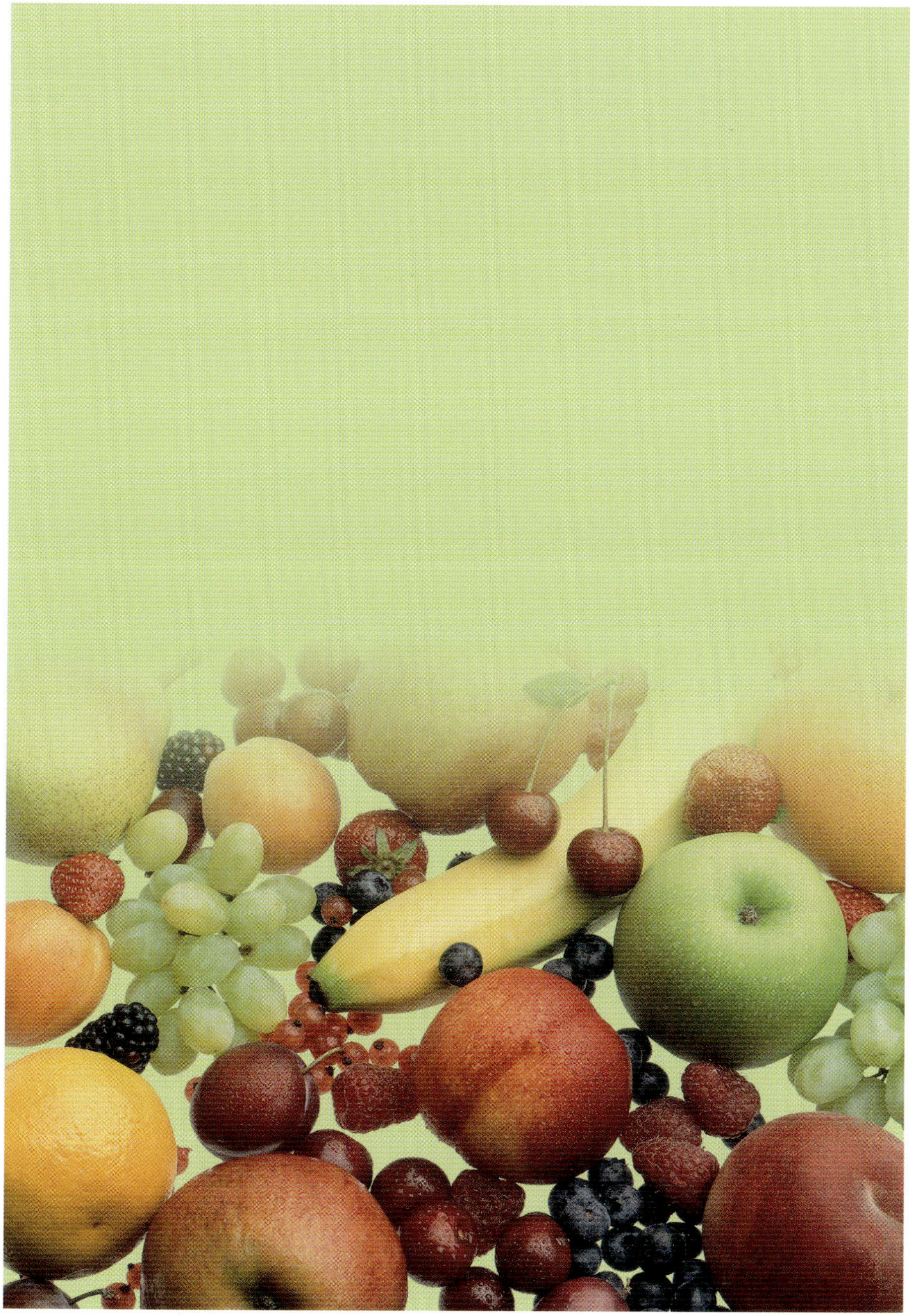

Empfehlungen für die Zufuhr von Vitaminen

Alter	Vitamin A mg-Äquivalent/Tag (a) m/w	Vitamin D µg/Tag (b) m/w	Vitamin E mg-Aäquivalent/Tag (c) m/w	Vitamin K µg/Tag (c) m/w	Thiamin mg/Tag (a) m/w	Riboflavin mg/Tag (a) m/w
0 bis unter 1 Monat	0,5	10 (5)	3/3	4	0,2 (3)	0,3 (3)
1 bis unter 2 Monate	0,5	10 (5)	3/3	4	0,2 (3)	0,3 (3)
2 bis unter 4 Monate	0,5	10 (5)	3/3	4	0,2 (3)	0,3 (3)
4 bis unter 6 Monate	0,6	10 (5)	4/4	10	0,4	0,4
6 bis unter 12 Monate	0,6	10 (5)	4/4	10	0,4	0,4
1 bis unter 4 Jahre	0,6	5	6/5	15	0,6	0,7
4 bis unter 7 Jahre	0,7	5	8/8	20	0,8	0,9
7 bis unter 10 Jahre	0,8	5	10/9	30	1	1,1
10 bis unter 13 Jahre	0,9	5	13/11	40	1,2/1	1,4/1,2
13 bis unter 15 Jahre	1,1/1	5	14/12	50	1,4/1,1	1,6/1,3
15 bis unter 19 Jahre	1,1/0,9	5	15/12	70/60	1,3/1	1,5/1,2
19 bis unter 25 Jahre	1/0,8	5	15/12	70/60	1,3/1	1,5/1,2
25 bis unter 51 Jahre	1/0,8	5	14/12	70/60	1,2/1	1,4/1,2
51 bis unter 65 Jahre	1/0,8	5	13/12	80/65	1,1/1	1,3/1,2
65 Jahre und älter	1/0,8	10	12/11	80/65	1/1,2	1,2/1,2
Schwangere	–/1,1	–/5	–/13	–/60	–/1,2	–/1,5
Stillende	–/1,5 (4)	–/5	–/17 (6)	–/60	–/1,4	–/1,6

Empfohlene Zufuhr von Spurenelementen

Alter	Eisen mg/Tag m/w	Jod µg/Tag m/w	Jod µg/MJ m/w	Fluorid mg/Tag m/w	Zink mg m/w	Selen mcg m/w
0 bis 4 Monate	0,5	40	20/21	0,25	10	5–15
4 bis 12 Monate	8	80	27/28	0,5	2,0	7–30
1 bis unter 4 Jahre	8	100	21/23	0,7	3	10–40
4 bis unter 7 Jahre	8	120	19/21	1,1	5	15–45
7 bis unter 10 Jahre	10	140	18/20	1,1	7	20–50
10 bis unter 13 Jahre	12/15	180	19/21	2	9/7	25–60
13 bis unter 15 Jahre	12/15	200	18/21	3,2/2,9	9,5/7	25–60
15 bis unter 19 Jahre	12/15	200	19/24	3,2/2,9	10/7	30–70
19 bis unter 25 Jahre	10/15	200	19/25	3,8/3,1	10/7	30–70
25 bis unter 51 Jahre	10/15	200	20/26	3,8/3,1	10/7	30–70
51 bis unter 65 Jahre	10/15	180	20/24	3,8/3,1	10/7	30–70
65 Jahre und älter	10/15	180	22/26	3,8/3,1	10 /7	30–70
Schwangere	–/30	–/230	–/25	3,1	–/10	30–70
Stillende	–/20	–/260	–/24	3,1	–/11	30–70